U0242908

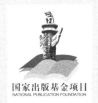
中国佛医学研究

临床卷 上

李良松/主编

北京科学技术出版社

图书在版编目（CIP）数据

中国佛医学研究. 临床卷：全二册 / 李良松主编
. — 北京：北京科学技术出版社，2022.1
ISBN 978 - 7 - 5714 - 1404 - 7

Ⅰ. ①中… Ⅱ. ①李… Ⅲ. ①佛学 – 中国医药学 – 研
究 – 中国 Ⅳ. ①R2

中国版本图书馆 CIP 数据核字（2021）第 026129 号

策划编辑：侍 伟 段 瑶
责任编辑：杨朝晖 董桂红
文字编辑：张 洁 严 丹
责任校对：贾 荣
图文制作：名宸书韵
责任印制：李 茗
出 版 人：曾庆宇
出版发行：北京科学技术出版社
社　　址：北京西直门南大街 16 号
邮政编码：100035
电　　话：0086 - 10 - 66135495（总编室）　 0086 - 10 - 66113227（发行部）
网　　址：www.bkydw.cn
印　　刷：北京捷迅佳彩印刷有限公司
开　　本：787 mm × 1092 mm　1/16
字　　数：1549 千字
印　　张：90.25
版　　次：2022 年 1 月第 1 版
印　　次：2022 年 1 月第 1 次印刷
ISBN 978 - 7 - 5714 - 1404 - 7

定　　价：980.00 元（全二册）

编委会名单

名誉主编　陈可冀　楼宇烈

主　　编　李良松

副 主 编　（按姓氏笔画排序）

王守东　　王鑫洁　　许馨心　　孙　婷　　李雪菲

张瑞贤　　林昭庚　　陶晓华　　释延琳　　释忠明

谢世昌　　廖　果

编　　委　（按姓氏笔画排序）

于卫东　　王人澍　　王守东　　王焱垚　　王鑫洁

刘　梅　　刘飘红　　许馨心　　农汉才　　孙　婷

孙志兵　　李良松　　李雪菲　　李溪桐　　肖红艳

吴佳敏　　邱天道　　张永贤　　张海生　　张瑞贤

陈延鑫　　陈建仲　　林昭庚　　郭洪涛　　陶晓华

释延琳　　释忠明　　谢世昌　　廖　果　　黎惠兰

主编简介

李良松，北京中医药大学国学院院长、教授、博士生导师，国学与传统医药中外人文交流研究院（教育部中外人文交流中心与北京中医药大学共建）院长，台湾中医药研究基地首席专家。同时兼任世界中医药学会联合会中医药文化专业委员会副会长、中国中医药信息学会海峡两岸中医药交流合作分会会长、中华诗词发展基金会诗人之家副主任。获第三届中国青年科技奖，入选"首届中国百名杰出青年中医"。其先进事迹被拍成中国优秀知识分子专题电教片《寸草报春晖——拓荒曲》。

多年来，他参与编写《中国传统文化与医学》《甲骨文化与中医学》《国学知要》《中医心质学教程》《佛医观止》《佛陀医案》《佛陀医话》《羹方学》等专著36部，参与主编《中国佛教医药全书》《道医全书》《中国香文献集成》等系列丛书，主持编纂《中华佛藏医药全集》，发表《商周青铜器上的医学铭文探析》《殷商甲骨病案探释》等学术论文71篇，主持国家社科基金冷门绝学研究专项项目"甲骨文、金文与陶文中的医学史料及语词研究"等科研项目15项。

他擅长中医心神疾病和心灵障碍所引起的各种心质疾病的防治，在国学、中医学、佛医学、心质学与禅诗等领域颇有建树，是现代佛医理论体系与中医心质评价诊疗体系的开拓者和创立者，创立了以中医心质学为核心的全新健康管理理念，为人类身、心、灵层面的调理与康复提出了崭新的思路和方法。

佛教与佛学是对世界文明进步具有重大影响的举世闻名的处世哲学。在倡导尊重文化多样性的今天，佛教与佛学在我国文化中的重要地位更为凸显，它们对现代社会的影响也比两汉时期初传入我国时对社会的影响更大。千百年来，佛教与佛学经过传入、吸收、冲突、适应及融汇之后，已在我国社会生活及传统文化等多个层面都产生了巨大的影响。它与儒学、道学等一样，已深深地融入我国民众的生活中。

佛教与佛学提倡的普度众生、大慈大悲、救苦救难及得大自在等宗旨，以及对佛学深有研究的唐代著名医药学家孙思邈所提倡的"大医精诚"等，对当今医药学的发展具有一定的指导意义。佛教与佛学中包含丰富的医学内容，流传到我国的有著名的耆婆万病丸等多个医方、金针拨白内障手术，以及天竺香、熏陆香等多种芳香温通药物。佛医学在饮食方面提倡重甘淡、少肥厚，这种理念对当今我国心脑血管疾病及代谢病的防治具有一定的指导意义。1981年，我参加了世界卫生组织发起的中国医师参观访问印度医学的活动，用两周时间访问了印度南北多个城市，参观了释迦牟尼故居、多所印度传统医学医院，了解了印度草药疗法、各类瑜伽疗法、油疗、泥疗及沙疗等（大多是佛学界通用的疗法），感触很深。著名的《美国心脏病学杂志》发表的一篇关于用瑜伽疗法减少心脏病病人阵发性房颤的发作次数并改善其生活质量的论文，让我很受启发。

北京中医药大学李良松教授有很好的文史功底，对佛教、佛学及佛医学有深入的研究，是现代我国研究这些学问的佼佼者。他曾参与主编大型类书《中国佛教医药全书》，厘清了佛教、佛学及佛医学的发展历程及特色，贡献巨大。今李良松教授又组织有关专家编写这套"中国佛医学研究"丛书，涉及佛医学发展史、佛医学概论、佛医饮食文化、佛医针灸疗法、少林医方，以及敦煌佛医学等，精彩纷呈，是我们进一步深入研究和弘扬佛医学的重要载体。李良松教授邀我为序，爰以此序祝其成功。

中国科学院资深院士
中国中医科学院首席科学家　陈可冀

辛丑年端午节前夕于北京西郊

序
二

　　编纂与出版一套"中国佛医学研究"丛书是一项宏大的系统工程。佛医学研究是一个全新的研究课题，研究这样的课题无疑有很大难度。中国佛医学当然和印度医学的传入有关，但佐证二者关系的历史资料多已散失。《隋书·经籍志》著录有古印度和西域的医药书共10余种，其中包括龙树菩萨医药书3种，即《龙树菩萨药方》（4卷）、《龙树菩萨和香方》（2卷）、《龙树菩萨养性方》（1卷）。《宋史·艺文志》著录有《龙树眼论》1种。佛经目录中多不著录医药书，只有《龙树菩萨和香方》见于《历代三宝记》《开元释教录》中，《开元释教录》并有小注谓："凡五十法，今以非三藏教，故不录之。"可见佛经目录不著录医药书是宗教的缘故。现在这些书都已不存，或与未入藏有关。《隋书·经籍志》中也著录有我国僧人所作的医药书，如释昙鸾所撰《论气治疗方》（1卷）、《疗百病杂丸方》（3卷），沙门行矩所撰《诸药异名》（8卷），释僧匡所撰《针灸经》（1卷），释道洪所撰《寒石散对疗》（1卷），以及释莫满所撰《单复要验方》（2卷）等，涉及医药学的多个方面。可惜这些医药书也多已散失，这就为我们今天研究中国佛医学增加了许多困难。李良松等同志迎难而上，致力于发掘佛医药宝藏、弘扬佛医药文化，希望不久能见到他们的研究成果出版，这将对我国医药学的发展产生深远的影响。

谈到中国佛医学，自然离不开禅宗这一重要宗派。禅宗是中国化的佛教，可以说它在许多方面都吸收了儒、道两家思想，同时又反过来影响着儒、道两家的发展。从我国传统医学的观点看，人的身心是一个整体。就个人说，求得自我身心内外的和谐是健康的第一要义。人之所以生病，很重要的原因是身心失调，而身心失调往往又因有所执著而引起。我认为，禅宗除对人类社会（如哲学上的、文学上的、信仰上的等）有重要的影响之外，还在养生问题上主张破除执著，我们更应重视此问题。人要保养身心，就要调节好自己的生理和心理两个方面。对于如何调节好自己的身心，禅宗并不要求你去故意做什么，而是让你在日常生活中能自然、平常地生活。"春看百花秋看月，夏有凉风冬有雪。若无闲事挂心头，便是人间好时节。"如果人能顺应自然，春天看百花开放，秋天赏月色美景，夏日享凉风暂至，冬日观大雪纷飞，一切听其自然，自在无碍，便"日日是好日""夜夜是良宵"。如何才能做到在日常生活中保持自我身心平和宁静、自在无碍呢？《六祖大师法宝坛经》说："我此法门，从上以来，先立无念为宗，无相为体，无住为本。""无相"，是说对一切现象不要执著（离相），因为一般人往往执著现象以为实体，这是取相著相。取相著相，障碍自性，如云雾覆盖明净的天空一样，如果能于相离相，则可顿见性体的本来清净，就像扫除干净云雾而现明净的天空。所谓"无住"，是说人的自性本来是念念不住，前念、今念、后念相继不断的，如果一旦停止在某一物上，那么就不能是念念不住而是念念即住了，这样心就被束缚住了，"心不住法即流通，住即被缚"。如果能对一切事物念念不住，过而不留，身心就不会被束缚。"无念"，既不是"百物不思，念尽除却"，也不是对任何事物都不思量，而是在接触事物时心不受外境的影响，"不予境上生心"。念是心的作用，心所对的是境，一般人在境上起念：如境美好，那么就在境上起念，而有贪；如境不好，那么就在境上起念，而有嗔。因此，一般人的念是依境而起，随境变迁的，这样的念是妄念，人经常为境所役使，而不得自在。如果能做到"于诸境上心不染"，就可以不受外境干扰，虽处尘世，却可无染无杂，来去自由，自性常清净，心性平和而百病不侵。因此，照我看，禅宗的养生要在养性，这点与印度医学或有若干关系，如果前面提到的《龙树菩萨养性方》仍存，将对我们研究佛教养生学会有帮助。

李良松同志是研究中国医药学颇有成就的中青年学者，他不仅孜孜不倦地著书立说，而且热心于从事发扬中国传统文化的事业。现在他开拓了中国佛医学研究的一个新领域，我认为他主编的"中国佛医学研究"丛书定会受到广大读者的喜爱。

国学大师 汤一介

丙子年孟夏于北京中关园

佛教是世界三大宗教之一。自汉代以来，佛教以其博大精深的理论和对宇宙观、自然观以及人生哲学的独到论述，赢得了历代僧侣和民众的信仰。

数十万卷的佛教著作中包含了大量的医学史料和医学思想。历代医僧和居士在行医济世的同时，也为我们留下了丰富的医疗经验和独特的方药。自西晋至清末，寺院一直是战伤救护和疾病收容的重要场所，在骨伤和创伤外科发展史上具有重要的影响。同时，随着佛教的东传，古印度和西域的医药学也流传到中原大地，如佛教的眼科学、西域的药物等都是伴随着佛教而传入的。因此，我们现在所说的佛医学，是由经藏医学（以佛经所记载的医药学为主体）、寺院医学和居士医学三大部分组成的。

佛医学有自己的理论体系、诊疗方法和临床经验，同时还有自己独特的方药和养生哲学，是一门真正意义上的传统医学。有人担心，在确立佛医学的学术地位之后，"道教医学""儒家医学""法家医学""兵家医学"之类的名目会不会接踵而至，把我国传统医学分割得四分五裂？其实，这是没有必要的忧虑。因为无论是"道教医学"还是"儒家医学"，或称作其他名目的医学，它们拥有共同的哲学体系和文化背景，都是我国传统医学的一部分，属于中医药学的范畴。因此，这些中医药学支系，只能不断丰富和完善祖国医药学这座伟大宝库，而不会产生离经叛道的效应。佛医学，则并非中医药学所能囊括和涵盖的，当属于广义的中医药学。我们所说的佛医学，是指以古印度医方明为基础，以佛教理论为指导，参鉴和吸收中医药学的理论和临床特色，自成体系的一门医学。当然，在1000多年的相互渗透、影响与糅合过程中，佛医学和中医药学的许多诊疗方法和临床方药已很难截然分开，但由于理论体系和指导思想上的差异，佛医学和中医药学在施医诊治、处方用药等方面还是有所不同的。我给佛医学下的定义是：佛医学是指以四大、三学等佛学理论为指导，以悟证论证、调理心神、注重饮食为特征，以启迪无上智慧、改善思想境界、追求永恒真理为目标，最终达到人体内外环境全面协调的医药学体系。

佛教是医治人们心灵和肉体创伤的思想体系，与医药学有着千丝万缕的联系。正如香港法住文化书院院长霍韬晦教授所说："一切宗教都是广义的医学。"综观佛教经籍，可见《佛说佛医经》《佛说胞胎经》《佛说咒时气病经》《佛说咒齿经》《佛说咒目经》《佛说咒小儿经》《禅门秘要诀》《易筋经》《佛说疗痔病经》《除一切疾病陀罗尼经》《治禅病秘要经》《修习止观坐禅法要》《啰嚩拏说救疗小儿疾病经》《佛说医喻经》等医药养生著作。在我国，寺院医学和居士医学是佛医学的主体。寺院中创制和传承的医方、诊疗方法、经验及医僧的医药论著，在我国历史上产生了重大影响，是佛医药学的重要组成部分。古往今来，寺院中涌现出许多医术高超、医德高尚、临床经验丰富的僧医，其中卓有建树者有东晋的于法开、支法存，南北朝的惠义、僧深和昙鸾，隋代的释智宣和梅深师，唐代的义净、鉴真、普济和波利，五代的高昙，宋代的文宥、法坚和奉真，元代的拳衡和普映等。同时，历代有不少的居士研究佛经、撰述医药著作，对佛医学理论、临床也做出了突出的贡献。这些居士有刘完素、李中梓、殷仲春、喻嘉言、王肯堂、胡慎柔、周慎斋、程国彭、张锡纯、丁福保等。

长期以来，由于种种原因，佛医学没有引起人们的足够重视，佛经中的医学史料、医学思想和寺院中的诊疗经验、实用方药很少有人问津，甚至有一些人将佛医药视为封建迷信，妄加指责，致使佛医学的研究工作长期得不到展开。

为开拓佛医药领域、发掘佛医药宝藏、弘扬佛医药文化、普及佛医药知识，我们组织编写了这套"中国佛医学研究"丛书。本套丛书编纂时间跨度较长，参与专家也较多，因此我们提倡"百花齐放，百家争鸣"。凡研究成果，只要言之成理，持之有据，自成一家之说，能够反映佛医学的特色，都予以尊重和采纳。我们主张以宽阔的胸怀来看待佛医药文化，不支持以先入为主或用有色眼镜来评判佛医学。同时，对于至今尚无定论的一系列佛医药学术问题，我们主张以实事求是的科学态度来对待，不回避、不附会、不任意拔高或贬低。即使对某些现在还不能解释的内容，也作为一种文化现象予以披露。诚然，佛医学是一个崭新的研究领域，它涉及的佛学和医学的许多学术问题，还有待今后进一步研究和探索。本套丛书的出版，无疑为学术界提供了一份比较完整的参阅资料。

佛医学博大精深，非博览佛学典籍不能知其理，非精研医学文献不能识其奥。面对着浩繁的佛教经籍和无数的名山古刹，我似乎看到了一种超越时空的智慧光芒，让我们驻足于这片不染的净土，去领悟那普救众生的伟大情怀。

辛丑年孟夏于北京

目 录

佛医诊断学 ………………………………………………… 1

佛医治疗学 ………………………………………………… 153

佛医针灸学 ………………………………………………… 339

佛经医案 …………………………………………………… 473

中国佛药学 ………………………………………………… 641

中国佛医方剂精选 ………………………………………… 1125

佛医诊断学

李良松 / 编著

王德辰　魏　莉 / 整理

第一章　绪论 5

　　第一节　因缘论 6

　　第二节　身心灵论 7

第二章　佛医诊法 9

　　第一节　望诊 9

　　第二节　问诊 27

　　第三节　闻诊 36

　　第四节　切诊 40

　　第五节　测诊 45

　　第六节　悟诊 50

第三章　佛医辨证 52

　　第一节　八纲辨证 52

　　第二节　脏腑辨证 59

　　第三节　气血辨证 68

　　第四节　脉轮辨证 70

　　第五节　四大辨证 75

第四章　佛医论因 84

第一节　内因 85

第二节　外缘 91

第三节　业因 95

第四节　三因夹杂 98

第五节　悟证求因 99

第五章　身病诊断 100

第一节　四百四病 100

第二节　内科举隅 102

第三节　外科举隅 109

第四节　儿科举隅 115

第五节　妇科举隅 116

第六章　心病诊断 118

第一节　烦恼病 119

第二节　五种恐怖病 129

第七章　灵病诊断 133

第一节　五恶所感 134

第二节　鬼病魔病 135

第三节　灵性自测 139

第四节　灵病举隅 141

第八章　应用探讨 142

第一节　诸诊需合参 142

第二节　辨病与辨因 142

第三节　悟证与辨证 143

第四节　身心灵三病 143

第五节　临床辨心质 144

第六节　心质的测定 149

参考文献 152

第一章 绪 论

佛医学的内容属于佛教五明之一的医方明，系古印度医治人们疾病的经验、学问、方法。佛医学是一门源于古印度的宗教医学，具有系统的医药学体系，以佛教的教义、理论和古印度的医学、生命吠陀体系为基础。佛医学是具有佛教信仰特征的医学，是自我觉悟、自我制约、自我治疗保健的医药体系。它主要由基础理论、临床实践、养生保健、治疗方法等方面的内容构成。其中不仅有医治世人"身病"的方法和方药，亦包含医治世人"心病"和"灵病"的相应措施。

中医学指的是以汉族文化为主体的医药体系，这时的中医学与佛医学、藏医学、蒙医学等则为并列关系，它们长期以来相互补充、相互影响和相互包容，共同构建了辉煌灿烂的中华医药文化。本书的佛医学指的是与中医学并列的佛医学。值得说明的是，佛医学虽然吸收了古印度医学的部分思想和治疗方法，但在哲学思想方面，却与古印度医学存在着本质的差别。因为佛教虽然在古印度、尼泊尔附近发源，但却是在我国发扬光大。佛医学传入我国后，受到我国传统医学、社会、人文背景等的影响而具有中国本土化的内涵与特点，形成了具有汉化特点的中国佛医学体系。如《佛说文殊师利法宝藏陀罗尼经》云："五行失序，阴阳交错。"阴阳五行虽是儒家、道家和中医学术体系的重要内容，但佛经也有涉及，这就是佛医学中国化的明证。又如，《摩诃止观》有不少阴阳五行、五脏六腑的论述。佛教对我国传统医学之一的藏医学的影响十分深刻，这在藏医学起源上即有所反映，在《四部医典》中亦有充分体现，其影响涉及病因病理、治疗预防等方面，且深入藏医学的医理和医德。故佛医学理应包括藏医学中的某些相关概念。此外，某些少数民族的医学中也有佛医学的痕迹，如傣族医学、维吾尔族医学等。

第一节　因缘论

　　因缘论是佛医病因理论的基石，又称因缘果报、缘起论。因缘，为因与缘的并称。因，是事物的本源；缘，是一种助力；果报，是后来的结局。佛学认为世界上没有独立存在的东西，也没有常住不变的东西，一切皆由因缘和合而假生，无有自性，此即"因缘即空"之理，《杂阿含经》卷十所云"若此有则彼有，若此生则彼生；若此无则彼无，若此灭则彼灭"就是此意。著名的十二因缘，则细述了有情生死流转的过程，《长阿含经》卷十"大缘方便经"载："阿难，我今语汝，老死有缘。若有问言，何等是老死缘？应答彼言，生是老死缘。若复问言，谁是生缘？应答彼言，有是生缘。若复问言，谁是有缘？应答彼言，取是有缘。若复问言，谁是取缘？应答彼言，爱是取缘。若复问言，谁是爱缘？应答彼言，受是爱缘。若复问言，谁是受缘？应答彼言，触是受缘。若复问言，谁为触缘？应答彼言，六入是触缘。若复问言，谁为六入缘？应答彼言，名色是六入缘。若复问言，谁为名色缘？应答彼言，识是名色缘。若复问言，谁为识缘？应答彼言，行是识缘。若复问言，谁为行缘？应答彼言，痴是行缘。阿难，如是缘痴有行，缘行有识，缘识有名色，缘名色有六入，缘六入有触，缘触有受，缘受有爱，缘爱有取，缘取有有，缘有有生，缘生有老、死、忧、悲、苦恼，大患所集，是为此大苦阴缘。"这就是说一切现象都是因缘和合而生的，一环扣一环，层层叠加，疾病由起。

　　维摩诘居士曾以疾病说法开示言："今我此病，皆从前世妄想颠倒诸烦恼生……何谓病本？谓有攀缘，从有攀缘，则为病本。何所攀缘？谓之三界。云何断攀缘？以无所得，若无所得，则无攀缘。何谓无所得？谓离二见。何谓二见？谓内见、外见，是无所得。"这是说我们现在的种种疾病，都是由过去的妄想造成的。众生执着我相，因此产生烦恼和疾病。佛医学认为发病的总因是众生没有正确地理解无我的本性，从而产生了无明。无明，是一切生死烦恼的根本，是无量惑业苦生起的根源，《菩萨璎珞本业经》卷上称："无明者，名不了一切法，迷法界而起三界业果。"《摩诃止观》曰："无明心与法性合则有一切病相。"业病、烦恼病都由此而起。俱舍宗、唯识宗将无明具体为痴烦恼，为一切烦恼之所依。《成唯识论》卷六谓："诸烦恼生必由痴故。"故

中国佛医学研究 临床卷

总言之，无明愚痴是一切疾病的总因，更是一切生死烦恼的根本。虽然找到了致病根源，但这种总论不利于临床诊断的进行，故有必要将其分为内因、外缘与业因来进行讨论。

《大般涅槃经》卷十二，将疾病分成两类：一是身病，二是心病。所谓身病，就是指身体因四大互不调适，而产生的诸病。《大般若经》把身病分成四种类型："身病有四，谓风、热、痰及诸杂病。"《大般涅槃经》将身病分成五种类型："身病有五：一者因水，二者因风，三者因热，四者杂病，五者客病。客病有四：一者非分强作，二者忘误堕落，三者刀杖瓦石，四者鬼魅所著。"它认为四大不调与其他外缘，为身病之因。《大般涅槃经》云："心病亦有四种：一者踊跃，二者恐怖，三者忧愁，四者愚痴。"恐怖、忧愁、愚痴等一切心理上的烦恼是心病之因。《大般涅槃经》又云："身心之病凡有三种。何等为三？一者业报，二者不得远离恶对，三者时节代谢。"业报、恶缘、时令变化为身心俱病之因。

第二节　身心灵论

身、心、灵是佛医诊断的重要基石，三者缺一不可。《天台智者大师禅门口诀》云："夫病有多种。一身作病，二鬼作病，三魔作病，四不调息成病，五业障病。今须识知第一身自作病者，坐时或倚壁或衣襟，大众未出而卧。此心懈怠魔得其便，入身成病使人身体背脊骨欲疼痛……第二鬼作病者，有人坐时其心念种种事，或望有所知，或欲知人吉凶，有兜醯罗鬼来入其身，种种变现或见吉凶事知他身。或知一家一村一聚落一州一郡，及一国土中吉凶善恶等，或如似圣人此非圣也，并是前鬼所作莫取之也……第三魔作病者，有人坐时心念利养，魔即现其种种衣服饮食七珍杂物供养之，具应识之……第四病者有人坐不解调息成病，令人身体枯闭而羸瘦……第五业障病者，举身肿满颜色虚肥而黄。此人障重难治应须忏悔。"我们认为其中鬼作病与魔作病应属于精神或心理疾病范畴，可对应后述之心病与灵病。

佛医学中疾病的种类众多，但我们总结起来大概只有三种：身病、心病与灵病。业病，属于灵病范畴，是超意识的潜意识灵体、灵魂之病，是阿赖耶识里留下的致病灵魂量子信息。虽然佛经中所提及的病名达一千多种，但佛医学很少对疾病进行系统的论述，往往是为了阐明佛法经义或者以医方明辅助修行而涉及此类内容，如《大正新修大藏经》卷三十二论杂病云："起诸重病，或众，或瘩，或颠，或痰，或蛊，或毒血，或吐血，或泄漏，或水肿，或曦逆上气，或风癣偏枯，或虚劳下疟，或恶疮康疾，饮食不消，如此重疾。"可以看出，佛医学主要是以症状命名疾病。所以，身病以佛医经典中详细论及的病名为主要内容，心病以诸烦恼、魔障为主要内容，灵病以业因致病为主要内容。

本书主要阐述佛医是如何进行疾病诊断的。疾病诊断包括诊断方法与诊断内容两个方面。佛医的诊断方法除了中医固有的望、闻、问、切之外，还多了测诊与悟诊两部分。佛医中有因缘致病一说，这种病因所致疾病的确诊除了依靠问诊之外，还需要进行综合的测诊分析与直觉的灵感悟诊。佛医望诊还包括藏医中的特色诊法，如尿诊等。

我们知道，中医学的诊断内容可分为几个层次，包括病因诊断、证候诊断、病名诊断等。佛医学在病因诊断方面有独到的认识。诸法因缘生，是佛医学的根本思想，一切皆由因缘之聚散而生灭。佛医学广泛剖析了生死忧悲苦的各种因缘，当然也包括引发疾病的各种因缘。这些因缘都是佛医学认为的重要病因。《佛医诊断学》从佛医诊法、佛医辨证、佛医论因、身病诊断、心病诊断、灵病诊断、应用探讨七个章节进行论述。

第二章　佛医诊法

佛医六诊包括望诊、问诊、闻诊、切诊、测诊、悟诊。只有做到六诊俱备，才能知病源、病因。病人的神色、精神状态有哪些变化，须通过望诊来观察；声音、气味的异常，须通过闻诊来判断；脉象的变化，须通过切诊来感知。然而望诊、闻诊、切诊不能代替问诊，问诊是六诊中必不可少的环节。发病的缘由和经过，接受过哪些治疗，症状或疾病是否与病人的年龄、职业相关，女性病人的月经、生育情况，均须通过问诊来得知。佛医诊断学在中医诊断学四诊的基础上加了测诊和悟诊，这两项也是佛医诊断学的重要特色。测诊指推理、推断、推算、揣测疾病的发生及发展和演化的规律，进而对疾病做出有根据的预测，这有益于对疾病提前做出预防并阻断其发展过程。悟诊即通过感悟智慧、觉悟真理，参悟到病因病机及病源之所在。把此证悟的过程作为科学判别和诊断的依据，并在此判别、诊断的基础上进一步寻找治疗的方法，即"悟证论治"。

第一节　望　　诊

望诊是医者通过对人体外部征象和排出物的观察，了解人的健康状况并探知病情的诊断方法。具体可分为望神、望色、望形、望肤、望舌、望头面五官、望排出物。

《摩诃止观》卷八中记载："又面无光泽，手足无汗，是肝病相。"可见望诊在佛医学认识疾病、判断病情过程中占据重要地位。《佛说医喻经》云："谓先识知如是病相，以如是药，应可治疗，令得安乐。"由上可知，观察病人的相貌，即疾病的外在表现，是治疗的第一步。望诊在六诊中占有重要地位。病人的精神状态、面部色泽、舌象表现、体态体型、五官病理变化、排出物等均在望诊的研究范围内。望诊的技巧可在临床实践中提高。敏锐把握住疾病表现出来的要点，从而做出准确判断，与临床经验的积累密不可分。然而望诊也有一定的局限性，不能代替其他诊法。佛医诊病须六诊合参，这样才能全面地、深刻地了解病情。

望诊时应注意几个方面。第一，按照顺序自然观察，有重点地观察某些部位，详略得当，避免造成病人精神紧张；第二，在自然光线充足的情况下进行望诊，若自然光线不足，避免借助有色光；第三，诊室温度适宜，保证在望诊时病人的皮肤、肌肉处于放松状态；第四，充分暴露受检部位，以便于能完整地进行望诊而不受假象干扰。

一、 望神

神，是身体生命活动的总称，有广义和狭义之分。广义的神是整个生命有机体活动的外在表现；狭义的神指人体的精神活动。佛医学望神涵盖这两方面的内容。

人的生命情况和人的精神之间有着密切的联系。神体现了生命活动，是一身之主宰，于全身各部分皆有表现，尤其在目光神态、意识状态、应答情况和面部表情上。人的精神活动往往不经意间于目光中流露。接诊病人时，应在短时间内捕捉病人的目光神态。精神奕奕或是萎靡不振均体现病人的精神和身体情况。佛医六诊歌有言，"一望神情观气色"，可见望神是了解病情、病因的第一步。

1. 精神健旺，精充气足

精神健旺，精充气足，往往是正常的生理表现，或虽病亦轻，预后较好。其具体表现为：神志清楚，目光有神、明亮，言语表达流畅清楚，面色荣润，反应敏捷，体态自如，动作灵活。神清色荣之人，即使有病，预后也较好。

2. 目光晦暗，精神萎靡

目光晦暗，精神萎靡，表情淡漠，反应迟钝，谵言妄语，语无伦次，神志不清甚至昏迷，是精气衰败的表现。从神的变化程度可判断疾病的轻重程度。神的异常表现越重，预后越凶险。

《四部医典》详细记载了五种邪魅病中的疯癫饿鬼病，即精神错乱或现代医学定义的精神分裂症。此往往由于心业过重造成心力衰弱，忧思焦虑过度，饮食起居不当，精神衰弱，意识紊乱，产生邪见。这也是神气异常的表现。

若久病重病，突然面目光彩，言语明朗，精神旺盛，食欲转好，可能是一时的假象。古人将其比喻为残灯复明、回光返照。

二、 望色

望色，指医生观察病人面部的颜色和光泽。颜色指色调变化，光泽指明度变化。《望诊遵经》云："大凡望诊，先分部位，后观气色，欲识无色之精微。"可见，望色是望诊内容的重要组成部分。面色有常色和病色之分。

（一）常色与病色

1. 常色

常色为人正常生理状态下的面部颜色和光泽。其表现如《望诊遵经》所说："光明者，神气之著；润泽者，精血之充。"正常情况下的面色应是润泽光明，明润含蓄。由于先天肤色、种族的不同，面色可偏白、偏红、偏黑、偏青等，但无论表现为何色，面部都有神气和光泽，含蓄不露。

（1）主色。每个个体的肤色是不同的，由遗传、工作环境造成的面色偏黄、偏黑、偏白等，属个体特征，并非病色。

（2）客色。佛教提出"依正不二""依正无碍"的理论。"依正不二"即生命主体与其生存环境同为一体，相辅相成，密不可分。"天地同根，万物一体，法界同融"，因此自然界和人体互相影响，人的面色也受自然界季节、气候、温度、地理环境的变化影响而表现出相应的客色。

主色和客色均为正常的生理表现。此外，面色也会受饮酒、情绪变化、风吹日晒或少见阳光的影响，诊断时须予以注意。

2. 病色

病色是人体疾病状态下的面部颜色和光泽。病色可表现为：晦暗枯槁、鲜明暴露。除常色之外的一切面色表现均为病色。由于病情轻重不同，光泽也有不同变化。观察病色的关键，在于分辨面色的善色与恶色。

面色光明润泽为善色，说明虽病但精气未衰，疾病尚未发展到严重阶段，预后较好；面色晦暗枯槁为恶色，说明脏腑或有败坏，不能荣润，精气已衰，多预后不佳。疾病在发展过程中不是一成不变的，由善色转恶色为病情加重，由恶色转善色提示病情尚有转机。

（二）五色主病

1. 青色

青色多主寒证、瘀血、痛证、惊风、心病。

经脉拘急疼痛，气血瘀阻不通，可见面色青白、青黑。

妇女面青，提示可有肝强脾弱、少食多怒、月经不调。

小儿惊风或欲作惊风，鼻柱、眉间、口唇四周可现青色。

《摩诃止观》说："面青蕰是心病相。"此外，心病还可伴有心胸刺痛、口唇青紫。

面青伴身体苦重、坚结疼痛、枯痹痿瘠，属地大之病相。

2. 赤色

赤色多主火热病，火热病多由火大不调引起。

满面通红可见于脏腑实热、高热。

两颧潮红可见于虚热证。

若久病、重病病人，面色苍白，两颧泛红如妆，嫩红带白，游移不定，多为虚阳浮越之"戴阳证"。

肺病见赤色，多属病重难治。

3. 黄色

黄色为脾虚湿蕴之色。

面色淡黄，枯槁无光，称为"萎黄"。此多由脾胃气虚、气血不足所致。

面黄虚肿，称为"黄胖"。此多由脾虚水湿内阻所致。

若面目一身俱黄，是黄疸的表现。颜色鲜如橘色者，称为"阳黄"，为湿热熏蒸所致；黄色晦暗如烟熏者，称为"阴黄"，为寒湿内蕴所致。

小儿面黄肿或青黄，腹大，甚有青筋浮现，为疳积。

4. 白色

白色多主虚寒证、脱血、夺气。

面色淡白无华，多见于阳虚证。

突然苍白，伴全身冷汗，可由阳气暴脱引起，多为危重症。

腹部剧烈疼痛也可见面色苍白或青白。

5. 黑色

黑色多主瘀血、肺病，可为水大不调的表现。

中国佛医学研究 临床卷

面色黧黑、肌肤甲错，为瘀血的表现。

眼眶发黑、面色青黑，为水大不调引起湿邪停蕴的表现。

此外，《摩诃止观》认为"面黧黑是肺病相"。

三、望形

望形是通过观察病人的形体和姿态来判断疾病的诊断方法，也是望诊的主要内容之一。

（一）望形体

望形体指观察病人的体型、肌肉、发育情况等。

骨骼粗大、肌肉充实、皮肤润泽等，是强壮的表现；骨骼细小、肌肉薄削、皮肤枯燥等，是瘦弱的表现。身体强壮者，提示气血旺盛，虽病但预后良好；身体瘦弱，或慢性病发展为大肉脱尽，提示病情较重，预后不佳。

除强壮和瘦弱外，形体还包括肥胖、适中。

鸡胸、龟背可由先天禀赋不足所致，也可因后天喂养失调、营养不良引起。

形体在一定程度上提示对某种疾病的易感性、抗病能力，以及疾病的预后情况，但并非绝对，还须综合观察。

（二）望姿态

病人的姿态与疾病有密切的关系，可分为主动姿态和被动姿态。

《圆觉经》中，释迦牟尼佛指出，"风大，以动转为性，如人身中之出入息及身动转属之"。因此，人体与动转相关的表现皆因于风大不调。"风大不调，举身坚强"，风大不调可表现为眼睑、面、唇、指（趾）不自主颤动，四肢抽搐或拘挛，项背强直，角弓反张，全身震颤，或头独动摇。中医辨证属肝肾阴血不足，肝风内动。惊风、狂犬病、癫痫、帕金森等病在佛医中均属风大不调所致。

从坐姿上看，病人坐不得卧、卧则气逆喘甚，在中医学中属肺胀，在现代医学中属慢性阻塞性肺疾病。

病人因心烦懊恼而坐卧不安，属风大之病相。

病人因骨节疼痛而站立行走颠簸、困难，在中医学中属痹证，在佛医学中常被认为是火大和风大不调互相影响所致。

四、 望肤

皮肤为一身之表，为人体之藩篱，直接与外界接触，易感受外邪。望皮肤色泽、形态，可了解疾病的性质和病人内脏的情况，判断疾病的预后。

望皮肤的主要内容有：观察皮肤的色泽、肿胀情况、荣润和干枯情况，以及是否有痘疮、斑疹、丘疱疹、痈、疽、疔、疖等。

（一）皮肤色泽

皮肤色泽亦可见五色，与面部五色诊法相同，临床多见皮肤发黄、发黑、发赤。

1. 皮肤发黄

面目、皮肤、爪甲皆黄，超出常人之黄，为黄疸病。黄疸有阴黄和阳黄之分。

2. 皮肤发黑

皮肤发黑可见于以下几种情况：①内分泌紊乱引起的色素沉着，如原发性慢性肾上腺皮质功能减退症、库欣病、纳尔逊综合征、卵巢瘤、恶性嗜铬细胞瘤；②重金属如砷、铋、银等在皮肤沉着；③风湿免疫疾病如系统性硬化症；④慢性肝病、肝硬化。若面目、皮肤、爪甲呈深黄发黑，为黄疸转变而来，称为"黑疸"。

3. 皮肤发赤

此多由火大不调引起。皮肤发红伴肢体疼痛肿胀者，称为"丹毒"。

（二）皮肤肿胀

下肢、面部、眼睑浮肿，是水液代谢障碍的表现，佛医认为其属水大不调。慢性心力衰竭、肾炎皆可导致肢体水肿。仅腹部膨胀者称为"臌胀"，由脏腑功能受损，水液停于腹部所致。

（三）皮肤荣润和干枯

1. 皮肤荣润

正常情况下，气血充足，脏腑功能正常，则皮肤荣润。

2. 皮肤干枯

皮肤干枯多因水大不调引起的阴液输布障碍，皮肤失于濡养导致。若伴有皮肤脱屑如蛇皮、瘙痒，为风大、水大不调。

（四）痘疮

1. 水痘

水痘，多呈椭圆形，晶莹易破，传染性较强，大小不等，陆续出现，往往在儿童之间互相传染。

2. 天花

天花，现已绝迹。

（五）斑疹

常见斑疹有麻疹、风疹、瘾疹。斑疹特点为：斑色红，点大成片，平摊于皮肤，摸不应手；疹形如粟粒，色红凸起，摸之碍手。

1. 麻疹

麻疹是儿童常见传染病。发病之前，常有咳嗽喷嚏、鼻流清涕、眼泪汪汪等类似外感症状，并伴有耳冷、耳后有红丝。发热三四日，疹点出现于皮肤，从头面到胸腹四肢，色如桃红，形似麻粒，摸之碍手，从稀疏到稠密发展。若发热，身有微汗，疹出透彻，色泽红润，身热疹退，则为顺证，病情多会好转；若高热无汗，疹点不能透发，疹色淡暗，或紫黑，或疹点突然隐没，神昏喘息，则是疹毒内陷，提示病情加重。

2. 风疹

风疹的特点为：疹形细小稀疏，微微隆起，色淡红，瘙痒不已，时发时止。

3. 瘾疹

其疹时现时隐，故名瘾疹。瘾疹发作时，瘙痒明显，搔之则起大片丘疹，高起于皮肤，色淡红微白，不时举发。

（六）丘疱疹

1. 白痦

白痦指高出皮肤的细小丘疱疹。表现为皮肤上的白色小颗粒，晶莹如粟。白痦有晶痦和枯痦之分。色白、点细、明亮清透的是晶痦，多是顺证；色干枯者为枯痦，多为逆证。

2. 痱子

痱子多发于夏季，以小儿和肥胖之人为多见。此为密集的尖状红色小粒，伴瘙痒刺痛，干燥后成细小鳞屑。

3. 热气疮

热气疮是针头到绿豆大小的水疱，有痒和烧灼感，好发于口角唇缘、眼睑、外阴、包皮等部位。常见于高热病人，正常人也可发生。

4. 缠腰火丹

缠腰火丹好发于胸腹与胸胁部，初起皮肤灼热刺痛，出现成簇水疱，绿豆至黄豆大小，有一周红晕，疼痛明显。

5. 湿疹

湿疹的临床表现为：初起为红斑，迅速形成肿胀、丘疹和水疱，水疱破裂、渗液，出现红色湿润之糜烂，伴有瘙痒，而后干燥结痂，痕迹可自行消退。

（七）痈、疽、疔、疖

1. 痈

痈，红肿高大，根盘紧束。

2. 疽

疽，漫肿无头，肤色不变，不热少疼。

3. 疔

疔，初起如粟米，根脚坚硬，麻木或发痒，顶白而痛。

4. 疖

疖起于浅表，形小而圆，红肿热痛不甚，容易化脓，脓溃即愈。

五、 望舌

望舌具有悠久的历史，是在数千年中国传统医学临床实践中总结出的一种独特的诊断方法。《辨舌指南》说："辨舌质，可决五脏之虚实。视舌苔，可查六淫之浅深。"《临症验舌法》言："凡内外杂证，亦无一不呈其形，著其色于舌。"舌既能反映疾病的病位深浅和所属性质，又能反映病人的体质强弱、疾病的进展和预后情况。望舌是望诊的重要内容之一。

（一）舌的形态结构

舌附着于口腔底部、舌骨和下颌骨，上面称为舌背或舌面，下面称为舌底。舌表面有薄而透明的黏膜层，黏膜上有三种舌乳头，即为丝状乳头、菌状乳头和轮廓乳头。后两种乳头内有味蕾，所以舌能感受味觉。《俱舍论》卷一载："五根者，所谓眼、耳、鼻、舌、身根。"五根除了能摄取外界之对象外，还能引起心内五识之认识作用。这与中医理论"舌为心之苗，故心主舌"有异曲同工之妙。《形色外诊简摩·舌质舌苔辨》说："夫舌为心窍，其伸缩辗转，则筋之所为，肝之用也。其尖如红粒，细如于粟者，心气挟命门真火而鼓起者也。其正面白色软刺如毫毛者，肺气挟命门真火而生出者也。""红粒"指的是菌状乳头，"白色软刺"指的是丝状乳头，这两者是舌苔的主要组成部分。

（二）舌诊的原理

五脏六腑都直接或间接通过经络、经筋和舌相连。如"手少阴心经之别系舌本""足太阴脾经连舌本，散舌下""足少阴肾经挟舌本""足厥阴肝经络舌本"等。脏腑的精气上荣于舌，由各种原因引起的脏腑内在病变都会以一定的变化反映于舌象上。

（三）舌诊的内容

舌诊的内容包括望舌质和望舌苔两部分。舌质，又称舌体，是舌的肌肉脉络组织。望舌质包括望舌神、望舌色、望舌形、望舌态四方面。附着在舌体上的一层苔状物为舌苔。望舌苔包括望苔色、望苔质两方面。

正常舌象表现为淡红舌、薄白苔。即正常舌象为：舌体颜色淡红，柔软，运动灵活自如，胖瘦、老嫩、大小适中，无异常形态；舌苔色白，薄薄地铺于舌面，不掩盖遮挡舌体，揩之不去，其下有根，干湿适中，不黏不腻。

1. 望舌质

（1）望舌神。分有神、无神二种。确定神之有无主要根据颜色、光泽和舌动态三点。荣润红活，有生气，有光彩，为有神；干枯死板，毫无生气，失去光泽，为无神。

（2）望舌色。据舌色分类，常见的舌有五种，即淡红舌、红舌、绛舌、紫舌和青舌。

1）淡红舌。此类舌颜色较正常人的淡红色略浅，可因气血不足，或火大失调导致的温煦功能失常引起。

2）红舌。此类舌颜色较正常人的淡红色深，呈鲜红色。可见于热证、火病。

3）绛舌。此类舌颜色较红色更深，甚则发紫。可见于血瘀、热证、火病。

4）紫舌。舌紫而干枯，可由火大增益或热证引起；舌紫而淡润湿滑，可由水大增益或寒瘀证引起。

5）青舌。舌色发青，甚如青筋暴露，缺少红色。多由瘀血所致。

（3）望舌形。舌体形状，包括胖瘦、老嫩、胀瘪及裂纹等一些特殊病态形状。

1）老嫩。以舌的质地变化为准。老是指舌质纹理粗糙，形色坚敛苍老；嫩是指舌质纹理细腻，形色浮肿娇嫩。

2）胖瘦。舌体明显大于正常舌，伸舌满口，称为胖大舌。舌体萎缩，瘦小而薄，称为瘦薄舌。

3）肿胀。舌体肿大满嘴，不能闭口缩回，称为肿胀舌。

4）点刺。刺指芒刺，即舌面上的软刺和颗粒，多见于舌的边尖部分。此类舌《舌鉴辨正》描述为"红星舌"。

5）裂纹。舌面上有大小、深浅不一，各种形态明显的裂沟。红绛舌伴有裂纹，为火大增益造成阴液灼伤的表现；若舌淡白胖嫩，边有齿痕而又有裂纹者，由水大不调所致水液停聚体内引起。

6）光滑或镜面舌。舌面光滑如镜，少苔，甚而无苔，即为光滑或镜面舌。若红绛而光莹，提示水涸火盛；若舌苔淡白，提示脾胃损伤，气血两亏已极。

7）齿痕。舌体胖大淡嫩受压，于舌体边缘见牙齿的痕迹，称为齿痕舌。此多由脾虚，或水大不调，水湿不能运化引起。

8）重舌。舌下血络肿起，好似又生一层小舌，故称重舌。若多处连贯肿起，又称莲花舌。

9）舌衄。舌上出血即为舌衄。

10）舌痈。舌上生痈，红肿硬痛，即为舌痈，常波及下颏。

11）舌疔。舌上生出豆粒大的紫色血疱，根脚坚硬，伴有剧痛，即为舌疔。

12）舌疮。舌生疮疡，如粟米大，散在舌四周上下，疼痛，即为舌疮。

13）舌菌。舌生恶肉，初起如豆大，渐头大蒂小，形似"泛莲""菜花"或"鸡冠"，表皮红烂，流涎极臭，剧痛不能进食，即为舌菌。

14）舌下络脉。正常舌下络脉隐约可见，在舌系带两侧，当金津、玉液穴处，为两条较粗的青紫色脉络。病理舌下络脉，体粗胀，或有分枝，有青紫或紫黑色瘀点小疱。

（4）望舌态。舌态指舌质的动态，包括软、硬、颤、纵，以及歪、缩、吐弄等。

1）强硬。舌体板硬强直，运动不灵，以致语言謇涩。

2）痿软。舌体软弱，无力屈伸，痿废不灵，称为"痿软舌"。

3）颤动。舌体震颤抖动，不能自主，称为"颤动舌"，亦称"颤抖"或"舌战"。

4）歪斜。舌体偏于一侧，称为"歪斜舌"。

5）吐弄。舌伸出口外者，称为"吐舌"；舌微露出口，立即收回，或舔口唇上下左右，不停调动，称为"弄舌"。

6）短缩。舌体紧缩不能伸长，称为"短缩舌"。

7）舌纵。舌伸长于口外，内收困难，或不能收缩者，称为"舌纵"。

8）舌麻痹。舌有麻木感而运动不灵，称为"舌麻痹"。

2. **望舌苔**

（1）望苔色。主病的苔色，有黄、灰、黑、绿。

1）黄苔。主热证，火大增故。

2）灰苔。《辨舌指南·灰色脾经》说："如以青黄和入黑中则为灰色也。"灰苔常由白苔转化而来，可与黄苔并见。既可见于热证，即火大增故；也见于寒湿证，即火大损或水大增故。

3）黑苔。较灰苔色深，多由焦黄苔或灰苔发展而来，可见于水大盛火大竭，或火大盛水大竭的危重情况。其中苔黑而干燥有裂纹，为火大盛水大竭所致；苔黑而润滑，为水大盛火大竭所致。

4）绿苔与霉酱苔。绿苔多由白苔转化而来，主热不主寒，由火大增引起。《舌鉴辨正》说："霉酱色者，有黄赤兼黑之状，乃脏腑本热，而加宿食也。"

（2）望苔质。苔质即苔的形质，分厚薄、润燥、偏全、腐腻、消长、剥落以及真假等。

1）厚薄。以见不见舌体为标准，即能透过舌苔隐隐看到舌体的为薄苔，看不见舌体的为厚苔。薄苔属正常舌苔，厚苔的程度提示病情的轻重。

2）润燥。舌面润泽，干湿适中，是正常舌苔的征象。若水分过多，湿而滑利，甚者流涎欲滴，是水大增的征象。燥苔是津液受损的表现，是水大损的征象。

3）偏全。舌苔布满全舌为"全"；舌苔没有布满全舌为"偏"。全舌薄苔，舌尖苔略少属正常舌苔。偏苔提示有阴液气血的损耗，可因火大或土大损所致。

4）腐腻。腐苔指苔质疏松而厚，如豆腐渣堆积在舌面，揩之可去。若苔色晦暗垢浊，称"浮垢苔"；舌上黏厚，犹如疮脓，称"脓腐苔"；舌生一层白膜，或出现如饭粒样糜点，称"霉腐苔"。苔质细腻致密，揩之不去，刮之不脱，称"腻苔"。颗粒垢浊滑腻者，称"黏腻苔"。腐腻苔多由饮食积滞、过食厚腻之品、水大增火大受损所致。

5）消长。消指舌苔由厚变薄；长指舌苔由无到有、由薄变厚。一般情况下，苔消，主病退；苔长，主病进。若舌苔由无苔"镜面舌"变为薄苔，说明阴液渐复。

6）剥落。若舌苔全部剥落退去，舌面无苔如镜，称为"镜面舌"或"光剥舌"；若舌苔剥落不全，剥落处光滑无苔，其他地方斑驳地残存舌苔，界限明显，则称"花剥苔"；若舌苔不规则地大片脱落，边缘厚苔界限清楚，弯曲如地图，称"地图舌"；若剥脱处不光滑，尚存一些舌苔，如新生颗粒，称为"类剥苔"。舌苔的剥脱提示阴液气血的损耗。类剥苔主久病气血不续。剥脱苔而兼厚腻苔者，提示邪重而脾胃功能已伤。

7）真假。凡舌苔紧贴舌面，刮之难去，如有根者，称为"有根苔"，为真苔。若苔着不实，揩之即去，似浮涂在舌面上，不像从舌上生出来的，称为"无根苔"，为假苔。注意若清晨舌苔满布，饭厚苔退，虽属假苔，但并非无根，是正常情况下的征象。

3. 舌质和舌苔的分诊与合参

一般来说，舌质和舌苔的变化是统一的，但人体的生理病理变化是一个复杂的整体性变化，所以在掌握舌质、舌苔的基本变化及其主病的同时，还应注意舌质和舌苔的相互关系，要将两者综合起来分析。《形色外诊·简摩》云："若推其专义，必当以舌苔主六腑，以舌质主五脏。"该书还说："舌质如常，舌苔虽恶，胃气浊秽而已。舌质既变，即当察其色之死活，活者细察底里，隐隐犹见红活，此不过血气之有阻滞，非脏气之败坏也；死者底里全变干晦枯萎，毫无生气，是脏气不至矣，所谓真脏之色也。"这说明舌质和舌苔既须同时观察，也须合参，这样才能全面认识脏腑病变。

4. 危重舌象

舌上没有苔，好像去了膜的猪肾，或如镜面，提示火大盛水大竭。

舌粗糙有刺凸起，同时干枯燥裂，提示阴液衰竭。

舌干涩晦败如猪肝色，提示气血衰败。

舌质短而阴囊缩，为危象，提示肝气将绝。

舌质色赭带黑，提示肾水将绝。

舌白如雪花片，提示火大衰败将绝。

以上危重症候难治，治疗时还须六诊合参。

六、 望头面五官

五官与脏腑关系密切。《灵枢·邪气脏腑病形》云："十二经脉，三百六十五络，其血气皆上于面而走空窍。"因此，头面五官的色泽形态，可反映脏腑经络的状态。

关于五根病，《释禅波罗蜜次第法门》卷四中有这样一段描述："从心舌患者，多身体寒热口燥，心主口故。从肺生患者，多身体胀满，四肢烦疼，鼻塞等，肺主鼻故。从肝生患者，多愁忧不乐，悲思嗔恚，头痛眼痛疼暗等，肝主眼故。从脾生患者，身体面上游风，通身痒闷疼痛，饮食失味，脾主舌故。从肾生患者，或咽喉噎塞，腹胀耳满，肾主耳故。"由此可见，佛医学和中医学的五官与五脏相对应的观点是统一的。此外，《佛医经》云："人身中本有四病：一者地，二者水，三者火，四者风。风增气起，火增热起，水增寒起，土增力盛。本从是四病，起四百四病。故土属身，水属口，火属眼，风属耳。水少寒多目瞑。"这阐述了水大、火大、风大与五官之间的联系。

（一）头

1. 头形

小儿头形过大或过小，皆为畸形，多与先天禀赋有关。先天发育不良，或为先天大脑积水，多伴有智力低下。

2. 囟门

小儿囟门下陷，称为"囟陷"。囟陷常由先天不足，或吐泻伤阴所致。若婴儿不到六个月，囟门微陷，属正常。囟门高突，称"囟填"。囟填属热证，由火大增所致。囟门迟闭，骨缝不合，古称"解颅"。解颅由肾气不足，或发育不良所致。

3. 头摇

头摇不能自主，无论成人、儿童，多属风大不调所致。

4. 面肿

面部水肿最为多见。若头面皮肤焮红肿胀，色如涂丹，压之褪色，伴疼痛明显，是抱头火丹。若头肿大如斗，面目肿盛，目不能开，是大头瘟，由毒火上攻所致。

5. 腮肿

腮部突然红肿，面赤咽痛，或喉不肿痛，但外肿而兼耳聋，为痄腮。

6. 口眼㖞斜

单见口眼㖞斜、肌肤不仁、患侧目不能合、不能皱眉鼓腮、口不能闭、饮食言语不利，为面瘫，由风中经络所致。

（二）颈项

1. 瘿瘤

颈前下颌结喉处，有肿物如瘤，或大或小，可随吞咽移动，称为"瘿瘤"。

2. 瘰疬

颈侧颌下，肿块累累如串珠，称为"瘰疬"。

3. 项强与项软

头项强直者，邪气实，多由温病或火大增所致；头项软弱，头重倾垂者，正气虚，多由地大损所致。

（三）头发

头发浓密润泽，是肾气充盈、精血旺盛的表现。头发稀疏干枯，为精血不足的表现。突然大片脱发，称为"斑秃"。青少年发白，伴肾虚症状，属肾虚；若伴心虚症状，是劳神伤血。儿童发结如穗，伴消化不良，多为疳积，由脾胃虚弱所致。

（四）目

《灵枢·大惑论》曰："五脏六腑之精气，皆上注于目而为之精。"可知，望目可起到"见微知著"的作用，通过望目可知内脏气血的变化。佛医学中四大的理论与藏医学关系密切，藏医学以龙、赤巴、培根三者为基础，认为赤巴同己，即明视赤巴，存在于眼目，明辨外界的一切颜色。此外，佛医学中所说的业病，即宿业所致疾病，所对应的是五脏五根病中杀罪之业，亦是肝眼病。

1. 五轮学说

内眦——血轮，属心；黑珠——风轮，属肝；瞳仁——水轮，属肾；白珠——气轮，属肺；眼胞——肉轮，属脾。

2. 眼神

神色奕奕，视物清晰，眵泪正常，为有神；反之，白睛暗浊，黑眼色滞，目暗淡无光，无眵无泪，视物模糊，为无神。

3. 目形主病

（1）目窠凹陷。目睛下陷窠内，属精气已衰，病情较重。

（2）眼睛突起。眼睛突起伴喘咳不得平卧，为肺胀的表现。颈肿眼突是瘿肿的表现。

（3）眼生翳膜。此多由情志不舒，饮食不洁，火大增或水大亏所致。翳膜生于黑睛和白睛是外障眼病的表现；外观正常，或瞳仁变色变形，视力障碍，为内障眼病的表现。

（4）胬肉攀睛。目眦赤脉胬肉，横布白睛，甚侵黑睛，称"胬肉攀睛"。此由心火、肝火上炎所致。

（5）针眼、眼丹。胞睑边缘，起核如麦粒，红肿较轻者，称为"针眼"；若红肿较重，胞睑漫肿，称为"眼丹"。此常为脾胃积热上攻于目所致。

4. 目态主病

目翻上视、戴眼反折、瞪目直视等是危重症状。昏睡露睛，是脾虚所致，常见于儿童，又称"慢脾风"。眼睑下垂，称"睑废"，多因先天不足，后天失养，或脏腑功能较弱所致。瞳仁扩大，为濒死危象。

（五）耳

耳为肾之窍，手足少阳经布于耳，手足太阳经和阳明经行于耳之前后。耳为"宗脉之所聚"，与五脏六腑、四肢百骸都有密切的联系。

耳部望诊的主要内容是望耳的色泽、荣枯、形态以及分泌物的变化。

1. 色泽

（1）色黑。耳部青黑，常见于剧痛病人；耳轮干枯焦黑，多为肾水亏极的象征。

（2）色红。耳轮红润，是正常的表现。若红肿，属少阳相火上攻，或肝胆湿热所致。若耳背见红络，伴耳根发凉，多为麻疹的先兆。

2. 荣枯

耳部肉厚而润泽，是先天肾精充足的表现；耳薄干枯，是先天肾精不足的表现。

3. 形态变化

耳厚而大是形盛的表现，属肾气足；耳薄而小是形亏的表现，属肾气亏。

耳轮甲错，为久病血瘀的表现。

耳内长出小肉，形如樱桃，称为"耳痔"。若小肉头大蒂小，状如蕈，称"耳蕈"。若小肉如枣核，呈梭子形，胬出耳外，触之疼痛，称为"耳挺"。三者皆因肝经、肾经、胃经积火所致。

4. 耳道分泌物

正常外耳道有耵聍腺分泌耵聍液。此外，还有皮脂腺分泌物，干燥后是白色碎屑。

耳内流脓，称为"脓耳"。流黄脓为"聤耳"，流白脓为"缠耳"，流红脓为"耳风毒"，流臭脓为"耳疳"，流清脓为"震耳"。此皆由肝胆湿热，或肾虚相火上攻所致。

（六）鼻

鼻为肺窍，属脾经。望鼻包括望鼻的色泽、形态。

1. 五色主病

鼻头色青，提示腹中痛；鼻色赤提示脾肺经有热；鼻色微黑提示有水气；鼻口干燥提示阳明经有热，鼻干燥而色黑如烟煤状提示阳毒热深。

2. 形态变化

鼻肿气高者，提示邪气盛；鼻红肿生疮，提示阳明热盛。鼻内息肉，渐大下垂，闭塞孔窍，称为"鼻痔"。鼻头色红生粉刺者，称"酒渣鼻"，多由肺脾有热所致。鼻柱溃陷，多见于梅毒病人。鼻柱塌陷、眉毛脱落，是麻风病恶候。鼻翼煽动，见于外感风热壅塞肺脏；久病鼻翼煽动、喘而汗出，有可能为肺绝之征。

（七）口唇

足阳明胃经环绕口唇，故口唇的色泽、形态的变化可提示脾胃的病变。望诊内容包括望口唇形、色、燥润等的变化。

1. 唇色变化

此与面部五色诊基本相同，且唇薄更易于观察。

（1）唇色红润。为正常人的表现，提示气血调和，胃气充足。

（2）唇色淡白。为血亏的表现。

（3）唇色淡红。见于虚寒证，由水大增所致。

（4）唇色青黑。唇淡红而黑是寒甚的表现，唇口青黑为冷极的表现，口唇青紫为血瘀的表现，环口黑色是肾绝的表现，口唇干燥紫黑更是恶候。

2. 形态变化

口唇干裂，为津液不足，水大损所致。

口角流涎，多属脾虚，或中风唇厚口㖞，不能收摄。

新生儿撮口，不能吸吮，见于小儿脐风。口噤，可见于疫毒痢（也称"噤口痢"）。

口开不闭主虚。口开如鱼口，不能合者，为脾绝。口开而气直，但出不还者，是肺绝。

口糜烂，色白形如苔藓，拭去白膜则色红刺痛。此多由脾经湿热引起，乃火大增、水大损所致。口疮是口内唇边生白色小疱，溃烂后红肿疼痛，又称为"口疳"，由心、脾二经有热上熏所致。实火者，口唇色鲜红；虚火者，口唇有白斑色淡红。婴儿满口白斑如雪片，称"鹅口疮"，为伏热蕴积心脾所致。

口唇发痒、红肿、灼痛，称"唇风"，由阳明胃热上攻所致。

（八）齿、龈

1. 望齿

牙关紧闭，属风中经络。

睡中龂齿，多为内热或积滞所致。

牙齿松动、齿根外露者，多属肾虚。小儿齿落久不生新者，为先天不足，肾气亏损所致。龋齿腐洞，乃饮食余泽积于齿缝间腐蚀牙齿所致。

2. 望牙龈

牙龈淡白，多属气血亏损。

牙龈红肿，多由胃火上炎所致。

齿缝出血，痛而红肿，多为胃热所致；若不痛不红微肿者，多属气虚或肾火。

牙龈腐烂，牙齿脱落，是"牙疳"之凶候。

（九）咽喉

咽喉为肺、胃之门户，是呼吸、进食之要冲，许多脏腑的病变可从咽喉的异常变化上反映出来。正常的咽喉，色泽淡红润滑、不肿不痛，此时呼吸、说话、吞咽皆顺畅正常。

1. 红肿溃烂

咽红肿胀疼痛，甚则溃烂或有黄白色脓点，称为"乳蛾"，多为肺胃热毒壅盛，或火大增所致。若红色娇嫩，肿痛不甚，多为肾水不足，水大损所致。

咽喉色淡红不肿，微痛反复发作，或喉痒干咳，多属气虚阴亏，虚火上浮。

咽喉腐烂，周围红肿，腐烂分散浅表者，属肺胃之热较轻；腐烂成片或凹陷者，属火毒壅盛。若溃烂腐败日久，周围淡红或苍白，多属气血两亏。

2. 伪膜

咽喉溃烂处附着的一层白腐之膜，称"伪膜"。

伪膜松软，容易拭去，去后不再生，说明热证较轻。

伪膜坚韧，不易剥离，重剥则出血，剥去随即复生，多见于重证，如白喉。白喉又称"疫喉"，乃肺胃热毒伤阴（即水大损、火大增）所致。

3. 脓液

咽喉处红肿突起，按之有波动感，压之柔软凹陷者，多已成脓；压之坚硬者尚未成脓。

七、 望排出物

排出物包括排泄物和分泌物两大类，其中，排泄物是人体排出体外的代谢废物；分泌物指官窍所分泌的液体，病理情况下分泌量可减少或增多。排出物具体包括呕吐物、痰、涎、涕、唾、汗液、脓液、二便等。通过观察排出物的形、色、质、量的变化，可以了解病变的部位和性质，了解脏腑功能情况。

（一）痰

痰是经由气管排出的黏液，其浊而稠者为痰，清而稀者为饮，痰和饮都属有形之痰。

痰黄黏稠，属热，乃火大增所致。

痰白而清稀，或有灰黑点者，属寒，乃水大增所致。

痰少而黏，难于咳出者，或干咳无痰，或有少量泡沫痰，属肺燥，乃水大损所致。

痰中带血，色鲜红者，乃热伤肺络所致。

咳吐脓血腥臭痰，或吐痰浓如米粥者，属肺痈，乃热毒久蕴成脓所致。

咳吐涎沫，口张气短者，属肺痿。

（二）涎、唾

口角流涎，睡则更甚，为脾虚不能收摄所致。小儿胃热虫积，也常致流涎。

吐出多量白色泡沫，属胃中有寒，或有冷积、宿食。

（三）呕吐物

呕吐是胃气上逆所致。呕吐物有饮食物、清水、痰涎，还可能混有脓血。

呕吐物清稀无臭，多属寒呕，由平素贪凉，或胃阳不足所致。

呕吐物酸臭秽浊，多由邪热犯胃，或肝经郁火，胃热上逆所致。

呕吐物酸腐夹杂不消化食物，多属食积，由暴饮暴食损伤脾胃所致。

呕吐黄绿苦水，多为肝胆湿热所致。

呕吐鲜血或紫暗有块，为素有瘀血。若脓血混杂，多属胃痈。

第二节　问　诊

问诊是医生了解病因、病程发展的重要诊断方法，是诊察疾病的重要环节。问诊内容包括：病人发病缘由、年龄、籍贯、职业；头、胸、腹、四肢的症状；寒热虚实，饮食口味；出汗、口渴、烦闷、睡眠情况；五官的症状和病理反应；大小便情况；接受治疗的情况；女性生育、月经、妊娠情况。佛医学问诊的目的除了要了解疾病的症状和发病、发展情况，采集病史外，还要了解疾病的因果。简而言之，即"二问因过寒热身，诸般症状不放过"。对于只有病人自觉症状而无客观体征的疾病以及情志因素为主的身病、心病或业病，问诊就显得更为重要。《素问·征四失论》云："诊病不问其始，忧患饮食之失节，起居之过度，或伤于毒，不先言此，卒持寸口，何病能中？"这说明了问诊的重要性。

问诊时，医者要首先抓住病人的主要病痛，然后围绕其主要病痛进行有目的、有步骤的询问，既要抓住重点，又要全面了解。医者要对病人耐心细致，使用简单易懂的词汇，取得病人的信任，使病人尽可能地倾吐病情。医生要避免用自己的主观推测暗示病人，以免误诊。

藏医经典《四部医典》认为诱发疾病的外因，即疾病的外缘，包括季节变化、起居过度、饮食失节、医生的误诊、前世的恶孽等。藏医学认为，房事过度、失眠、愁苦操劳过度、饥饿、长期缺乏营养等是引起龙病的外缘；嗔怒，负重过度，过量食用辛辣、油腻的食物，受外伤，过量食用肉、酥油和酒等是引起赤巴病的外缘；过量进食甜味、冷凉、油腻的食物，过饱而又不活动，在潮湿的地方睡觉，穿着单薄，过食生豆、桃子、山羊肉、脂肪、烧焦或腐烂的食物，过多饮用生山羊奶、乳酪以及之前吃的食物没有消化又接着大量进食等，是引起培根病的外缘。通过问诊了解疾病的因果是佛医诊断中独具特色的重要内容。

问诊是全面了解病因、病缘、病人症状的重要诊断方法。

一、问一般情况

一般情况包括病人的姓名、年龄、婚姻状况、民族、住址、职业、籍贯等。了解上述情况不仅可以用来书写病例，而且可作为疾病诊断的参考。如问年龄，可据此判断身体的强弱、疾病发展的规律等。对妇女，要详细询问经、带、胎、产情况，在治疗其他疾病的同时根据女性月经周期规律调整用药。问职业，可了解某些病的病因，如长期在寒冷潮湿环境下工作的病人易患风湿病。此外，还可了解某些职业病，如硅肺、重金属中毒等。籍贯、住址与地方病和传染病的流行有关。

二、 问生活史

了解病人的生活经历、饮食嗜好、起居习惯，对诊断疾病、全面把握病情具有重要意义。偏食五味可导致脏气的偏盛偏衰。喜凉恶热者可能是火大偏盛，喜热恶凉者可能是水大偏盛。生活富裕，不喜劳作，多食，大多生痰湿。平素多嗔恚或忧愁都是心病或身心并病所致。

三、 问家族史和既往史

家族史是病人直系亲属的健康情况、遗传病情况，可帮助诊断传染病和某些家族遗传性疾病。

询问既往史不仅可帮助了解病人以往健康情况和治疗情况，而且可对现有疾病的诊断提供帮助。如年轻时患肾炎，未予以重视，肾炎可能反复发作，而发展成慢性肾炎或肾功能不全。如病人曾有药物性肝中毒病史，可能是现有的肝功能不全的原因。因此，问明既往史，对诊断当前病证有很大的帮助。

四、 问症状

问病人现有的症状，是问诊的重要内容。

1. 问寒热

寒与热是临床上常见的症状。问寒热是问诊的重要内容之一。寒热有以下四种情况：恶寒发热、但寒不热、但热不寒、寒热往来。

恶寒，是病人感觉寒冷，虽添衣盖被仍觉寒冷不能缓解；发热，是病人体温升高，或体温正常，病人自觉全身或局部发热。

（1）恶寒发热。病人自觉寒冷，添衣盖被不能缓解，同时伴有体温升高。常见于风寒表证。

（2）但寒不热。病人畏寒而无发热症状。常见于火大损的病人。其畏寒特点是：病人自觉怕冷，但加衣被或近火取暖可以缓解。

（3）但热不寒。病人感觉发热或体温升高而无怕冷症状。见于里热证。根据温度及发热时间有壮热、潮热、微热之分。壮热指高热，如体温在 39℃ 以上；潮热指病人在某一特定时间发热；微热指轻度发热，体温为 37～38℃。

（4）寒热往来。恶寒和发热交替发作。多见于少阳证和疟疾。

2. 汗

汗是人体津液的组成部分，正常出汗有润泽肌肤、散热、调节体温等作用。

表证无汗，是外感风寒所致；表证有汗，兼有发热恶风是外感热邪所致。

根据出汗情况的不同，汗证分为自汗、盗汗、大汗、战汗、头汗、半身汗、手足心汗等。

自汗：病人日间汗多，活动后尤甚，同时伴有乏力、嗜睡。此属阳虚，火大损。

盗汗：病人睡时汗出，醒来汗止，兼见手足心热，或烦热。此属阴液不足，水大损。

大汗：汗出量多，大汗淋漓。可见于高热病人。若病人冷汗淋漓，兼见面色苍白、四肢厥冷、血压下降，或血压升高后下降，病情多危重。

战汗：病人先恶寒明显、战栗、表情痛苦，几经挣扎，而后出汗。此为伤寒病人疾病发展中的转折点。

头汗：病人仅头部出汗。此是上焦有热的表现。

半身汗：病人仅半身出汗，常见于中风、痿证、瘫痪病人。

手足心汗：病人手足心出汗较多。此多与脾胃功能失常有关。

3. 头部症状

头痛：根据头痛部位可推知病在何经。如前额连眉棱骨痛，属阳明经头痛；痛在侧头部太阳穴附近者，为少阳经头痛；头痛连项痛，属太阳经头痛；头顶痛甚，为厥阴经头痛。

头晕：病人自感眩晕，轻者闭目自止；重者视物旋转，不能站立，可伴恶心、呕吐。头晕涨痛兼面赤耳鸣，为肝阳上亢生风所致；头晕伴胸闷呕恶者，是痰湿停伏所致；头晕眼花，或突然站立加重，兼有心悸失眠、面白舌淡者，是气血不足所致；头晕耳鸣、腰膝酸软、遗精健忘或女性月经量少者，是肾水亏虚所致。

4. 胸腹症状

胸腹是脏腑所在，知其部位所属，了解病在何处。

胸痛憋闷、痛引肩臂者，为胸痹。此由内外因引起心脉气血运行不畅所致。

胸背剧痛、面色青灰、手足青至节，为真心痛。此由心脉突然闭塞不痛所致。

胸痛、身热、咳喘，是外感犯肺所致。

胸胀痛走窜、急躁易怒，为肝郁气滞所致。

胸部刺痛、痛处固定不移者，为血瘀所致。

两胁胀痛、身目俱黄，为黄疸病。

胁部刺痛、固定不移，可能由外伤瘀血阻滞经络或挫伤脏器所致。

胁胀痛、善太息易怒者，为肝气郁滞所致。

胃脘部冷痛、得热痛减，属寒邪犯胃。

胃脘热痛、消谷善饥、口臭便秘者，属胃火伤津。

胃脘胀痛、嗳气或呃逆、生气痛甚者，属气滞。

胃脘隐痛、喜暖喜按，属阳虚或火大损所致。

小腹胀痛，小便不利者，为癃闭，是膀胱气化失司所致。

小腹冷痛，牵引阴部，是寒凝肝经所致。

脐周疼痛，起包块或条索，按之可移，为虫积。

5. 四肢症状

四肢关节疼痛多为风寒湿热之邪所致。疼痛剧烈者为痛痹，以感受寒邪为主；痛处不移沉重者为著痹，以湿邪为主；痛处游走不定者为行痹，以感受风邪为主；四肢关节肿痛或小腿可见结节红斑者，为热痹。

6. 口渴

口渴是病人的自觉症状，水是人体津液的主要来源，口渴与饮水情况可提示病人的津液盛衰和输布情况。

口不渴，乃水大未损，津液未伤。

口干虽渴，但水入口不欲咽，为有瘀血的表现。

口渴多饮，是火大增益导致津液大伤的表现。可见于剧烈吐泻后、大量利尿后以及高热多汗等情况。

7. 饮食口味

食少纳呆、乏力、舌淡白者，属脾气虚弱。

脘闷纳呆、头身困重、大便黏者，为脾虚引起水湿停于体内所致。

厌食，兼嗳气反酸、便秘或便腥臭者，属饮食积滞。

多食易饥，兼见口渴心烦、口臭便秘、舌红、苔黄，是胃火亢盛，腐熟太过所致。

多食易饥，兼见大便溏泻，属胃强脾虚。

饥不欲食，即有饥饿感，但不想进食或进食少，可见于胃阴不足的病人。

偏嗜食物，如小儿嗜食生米、泥土等异物，往往是虫积的征象。

妇女妊娠期间，偏嗜某种口味或某种食物，一般不属于病态。

口淡乏味，属脾胃气虚。

口苦，属肝胆经有热。

口中泛甜，属体内有湿。

口咸，多属肾病或寒证，乃水大不调所致。

8. 睡眠情况

睡眠的异常情况包括失眠和嗜睡。

（1）失眠。又称"不寐"，临床上以经常不易入睡、彻夜不睡，或睡后易醒，或睡不安稳，常伴有多梦，醒后疲惫为主要表现。

若病人不易入睡，伴心烦扰闷、舌红、少苔，属肾水不足，心火上亢，由水大、火大不调引起。

睡后易醒，兼心悸、乏力，或有食欲不振，属心脾血虚、气虚。

失眠而时时惊醒，兼眩晕胸闷、胆怯心烦，或口苦恶心、舌苔黄腻者，属胆郁痰扰，多与情志失调有关。

（2）嗜睡。指病人极易神疲困倦，睡意很浓，经常不自主入睡。

病人饭后非常困倦，兼饭后腹胀、大便溏等症状，属脾气虚弱。

夏季暑湿之时，病人嗜睡，兼见头身困重、苔白腻或黄腻者，是体内素有湿邪，湿邪困脾所致。

病人神昏谵语、身热夜甚，或有斑、舌绛红、脉数者，为热邪内陷心包，蒙蔽心神所致。

9. 问五官情况

问五官情况主要包括问耳、目的不适症状。

（1）问耳。耳病常见的自觉症状有耳鸣、耳聋、重听等。

耳鸣：耳中有响声如潮水或蝉鸣，妨碍听觉。可单侧或双侧，持续或时发时止。若暴鸣声大，以手按之更甚者，是肝胆经之火上扰所致；若鸣声渐小，手按之可减轻者，多为肾虚引起髓海不充所致。

耳聋：病人有不同程度的听力减退，甚至丧失听力。伤寒、温病以及外感鼻塞引起的耳聋均属实邪闭蒙心窍，发病时间短，易治疗；久病、重病后耳聋或老年性耳聋，多为气血虚弱、精气不虚所致，较难治疗。

重听：听声音不清楚。此多由肝胆经有热所致。

（2）问目。两目常见不适症状有目痛、目眩、目昏、雀目。

目痛：单眼或双眼疼痛，甚至剧痛连及头痛，伴有恶心呕吐，甚或可见瞳孔散大如云雾状，为青风内障。

目眩：视物旋转动荡，如在舟车之上。兼见头晕、头涨、面赤、耳鸣者，属痰湿内蕴。

目昏：两眼昏花、干涩、视物不清，可见于老年人，或久病、慢性病、体虚病人。此多为肝血不足、肾精损耗所致。

雀目：一到黄昏视力明显减退，如雀之盲，属肝虚。

10. 问二便情况

通过询问二便的情况，不仅可以直接了解病人消化功能和水液代谢的异常与否，还可以判断疾病病位、病性。询问病人二便情况，应注意了解排便的次数和时间，以及二便的量、色、质、气味，排便时的感觉和伴随症状等。

（1）问小便。正常成人在一般情况下，日间排尿 3~5 次，夜间排尿 0~1 次，每昼夜排尿量 1000~1800 毫升。排尿异常包括尿量的异常、排尿次数的异常和排尿感的异常。《四部医典》以龙、赤巴、培根为理论基础，其中龙即风大。吐塞尤为主排泄的龙，若失调则引起排泄系统的紊乱。

1）尿量的异常。

尿量增多：病人小便清长量多、畏寒者属寒证，即水大增、火大损所致；病人口渴喜饮，小便多者属胃热，是消渴病的表现，是水大损所致。

尿量减少：可由汗、吐、下后津液耗伤所致；也可见于水肿病，由气化不利，脏腑功能失调所致。

2）排尿次数的异常。

小便频数：小便短赤，频数急迫者，为淋证，是湿热蕴结在下焦所致；小便澄清，频数失禁者，是肾气不固、膀胱失约所致。

夜尿增多：可见于老年人和肾病后期的病人。

癃闭：小便不畅，点滴而出，称为"癃"，点滴不出，称为"闭"。因瘀血、结石阻塞而致者，多属实证；因年老体虚、肾气不足所致者，多属虚证。

3）其他异常。此包括小便涩痛、余淋不尽、小便失禁、遗尿。

小便涩痛：排尿不畅，且伴有急迫、疼痛、灼热感。此多为湿热蕴结膀胱所致。

余沥不尽：排尿后小便点滴不禁。

小便失禁：病人神志清醒时，小便不能随意控制而自遗。此多属肾气不固。若病人神志昏迷而小便失禁，多属危重症。

遗尿：睡时不自主排尿。此多属肾气不足。

（2）问大便。

大便溏稀多因于外感寒湿，或者饮食不慎，生冷食物摄入太多，脾阳受损，脾的运化功能下降，可能同时还会伴有头晕乏力，这种情况叫清阳不升、浊阴不降。

大便黄褐色如粥糜状，臭秽不堪，肛门有灼热感，排气多而臭，大多由肠道湿热所致。

大便如清水，甚至有不消化的食物，中医称之为"完谷不化"，多由脾肾阳虚所致。

大便干燥难解，干如羊屎，排出非常困难，多因于老年人肠燥津枯，或者慢性消耗性疾病，导致肠道津液亏损；或者有些年轻人嗜食辛辣刺激、煎炸食品，熬夜，饮酒无度，导致身体阴液亏损；或者热病胃火太盛，肠道津液损耗过多。

大便细、干湿适宜，但病人感觉排便费劲，多由于气虚，肠道传导推动无力。

11. 问妇女经、带、胎、产情况

妇女有月经、带下、妊娠、生育等生理特点，凡上述方面的异常改变均与妇科疾病有关。对于女性病人，须全面了解其生理情况，避免误诊、漏诊。

（1）月经。月经是成熟女性的一种正常生理现象。一般初龄为 13～15 岁，周期为 28 天左右，持续时间为 3～5 天，经色鲜红，无血块，一般在妊娠期不来潮。女性绝经期在 49 岁左右。

月经不调：月经周期及月经量、色、质发生异常改变，其中月经周期异常包括月经先期、月经后期和月经先后不定期三种情况。

月经先期：指连续 2 个月经周期以上月经来潮提前 7 天以上者。多由血热或气虚所致。

月经后期：连续 2 个月经周期以上月经来潮错后 7 天以上者。多由血虚或寒凝经血所致。

月经先后不定期：多因忧愁等情志不调或脾肾功能损耗所致。

痛经：表现为经期前后，或行经期间下腹部疼痛或胀痛，甚至剧痛难忍，伴随月经周期性发作。若经前小腹胀痛，行经后疼痛明显减轻者，多属气滞血瘀证；若经后小腹、腰部酸痛者，多属虚证；行经期间小腹冷痛，得热痛减，多属寒证；行经期间小腹疼痛，血块多，色深者，多为血瘀证。

经闭：月经初潮后，月经应来不来，或曾来而中断，停经 3 个月以上。此多由血瘀、肝气郁结等引起。

崩漏：月经突然大下不止谓之"经崩"；月经长期淋漓不断称为"经漏"。凡崩漏色深红有血块者，多属热证，即火大增所致；色淡红无血块者，多为气虚脾虚所致。若女性绝经后出现崩漏，可能为重症，应予以重视。

（2）带下。正常情况下，妇女阴道内有少量透明白色分泌物，若带下量多、淋漓不断，或色质改变或有臭味，则为病理表现。

若带下色白、量多、质清稀、无臭味，为寒湿下注所致。

若带下色黄、量多、质黏稠、味臭秽，为湿热下注所致。

若带下色红黏稠或赤白相兼、微有臭味，多与情志不调有关。

（3）妊娠。若妇女平素月经正常，突然停经，无病理表现，或有妊娠反应，早孕反应阳性者，考虑为妊娠。

若妊娠妇女出现厌食、恶心、呕吐，甚至反复呕吐不能进食者，为妊娠恶阻。若神疲倦怠、口淡纳差，是胃气虚弱，脉气上冲所致；若急躁易怒、口苦吐酸，是肝郁化火所致；若脘闷纳呆、呕吐痰涎，是痰浊上逆所致。

若妊娠后小腹下坠疼痛，或见漏红者，为堕胎或小产的先兆，多为肾虚或外伤所致。

若产后血性恶露淋漓不断，持续 20 天以上者，称为恶露不绝。此可由气虚、血热、血瘀等原因引起。

产后发热持续不退，甚至壮热，可由感受外邪，火大增所致。

12. 问小儿

问小儿，必问发病的诱因、饮食情况、接种疫苗情况以及二便排泄情况。小儿问诊困难，医生主要结合小儿的生理病理特点有目的地询问其父母。

对于婴儿，应注意询问其出生前后情况，如是新生儿应着重询问其母亲妊娠期及哺乳期的营养健康情况和是否难产、早产等。婴幼儿（1 个月到 3 岁）发育较快，需要较多营养，喂养不当或先天不足易患营养不良、五软五迟等病。因此，应重点询问小儿的喂养情况和坐、爬、立、走、出牙、学语的迟早，了解小儿后天营养和发育是否正常。

（1）发病的诱因。婴幼儿神智发育不完善，易受到惊吓，从而引发惊风，出现高热、惊叫、抽搐等症状。此外，小儿脾胃功能尚不完善，若喂养失当，易于伤食，而产生呕吐、腹泻、疳积等病。因此，应着重了解小儿致病的诱因，了解小儿是否有受惊、着凉等情况以及有无吐泻、惊叫、发热咳喘等表现。

（2）预防接种史、传染病史。小儿 6 个月至 5 岁之间，先天免疫力已消失，而后天免疫力尚未完全形成，且接触感染机会较多，易患水痘、麻疹、猩红热等儿科传染病，因此，医者应注意询问预防接种情况、传染病史和传染病接触史。已做过某种预防接种或已患过某种传染病从而具有了对它的长期免疫力，则不易患该种传染病；如对某种传染病无免疫力而最近又与该病患儿密切接触，则易患该种传染病。

（3）小儿二便情况。婴幼儿脾胃娇嫩，脏腑功能薄弱，临床上多易患消化系统的疾病。要想了解小儿肠胃功能是否正常应着重询问其二便的情况，如二便的色、质、量。

五、 问治疗情况

病人在就诊时可能已接受过一些西医、中医的治疗，了解病人接受过哪些治疗，一方面是为了掌握病人病情进展情况，避免重复检查和无效的治疗，另一方面也是为了全面了解病情和病人个体情况，如药物的敏感性和依赖性，以及是否有误诊、误治等。

第三节　闻　诊

　　闻诊包括听声音和嗅气味两方面。听声音指诊察病人的声音、呼吸、语言、咳嗽、呕吐、嗳气、呃逆、太息、喷嚏、肠鸣等。嗅气味是指嗅病人体内发出的各种气味以及分泌物、排泄物和诊室的气味。闻诊首先要熟悉正常声音和气味，然后以常衡变。对于临证不易闻得，而病人多能自觉的某些病声、气味，可通过问诊而获得。

一、听声音

　　声音的发出，是肺、咽喉、会厌、舌、齿、唇、鼻等器官协调活动，共同发挥作用的结果。若其中某一环节出现病理改变就可出现声音的异常。健康人的声音，虽有个体差异，但发声自然、音调和畅。由于人们性别、年龄、体质等形体禀赋之不同，正常人的声音亦各不相同，男性多声低而浊，女性多声高而清，儿童声音清脆尖利，老人声音浑厚低沉。情志变化亦可引起声音语调的变化，如生气时声音忿厉而急；欢乐时声音舒畅和缓等。这些均属正常声音，与疾病无关。

（一）发声

1. 声音亢奋

发声高亢有力，多言而躁动不安，多属实证、热证。

2. 声音低怯

发声低微细弱，前重后轻，少言而安静，多是体虚、气虚所致。

3. 喑哑和失音

声音嘶哑者为喑哑；发音不出者为失音。新病喑哑或失音，多属实证，即所谓"金实不鸣"；久病喑哑或失音，称为"金破不鸣"，多属虚证，常由精气内伤，津枯肺损，水大损所致。

4. 鼾声

睡中打鼾，多因气道不利，并非全是病态。若打鼾造成呼吸骤停，则为异常，多是痰湿内停所致。昏睡不醒，鼾声不绝，手撒遗尿，多是中风入脏之危证。

5. 呻吟

呻吟多因身有疼痛或胀满等不适。呻吟按腹多是胸脘或腹痛，呻吟扪腮多为齿痛。小儿夜啼为病，多为心脾经有热或脾寒所致。

6. 惊呼

阵发惊呼，发声尖锐，表情惊恐，多是惊风证。

（二）语言

沉默寡言、少言淡漠，多属虚证、寒证，乃火大损所致；烦躁多言，多属热证、实证，乃火大增所致。

谵语的表现是神志不清、语无伦次、声高有力，多由热扰心神所致。

郑声的表现是神志不清、语言重复、声音低弱、时断时续，由心气大伤所致。

狂证的表现多是笑骂狂言、语无伦次、登高而歌、弃衣而走，多属痰火扰心证。

（三）呼吸

正常人在安静状态下呼吸频率16～20次/分，呼吸自如顺畅，无喘咳、呼吸困难等症状。

1. 喘证

此表现为呼吸困难，短促急迫，甚者张口抬肩，鼻翼煽动，不能平卧。实喘表现为气粗声高、以呼出为快，是肺气上逆所致；虚喘表现为声低微气怯、息短不须、动则喘甚，是气失摄纳所致。

2. 哮证

此表现为呼吸急促，喉间有痰鸣声，反复发作，缠绵难愈。此多因水湿痰饮伏于体内，外邪引动伏饮而发；也可因过食酸冷或异物等诱发。

3. 短气

此表现为呼吸气急而短，不足以息，数而不能接续，似喘而不抬肩，喉中无痰鸣声。

4. 上气

此表现为肺气不得宣散，上逆于喉间，气道不利，呼吸急促。

5. 少气

此表现为气微，呼吸微弱，短而声怯，非如短气之不相连续，形体状态一般无改变。

《释禅波罗蜜次第法门》卷二提出可以据呼吸状况判断病人身、心的健康状态，言："一风二喘三气四息，前三为不调相。云何风相？坐时鼻中息，出入觉有声。云何喘相？坐时虽无声而出入结滞不通，是喘相。"

（四）咳嗽

咳嗽多见于肺脏疾病，病人有咳嗽症状时，应注意观察咳声质地及痰液情况。

咳声紧闭，多属寒湿证；咳声重浊，多属痰湿证。

顿咳、咳时连声不绝，甚则呕恶咳血，常见于小儿，也叫作"百日咳"。

咳嗽无力、咳声低微、咳出白沫、气促者，属肺虚证。

（五）呕吐

呕吐有呕、干呕、吐三种不同情况。一般有物有声为呕；有声无物为干呕；有物无声为吐。三者均为胃气上逆所致。

呕吐物为清水痰涎者，属虚寒证；呕吐黄色秽物，吐势较猛，或酸或苦，为实热证。霍乱是吐利俱作，呕吐呈喷射样，先呕吐胃内容物，后呕吐水样、米泔样物质。呕吐脓汁者，为胃痈。食物中毒引起的呕吐或腹泻，须查明饮食情况。

（六）呃逆

呃逆是指从咽部发出一种不由自主的"呃呃"冲击声。其声音可有时间长短、音调高低和间歇时间之不同。实热证多表现为声音高亢而短，呃声频频，连续有力。虚寒证表现为声音低怯，不能上达咽喉。

（七）嗳气

嗳气，古名"噫"，是气从胃中上逆的一种声音。饮食之后，偶有嗳气，并非病态。若嗳气有酸腐气味，兼胸脘胀闷者，是宿食积滞所致；若嗳气声音低沉，无酸腐气味，为脾胃虚弱所致，多见于久病者和老人。

嗳声响亮，频频发作，发作频率与情志因素有关，则为肝气犯胃所致。

（八）太息

太息是心情抑郁苦闷之时，发出的长吁或短叹，多不自觉发出，发出后感到舒适。此由肝气郁结所致。

（九）喷嚏

喷嚏由肺气上冲于鼻而作，多见于外感证中。

（十）肠鸣

肠鸣是腹中辘辘作响的声音。医者应注意其声音所在部位的不同：若声音在胃脘部，辘辘如饥肠，得温、得食则减，属胃中有寒；若脘腹痞满，大便溏，或排便次数增多，为风寒、寒湿中肠所致。

二、嗅气味

嗅气味，指嗅辨病人的气味和病室的气味，两者都是和疾病有关的气味。

（一）病人的气味

1. 口气

正常人说话时不会有口气。如有口臭，多有消化不良或口腔疾病。口出酸臭气，是胃有饮食积滞或胃热所致。口出腐臭气，多是内有溃疡病所致。

2. 汗气

病人多汗、自汗等，汗出过多时，身上会有汗气味。

3. 鼻臭

鼻出臭气，流浊涕经常不止，属鼻渊证。

4. 身臭

若病人身体有臭气，应考虑是否有溃腐疮疡等。

有些异常的气味，病人能够自觉，如排泄物、痰、女性白带等的气味，故需要详细问诊。

（二）病室的气味

病室的气味由病人本身发出或由病人的分泌物、排泄物散发，气味从病人身体发展到充斥病室，说明病情严重。

病室有腐臭或尸臭气味，提示脏腑败坏，病属危重。

病室有血腥臭，病人多患失血证。

尿臊味，多见于水肿病晚期病人，属危证。

烂苹果样气味（酮体气味），多见于消渴病病人，属危证。

第四节 切 诊

切诊分脉诊和按诊，是医者运用双手对病人体表进行触、摸、按压，以了解疾病的内在变化或体表反应从而获得辨证资料的一种诊断方法。其中脉诊是按脉搏；按诊是对病人肌肤、手足、胸腹及其他部位进行触摸按压。孙思邈《备急千金要方》对于四大和脉诊的重要性有这样一段描述："地水火风，和合称人，凡人火气不调……，然愚医不思脉道，及治其病，使脏中五行，共相克切，如火炽然，重加其油，不可不慎。"它强调了"脉道"在诊病中的重要地位。

一、脉诊

（一）脉象形成的原理

心主血脉，心脏搏动把血液排入血管形成脉搏。《佛说胞胎经》中记载，受胎第十五周时，人体的各种脉就形成了："其八百脉，一一之脉有万眷属，合为八万脉……其八万脉，有无数空不可计。有一空，次二次三至于七，譬如莲华茎多有众孔，次第生一孔二孔三孔至于七孔。其八万脉亦复如是，有无数根空不可称计，有一次二次三至于七。其诸脉与毛孔转相依因。"各脉之中，心脉为主。《释禅波罗蜜次第法门》卷十说："身内诸脉，心脉为主。复从心脉内生四大之脉，一大各十脉，十脉之内一一复各九脉合成四百脉。从头至足四百四脉。"

除了心的主导作用外，血液在脉管中正常流布，还需要各脏腑的协调配合。

疾病反映于脉象的变化，称作病脉。一般来说，除正常生理变化范围以及个体生理特异之外的脉象，均属病脉。

（二）脉象的特征

1. 热证脉象

数脉：一息脉来五至以上。

浮脉：轻取即得，重按稍减而不空。

滑脉：往来流利，应指圆滑，如珠走盘。

洪脉：洪脉极大，来盛去衰，状若波涛汹涌。

紧脉：脉来绷急，状如牵绳转索。

实脉：三部举按均有力。

2. 寒证脉象

细脉：脉细如线，应指明显。

沉脉：重按始得，轻取不应。

虚脉：三部举之无力，按之空虚。

迟脉：一息不足四至。

微脉：极细极软，若有若无，按之欲绝。

弱脉：极软而沉细。

（三）脉诊的方法、脉象意义以及注意事项

《四部医典》中关于脉诊的方法和注意事项的内容有如下13项。

1. 事先准备

脉诊的前一天，病人在饮食与起居方面需有所禁忌。

2. 脉诊时间

一般是早晨太阳刚升起，病人静卧在床上，空腹、未活动前。此时病人阴阳调和，呼吸均匀。

3. 切脉部位

两手腕部的第一条横纹向下1寸，骨头突起的内侧为关，其前为寸，其后为尺。

4. 切脉的手法

寸脉取于皮肤，关脉取于肌肉，尺脉取于骨。男诊左手脉，女诊右手脉。

5. 脉性

健康人脉性分为阳性脉、阴性脉和中性脉。前者脉象洪而弦，次者脉象细而数，后者脉象长而缓。

6. 三种健康人的脉性

男有阴性脉者寿命长，女有阳性脉者生男孩，男女右手有中性脉者寿命长、无疾病。

7. 季节脉与五行

春季以肝脉为主，属木，其脉象犹如百灵鸟的鸣叫声，细而紧；夏季以心脉为主，属火，其脉象犹如杜鹃鸟的鸣叫声，洪而长；秋季以肺脉为主，属金，其脉象犹如雕鹰的鸣叫声，短而涩；冬季以肾脉为主，属水，其脉象犹如鸥鸟的鸣叫声，滑而迟；其余十八天属土，主脾脉，其脉象犹如麻雀的鸣叫声，短而缓。

8. 五脏脉象

脉洪直是肝病相，脉轻浮是心病相，脉尖锐冲刺是肺病相，脉如连珠是肾病相，脉沉重迟缓是脾病相。

9. 七种奇脉

七种奇脉指家宅脉、客人脉、怨敌脉、财帛脉、邪魔脉、水火颠倒脉、妊娠脉。其中，家宅脉沉而匿，是不干净的脉象；昏而匿，是灾难降临的脉象；溢而倾，是恐惧的脉象；如果像黄刺刺一样，是痛苦不尽的脉象；像水沸腾似的，是受到诽谤是非的脉象；出现火焰熄灭状者，是财产受损的脉象。

10. 平脉与病脉

平脉是一呼一吸脉动五次，均匀地跳动在百次以内而无有大小、沉浮、急缓、间歇、张弛等差异的脉象。与此相反者，便是病脉。一呼一吸间脉动超过五次者，多为热性疾病；少于五次者，多为寒性疾病。

11. 从总脉象与具体脉象辨病情

辨证时，要依赖总脉象与具体脉象，总脉象又从六种脉象分寒热，洪、浮、滑、数、紧、实等，皆是热证脉象；细、沉、弱、迟、微、虚等，皆是寒证脉象。热传经之脉象，细而紧。疫热脉象，细而数。险症脉象，如细丝和雀啄。阵痛脉象，急而数。水肿与浮肿的脉象，细而沉，深取则紧。呕吐的脉象，虚而弱。腹泻的脉象，沉而弱。

12. 三种死症脉判断吉凶

间歇脉分为病情严重间歇、鬼邪间歇、死亡间歇三种。患病时相应部位上的脉出现停顿，称为间歇脉。停顿的间歇无一定规律者，称为鬼邪间歇；有一定规律的间歇者，称为死亡间歇。鬼邪间歇变化多端，间歇无规律，脉动有重叠感。心脉脉象察护法神与魔王；肺脉脉象察龙魔厉鬼；肝脉脉象察地祇和凶死的女鬼；脾脉脉象察男鬼和妖厉、地祇等；右肾脉脉象察龙魔与妖厉；左肾脉脉象察龙魔和亲属的鬼。

13. 命脉断寿数

魂魄依附于命脉，命脉变化多端时，则生命不会长久；命脉逃遁时，则魂魄不能附体而死亡。坐卧不宁是魔鬼作祟，其脉象洪者，是男鬼作祟；脉象短而涩者，是女鬼作祟。命脉均匀地跳动百次者，能活百岁，每跳动一次增寿一岁。如此能诊断者，是圣医。

（四）诊小儿脉

诊小儿脉与诊成人脉不同。因小儿寸口狭小，难分寸、关、尺三部，且小儿易哭闹，脉气易乱，故难以掌握。一般多采取一指候三部法，即用右手大拇指按在高骨后脉上，分三部以定息数。其中，对四至六岁的小儿，则以高骨中线为关，以一指向两侧滚转寻三部；七八岁者，挪动拇指诊三部；九岁至十四岁者，以次第下指依寸、关、尺三部诊脉；十五岁以上者，按成人三部诊法进行。对于三岁以下的小儿，除切脉外，还应注意其形色、声音，并应用小儿食指络脉诊法和按胸腹头额诊法等辅助诊断。小儿脉象主病：三岁以下的，一息七八至为平脉；五六岁的，六至为平脉，七至以上为数脉，四五至为迟脉。

（五）诊女性脉

女性有经、孕、产等特有的生理和病理变化，故诊女性脉时应把这些情况考虑在内。

1. 月经脉

左关尺脉忽洪大于右侧，是月经将至。若寸脉调和，而尺脉绝不至，月经多不利。

2. 妊娠脉

月经停止，脉来滑数冲和，兼见饮食异于平常、嗜酸或呕吐等，多是妊娠。孕脉应与闭经脉鉴别。闭经脉多往来不畅，沉伏或弦涩。

二、 按诊

按诊是用手直接触摸或按压病人的某些部位，以了解局部的异常变化，从而帮助推断疾病的性质、部位和病情的轻重等情况的一种诊断方法。通过按诊可在望、问、闻的基础上，更进一步深入探明疾病的部位和性质等情况。对于胸腹部的疼痛、肿胀、癥瘕等，可以通过按诊得到更充实明确的资料。

按诊的主要内容有按肌肤、按手足、按胸腹、按腧穴。

（一）按肌肤

按肌肤是为了探明肌表的寒热、润燥、肿胀等情况。

一般情况下，热证则尺肤热，寒证则尺肤寒。初按热重，久按热轻是表热证；初按热轻，久按热重是里热证。

肌肤濡软而喜按者，多为虚证；患处硬痛拒按者，多为实证。

皮肤干燥，尚未出汗，干瘪者，多为津液不足所致；皮肤甲错者，多为伤阴或内有干血所致。

通过重手按压可以辨别水肿和气肿。按之凹陷，不能即起的为水肿；按之凹陷，举手即起的为气肿。

（二）按手足

按手足主要也是为了探明寒热。

一般手足俱冷属寒，为水大增或火大损所致；手足俱热为火大增或水大损所致。此外，阳气郁于里不能达四肢也可出现四肢厥冷。

在儿科，小儿指尖冷主惊厥。

（三）按胸腹

胸腹部位划分情况如下：膈上为胸，膈下为腹。剑突下方为心下，胃脘相当于上腹部，大腹在肚脐以上部位，小腹在脐下，少腹在小腹之两侧。按胸腹是对两胁、胸部和腹部有目的地触摸和按压，必要时进行叩击，以了解局部病变情况的一种诊断方法。

1. 按虚里

虚里位于左乳下心尖搏动处，为诸脉所宗。

正常情况下，虚里按之应手，动而不紧，缓而不急。

惊恐、剧烈运动，或情绪激动后，虚里脉动虽高，但静息片刻后即平复如常，属生理现象。

其动微而不显者，为宗气内虚；若动而应衣，是宗气外泄之象。

按之弹手，洪大而搏，是危重症候，应予以重视。

2. 按胸胁

胸部为心肺所在，两胁为肝胆所在。

前胸高起，按之气喘者，为肺胀证。

若胸胁按之胀痛，则可能有水饮内停或痰热蕴肺。

肝脏位于右胁内，上界在锁骨中线平第五肋处，下界和右胁弓下缘一致，故正常情况下，不能在肋下扪及。若肝脏肿大，多属气滞血瘀；表面凹凸不平者，应警惕肝癌的可能。右胁胀痛，摸之有热感，手不可按者，为肝痈。

3. 按腹部

按腹部，主要是为了了解腹部软硬度、胀满、腹水、压痛等情况。

疼痛拒按者属实，喜按者属虚。

按之局部灼热，痛不能忍者，为内痈。

腹部凉，喜暖手按者，为虚寒证；腹部灼热，喜冷物触碰者，属实热证。

腹部胀满，按之充实，有压痛，叩诊声音重浊者，为实满；腹部膨满，按之不实，无压痛，叩诊作空声者，为气胀，属虚满。

腹部高度肿大如鼓，称为臌胀，属重症。膨胀可分为水臌和气臌。若以手分放在腹部两侧，一手轻拍，另一手感觉到波动感，同时腹壁有凹痕者，为水臌；若无波动感，按之无凹痕者，为气臌。

痞满是自觉心下或胃脘痞塞胀满的一种症状。若按之柔软，无压痛，属虚证；按之较硬，有抵抗或压痛感，属实证。

积聚是腹内的结块。痛有定处，按之有形而不移者为积；痛无定处，按之无形，聚散不定者，为聚。

左少腹疼痛，按之累累有硬块者，为肠中有宿便；右少腹疼痛，按之疼痛，有包块应手者，为肠痈。

（四）按腧穴

按腧穴是指通过按压身体的某些特定穴位，并观察其变化和反应而推断脏腑疾患的诊断方法。

腧穴按诊的原理是：经络的气血在身体表面聚集，注入某些重点的腧穴，所以内部的病理变化会在相对应的腧穴处有一定的反应。

腧穴处的病理变化征象主要是结节和条索状物，按压腧穴的异常反应主要为压痛或其他敏感反应。如肺病可在肺俞穴触及结节，或中府穴有压痛；肝病在肝俞穴有压痛；胃病在胃俞穴和足三里穴有压痛等。

第五节　测　　诊

测诊指推理、推断、推算、揣测疾病的发生及发展和演化的规律，进而做出科学的预测，即所谓"五测因缘推病理"。

佛医学与中医学对疾病的认识的不同之处在于，佛医学认为疾病有其因果，前世（含累世）及今生的非健康的行为均可导致疾病或遗留病根。采用测诊可探明疾病的因果。诸法因缘生，是佛学的根本思想，因此，佛医学重视各种病的因缘。测诊就是了解疾病因缘的一种诊断方法。

三脉七轮是测诊的重要理论基础。佛教在古印度地区诞生之后，吸收了古印度地区的医学。《吠陀经》中就已有经脉方面的记载。古印度医学认为，人体内有一个内在的能量系统，即灵性身体。其将经络系统看作能量系统，并将之划分为三大部分，即灵量、三条经脉和七个轮穴。这就是三脉七轮理论。三脉七轮理论是藏传佛教文化的重要组成部分。

三脉七轮是人体重要的能量储存库房，灵量就在其中。灵量主要集中在脊柱底部三角形的骶骨部位。人在胚胎状态时，灵量便由头顶进入，以脊柱为通道，潜藏在三角骨处，卷曲为三圈半的形状。三脉七轮理论与传统的中医经络理论很相似，可以将生理现象和病理现象，甚至机体的心理情绪反映到机体表面，是重要的诊断方法。机体健康与否都可通过三脉七轮表现出来。其与中医中的经络系统一样，是无法通过仪器检测出来但又客观存在的。

三脉是指中脉、左脉和右脉。中脉是人体之中最重要的一条经脉，中脉之法则是一切中观正见之法，不偏于有，不落于空，中道不立。《曲肱斋全集·中黄督脊辨》曰："中者，中脉，无为法，表法身。依菩提心、中观见，修二无我空性及密宗果位方便所开发。由此脉开发，显现法身空性；与大乐相合，则证报身；与大悲相合，则证化身。惟佛家密宗所独有。"密宗将中脉称为"命脉"，即认为它是一切众生之命根，是众生脱离苦海、成佛涅槃的唯一路径。《无上瑜伽成就法》中这样描述："在人体中央有一条中脉，从会阴直达梵穴，可以观想它有五个特征：甲，像虫胶溶液那样红；乙，像麻油灯那样亮；丙，像芭蕉心那样直；丁，像纸卷的筒那样空；戊，像箭杆那样粗细。"印度瑜伽将中脉称为"宇宙持载者，解脱之路"，由此可见其在人体中的重要性。中脉居于脊髓之中，是蓝色的。密宗认为修持密法的第一大成就就是开通中脉，正如《协巴多杰根本续》中云："气不入中脉者，妄想证菩提，如若手捻沙，欲得酥油者。"

中脉两侧分别为左脉和右脉。左脉又名月脉，是白色的，居于中脉的左边，其循行路线为从左侧鼻孔上行入脑中，于中脉左侧一直下行，下通右睾丸或子宫，到脐下四指处和中脉会合。其主要负责掌管欲望。当左脉虚弱时，便会出现喜怒无常的表现。右脉，又名日脉，为红色，行于中脉的右侧，与左脉平行，下通左睾丸或子宫，到脐下四指处也与中脉会合。其主要掌管人体行动的力量。当其薄弱时，人体的思考能力和注意力都将下降。只有三脉相互协调，机体各脏腑才能互相协调以维持正常的生命活动。三脉在机体中协调连通、滋润濡养各脏腑组织，并为机体物质交换提供通路。基于气脉的交叉性，右侧发生疾病时会出现左边痛，同理，左侧病时也会出现右边痛。三脉在人静入定，脉气通畅时，是可以内观的。

七轮是人体从百会到会阴之间的七个腧穴，又叫作"七个脉冲轮"。七轮中的轮穴都通过经脉相互连接，进而影响整个机体。现代医学研究发现，中脉七轮是我们人体脊椎上主要的神经丛。七轮自下而上分别为七个能量中心，依次为：根轮、腹轮、脐轮、心轮、喉轮、额轮和顶轮。当这些能量中心出现病变时，机体就会通过气轮的开阖大小、旋转的速度以及色光的强弱，表现出与其解剖部位相应的各种身体和心理的病理情况。对三脉七轮的观察在临床中可通过面诊（如面色苍白）、手诊（如手背部青筋纵横）、背诊（相应部位有压痛或结节）等进行。佛家人通过静坐数息、手印等方法打开三脉七轮，以提升人体的能量。

古印度医学三脉七轮说被藏密所吸收，成了藏医学的重要组成部分。藏医学认为，人体共有约 72 000 条脉道，其中最重要的是中脉、左脉、右脉三条，中脉尤其重要，七轮则由中脉旁开的横脉构成。

（一）主要内容

测诊的主要内容有：目测、心测和神测。

1. 目测

根据前四诊的信息，凭主观直觉进行推断。上述望、闻、问、切就是目测的主要依据。

2. 心测

根据内心的综合分析，凭内心的信念做出推算。即根据四诊的信息综合分析，并借助道家的数术学，如四柱、卦爻、干支、运气等，来推断病因、病机。

3. 神测

凭借心识的作用和特殊的功力，做出与客观诊断完全一致的结论。即根据修为在定中用灵性观测，观测的主要方面包括三脉七轮与人体生物光。

（二）推断病因

《佛医经》提出，人得病有十因缘，即"一者久坐不饭，二者食无贷，三者忧愁，四者疲极，五者淫泆，六者嗔恚，七者忍大便，八者忍小便，九者制上风，十者制下风。从是十因缘生病"。测诊结合望、问、闻、切可以了解病人未诉的病因，深入了解病人生病的因缘。

《四部医典》认为一切众生没有正确理解无我的本性，产生无明（即贪欲、嗔怒、痴愚三毒），是使龙、赤巴、培根失调，危害于身体的根本原因。《摩诃止观》卷六中说："无明心与法性合则有一切病相。"测诊可通过病相了解疾病发生的根本原因，不仅可以改善病情，而且可以帮助病人提升自我认知，正所谓"无明灭尽，病也随之消灭"。

业病，指由宿业而感的疾病。《灌顶经》记载，"种恶得其殃，合家悉疾病"。佛医学认为，业病非普通药石所能治愈，须忏悔业障，读诵书写经典，布施法界众生，以功德消业除病。但应注意，业病的诊断十分复杂，可通过测诊了解，但医者不应轻易断言业病。因为医者如果没有证到宿命通，可能也会遭到因妄语而带来的果报。

（三）数术推算

1. 四柱

以年、月、日、时的干支为八字排成四柱。四柱即人的出生年、月、日、时，分别称为年柱、月柱、日柱和时柱。古代命理推四柱或批八字，是以一个人出生的年月日时所代表的天干地支配成八个字，以《易经》为理论基础，以阴阳五行的生克制化为手段，对人一生的吉凶祸福进行预测的一门学问。《大方等大集经》卷四十二就论述了星宿与疾病诊疗的关系，不同星宿主日出生者有不同的性格特点，不同星宿主日得病有不同的治疗方法。此为数术测算的诊断方法，类似四柱中的星宿神煞。

2. 卦爻

阳爻、阴爻，是《易经》的基本因素。以天、地、人三才为基础，把三爻重叠起来，就构成了八卦，即乾、坤、震、巽、坎、离、兑、艮。

3. 干支

是天干、地支的简称。甲、乙、丙、丁、戊、己、庚、辛、壬、癸，称为十天干；子、丑、寅、卯、辰、巳、午、未、申、酉、戌、亥，称为十二地支。天干地支源自中国古代对天象的观测，也具有阴阳五行的属性。通过干支数术体系如太乙神数、奇门遁甲、六壬神课的推演可以洞察天地先机，了知疾病之因。

4. 运气

运气学说以阴阳学说、五行学说、气一元论为理论基础，认为六气有着周期性的变化，对不同年份自然界生物的繁衍盛衰有着一定的作用。了解运气的规律，可揣测预见相应疾病的变化。

（四）梦境测诊

梦的产生机制复杂，至今尚未明确。现代多认为这是一种生理心理现象，与外界对身体或内心之刺激或内心强烈的意志有关。从生理角度看，梦是人体在睡眠时，一部分大脑尚未停止思维活动而产生的景象，常因外界影响而变化，如《梦逸占旨》云："口有所含，则梦强言而喑；足有绊，则梦强行而留；首堕枕，则梦跻高而坠；卧藉徽绳，则梦蛇虺；卧藉彩衣，则梦虎豹；发挂树枝，则梦倒悬。"从心理学角度看，梦的产生往往伴随着部分心理过程，其能够使个体在睡梦中意识到潜意识传来的信号，进行自我调节。如弗洛伊德的《梦的解析》认为，"梦是通向潜意识的一条迂回道路，通过对梦的分析可发现人们被压抑的欲望。释梦不仅仅是精神分析的一项治疗技术，而且也可以作为重要的临床检查和辅助诊断工具"。佛医学经典《毗婆娑论》记载，体弱多病者，容易做梦。例如，在四大不调，身体种种不顺的时候，多梦到山崩、被盗贼追赶，或者梦到猛狮凶虎，甚至梦到自己遨行天空，不小心跌落凡尘。总之，病人所梦到的梦境，大都是恐怖、惊惧、骇人听闻的情形。又如梦到口食污秽食物、虫子爬遍全身、恶狼扑上来，表示身患疾病。

（五）定中神测

佛家可通过坐禅入定、观察因果等方法来推测事项。这需要有一定的禅定功夫。如以禅定功夫观察三脉七轮的人体辉光或者灵光。

禅定时的观想和睡觉时的梦境，皆为潜意识之反映，而潜意识则受身心健康状态的影响，"一大不调百一病起，四大不调四百四病，一时俱动，四大病发各有相貌，当于坐时及梦中察之"。如果身心健康，则禅定时观想的脏腑内环境也为正常表现，"肝如绿豆，心如赤豆，肾如乌豆，脾如粟，大小肠道更相应通，血脉灌注如江河流，内有十二物肝心痰饮等，中有十二膜肤肪膏等，外有十二发毛等"，即五脏与五色相应，不夹杂生克影响产生的异常颜色，肠道血脉通畅，肌肤毛发正常。但若身心产生问题，则会使相应的禅定及梦境产生变化，"若禅及梦多见青色，青人兽，狮子虎狼，而生怖畏，则是肝病；若禅及梦多见赤色火起，赤人兽，赤刀仗，赤少男女亲附抱持，或父母兄弟等，生喜生畏者，即是心病。下去例随色验之"，这是借用中医学五色五脏之对应和部分情绪可能产生的场景，对五脏疾病进行诊断。佛医学还强调了内心意志对于梦境的影响，"云何梦中意地见色，答皆是曾见曾闻故想耳，又是吉不吉相耳，梦中无通无宿命智，云何能见未来世事，答此非愿智境界乃是比知"。

第六节　悟　　诊

悟证论治是佛医诊疗的最重要特色。悟指感悟、觉悟、参悟、证悟、体悟、了悟和彻悟。悟诊即通过捕捉微妙的灵感念头，参悟到病人的病因病机及病原之所在。悟诊的难度是很大的，需要对心念有很深入的体证，能够区分微细念头的差别。如有些敏感的小孩在不同的环境下能够迅速感受到该环境下人们的心境与状态，但没有将之上升到理论的高度，如果能够将之加以区分比较，就可能将此证悟的过程当作相对科学的判别和诊断依据，正所谓"六悟心法断病根"。

（一）觉悟因缘

烦恼是使人生病的心理因素。佛医学认为但凡使心身失去平静，发生恼、乱、烦、惑、污等不良的或不正常的心理因素，都是烦恼。《大般涅槃经》卷十一将烦恼障称为三种重病之一。《观无量寿经》说："未来世一切众生，为烦恼贼之所害。"《大般涅槃经》卷十，将贪、嗔、痴、慢称为"四毒箭"，认为其是致病的重要因素。经上说："一切众生，有四毒箭，则为病因。何等为四？贪欲、嗔恚、愚痴、憍慢。若有病因，则有病生。"《涅槃经》说："心病亦有四种：一者踊跃，二者恐怖，三者忧愁，四者愚痴。"这说明恐怖、忧愁、愚痴等一切心理上的烦恼皆是心病之因。

身心被烦恼结缚，烦恼又能结集一切生死，结成各种苦果。只有通过悟诊才能够了解病人心结、病结之所在，参悟到其疾病的病相和内在根本原因之间的联系。悟诊是在望、问、闻、切、测五诊的基础上进一步了解疾病的内缘和外缘的诊断方法，是佛医的特色，也是较为高级的诊断方法。悟诊要求医者自身能够感悟智慧、解悟心生、觉悟真理，甚至达到彻悟万法、断灭烦恼恶业的境界。

《涅槃经》卷十二云："病谓四大毒蛇互不调适。亦有二种：一者身病，二者心病"；"身病有五：一者因水，二者因风，三者因热，四者杂病，五者客病。客病有四：一者非分强作，二者忘误堕落，三者刀杖瓦石，四者鬼魅所著。"这说明四大不调、鬼神和其他外缘为身病之因。

（二）悟诊层面

体悟、了悟和彻悟是悟诊的三个不同层面，体悟是指感同身受，医者用自身去感受病人的痛楚，理解疾病给病人带来的诸多苦难。佛医应以慈悲救济为使命，因此，医者应有真正的慈悲心。了悟是指医者能够把疾病的因缘和病理变化规律了然于心，对疾病做出合理的推测，阻止疾病进一步发展。本书的内容只能帮助读者尽可能地达到了悟的层面。彻悟是指彻达万法，是悟诊的最高境界，只能通过个人修证完成，不可强求。达到该层次后，医者可以迅速地把握万物现象和本质。佛医学认为，彻悟后，医者会开启五眼六通。其中五眼指天眼、肉眼、慧眼、法眼、佛眼；六通指天眼通、天耳通、知他心通、宿命通、身如意通、漏尽通。

天眼通：谓能见九界众生死此生彼苦乐之相，及见一切世间种种形色，无有障碍。此能透知一切轮回之因，是最高境界的望诊。

天耳通：谓能闻九界众生苦乐忧喜语言，及世间种种音声。此是最高境界的闻诊。

知他心通：谓能知九界众生心中所念之事。达到此境界后，无须问诊就可获知病人所苦，是问诊的最高境界。

宿命通：谓能知自身一世、二世、三世乃至百千万世宿命及所做之事，亦能知一切众生各各宿命及所做之事。达到此境界后，可以直接获知业因。

身如意通：谓身能飞行山海无碍，于此界没，从彼界出，于彼界没，从此界出，大能作小，小能作大，随意变现。此境界为己身成就。达到此境界后，可变化自如，获大自在。

漏尽通：谓如来断五住惑尽，不受二种生死，而得神通。漏即五住烦恼惑也。达到此境界的人已经超脱生死，己身无病而医人，为大医王。

第三章　佛医辨证

对证候进行诊断，中医学是以经络辨证、脏腑辨证、阴阳辨证、气血辨证、八纲辨证等理论进行的，而佛医学除了有脏腑辨证、气血辨证等内容，还多了三脉七轮辨证、四大辨证相关理论，这是佛医学的主要特色。

中医有五行，而佛医有五大；中医有经络，而佛医有三脉七轮。这些辨证理论互相补充，互相融合，它们之间的关系有待于进一步探讨。我们初步认为，五大中地大对应土行，水大对应水行，火大对应火行，风大对应木行，空大对应金行。所谓空大，即内外之窍隙，如门窗、口鼻等处，亦为生长之因。

第一节　八纲辨证

佛医八纲，即寒、热、表、里、虚、实、因、果，不同于中医八纲，是佛医辨证的基础之一。它通过六诊，掌握辨证资料，对疾病的因缘、性质以及人体正气的强弱等进行综合分析，将病证归为八类。

疾病的表现尽管非常复杂，但基本都可用八纲加以归纳。比如根据性质，疾病可分为寒证和热证；根据病位的部位深浅，疾病可分为表证和里证；根据邪正的盛衰，疾病可分为实证和虚证；根据因缘，我们又可分辨疾病的因果。八纲是分析疾病共性的辨证方法，是辨证的总纲，其中因果辨证是佛医辨证体系中的特色辨证方法。其他各科辨证只是在佛医八纲的基础上的具体与深化。

佛医八纲辨证，不是将疾病的证候表现完全分成不相干的八个不同部分，八纲之间是相互联系、不可分割的。如表里与寒热互相联系，寒热与虚实互相联系等。在疾病的发展过程中，表里、寒热、虚实往往互相交织，在辨证过程中既要分开来看，也要合在一起看。在一定的条件下，疾病可出现不同程度的转化，如表证转变为里证、实证转化为虚实兼杂证、寒证转化为热证、热证转化为寒证等。进行佛医八纲辨证，不仅要熟练掌握各类证候的特点，还要注意八纲之间的联系、转化、夹杂、真假等，这样才能全面、正确地认识疾病。

一、寒与热

寒热是辨别疾病性质的两大纲领。寒证与热证是反映机体偏盛与偏衰、亢进与虚弱的功能属性。寒热辨证不能孤立地根据个别症状做出判断，而是要通过六诊合参，通过对各种症状、体征进行综合分析，进而得出科学的结论。

（一）寒证

寒证是指感受寒邪或阴性物质或身体阴盛阳虚所表现出的证候。在临床上表现为：恶寒喜暖，面色苍白，肢冷蜷卧，口淡不渴，鼻流清涕，痰水清稀，小便清长，大便稀溏，舌淡，苔白，脉迟或紧等。

（二）热证

热证是指感受热邪，或阳盛阴虚，人体的功能活动亢进所表现出的证候。在临床上表现为：恶热喜冷，口渴喜冷饮，面红目赤，烦躁不宁，痰涕黄稠，吐血衄血，小便短赤，大便干结，舌红，苔黄而干燥，脉数等。

（三）寒证与热证的辩证关系

1. 寒热错杂

寒热错杂有上热下寒、上寒下热、表寒里热、表热里寒之不同。

（1）上热下寒。身体上部有自觉发热、出汗等热证表现，而下肢有怕风、怕冷等寒证表现。

（2）上寒下热。病人有胃脘冷痛、呕吐清水等上部寒性症状，同时可见小便短赤等下部的热性症状。

（3）表寒里热。此即寒在表、里在热的寒热错杂证。常见于本有内热，又外感风寒；或外邪传入里而化热，但表寒未解。

（4）表热里寒。此为素有里寒的病人感受风热所表现出的一种寒热错杂证。如病人素有里寒，大便溏，喜热饮，近期出现风疹、皮肤瘙痒，且遇热加重。

寒与热可同时并见，除了要分清寒证和热证的部位，还要分清寒热的程度和病机矛盾的主次，抓住重点。

2. 寒热转化

寒热转化在临床上可出现以下两种情况。

（1）寒证转化为热证。病本属寒证，后出现热证而寒证消失。多因治疗不当，服用温热药物或食物，或病人素体偏热。如病人起初症状是恶寒重、发热轻、苔薄白润、脉浮紧之表寒证，而后病人服用温热药物，出现心烦、口渴、不恶寒、发热、舌红、苔黄、脉数等热证表现。

（2）热证转化为寒证。病本属热证，后出现寒证而热证消失。多因失治、误治，或病人素体偏寒。如高热病人，大汗不止，误用下法后则吐泻过度而转为寒证。

3. 寒热真假

寒热真假有真寒假热、真热假寒之不同。

（1）真热假寒。此是内有真热证而外见假寒证表现的证候。其临床表现为手足逆冷、脉沉，似寒证，但肢冷而身热不恶寒，反恶热，脉沉数有力，并可见烦渴喜冷饮、咽干、口臭、小便短赤、大便燥结或热痢下重，舌质红，苔黄而干等症。这种情况下的手足逆冷、脉沉是假寒的现象，内热是疾病的本质。

（2）真寒假热。此是内有真寒证而外见假热证表现的证候。其临床表现为身热、面红、口渴、脉大，似属热证，然而身热反而欲加衣被，口渴喜热饮，饮亦不多，脉大而无力，并且可见到四肢厥冷、大便溏或下利清谷、小便清长、舌苔淡白等寒证表现。

辨别寒热之真假的注意事项：①假象的出现，多在四肢、皮肤和面色方面，应以舌象、脉象、里证表现等作为诊断的依据；②假象的虽似寒证或热证，但与真实的表现存在差别，如假热面赤，是浅红娇嫩，而实际本色是面色㿠白；假寒虽表现为四肢厥冷，而胸腹却有热证表现，按之灼手或周身寒冷而反不欲近衣被。

二、 表与里

表里是辨别疾病病位和病势的两个纲领。它是一个相对的概念，如肌表和脏腑相对而言，肌表为表，脏腑为里；经络与脏腑相对而言，经络属表，脏腑属里；脏与腑相对而言，腑属表，脏属里；经络中三阳经属表，三阴经属里。狭义的表指身体皮毛、肌肤腠理、经络，狭义的里指脏腑、骨髓。一般情况下，外之病属表，内之病属里。

表里辨证一般用于外感病，用于辨疾病的轻重深浅及病理变化的趋势。表证病位浅，相对里证而言病情轻；里证病位深，相对表证而言病情重。一般来说，表入里为病进，里转表为病退。

（一）表证

表证是四大之邪经皮毛、口鼻侵入时所产生的证候，多见于外感病的初期阶段，具有起病急、病程短等特点。临床表现为发热恶寒（或恶风），头身痛，舌苔薄白，脉浮，兼见鼻塞流涕，咽喉痒痛，咳嗽等。

（二）里证

里证是疾病深入于里（脏腑、气血、骨髓）的一类证候。多见于外感病的中、后期或内伤病。其病因大致有三：一是外邪内传，二是外邪直中脏腑，三是情志内伤、饮食劳倦等因素直接损伤脏腑。里证病因复杂，病位广泛，症状繁多，例如壮热，烦躁神昏，腹痛，呕吐，舌苔黄或厚腻，脉沉。

（三）半表半里证

外邪由表内传，尚未真正转为里证，或里邪透表，但尚未达于表，称为半表半里证。其临床表现为寒热往来，胸胁苦满，心烦喜呕，默默不欲饮食，口苦咽干，目眩，脉弦等。

（四）表证与里证的辩证关系

1. 表里同病

此指在疾病某一时期，表证和里证同时出现。多由于表证未解，又传于里；或本有内伤，又加上外感；或本是外感，又饮食不节而内伤。表里证往往与寒热互见，常见有表寒里热、表热里寒等。

2. 表里出入

表里出入包括表邪入里、里邪出表。

表邪入里，即表邪不解而传于里。多因机体正气不足，或邪气较盛，或失治、误治引起。如本有恶寒发热、脉浮等表证表现，而后出现高热、大便燥结、烦渴、小便短赤等里证表现，是表邪入里的征象。

里邪出表，即某些里证，从里透达至表。

表邪入里表示病势加重；里邪出表说明邪有去路，是病势减轻的表现。掌握表里出入的变化，可以以此为根据，推断疾病的预后和转归。

三、 虚与实

虚实是辨别邪正盛衰的两个纲领。虚指正气不足，实指邪气盛实。虚实与表里寒热有一定的关系。虚实还可以相互转化，出现虚实错杂的证候。临床上常见的是虚实、表里、寒热兼杂且互相转化的复杂的证候表现。通过虚实辨证，可以掌握病人邪正盛衰的情况，为治疗疾病提供依据。

（一）虚证

虚证是对人体正气虚弱的各种临床表现的病理概括。虚证形成的原因，有先天不足和后天失调两个方面，如饮食、七情、劳倦、房事过度等都可以导致虚证。各种虚证的表现极不一致，很难全面概括，常见的有面色淡白或萎黄，精神萎靡，身疲乏力，心悸气短，大便滑脱，小便失禁等。

（二）实证

实证是对人体感受外邪，或体内病理产物蓄积而产生的各种临床表现的病理概括。实证成因有两个方面：一是外邪侵入人体；二是内脏功能失调，以致痰饮、水湿、瘀血等病理产物停留在体内。各种实证的表现也不一致，主要有发热，腹胀痛拒按，胸闷烦躁，甚至神昏谵语，呼吸气粗，痰涎壅盛，大便秘结，或下利、里急后重，小便不利，或淋沥涩痛，舌质苍老，舌苔厚腻，脉实有力等。

（三）虚实变化

虚实变化包括虚实错杂、虚实转化、虚实真假。

1. 虚实错杂

凡虚证中夹有实证，实证中夹有虚证，或虚实齐见，都是虚实错杂证。由于虚与实错杂互见，所以治疗上往往采用攻补兼施法。但在攻补兼施中，还要分辨虚与实的程度，以确定用药轻重。如恶性肿瘤晚期病人往往表现出虚实夹杂，邪盛正衰，用药采取攻补兼施法，一方面活血行气、化痰散结，另一方面扶益正气以提高机体抗病的能力。以下就实证夹虚、虚证夹实、虚实并重三种情况做一下介绍。

（1）实证夹虚。此往往见于实证过程中正气受损的病人；也可见于素体虚而又感外邪的病人。主要特点是以实证为主，正虚为次。如外感风寒，经汗，或经吐、下法后，心下痞硬，噫气不除，这是胃有痰湿且胃气受损的实中夹虚的表现。

（2）虚证夹实。此往往见于实证较重，病程日久，正气大伤，而余邪未尽的病人；

也可见于素体虚弱，复感外邪的病人。其主要特点是以正虚为主，实邪为次。如温病后期，出现邪热劫烁、肝肾阴亏的邪少虚多的证候，症见低热，口干，舌质干或燥裂，此时应以滋养肝肾之阴（扶正）为主，兼清余邪。

（3）虚实并重。此多见于以下两种情况。①原本有严重的实证，但迁延日久，正气大伤，而实邪未减；②病人素体正气甚弱，又感受较重邪气。其特点是邪实与正虚均十分明显，病情较重。如风湿顽症，迁延日久，寒湿入于脏腑，疼痛并伴有脏腑症状表现，而病人正气亦虚，有乏力、少气、纳差、脉沉弱等表现，在治疗上应祛邪与扶正并用。

2. 虚实转化

疾病是一个动态的过程，邪正在不断变化。有些本为实证，但病邪日久，损伤正气而转为虚证，称为因实致虚；有些本为正虚，但因脏腑功能失常，导致痰饮、瘀血、食积、癥瘕等阻滞为患而转为实证，称为因虚致实。如温病早期本为实热证，但因治疗不当，日久不愈，而导致津液损耗，见形体消瘦、不欲饮食、虚羸少气、舌干少苔、脉细无力等症，是由实证转虚证。又如，本身脾胃气弱，由于失治或饮食不节而转变为食积、痰饮内停于胃，是由虚证转实证。

3. 虚实真假

虚证和实证，某些时候会出现假象，如假实真虚、真实假虚。辨别虚实真假与虚实错杂不同，应予以注意。如腹满按之不痛，腹胀，但时胀时不胀，脉弦硬多与沉迟并见，为假实；默默不语，然语时多声高气粗，泄泻而得泻反快，虽倦怠，但稍动则觉舒适等，为假虚。

辨别虚实真假可根据脉象，脉真有力、有神为真实证；脉似有力而非真有力者为假实证。此外还可通过审察病人发病的原因、病的新久、病人的体质等来分辨虚实真假。

（四）虚实与表里寒热的关系

虚实常通过表里寒热反映出来，形成多种证候。临床上常见的虚实证候有表虚、表实、里虚、里实、虚寒、虚热、实寒、实热等。

1. 表虚

感受风邪而致的表证，以恶风、有汗、脉浮缓为特征，为表证表虚；肺脾气虚所致证候，以自汗、易感为特征，为内伤表虚。

2. 表实

表实证为外邪束表所致，以发热恶寒、无汗、头身疼痛、脉浮紧为特征。

3. 里虚

经络脏腑气血的亏损都属里虚证。

4. 里实

里实证的范围较大，有经络脏腑之分和不同邪气之分。根据寒热特点可分为实寒证和实热证两大部分。

5. 虚寒

虚寒证即温煦不足的一类证候。临床上表现为畏寒肢冷，易疲倦，少气乏力，大便溏，小便清长，舌质淡白，脉微或沉迟无力。

6. 虚热

虚热证是由阴液亏损引起的一类证候。可表现为五心烦热，咽干口燥，潮热盗汗，形体消瘦，舌红，少苔，脉细数。

7. 实寒

实寒证是寒邪侵袭人体所致的一类证候。临床可见畏寒喜暖，面色苍白，四肢欠温，腹痛拒按，肠鸣腹泻，或痰鸣咳嗽，小便清长，大便溏，舌苔白润，脉迟或紧。

8. 实热

实热证指热邪侵袭人体，由表入里所致的证候。临床可表现为高热，口渴喜冷饮，面红目赤，烦躁，口臭，大便秘结，小便短赤，舌红，苔黄而干，脉洪数滑实。

四、 因与果

因与果是辨别宿世因果所致疾病的两个重要纲领。因指原因，果指结果。这里的因果指的是前世（含累世）及今生的非健康行为所导致的疾病或遗留的祸害。由今生早些时候的行为，导致了身体疾病的发生，这是今生的因果。由前世（含累世）所犯的错误，导致今生出现各种各样的病证，这是前生的因果。

缘起论是佛医学理论的基础。缘起论，又称为因缘论、因果论。其经典定义为"此有故彼有，此生故彼生，此无故彼无，此灭故彼灭"。《大智度论》卷五十九说："诸病中癞病（麻风病）最重，宿命罪因缘故难治。"因此，因果方面的疾病，往往中西医都无有效的治疗手段。《灌顶经》卷十二记载，救脱菩萨告诉阿难："其世间人萎黄之病，困笃著床求生不得，求死不得考楚万端。此病人者，或其前世，造作恶业，罪过所招，殃咎所引，故使然也。"其说明"萎黄之病"是前世做恶业的结果。

因果方面的疾病，临床表现为疾病来得怪异，超出现代科学认识的范畴，中西医往往束手无策。因果方面的疾病，有的病程迁延，有的病情恶化超出了常理，有的出现噩梦的提示或直系亲属有梦境的提示，有的特别奇怪且可遗传，有的出现基因突变，有的有不当行为之后而迅速发生相关病理反应。

第二节　脏腑辨证

五脏五行本为中医学理论，但天台宗智者大师借鉴其内容，将之融入天台宗佛医思想中，令佛医对人体疾病发生的认识更加完整。

五脏疾病指五脏本脏发生的疾病和五行相克引起的疾病。脏腑辨证，是根据脏腑的生理功能、病理表现，对疾病的证候进行分析归纳，并以此为根据判断病位、病性以及邪正盛衰情况的辨证方法。

（一）肝胆辨证

肝胆互为表里，相互影响，与情志和消化功能有关。肝病的常见症状为胸胁少腹胀痛窜痛，烦躁易怒，头晕涨痛，肢体震颤，手足抽搐，月经不调，睾丸胀痛，面部缺少光泽，易烦躁，心忧愁不乐，手足干燥无汗，头痛，视物昏暗，脉洪直等；胆病常见口苦发黄、易受惊吓、难以决断等症。《释禅波罗蜜次第法门》卷四言："从肝生患者，多喜愁忧不乐悲思嗔恚头痛眼痛疼暗等，肝主眼故。"又言："眼患者，眼悬视及暗疼痛等。"若多昏昏（常神志昏聩倦怠），是肝中无魂；又面无光泽、手足无汗，是肝病相。

肝胆疾病的常见证候如下。

1. 肝气郁结

此多与情志抑郁有关。临床表现为胸胁胀痛或少腹窜痛，胸满，善太息，情志抑郁，或咽部梅核气，或颈部瘿瘤。女性可见月经前乳房胀痛，痛经，月经不调，甚至闭经等妇科病证。

2. 肝火上炎

此是肝火上逆所表现出的证候，多由情志不遂或热邪内犯引起。症状为头涨痛，面红目赤，口苦口干，急躁易怒，两胁疼痛，大便燥结，小便短赤，耳鸣，或耳内肿痛流脓，舌红苔黄，脉弦数。

3. 肝血虚

此多由脾胃功能失调或慢性病损耗引起。临床主要症状有眩晕耳鸣，爪甲不荣，面白无华，多梦，视力减退或雀盲，肢体麻木，关节筋脉韧带拘急不利，手足震颤，肌肉瞤动，舌淡，苔白，脉弦细，女性可见月经量少、色淡，甚则闭经。

4. 肝风内动

患此证候的病人往往出现眩晕、抽搐、震颤等具有动摇特点的症状。此证临床有虚证和实证之分。肝血不足引起的肝风内动为虚证，以肝血不足的症状伴有"动证"为主要特点。实证可见眩晕欲仆，头摇或头涨痛，项强肢颤，手足麻木，语言謇涩，或喉中痰鸣，舌红，苔白腻，脉弦有力，兼热证表现，如高热神昏、躁狂等。

5. 寒凝肝脉

此多因感受寒邪而发病。男性可见疝气，少腹牵引睾丸坠胀冷痛，或阴囊收缩隐痛，疼痛得热则减，舌苔白滑，脉沉弦或迟。

6. 肝胆湿热

此多因感受湿热之邪，或偏嗜肥甘厚味，或脾胃虚弱所致。临床表现为胁肋部胀痛或有灼热感，或有痞块，厌食，腹胀，口苦泛恶，大便不调，小便短赤，舌红，苔黄腻，脉弦数；或寒热往来，身目发黄；或阴囊湿疹，睾丸肿胀热痛；或带下色黄味腥，外阴瘙痒等。

7. 胆郁痰扰

此多由情志不遂所引起。症见惊悸不寐，烦躁不宁，口苦呕恶，胸闷胁胀，头晕目眩，耳鸣，舌苔黄腻，脉弦滑。

（二）心系辨证

心居于胸中，心包络围护于心外。气血风息流动的通道，为脉。《释禅波罗蜜次第法门》卷四云："从心生患者，多身体寒热口燥等，心主口故。"其中症状可作为心病的指征之一。若多忘失前后（记忆力减弱，失前忘后），是心中无神。心病常见面色发青、恶寒发热、头痛、咽干口燥、脉浮等症状。

心系辨证常见的证候有心气虚、心血虚、心火亢盛、心脉痹阻、痰火扰心等。

1. 心气虚

此证以气虚症状为主，可表现为心悸怔忡，胸闷气短，活动后加重，自汗，舌淡，苔白，脉细。

2. 心血虚

此证表现为心血不足以濡养心脉的一类症状，如心悸怔忡、失眠多梦，可兼见眩晕、健忘、面色淡白无华或萎黄、口唇色淡、舌质淡、脉细弱等症。

3. 心火亢盛

此证与不良情绪（如生气等）有关，或因热邪内侵所致。临床上表现为心胸烦热，入睡困难，小便短赤，舌尖红，或生舌疮而腐烂疼痛，脉数。病情加重可见狂躁谵语，或吐血，衄血，皮肤疮疡，红肿热痛等。

4. 心脉痹阻

此证指心脉在致病因素作用下痹阻不通所致的证候。常见于肥胖痰湿体质、年迈、素体虚弱或久患慢性病的病人。若心胸憋闷刺痛，甚则痛引肩背内臂，时发时止，舌紫暗或有紫斑，脉细涩或结代，为瘀血阻滞心脉所致；若病人肥胖痰多，平时身重困倦，闷痛，舌苔白腻，脉沉滑，为痰阻心脉所致；若剧痛暴作，得温痛减，畏寒肢冷，舌淡，苔白，脉沉紧或沉迟，则为寒凝心脉所致。

5. 痰火扰心

此即痰火扰乱心神所致的证候，与精神因素关系密切。症状可见面红目赤，发热气粗，痰黄稠，喉间痰鸣，躁狂谵语，甚则狂躁妄动，打人毁物，舌红，苔黄腻，脉滑数。其以热证和神志症状为特征。

（三）脾胃辨证

脾胃之经络互为络属，脾胃具有表里关系，协作完成饮食物的消化吸收与输布。脾病的常见症状有腹胀腹痛，大便溏。胃病多见胃脘痛，呕吐，嗳气，呃逆，口臭等。《释禅波罗蜜次第法门》卷四言："从脾生患者，身体面上游风，通身习习，痒闷疼痛，饮食失味，脾主舌故。"又言："舌患者，疮强急饮食失味等。"若多回惑（做事犹疑不决，瞻前顾后），是脾中无意。若脾中无意，则常见体涩如麦糠，身体沉重，浮肿，或者风疹，遍身瘙痒，饮食无味，脉沉重迟缓等。

脾胃疾病常见证候如下。

1. 脾气虚

此是素体脾虚，饮食失调或其他急慢性疾患损伤脾气，使脾气不足、运化失司所致的证候。症状可见食少，纳呆，腹胀，饭后尤甚，大便溏，肢体倦怠，乏力，少气懒言，面色萎黄或㿠白，舌淡，苔白，脉缓弱。脾气虚进一步发展可见四肢不温，大便清稀，腹痛喜温喜按，舌淡胖，苔白滑，脉沉迟无力。

2. 寒湿困脾

此多由饮食不节，过食寒冷生食或居处潮湿寒冷所致。临床表现为脘腹痞满胀痛，食少便溏，头身困重，面色晦黄，泛恶呕吐，口淡不渴，或面目肌肤发黄，黄色晦暗如烟熏，或肢体浮肿，舌淡胖，苔白腻，脉濡缓。

3. 中气下陷

此证以下陷为主要特征，如脘腹重坠作胀、肛门重坠，或久泻不止，甚或脱肛、女性子宫脱垂。常兼见乏力，少气懒言，肢体倦怠，头晕目眩，纳差，舌淡，苔白，脉弱。

4. 脾不统血

此是脾气亏虚不能统摄血液而出现的出血证，如便血、尿血、肌衄、齿衄、女性月经过多或崩漏等。常伴见食少便溏，神疲乏力，少气懒言，面色无华，舌淡，苔白，脉细弱。

5. 湿热蕴脾

此证临床主要表现为脘腹痞闷，纳呆呕恶，大便溏，小便黄，肢体困重，或面目肌肤发黄，黄色鲜明如橘子，肌肤发痒，或身热起伏，汗出热不解，舌红，苔黄腻，脉濡数。

6. 食积胃脘

此是饮食不节或脾胃虚弱不能消化腐熟饮食所致的证候。临床症状为胃脘胀闷，甚则疼痛，嗳气反酸或呕吐酸腐食物，吐后胀痛得减，或矢气便溏，泻下酸腐臭秽，舌苔厚腻，脉滑。

7. 胃寒

此多由感受风寒后腹部受凉或过食生冷引起。临床主要表现为胃脘疼痛，遇冷加重，得温则减，口淡不渴或神疲乏力，肢冷喜温，或胃脘水声辘辘，舌淡，苔白滑，脉沉或脉细。

8. 胃热

此多由平素嗜吃辛辣肥腻，或热邪内犯，情志不遂引起。临床症状为烧心，吞酸嘈杂，渴喜冷饮，口臭，牙龈肿痛，齿衄，大便秘结，小便短赤，舌红，苔黄，脉滑数。

（四）肺系辨证

肺居胸中，经脉下络大肠，与大肠互为表里。肺为脏，大肠为腑。《释禅波罗蜜次第法门》卷四言："从肺生患者，多身体胀满，四肢烦疼，心闷鼻塞等，肺主鼻故。"又言："鼻患者，鼻塞齆及流浓涕等。"若多恐怖癫病（常心生恐惧，胆怯，癫狂失志），是肺中无魄。若肺中无魄，则常见面色黧黑，身体胀满，四肢烦疼，胸闷，鼻塞，脉尖锐冲刺等。

肺病的证候有虚实之分，实证多见风寒燥热侵袭或痰湿阻肺。肺病的常见症状有咳嗽、气喘、胸痛、咯血。大肠功能失常表现为便秘和泄泻。

1. 肺气虚

此证临床主要表现为咳喘无力，气少不足以息，动则益甚，痰液清稀，或可见自汗、畏风，面色淡白，神疲体倦，舌淡，苔白，脉细或脉虚，寸脉弱。

2. 风寒犯肺

此是风寒侵袭，肺卫被束所致的证候。症状可见微微恶寒，轻度发热，鼻塞，流清涕，咳嗽，痰稀薄色白，无汗，苔白，脉浮紧。与风寒表证表现类似，以咳嗽、咳清痰为特征。

3. 痰湿阻肺

此证常由脾气虚弱，痰湿蕴结，阻滞肺气引起。症状可见咳嗽痰多，痰性黏、色白、易咳，胸闷，甚则气喘痰鸣，舌淡，苔白腻，脉滑。

4. 风热犯肺

此指风热侵犯肺系。可见咳嗽，痰稠色黄，鼻流黄涕，身热，微恶风寒，发热，口干咽痛，舌尖红，苔薄黄，脉浮数。

5. 热邪壅肺

此指温热之邪犯肺，入里化热，内壅于肺。临床症状为咳嗽，痰稠色黄，气喘息粗，壮热口渴，烦躁不安，甚则鼻翼煽动，衄血，咯血，或胸痛咳吐血腥臭痰，大便秘结，小便短赤，舌红，苔黄，脉滑数。

6. 燥邪犯肺

燥邪侵犯肺卫，以干燥少津为主要表现。临床可见干咳无痰，或痰少而黏不易咳出，鼻咽干燥，或微恶寒，身热，或胸痛咯血，舌红，苔白，脉数。

7. 大肠湿热

此多由饮食不节，感受湿热外邪，湿热侵袭大肠引起。临床可见腹痛，下利赤白黏冻，里急后重，或暴注下泄，色黄而臭，伴见肛门灼热，小便短赤，口渴，或有恶寒发热、但热不寒等，舌红，苔黄腻，脉滑数或脉濡数。

8. 大肠津亏

此指津液不足，不能濡润大肠的证候。多由素体阴亏，或久病伤阴或热病后津液亏虚，或女性产后出血过多等因素所引起。临床表现为大便秘结干燥，难以排出，常数日一行，口干咽燥，或伴口臭、头晕等，舌红少津，脉细涩。

9. 肠虚泄泻

此由久泻、久痢不愈，大肠气虚所致，以泄泻为主要表现。可表现为下利无度，或大便失禁，甚则脱肛，腹痛隐隐，喜热喜按，舌淡，苔白滑，脉沉弱。

（五）肾系辨证

肾为先天之本，主生殖，藏精。肾系疾病常见症状有腰膝酸软而痛，耳鸣耳聋，齿牙动摇，发白早脱，女子经少闭经，男性精少不育，以及水肿、二便异常等。《释禅波罗蜜次第法门》卷四："从肾生患者，或咽喉噎塞腹胀耳满，肾主耳故。"又言："耳患者，耳满疼聋及或时嘈嘈然作声等。"若多悲哭（精神失常，时哭时笑），是肾中无志。若肾中无志，则常见身体痿软，气短无力，咽喉堵塞，耳鸣耳聋，脉如连珠等。在此要说明一点，中医的五脏神，分别为魂、神、意、魄、志，智者大师将以上五脏神加阴精称为六神。假如阴中无精则生惆怅忧郁之症。这里因为肾藏阴精，所以将阴精一条归入肾系辨证之中。

肾系辨证常见证候如下。

1. 肾气不足

肾气不足可表现为生殖功能的低下和减退，如女性月经量少、宫寒不孕，男性精少、阳痿等。还可见畏寒症状，以下肢为甚，以及腰膝酸软，精神萎靡。肾司二便，肾气不足也可出现久泄不止，甚至完谷不化，五更泄泻，或下肢浮肿，按之凹陷不起等。

2. 肾精不足

此多因天生禀赋不足，发育不良，后天调养失宜，或房事过度，或慢性病、久病伤肾所致。以生殖功能减退和生长发育迟缓为主要表现。临床可见小儿发育迟缓，身材矮小，智力和动作迟钝，五迟五软，骨骼发育不全；男子精少不育，女子闭经不孕，性功能减退。可兼见发脱齿摇，耳鸣耳聋，健忘恍惚，动作迟缓，精神迟钝等。

3. 肾气不固

此多由年老肾衰，或年幼肾气未充，或房事过度，或久病伤肾，使肾气亏虚，固摄无权所致。以肾和膀胱不能固摄的症状为主。临床可见面白，神色疲倦，听力减退，腰膝酸软，小便频数而清，或尿后余沥不尽，或遗尿，小便失禁，舌淡，苔白，脉沉弱。儿童可见尿床，遗尿；男子可见早泄，滑精；女子可见带下清稀，或胎动易滑。

4. 肾不纳气

此多由久病咳喘，肺虚及肾，或慢性病耗伤肾气，使肾气虚衰，气不归元所致。以久病咳喘、呼多吸少、动则喘息益甚、自汗神疲为主要表现，兼见声音低怯，腰膝酸软，舌苔，淡白，脉沉弱。或可见气短息促，面赤心烦，咽干口燥，舌红，脉细数。

5. 膀胱湿热

此为感受湿热之邪，或饮食不节，湿热下注膀胱所致。以尿频、尿急、尿痛为主要症状。可伴见小腹胀闷，或发热腰痛，或尿血，或尿中有砂石，舌红，苔黄腻，脉数。

（六）脏腑兼证

人体脏和腑，在生理上具有相互资生、相互制约的关系。当某一脏或某一腑发生病变时，不仅会表现出本脏腑的证候，而且在一定条件下，可影响其他脏腑发生病变。凡同时见到两个及以上脏腑的病证，即脏腑兼证，如唐代高僧《虚空藏菩萨能满诸愿最胜心陀罗尼求闻持法》论述了五脏的生理及生克致病机制："今肝主魂。魂神气为东及木。木是色空也。木主春其色青。青色从木生。木从水生。肝从青气及肾生……肝出为眼主筋。筋穷为爪也……又酸味多入肝增肝损脾。若脾中无魂多惛惛肺害肝成病。若如金克木。肺强肝弱。当止心于肺……肺脏主魄。魄形体也。其形如花主鼻为西方金。金主秋其色白。白色从风生……肺从白气及脾生。辛味多入肺增肺损肝。若肺中无魄恐怖癫病。心害肺成病。若如火克金。心强肺弱。当止心于心……心主神其形如鸟。为南方火。火主夏其色赤。赤色从火生。火从木生……又心从赤气及肝生。心出为舌主血。血穷为乳。又主耳转鼻喉鼻梁额颐等。苦味多入心增心损肺。若心中无神多忘失前后。肾害心成病。若如水克火肾强心弱。当止心于肾……五藏者肝肺心脾肾也。胃者六腑一名也。胃此肚谷是脾腑。五脏六腑之海水。谷皆入胃。五脏六腑皆禀于胃。五味各走流。其嘉淡味入胃故肾禀胃也。肾在脐腰下。左名肾。右名命门。肾敷心腹（胃也肾也）寝写水精也。肾主志为北方及水。水主冬其色黑……肾从黑气及肺生。主耳肾出为骨主髓。髓穷为耳乳。骨穷为齿。咸味多入肾增肾损心。若肾中无志多悲哭。脾害肾成病。若如土克水脾强肾弱。当止心于脾……脾主意。为中央及土。土主季夏其色黄也。黄色从地生。地从火生……脾从黄气及心生。主口为志。甘味多入脾增脾损肾。若脾中无意多回惑肝害脾成病。若如木克土肝强脾弱。"可见，至少在唐代，佛医学已经将中医阴阳五行理论融入自身理论体系中，解释各种病理现象了。

临床常见脏腑兼证如下。

1. 心肾不交

此多由久病伤阴，或思虑过度，情志不遂，或房事过度，或外感热病，心火亢盛等因素所致。以失眠以及心火亢盛、肾水亏损的症状为主要表现。临床表现为心烦不寐，心悸不安，头晕耳鸣，健忘，腰酸遗精，五心烦热，咽干口燥，舌红，脉细数。

2. 心脾两虚

此证临床表现为腹胀便溏，神倦乏力，心悸，女性月经量少色淡、淋漓不尽，或皮下出血，舌质淡嫩，脉细弱。

3. 心肝血虚

此多由久病体虚，或思虑过度，暗耗阴血所致。临床症状为心悸健忘，失眠多梦，眩晕耳鸣，面白无华，两目干涩，视物模糊，爪甲不荣，肢体麻木，震颤，拘挛，女性月经量少色淡，甚至闭经，舌淡，苔白，脉细弱。

4. 心肺气虚

此多由久病咳嗽，耗伤心肺之气，或年高体弱等因素引起。临床以心悸咳喘和气虚症状为主要表现。症状为心悸咳喘，气短乏力，动则尤甚，胸闷，痰液清稀，面色淡白，头晕，易疲倦，自汗，舌淡，苔白，脉沉弱或结代。

5. 脾肺气虚

此多由久病咳喘，肺虚及脾，或素体脾气虚弱，或饮食不节，劳倦伤脾所致。临床可见久咳无力，气短而喘，痰多稀白，食欲不振，腹胀便溏，声低懒言，疲倦乏力，面色㿠白，甚至颜面浮肿，下肢浮肿，舌淡，苔白，脉细弱。进一步发展可见下利腹泻或五更泄泻，或下利清谷，畏寒肢冷，舌淡胖，苔白滑，脉沉细。

6. 肝胃不和

此多与情志因素有关。临床可见脘胁胀闷疼痛，嗳气呃逆，嘈杂吞酸，烦躁易怒，舌红，苔薄黄，脉弦或数；或见巅顶疼痛，形寒肢冷，舌淡，苔白滑，脉沉弦紧。若肝郁化火，则见嗳气呃逆，急躁易怒，嘈杂吞酸，舌红，苔薄黄，脉弦数。

7. 肝火犯肺

此多由肝气郁火上逆犯肺所致，可由情绪因素引起。临床可见胸胁胀痛或灼痛，急躁易怒，头晕，目赤，口苦，咳嗽阵作，痰黏色黄，甚则咳血，舌红，苔薄黄，脉弦数。

8. 肺害于肝

此证多见眼睛红肿疼痛，或生白翳，或眼睑破溃生疮，或迎风落泪，或瘙痒，或刺痛，或白睛凹陷，或遇事烦躁易怒，或内观时见肝上生白斑。

9. 脾害于肾

此证多见经脉不通，关节疼痛，身体肿胀，四肢沉重，听力减退甚至耳聋，鼻塞不利，项背强痛，腰痛，心腹胀满，气上冲心，胸闷，面色黧黑，身体瘦弱，小便滞涩疼痛，或淋沥不尽，或小便不出，下肢厥冷过膝盖。

10. 肝害于脾

此证多见遍身瘾疹，瘙痒难耐，风团块反复出现，心烦胸闷，面色枯黄。

11. 心害于肺

此证多见肺部胀满，胸中痞塞，两胁下痛，项背疼痛、沉重，喘息声粗、急促，呼多吸少，遍体生疮，咽喉瘙痒，有异物感，吞咽不利，或咽喉疼痛生疮，牙关紧闭，或身体出疹，鼻内疼痛、流脓血，眼睛昏暗，或鼻中息肉，呼吸不通畅，嗅觉减退，不别香臭。

12. 肾害于心

此证多见心中烦热，手足厥冷，或胸闷短气乏力，口唇皲裂，或脐下触摸到癥瘕肿块，不喜热饮食，或不喜冷饮，心烦，头晕，喜睡眠，健忘，或头晕，语言謇涩，肩背拘急，或四肢烦疼，骨蒸劳热，似疟疾样定时发作，寒热往来，或腹水胀满、癥瘕，视力模糊，能近视不能远视。

第三节　气血辨证

气血辨证，即根据气血生理和病理变化进行辨证。常见气血辨证可分为三部分：气病辨证，血病辨证，气血同病辨证。其中气病包括气虚、气滞、气逆、气陷；血病包括血虚、血瘀、血热、血寒；气血同病包括气滞血瘀、气虚血瘀、气血两虚、气不摄血、气随血脱。

一、气病辨证

1. 气虚证

此是脏腑功能减退所表现的证候。常由久病体虚，劳累过度，年老体弱等因素引起。临床症状为少气懒言，神疲乏力，头晕目眩，自汗，活动后症状加重，舌淡，苔白，脉弱无力。

2. 气滞证

此是某一部位或某一脏腑气机阻滞、运行不畅所表现的证候。引起气滞的原因很多，如痰饮、瘀血、食积、肝郁等。气滞可表现为胀痛，窜痛。

3. 气逆证

此是气机升降失常、逆而向上所引起的证候。临床上以肺气、胃气、肝气上逆为多见。肺气上逆，则咳嗽喘息；胃气上逆，则呃逆，嗳气，恶心，呕吐；肝气上逆，则眩晕，头痛，晕厥，呕血等。

4. 气陷证

此是气虚到一定程度，无力升举反而下陷的证候，多由气虚证进一步发展所致。临床症状为头晕眼花，少气倦怠，久泻久痢，脱肛，胃下垂或子宫脱垂等，舌淡，脉弱。

二、血病辨证

1. 血虚证

此是血液亏虚，脏腑百脉失养，全身虚弱的证候。临床表现为面色无华或萎黄，唇色淡白，爪甲苍白，头晕眼花，心悸失眠，手足发麻，女性月经量少色淡，月经后期甚至闭经，舌淡，苔白，脉细无力。

2. 血瘀证

离经之血不能及时排出和消散，停留于体内，或血行不畅，壅遏于经脉，形成瘀滞，均称瘀血。导致瘀血的常见因素有寒凝、气滞、气虚、外伤等。其疼痛特点为痛有定处，痛如针刺刀割，拒按，常在夜间加重。肿块在体表者，色呈青紫；在腹内坚硬按之不移者，称为癥积。血瘀证表现为面色黧黑，肌肤甲错，口唇爪甲紫暗，或皮下瘀斑，或腹部青筋外露，或下肢青筋胀痛，妇女常见痛经、闭经，舌质紫暗，可见瘀斑、瘀点，脉细涩。

3. 血热证

此是热入血分，迫血妄行所致证候。多与劳烦、嗜酒、饮食偏热、恼怒伤肝、房事过度等因素有关。临床主要表现为咳血、吐血、尿血、衄血，舌红绛，脉弦数。

4. 血寒证

此是脉道寒凝气滞，血行不畅所致证候。常由感受寒邪引起。临床常见病处疼痛，肤色紫暗发凉，喜暖恶寒，得温痛减，或少腹疼痛，形寒肢冷，月经后期，经色紫暗，有血块，舌淡暗，苔白，脉沉迟涩。

三、 气血同病

1. 气滞血瘀证

此证多由气滞引起血瘀，也可先出现血瘀证而后出现气滞证。引起气滞血瘀的因素很多，如外伤、情志不遂、外邪侵袭、肝郁气滞等。临床表现为胸胁胀闷，走窜疼痛，情绪急躁，痞满，疼痛拒按，女性闭经或痛经，经色紫暗，夹有血块等，舌紫暗或见紫斑，脉涩。

2. 气虚血瘀证

此是气虚无力推动血液运行而致血瘀的证候。临床症状为面色淡白或晦暗，身倦乏力，少气懒言，疼痛如针刺，痛处固定，拒按，舌淡暗或有紫斑，脉沉涩。

3. 气血两虚证

此是气虚和血虚同时存在的证候。多由久病不愈，或慢性病迁延日久，气虚不能生血，或血虚不能化气所致。临床可表现为头晕目眩，少气懒言，乏力自汗，面色淡白或萎黄，心悸失眠，舌淡白，脉细弱等。

4. 气不摄血证

此是气虚不能统摄血液而见失血的证候。多由久病气虚，或慢性失血，气随血耗所致。临床常表现为吐血，便血，崩漏，皮下瘀斑，气短，乏力倦怠，面色白而无华，舌淡，脉细弱等。

5. 气随血脱证

此是指大出血引起气脱的危重证候。多由肝、胃、肺等脏腑本有宿疾而脉道破裂，或外伤出血，或女性崩中、分娩等引起。临床表现为大出血时突然面色苍白，四肢厥冷，大汗淋漓，甚至晕厥，意识不清，舌淡，脉微细欲绝，或浮大而散。

第四节　脉轮辨证

古印度无奇经八脉及十二经脉之说，但唐代传进西藏的密宗，却有另外关于气脉的理论——三脉七轮理论，该理论对佛医学的临床诊断有一定的指导价值，可以与中医学的经脉理论合参互补，下面将三脉七轮（图1）理论的诊断意义及其与身体的对应部位分别介绍如下。

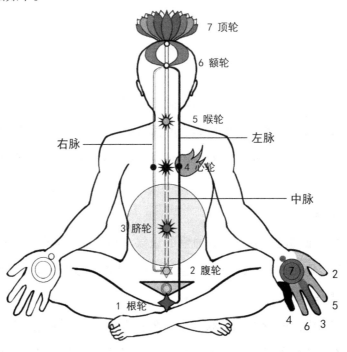

图1　三脉七轮示意

中国佛医学研究　临床卷

一、 中脉

中脉位于脊柱中，粗如麦秆，沿脊柱走行，上端经头顶百会穴，开窍于头顶，即所谓"莲花顶"，向前弯下至眉间，下端经脐下开口于外生殖器。实际就是由顶下至海底。海底即肛门前一片三角形地带，印度瑜伽密教与瑜伽昆仑达尼派称其为"生法宫"，女性海底就是子宫。中脉是白色的。中脉为人生命之中枢，但多扁缩不通。每人身中皆有"俱生智"，此智自人入胎后，被父精母血之浊垢气所熏，形成一种有形无质之脉根，即"胜义智脉"，一条智慧脉。

二、 左右二脉

左右二脉夹持中脉，距中脉约二指。其上端经两耳后，分别开窍于左右鼻孔。即左脉自左向右盘旋，开窍于右鼻孔；右脉自右向左盘旋，开窍于左鼻孔。左脉下通右睾丸，右脉下通左睾丸；女性则皆通子宫。其下端在脐下四指处与中脉会合。左脉为红色，右脉为蓝色。左右二脉分别为精血运行的中枢轨道。因为气脉是交叉的，它的路线与神经有关，所以右边病时则左边痛，左边病时则右边痛。

三、 轮性相

左、中、右三脉在顶、眉心、喉、心、脐、密处、脊柱底端七处缠绕成结，谓之脉结。七脉结处以中脉为中心，分别辐射出 8～64 条支脉，犹如车轮，称为脉轮。七个脉轮简称七轮，都是修身炼气的关键部位。于七轮处打通脉结，使一切气进入中脉，是藏密无上瑜伽修炼功法之关要。

四、 根轮——肾

根轮，又作纯真轮，意思是根部和支持。纯真轮颜色是珊瑚红色，有四块花瓣。它的特质是纯真和智慧。这个轮穴是整个能量系统的根本，它的位置在脊椎骨底部，身体之外少许。这个轮穴对应于人体盆骨神经丛，滋养着排泄系统和生殖器官。因此，如果这个轮穴变得疲弱，便会患上这些器官的疾病。在现代社会，许多人在性方面都变得随便，把性当作一种商品来贩卖，于是纯真轮很容易受到伤害。

根轮疾病的诊断部位是掌根和足跟处。如果根轮有阻塞，这个部位会有麻痹、刺痛、发热或沉重的感觉。每个轮穴都分左、中、右三部,如果左手有感觉,便说明这个轮穴的左部有问题;如果右手有感觉,便说明这个轮穴的右部有问题;如果左右两手都有感觉,便说明整个轮穴有问题。

五、 腹轮——脾

腹轮,又作真知轮,位于根轮之上,脐轮之下,但其实真知轮是没有固定位置的,它在腹部像卫星一样绕着脐轮旋转。真知轮颜色是黄色,有六块花瓣。这个轮穴对应于人体的主动脉神经丛,掌管我们的脾脏、胰腺和肝脏。真知轮是右脉的起点,如果一个人过度活跃,过分思考,便会使这个轮穴和整个右脉发热。若长期透支,便会使这个轮穴衰竭,从而无法照顾脾脏、胰腺和肝脏的需要,导致这些器官发生病变。如果一个人的脾脏不好,可能会导致白血病;如果一个人的胰腺不好,便会导致糖尿病;如果一个人的肝脏不好,那么他注意力便不能集中,经常烦躁、胡思乱想,不能入静。

真知轮疾病的诊断部位是大拇指。一个人如果有真知轮方面的问题,会表现在右手的大拇指上,这时我们便应停止过度的思考,并用各种方法使肝脏凉化下来。如果一个人学习邪术或相信错误的学说,其真知轮左部便会阻塞,并且表现在左手的大拇指上。

这个轮穴的特质是纯洁的知识和注意力。打开了这个轮穴的人,会得到纯洁的知识和从上天而来的创造力。

六、 脐轮——胃

脐轮(化身轮、脐化轮),又作正道轮,位于腹部中央肚脐的地方。这个轮穴颜色是绿色,有十块花瓣。此轮是人体之气、健康和体力的中心,是热和火的中心。它的位置是肚脐部位,约相当于道家所谓的下丹田。此轮是神经丛的中心,神经丛由此开始,向外分散六十四脉,中间分散到达腰的四周,往上分散到达心间,向下分散到达脚跟,即通涌泉穴与踵。

脐轮在身体上与太阳神经丛(腹腔)相应,掌管着我们的消化系统。正道轮疾病的诊断部位是中指。如果一个人家庭出现问题,或过分担忧钱财,便会患胃病,左手中指会有刺痛;如果是事业上的问题,则右手中指会有刺痛;若两手中指都有刺痛,便说明整个脐轮出了问题。

七、 幻海

在脐轮的外面有一个绿色大圈，它是由真知轮围绕着正道轮转动而形成的。幻海，意思是迷惑的海洋。在古代的经典中，常用海洋来比喻求道时要超越的难关。在佛学中有到彼岸的说法。在人体，这个迷惑的海洋表现为由灵量到中脉的一个中断的区域。我们知道左脉起于根轮，右脉起于腹轮，但中脉起于幻海，灵量无从到达。这种情况就好像有三架梯子，左右两架放在地上，而中间那架却悬在半空。

八、 心轮——心

心轮（心性轮、智慧轮），又称仁爱轮，颜色是紫色，有十二块花瓣。此轮在人体的位置是胸腔内，胸部正中，胸骨的后面，与心脏同一高度的位置。其共有八脉，如雨伞向下分散。此轮转动时心光辐射四方。

心轮对应于人体心脏的神经丛，照顾着我们的心血管系统及呼吸系统。如果人在童年时得不到母亲的照顾，这部分的能力便不能健全发展，长大后会变得很胆小，害怕黑暗，害怕犯错，唯恐别人伤害。此中心的左侧受到阻塞，则左手的小指会有麻痹、刺痛、发热或沉重的感觉。父亲失职或过分专制，此中心之右侧就会逐渐受到阻塞，则右手的小指会出现相关表现。

九、 喉轮——肺

喉轮（极身轮、受用轮），又称大同轮，颜色是蓝色，有十六块花瓣。眉心轮之下，颈项底部喉咙处，男性喉结的地方即是此轮。此轮在人体的位置是喉核背后的脊柱部位。此处有十六根气脉，像倒转雨伞，接眉轮诸脉，包括到上胸部的食管及气管。此轮是清洁作用的中心。喉轮十六脉若不干净，身心就难以安宁，清洁此轮，便得受用，故又名受用轮。

喉轮照顾着我们的颈部神经丛和甲状腺。这个中心和我们手掌的感应能力有很大关系。如果这个轮有阻塞，即使人得到了"自觉"，他自己在手掌上也不能感到凉风。相反，若此能量中心畅通清洁，他的手掌便能感应到那无所不在、周流不息的整体能量。

吸烟会令喉轮阻塞。此外，对喉轮危害最大的是内疚感，它会导致此中心左部阻塞。此中心左部阻塞，左手的食指便会出现相应症状。内疚感强的人不能以正确的态度去面对错误，却以内疚感来掩饰它，认为自己有罪。

十、 额轮

眉心轮（眉间轮，又称慧眼轮），有时亦称为第三眼，位于脑的中心，颜色是白色，有两块花瓣，照顾着我们脑部的松果体和垂体。正如脐轮是身体之气的中心那样，此轮是视力和直觉的中心，因而也被称为智慧轮。它在人体的位置是两眉之间的中点即眉心的后方。据说此轮通后，易得天眼通（即视觉无障碍）。所以印度在两眉心间点红化妆，不只表美，而且表法，即具有第三个眼——智慧眼。

这个中心是个很狭窄的通道。左右两脉在视神经交叉处相交，当这个中心顺畅健全时，灵量直透而升上，思绪静止，思绪交替的时间延长，这时注意力能依附在这刹那的停顿与平静中，从而达到完全醒觉却又无思无虑的状态，使人领略到那种莫大的安宁与舒适，通向宇宙无意识；如果它不畅通，灵量便不能升入顶轮，没法与宇宙的整体能量相结合。

造成此中心阻塞的原因是太大的自我（我执）与超我（所知障）。这是因为右脉过多的体能活动和过度思考，以及左脉的过度情绪化和思想积集，使两脉膨胀如气球，向中脉挤压，在这种肿胀状态下，中脉受堵，阻挡了灵量在头顶升起。

十一、 顶轮

顶轮，也称为最高意识轮，此轮在人体上的触发点是头颅的最高点，是所有能量中心与三条脉络会合的地方，当灵量上升，直透头顶天灵盖上方时，人便得到自觉了。其位置相当于百会穴。顶轮实际上并不单纯是一个气轮，它是通向一个超越一切物质名称与形体的领域的通道。造诣高深的瑜伽师去世时，通常总是一心想要通过头顶这个穴位而离开自己躯体。此轮又名大乐轮。入定未通此轮，常腿麻脚酸；一旦打通此轮，脑部气轮充满，则其乐无比。顶轮有三十二条气脉，如张开的雨伞，由间脑向外分散。

顶轮掌管着大脑顶部边缘系统的一千条神经线，因此，古人用一千瓣的莲花来代表它，顶轮的颜色是紫色。这一千条神经线一般人是用不到的，人得到自觉以后，这些神经线便会受到启发，并且活跃起来。这时那个人便能获得他从前没有的力量，感知到他从前不能感知到的事情。

这种感应力有时会表现为手部及指尖刺疼或发麻，有时会表现为在能量传送时感到体内各能量中心有一股清凉之风自头顶涌出。若你感觉这股微风是温热的，那就代表你的灵量正在清理各个能量中心。宇宙灵力会恒久不息地清理你的灵体，你就会更清晰地感觉到一切环绕在周围的生命能量，就会变得更为开朗，更懂得接受来自大自然的树木、山峦、繁花、浮云与蓝天所放射出来的良性能量，就能感觉和领会到别人的情况，而且知道何时和如何去帮助他们。这样便开始过着一种灵性的生活。

除以上七轮外，还有空轮，位于顶轮处四指之外的上方空处，名顶髻轮，乃头顶光辐射之处，又名梵穴轮。实验证明，我们离开坐过的地方 3 小时后，红外线摄影仍可摄到我们残留在那里的光。

除上所述八轮外，在头颅后边最高部位，即传统留着长绺头发的地方，还有一轮，名为太阴轮，梵名宾都，意为"一滴精液"，故此轮又名精滴轮。此轮与人的性能量有很重要的直接关系，对修拙火驱赶军荼利蛇有重大作用。此外，还有人体后腭根部的甘露轮。人体精华、精液由此轮留下，故名甘露轮。为方便读者查阅，总结如下（表1）。

表1 七轮特征及相关信息

名称	别称	颜色	形状	位置	主管	诊断部位
根轮	纯真轮	珊瑚红	四块花瓣	脊椎骨底部	排泄系统和生殖系统	掌根或足跟处
腹轮	真知轮	黄色	六块花瓣	主动脉神经丛	脾脏、胰腺和肝脏	大拇指
脐轮	正道轮	绿色	十块花瓣	肚脐	消化系统	中指
心轮	仁爱轮	紫色	十二块花瓣	胸腔内	心血管系统、呼吸系统	小指
喉轮	大同轮	蓝色	十六块花瓣	颈项底部喉咙处	颈部神经丛和甲状腺	食指
额轮	慧眼轮	白色	两块花瓣	脑的中心	松果体和垂体	—
顶轮	最高意识轮	紫色	千瓣莲花	头颅最高点百会穴	—	—

第五节　四大辨证

四大即四大种的简称，又称四界。"大"，意为广大；"种"，有能生的作用，如种子；"界"为种类的意思。四大之名最早见于《俱舍论》《大毗婆沙论》中。佛医学认为所有物质都由地、水、火、风四大要素组成。本质为坚性，能受持万物者，称为地大；本质为湿性，有摄集作用者，称为水大；本质为暖性，有成熟作用者，称为火大；

本质为动性，有生长作用者，称为风大。地、火、水、风四大相和相应，生成了世间种种事物以及种种变化。

任何一门宗教，都脱离不了发生之地的社会人文环境，佛教亦不例外。植根于佛教的佛医学，其理论基础之一的四大之说，原本是古印度的传统学说，被佛教吸收改造后别出新解。《小道地经》言："身有四病。或时地多，身不得安。或时水多，身不得安。或时火多，身不得安。或时风多，身不得安。此四得安，乃得身止。"人体的物质结构无外乎四大，身病即四大的增减所致。对人而言，四大和合是生，四大分散是死。对世界而言，在坏劫中的最后一劫，世界即开始坏灭，将起水、火、风大三灾。《金光明最胜王经》卷五称"地水火风共成身，随彼因缘招异果，同在一处相违害，如四毒蛇居一箧"，认为人身是无常的、不实的和受苦的。四大不调就是生病的根源。四大失去和合，太过或不及，就会转变成致病的因素，即"四大不调，百病丛生"。这与中医学的"六气""六淫"是类似的。《大方广佛华严经》卷十一之"入不思议解脱境界普贤行愿品"详细论述了四大致病的机制："一切众生，因四大种和合为身，从四大身，能生四病。所谓身病、心病、客病及俱有病。言身病者，风黄、痰热而为其主；言心病者，癫狂心乱而为其主；言客病者，刀杖所伤、动作过劳以为其主；俱有病者，饥渴、寒热、苦乐、忧喜而为其主……又观此身，唯五大性。何等为五？所谓坚、湿、暖、动及虚空性。所言坚者，所谓身骨三百六十及诸坚鞕皆地大性；凡诸湿润，皆水大性；一切暖触，皆火大性；所有动摇，皆风大性；凡诸窍隙，皆空大性……如是四大和合为身，一大不调，百一病起。"因此，佛医学认为人身是由四大构成的，四大不和能导致身病、心病、客病及俱有病等。

如前述，藏医学与佛医学四大的理论密切相关，而无独有偶，傣族医学中也有四大的概念，翻译为四塔。这在刘岩先生所著《南传佛教与傣族文化》一书中就有相关论述。佛医相关经典对四大致病的论述有限，我们可从藏医学与傣医学中的相关论述中得到补充。

傣医学认为，人的疾病因四塔的失调而引起。疾病的发生和变化，取决于人体内四塔功能正常与否：若四塔功能正常，相互协调、平衡，则疾病很少发生；如果四塔衰、盛，就将引起各种疾病。傣医治病，力求为病人调平四塔，恢复人体诸元素的平衡，这样才能使人恢复健康。若四塔衰败，应采取相应的救治办法，如用药不当，四塔就犹如四条毒蛇在人身上释放毒液，从而致人死亡。下面就逐一阐述四大的致病特点与诊断标准。

一、 地大

（一）佛医学相关论述

地大性坚硬，有保持作用，能受持万物。于人身而言，"夫发毛爪齿，皮肉筋骨，髓脑垢色，皆属乎地"，《大方广佛华严经》云："所言坚者，所谓身骨三百六十及诸坚鞭皆地大性。"佛医学认为地大病又可称为沉重、杂病、总集病。总集言明地大包括整体人身的身骨结构，故其病多繁杂。《大智度论》卷五十八载"热病有二百二，地火起故"，故地大病与火大病均属于热病范畴。

关于地大增会出现的症状和体征，相关经典论述很多。如智者大师在《释禅波罗蜜次第法门》卷四说："地大增故，肿结沉重，身体枯瘠等诸患生。"《南海寄归内法传》卷三说："初则地大增令身沉重。"《法苑珠林》卷九十五"病苦篇"说："如地大增则形体暗黑，肌肉青瘀，瘢瘕结聚，如铁如石。"若地大属性增加，则会出现身体苦重、坚结疼痛、枯痹痿瘠等地大之病相，生肿结沉重、身体枯瘠等地病一百零一种。

不仅地大增盛会引起疾病，地大减损同样会带来病害。如《法苑珠林》卷九十五"病苦篇"言："若地大亏，则四肢损弱，或失半体，或偏枯残废，或毁明失聪。"

《普济方四大奥论》则将地大增损总称为地大不和，云："若地大不和，则发焦毛拔，爪枯齿槁，皮缓肉脱，筋急骨痿，髓竭脑转，面垢色败，此病之原于地大者也。"一旦出现上述地大所对应的疾病，如发毛爪齿、皮肉筋骨等，即可将之归为地大不和的范畴。

（二）藏医学相关论述

藏医学中的培根即水大和地大，直译成汉语是水（或涎）和地。其功能是磨碎食物，增加胃液，促进食物消化吸收，司味觉，供给人体以营养和输送体液，保持水分，调节人体的胖瘦，使睡眠正常、性情温和等。若失调则引起脾、胃、肾的功能紊乱。培根分为培根登及、培根疟及、培根娘及、培根寸及、培根局尔及五种。

培根登及，即能依培根，存在于胸部，为五种培根之首，可协调其他四种培根发挥作用，尤其在人体缺乏水分时，有调节体液的功能。

培根疟及，即能化培根，存在于胃部，主要作用是磨碎食物，以使之利于分解。

培根娘及，即能味培根，主司味觉，存在于舌。

培根寸及，即能足培根，主司感觉，存在于头，可使人产生喜怒哀乐等反应。

培根局尔及，即能合培根，存在于关节，可使各部关节相互联系。

培根型人的特点是身体肥胖，面色发白，嗜睡，性格温和。

（三）傣医学相关论述

巴塔维塔都，译为土塔，包括人体的各部器官，为四塔中最主要的一塔。土塔共有二十种：发、毛、指甲、牙、皮肤、肌肉、腱、骨、骨髓、肾、心脏、肝脏、肋膜、脾脏、肺脏、肠、肠间膜、胃中物、粪、脑。

土塔能使人稳固。土塔衰败的症状是手脚麻木僵直，耳聋，嗅觉不灵，汗味腥气，脉搏跳动不正常，病情严重者可死亡。

二、 水大

（一）佛医学相关论述

水大，性润湿，有摄集作用。于人身而言，"唾涕脓血，津液涎沫，痰泪精气，大小便利，皆属乎水"，如《大方广佛华严经》所言："凡诸湿润，皆水大性。"佛医学认为水大病又可称为痰癖病，即膈中水病也。《大智度论》卷五十八载"冷病有二百二，水风起故"，故水大病与风大病均属于冷病范畴。

关于水大增盛会出现的症状和体征，相关经典论述很多。如智者大师在《释禅波罗蜜次第法门》卷四云："水大增故，痰癖胀满，饮食不消等诸患生。"若水大积聚过多，则常有涕唾出、痰癖聚、胀满、饮食不消化等症状及体征出现。《南海寄归内法传》卷三云："二则水大积涕唾乖常。"《法苑珠林》卷九十五"病苦篇"云："若水大增则肤肉虚满，体无华色，举身萎黄，神颜常丧，手脚潢肿，膀胱胀急。"若水大属性增盛则会出现身体虚肿、肤肉浮满、痰癖胀满、饮食不消等水大之病相，生痰壅胀满、腹痛下痢等水病一百零一种。

不仅水大增盛会引起疾病，水大减损同样会造成病害。如《法苑珠林》卷九十五"病苦篇"言："若水大损则瘦削骨立，筋现脉沉，唇舌干燥，耳鼻焦闭，五脏内煎，津液外竭，六腑消耗，不能自立。"

《普济方四大奥论》则将水大增损总称为水大不和，云："若水大不和，则多唾鼻涕，脓溃血溢，津液不收，涎沫流出，痰壅泪盈，精走气泄，大小不净，盈流于外，此病之原（源）于水大者也。"同样，一旦出现上述水大所对应的疾病，如涕唾、大小便等问题，即可将之归为水大不和的范畴。

以上列举的涕唾、脓血、津液、涎沫、痰泪、精气、大小便利这些生理现象分属于人体消化系统、循环系统和泌尿系统。佛教医学把这些现象"皆归于水"，如言："目泪涕唾，脓血汗肪，髓脑小便，斯即水也。"可见，水病是佛医学理论的抽象病名，血液循环系统、泌尿系统等疾病大都归属于水病。

（二）藏医学相关论述

藏医学中的培根即水大和地大，直译成汉语是水（或涎）和地。其功能是磨碎食物，增加胃液，促进食物消化吸收，司味觉，供给人体以营养和输送体液，保持水分，调节人体的胖瘦，使睡眠正常、性情温和等。若失调则引起脾、胃、肾的功能紊乱。培根分为培根登及、培根疟及、培根娘及、培根寸及、培根局尔及五种。

培根登及，即能依培根，存在于胸部，为五种培根之首，可协调其他四种培根发挥作用，尤其在人体缺乏水分时，有调节体液的功能。

培根疟及，即能化培根，存在于胃部，主要作用是磨碎食物，以使之利于分解。

培根娘及，即能味培根，主司味觉，存在于舌。

培根寸及，即能足培根，主司感觉，存在于头，可使人产生喜怒哀乐等反应。

培根局尔及，即能合培根，存在于关节，可使各部关节相互联系。

培根型人的特点是身体肥胖，面色发白，嗜睡，性格温和。

（三）傣医学相关论述

阿波塔都，译为水塔。水塔在正常情况下有保护各器官功能正常运行的作用。水塔共有十二种：胆汁、痰、脓、血、汗、脂肪、泪、膏、唾、涕、关节滑液、尿。以上十二种若发生病变，皆可从水论治。

水塔能使体内阴凉。水塔衰败的症状是脖颈流汗，口角流涎，舌内缩，二便失禁，周身疼痛，手足冰凉，心神不定，手脚皮肤开裂。

三、火大

（一）佛医学相关论述

火大，性燥热，有成熟作用。《普济方四大奥论》言："至于暖气则归火。"《大方广佛华严经》言："一切暖触，皆火大性。"佛医学认为火大病又可称为黄、黄热，属于热病范畴。

关于火大增盛会出现的症状和体征，相关经典论述很多。如智者大师《释禅波罗蜜次第法门》卷四言："火大增故，煎寒壮热，肢节皆疼等诸患生。"若火大旺盛，则头胸壮热，四肢肢节皆疼。《南海寄归内法传》卷三云："三则火大盛，头胸壮热。"《法苑珠林》卷九十五"病苦篇"言："若火大增则举体烦镬，焦热如烧，痈疖疽肿，疮痍溃烂，脓血流溢，臭秽竞充。"若火大属性增盛，则会出现全身烘热、骨节酸楚、呼吸乏力、痈疖疽肿、嘘吸顿乏等火大之病相，即生煎寒壮热、肢节疼痛等火病一百零一种。

不仅火大增盛会引起疾病，火大减损同样会造成病害。如《法苑珠林》卷九十五"病苦篇"言："若火大损则四体羸瘠，腑脏如冰，焦膈凝寒，口若含霜，夏暑重袭未尝温慰，食不消化，患常呕逆。"此乃一派冰寒之象。

《普济方四大奥论》则将火大增损总称为火大不和，云："若火大不和，为烦，为热，为焦渴，为痈疡，为狂走，为癃闭。"一旦出现上述火大所对应的疾病，如暖热等，即可将之归为火大不和的范畴。

（二）藏医学相关论述

藏医学中的赤巴即火大，直译成汉语是胆或火。其主要功能是产生热能，维持体温，增强胃的功能，长气色，壮胆量，生智慧。赤巴分为赤巴觉久、赤巴当己、赤巴朱谢、赤巴同己、赤巴多塞五种。

赤巴觉久，即消化赤巴，可产生热能，使食物分解。

赤巴当己，即变色赤巴，主要存在于肝胆，它的作用是使精微的色素转变成各不相同的颜色。

赤巴朱谢，即能作赤巴，存在于心脏，可支配意识，助心壮胆，生谋划，助骄傲，滋欲望等。

赤巴同己，即明视赤巴，存在于眼目，可明辨外界的一切颜色。

赤巴多塞，即明色赤巴，存在于皮肤，可使皮肤细腻润滑。

赤巴型人的特点是易饥渴，多汗，身体有狐臭，面色发黄，性格偏强。

（三）傣医学相关论述

爹卓塔都，译为火塔，傣语称塔菲。火塔分温哈革、巴基革、基那革、基腊那革四种。

温哈革，为消化之火，在水、风、土三种元素的作用下，起着温化腐熟摄取一切水谷、化生气血、产生热量、濡养机体的作用。如果这种火气不足，可见纳呆、胃脘胀满疼痛、消化不良、乏力消瘦、虚弱等症。

巴基革，这把火主管体内热量的散发，能促进生长发育，增强抗病能力，使形体健壮，智力聪慧。如果这种火气不足，可见发育迟缓、痴呆、瘦小等症。

基那革，为体内日夜不停"燃烧"的火，使人终生有热量，是人体生命活动的"动力"。此火不足则可见未老先衰、根坏力竭、皮皱发白、精神萎靡等症。

基腊那革，此为父母先天禀赋之火，能维持人体的正常体温和正常的生理功能活动，使体内各种物质能够有效地吸收、分泌和排泄等。如果此火不足，轻者可见发育不良、形寒肢冷、易劳累，重者可见生理缺陷等症。

火塔能生热量，并使热量流通全身各部位。火塔衰败的症状是手脚乱动，睁眼不认人，休克，内热外烫，煽风沐浴不感寒冷。这种证候，容易致死，也易治疗。

四、 风大

（一）佛医学相关论述

风大，性善动转，有生长作用。《普济方四大奥论》言："动转则归风。"《大方广佛华严经》言："所有动摇，皆风大性。"佛医学认为风大病又可称为气发，属于冷病范畴。

关于风大增盛会出现的症状和体征，相关经典论述同样很多。如智者大师《释禅波罗蜜次第法门》卷四言："风大增故，虚悬战掉，呕吐气急等诸患生。"即若风大增盛，会出现心神恍惚，懊闷忘失、呕吐气急等风大之病相。《南海寄归内法传》卷三载："四则风大动，气息击冲。"《法苑珠林》卷九十五"病苦篇"云："若风大增则气满胸塞，腑胃否隔，手足缓弱，四体疼痹。"风大增者，则会出现气息冲击、脘腹痞满、手足无力痹痛、心悬惚恍、懊闷忘失等风大之病相，而生虚悬战掉、呕逆气急等风病一百零一种。

不仅风大增盛会引起疾病，风大减损同样会造成病害。如《法苑珠林》卷九十五"病苦篇"言："若风大损则身形羸瘠，气裁如线，动转疲乏，引息如抽，咳嗽噫哕，咽舌难急，腹厌背偻，心内若冰，颈筋喉脉，奋作臙胀。"此乃一派气滞之象。

《普济方四大奥论》则将风大增损总称为风大不和，云："为偏枯不随（遂），为四肢瘫痪，为口眼㖞斜，为筋脉挛急，为痒，为痛，为痹，为瘤。"一旦出现上述风大所对应的疾病，如动转等，即可将之归为风大不和的范畴。

（二）藏医学相关论述

龙即风大，直译成汉语是风或气，主呼吸、血液循环、肢体活动、五官感觉、大小便排泄、分解食物、输送饮食精微，是维持人体生理活动的动力。龙一旦失调，就会出现心、肺、肝、胃、肠、肾、骨、胆、血液等器官功能失调的疾病。由于所在部位和功能不同，龙又分为索增龙、紧久龙、麦娘姆龙、吐塞龙、恰不欺龙五种。

索增龙，是维持人体生理正常活动，保持命脉正常运化的龙，也可翻译为持命气。如索增龙失调，则引起命脉发病，精神错乱，乃至死亡。

紧久龙，是主气血上行的龙，也可翻译为上行气。若紧久龙失调则会出现头痛、头晕、心慌气短、口干舌燥、心悸失眠等症状，导致上半身生病。

麦娘姆龙，是主消化的龙，也可翻译为平住气。若麦娘姆龙失调，则消化系统出现紊乱，导致腹中生病。

吐塞龙，是主排泄的龙，也可翻译为下行气。若吐塞龙失调，则会出现排泄系统的紊乱，导致下半身生病。

恰不欺龙，是普遍存在于全身的一种物质，可协调各种龙，也可翻译为遍行气。如恰不欺龙错乱，会生跛、挛等病。

龙型人的特点是消瘦，面色灰黄，畏寒，爱说话、唱歌，性格开朗。

（三）傣医学相关论述

瓦约塔都，译为风塔。风气在人体内有动的特征，行于人体全身各部。风塔共有以下六种。

阿托嘎麻瓦达，下行风，此风主管脐以下的器官，有输送、排泄、孕育生殖、调节人体功能平衡、促进新陈代谢的作用。

巫坦嘎马瓦达，上行风，此风主管脐以上的器官，有受纳、吸收营养物质和传导反射的功能。

古希沙亚瓦达，腹外风（指胃肠的气），此风蕴藏于人体的三十二处，在体内"爹卓塔都"的作用下使各脏腑功能正常地运转活动，是生命活动的基本物质，也是生命的基础。

哥坦沙亚瓦达，腹内风（指胃肠的气），主要功能为推动研糜，输布营养物质，产生饥饿感。

昂嘎满嘎奴沙利诺瓦达，直译"肢体循环风"，主管机体各系统的功能活动，促进人体的生长、发育，使人正常进行站立、坐卧、行走等功能活动。

俄沙沙巴沙瓦达，直译"出息入息风"，意为"呼吸之气"，傣医认为它是上行风的单独一部风，包括肺中呼出之气和口鼻吸入之气，它是人体生命活动过程中最基本、最重要的物质和动力基础。

风塔能使人体正常运动。风塔衰败的症状是全身肿痛，全身发抖，遗精，磨牙，睡梦哭叫，实质为一种风在体内流动，得此者最多能活半天。

五、 总结

四大致病不是固定的，而是相互影响的，一大病久可以引起其他三大的问题，如《法苑珠林》曰："夫三界遐旷六道繁兴，莫不皆依四大相资五根成体，聚则为身，散则归空……忽一大不调，四大俱损。"故四大作为致病的内因体现了诸多内外病因作用于人身后的综合效应。现将佛医所认识的疾病的病理机制，总结如下（表2），以方便读者查阅。

表2　佛医四大致病机制及疾病表现

四大	性质	对应人身	疾病	增的病相	损的病相
地大	坚硬，有保持作用，能受持万物	身、发、毛、爪、齿、皮、肉、筋、骨、髓、脑、垢、色	沉重、杂病、总集病，属热病	形体暗黑，肌肉青瘀，肿结沉重，身体枯瘠，癥瘕结聚，如铁如石	四肢损弱，或失半体，或偏枯残疾，或毁明失聪
水大	润湿，有摄集作用	口、唾、涕、脓、血、津、液、涎、沫、痰、泪、精、气、大便、小便	痰癃病（膈中水病也），属冷病	常有涕唾出，肤肉虚满，痰癃胀满，饮食不消，体无华色，举身萎黄，神颜常丧，手脚潢肿，膀胱胀急	瘦削骨立，筋现脉沉，唇舌干燥，耳鼻焦闭，五脏内煎，津液外竭，六腑消耗，不能自立
火大	燥热，有成熟作用	眼、暖气	黄、黄热，属热病	头胸壮热，肢节皆疼，痈疽疔肿，疮痍溃烂，脓血流溢，臭秽竞充	四体羸瘠，腑脏如冰，焦膈凝寒，口若含霜，夏暑重裘，未尝温慰，食不消化，患常呕逆
风大	动转，有生长作用	耳、出入气息及身体动转	气发，属冷病	气息冲击，虚悬呕吐，气满胸塞，脐胃否隔，手足缓弱，四体疼痹	身形羸瘠，气裁如线，动转疲乏，引息如抽，咳嗽噎哕，咽舌难急，腹厌背偻，心内若冰，颈筋喉脉，奋作膖胀

第四章　佛医论因

佛医经典对病因的分类论述繁多，无一定之规矩。如龙树菩萨的《大智度论》卷第八，把今世之病分为两类：一是内病，即五脏不调，结坚宿疹；二是外病，谓奔车逸马，堆压坠落，兵刃刀杖，打架斗殴等所致诸病。

隋代智者大师在《摩诃止观》卷八讲到生病有六种因缘：第一种是四大不顺，其中四大指地、水、火、风；第二种是饮食不节制、不平衡；第三种是坐禅不调，或者坐禅的方法不对，或者在禅七的时候不遵守禅堂的规矩；第四种是鬼神得便，有了妄想，即守戒有了差错、有了漏洞，为鬼神所得便；第五种是魔所为，也就是起了贪心等种种情况；第六种是业障，即业果成熟所致疾病。

根据佛医经典的相关论述，我们将佛医学病因分为内因、外缘和业因三个层次。今世意识于心内分别诸法为内因。内因具体是指个人的行为和心理因素，如贪嗔痴三毒、操劳过度、生活方式不当、饮食不节、坐禅不调等，是偏于主观引发的，因此，内因在一定程度上也是个体能够主动调整的。所谓外缘，为能间接助长病果形成的外在原因，即眼、耳、鼻、舌、身等五识，缘色、声、香、味、触等外境所认识的事象，如家庭环境、工作环境、社会环境和自然环境，具体包括严寒酷暑、家庭不和、邻里不睦、工作环境不适、社会不宁、空气污染、疾病传染、饮食中毒、药物中毒、摔伤碰折等。《大智度论》则直接区分内因与外缘病，云："一者外因缘病，二者内因缘病。外者，寒热饥渴、兵刃刀杖、坠落堆压，如是等种种外患名为恼。内者，饮食不节、卧起无常、四百四病，如是等种种名为内病。如此二病有身皆苦。"

除了内因与外缘，佛医还有业因一说，业因是指过往的行业造作留在阿赖耶识里的因缘种子。我们知道，中医学对病因的分类，主要有内因、外因和不内外因。这三大病因包括了外感六淫、内伤七情以及饮食失宜、跌打损伤、虎狼毒虫、金疮刀伤等诸多致病因素。但在佛医学看来，中医学的病因并没有囊括疾病的所有原因，以肝癌为例，中医学认为感受邪毒、肝气抑郁、饮食损伤是肝癌的主要病因，但实际上，这三种病因并不一定会导致肝癌，也可能引发其他的疾病，因此，它们之间并没有直接的因果关系。确切地说，中医学的病因只涉及佛医学的内因与外缘，而业因则是疾病的直接原因，是内因与外缘产生之本因。如智者大师在《释禅波罗蜜次第法门》卷四中，将病分为三种：一者四大增损病；二者鬼神所作病；三者业报所得病。《摩诃止观》卷八尚单列"业病"一条，将之与四大不顺、饮食病、禅病、鬼病、魔病并列，并指出，"业病者，或专是先世业，或今世破戒动先世业"。即业病分先世作孽和现世失调两大类，先世作孽导致先世行业病，现世失调造成现世失调病，上述内因与外缘也可以理解为是从现世失调的业因中分出的。因此，我们讲业因是内因与外缘产生的根本因缘。下面将各佛医经典对病因分类的论述汇总如下（表3），并以内因、外缘、业因进行初步的归类，以方面查阅，帮助进一步研究。

表3 佛医经典之病因分类

佛医经典	内因	外缘	业因
《佛说佛医经》	久坐不饭，食无贷，忧愁，疲极，淫泆，嗔恚，忍大便，忍小便，制上风，制下风	无	无
《大智度论》	五脏不调，结坚宿疹，饮食不节，卧起无常	寒热饥渴，兵刃刀杖，坠落堆压，奔车逸马，打架斗殴	无
《大般涅槃经》	踊跃，恐怖，忧愁，愚痴	非分强作，忘误堕落，刀杖瓦石，鬼魅所著，时节代谢，不得远离恶对	业报
《释禅波罗蜜次第法门》	四大增损病	鬼神所作病	业报所得病
《摩诃止观》	四大不顺，饮食不节，坐禅不调	鬼神得便，魔神相扰	恶业所起

第一节　内　因

一、情志失常

首先明确，除了四大学说之外，佛医学还有五大、六大的概念。五大，即前述四大加周遍一切处之空大；而六大，则是在五大之上加识大。六大周遍于一切法界，以造作有情与非情，故名为大。非情是五大所造，有情是六大所成。情志失常即六大中的识大为病。前五大属色法，识大属心法。六大缘起说是关于人类疾病的一个基本完整的理论。理论上，六大学说可以解释一切内因、外缘的致病机制，因为不论是人体结构还是外物都有六大的归属，但佛医学仅有部分以此理论为依据的论述，其余有待于读者深入理解后举一反三。

关于识大的具体分类，佛医学有八识之说。八识是佛法基本正知见，即眼识、耳识、鼻识、舌识、身识、意识、末那识、阿赖耶识。心识通过眼根发挥功能，称为眼识，使人能观察到世间各种食物；心识通过耳根发挥功能，则称为耳识，使人能听到世间各种声音；心识通过鼻根发挥作用，称为鼻识，使人能够通过嗅觉感受各种气味；心识通过舌根发挥作用，称为舌识，使人能通过味觉器官尝到各种食物的味道；心识通过身根发挥作用，称为身识，使躯体能在世间接触外界进行种种活动，又使脏腑能发挥功能维持色身生命；心识通过意根发挥作用，叫作意识。意根触法尘而生意识，意识觉知心所拥有的法性，而一切世间、出世间智慧都是意识所有的法，迷悟升沉之业皆由意识而作。末那识是意识的根本，是恒审思量执着而想要了知的功能，使意识生起自我意识，所以，末那识又称为"我识"，是我执的作用，由此形成烦恼的根本。阿赖耶识又称为"藏识"，含能藏、所藏、执藏三义，是一切善恶种子寄托的所在，是佛医学中的实相心。意识由阿赖耶识种子所生，正如大乘圣者无著菩萨所言："意识者，谓从阿赖耶识种子所生，依于意根，与彼俱转。"阿赖耶识常恒不灭，集藏业种，因此众生轮回生死不断。阿赖耶识的业种也是万病之根本因缘。

佛医学称坏习惯为习气。唯识宗以习气为种子的异名，认为其具有产生思想、行为及其他一切有为法的能力，含藏于阿赖耶识中。这些种子根本上由贪、嗔、痴三毒引发，贪、嗔、痴不仅是宿世业因的致病之源，而且也可导致现世的心病，下面分述贪、嗔、痴的特点。

贪，是指染着于色、声、香、味、触等五欲之境而不离的心理活动。《大乘义章》卷五说："于外五欲染爱名贪。"眼、耳、鼻、舌、身五根与外界接触，产生色、声、香、味、触等感觉而引起利欲之心，执着于利欲而产生染爱之心，就是贪。嗔，又称为嗔怒、嗔恚，是怨恨、嗔怪他人的心理活动。《成唯识论》云："嗔者，于苦、苦具，憎恚为性，能障无嗔，不安稳性，恶行所依为业。"痴，又称无明，指心性迷暗，无智愚昧。《俱舍论》说："痴者，所谓愚痴，即是无明。"众生因无明而有"人""我"之分，于是产生人生的种种烦恼，痴为一切烦恼所依。《大般涅槃经》卷十记载："一切众生，有四毒箭，则为病因。何等为四？贪嗔痴慢。贪欲、嗔恚、愚痴、憍慢。"贪、嗔、痴是致病的重要因素，不仅可引起心病，还可使心理疾病发展为身体疾病。疾病的根本在于心，正是由于心的无明妄想，才产生贪、嗔、痴三毒，使人颠倒执着而生病苦。具体而言，又有贪、嗔、痴、慢、疑五毒之说。贪即贪婪；嗔即生气；痴即痴迷、愚痴；慢即骄傲自大；疑即不信任。

因此，佛医辨证时不仅要关注病人的症状体征，询问疾病的诱因，了解疾病的病程，还要从精神层面察明疾病产生的本质。若不解决心病，疾病可能不会有起色，或者可能会在经治疗好转后又突然急转直下。印光大师有这样一段论述："心病者何？贪嗔痴是。既有此病，则心不得其正，而逐情违理之念，炽然而起。"正如《大般涅槃经》所言："毒中之毒无过三毒。"凡由心理失衡引起的疾病都可诊断为心病。心病具体表现为各种烦恼病，后文将详论。

二、 饮食不节

《摩诃止观》卷八将病因系统地分为六大类，并称之为"病起六缘"。此六类包括：①四大不顺，②饮食不节，③坐禅不调，④鬼神得便，⑤魔神相扰，⑥恶业所起。其中第三项坐禅不调，是只有修持者才可能发生的病相。在这里，饮食不节也为单独的病缘，位列第二。可见佛医学非常重视饮食不节对身体的危害，将其视为非常重要的病因。

饮食不节包括多食、少食、食不当时三种。佛言："食多有五罪：一者，多睡眠；二者，多病；三者，多淫；四者，不能讽诵经；五者，多着世间。"这里强调多食易导致的后果，包括多病。《长阿含经》将多食病称为"饕餮病"，强调"若贪食过度，即能生一切病"。古印度地区由于发达的畜牧业，牛乳、牛酥等乳制品很多，乳制品的应用贯穿于整个饮食系统中，无论是日常主食、餐后甜品，还是平时待客，都有大量酥油蜜糖等，这使当地的人常因糖分摄入过多而产生各种疾病。又因其习惯多服香药，而香药芳香健脾，容易令进食过多，而产生疾病。所以，在古印度病因认识中，多食为一主要病因。《南海寄归内法传》卷三言："凡四大之身有病生者，咸从多食而起，或由劳力而发。或夜餐未泄，平旦便餐。或旦食不消，午时还食。因兹发动，遂成霍乱。呃气则连宵不息，膹胀即终旬莫止。"进食过多或者进食间隔时间过短，食物未消而又进食，可导致呃逆、霍乱、膹胀等疾病。《百丈丛林清规》二十条，其中一条是"疾病以减食为汤药"。《大方广佛华严经》卷十一记载，普眼长者对善财童子广为述说各种疾病，言："如是身病，从宿食生。若诸众生，能于饮食，知量知足，量其老少，气力强弱，时节寒热，风雨燥湿，身之劳逸，应自审察，无失其宜，能令众病无因得起。"他认为很多身病都是由多食引起的。多食的致病机制，我们引用《增一阿含经》中的话说，即"若过分饱食，则气急身满，百脉不通，令心壅塞，坐念不安"。

古印度寺院仪轨要求僧众不食早饭，但少食同样致病。"多食致患苦，少食气力衰"，"若限分少食，则身羸心悬，意虑无固"。故佛祖提出，若因身体虚弱或者火大炽盛，可适当进行"小食"。"小食"意为少量进食早饭，一般以粥为主，因粥能滋养身体。不仅吃得过多过少会引发疾病，喝得过多过少亦如此。少食、少饮致病如《长阿含经》所言："三饥病，人必假饮食以资其身，则诸根强健，若不得食，则虚弱而成一切病。四渴病，人必假浆水以养其体，若不得浆水之饮，则肠胃枯焦而成一切病。"前者如现代人为减肥而盲目节食，后者少水缺饮的情况极其少见。现代社会能喝的东西特别多，但要注意辨别，乱喝也同样致病。《小道地经》用四大来解释饮食多少的致病机制，云："或时食多，便火起，身不得安。或时饮多，便水起，身重目涩，身不得安。或时食多已复食，贪味过足，不学不制，便风起，不得安。亦谓少食。"食多、饮多、食多已复食、少食均会导致四大病。如吃多了还吃以及经常饥饿的人，都会罹患"风起，不得安"之病证。

佛医学特别强调"处中而食"，即食量要适中。现代人多饱食之病，如糖尿病、心脑血管病等。佛医学对此类疾病有着深刻的认识。如何控制饮食呢？佛医经典中有详细的论述："谓彼如是守诸根已，以正思择食于所食，不为倡荡，不为憍逸，不为饰好，不为端严，食于所食。然食所食，为身安住，为暂支持，为除饥渴，为摄梵行，为断故受，为令新受当不更生，为当存养力乐无罪安隐而住。如是名为于食知量。"也就是说，人们应该"正思择食于所食"。这仍然是将识大作为调整的重点。佛医学"调心治心"的特色可见一斑。

三、 修行不当

佛医学是为佛教教义而设，因此，佛医经典中有很多关于修行不当致病的论述。例如，若坐禅姿势不当，或有慢心，则会背脊骨节疼痛，名之曰注病；若数息不调，也会使人痃癖，筋脉挛缩；若发八触，用息违触，也会成病；又用止无方，也会成病；又用观不调，偏僻成病等。又有九种修行不当致人短寿的因缘："有九因缘，命未当尽为横尽。一，不应饭为饭；二，为不量饭；三，为不习饭；四，为不出生；五，为止熟；六，为不持戒；七，为近恶知识；八，为入里不时、不如法行；九，为可避不避。如是九因缘，人命为横尽。"

佛医学认为坐禅有一定的方法和步骤，禅是解除疾病、启迪智慧的重要途径，"一切法中无受念着不味不乱，是名禅"；关于坐禅方法，有严格的要求，如《摩诃止观》卷八记载的"病起六缘"中第三项为坐禅不调。可见以不正确的方法坐禅可导致修持者出现病相。智者大师提出了坐禅入定的方法与注意事项："身论开遮，口论说默，意论止观"。进行禅修时，要选择一处静室或者空旷之处，远离世俗喧嚣，放松身体，解开衣扣或者换宽松的衣服，结跏正坐，挺直脊背，不要左右摇动或者前后倾斜。僧人禅修时或念经文或念佛名，默念而不出声。修行止观法门，观想西方诸佛，以九十日为一期。除经行或饮食之外，不可变动姿势。但如果坐禅时间太久或者不适应，又或患有疾病，不便正坐的人，可以适当地采取卧位。禅修结束时，停止观想念诵，缓缓进行深呼吸几十次，缓缓活动手脚，互相按压，令血脉流通，最后再慢慢睁开双眼，恢复正常，不可过于急促。在坐禅姿势上，如果因懈怠而倚靠墙壁或柱子，又或者在众人尚未结束禅修时便先停止禅修而休息，会出现脊背四肢等全身关节疼痛，经书中名为注病，较为严重。衣服不可过紧，过紧影响进入禅定，易导致触病，或者令气不得外散，积聚体内而产生胀满；不可过松，过松则易沾染风寒邪气。初坐定时，不可仓促观想，否则会出现头痛。入禅定较浅时被声音或者外物打扰，不能继续禅定，出禅即可，不可心生怨恨，否则易产生胀气胀满等疾病。禅定较深时，受到惊吓，被扰动心神，而一时心神昏聩，欲出禅定而不能，则会产生胀满疾病，严重者会便血，此时若心生愤怒怨恨，则疾病加重甚至不治。如果饮食太过，然后进行禅定，则身体卒痛。出禅时收束意念太急，令人气结。坐禅时呼吸调节不畅，令人四肢筋脉拘急痉挛，亦能影响四大变化，如呼吸急促引动火大，火大影响风大，风大影响水大，水大影响地大，导致四大病。四大生乱，则产生"八触"。若发生"八触"时，气息紊乱，则产生触病。"八触"为心与四大相合而成之四正体触及四依触，"一曰动触，坐禅时，俄而身起动乱之象也。二曰痒触，俄而身痒如无置身处也。三曰轻触，身轻如云如尘，有飞行之感也。四曰重触，俄而身重如大石，不能少动也。五曰冷触，俄而身如水冷也。六曰暖触，身热如火也。七曰涩触，身如木皮也。八曰滑触，身滑如乳也"。另有一种"八触"，即"重如沉下，轻如上升，冷如冰室，热如火舍，涩如挽逆，滑如磨脂，软如无骨，粗如糠肌"。

天台宗坐禅法门与止观相合，止观错用或过度时常引起疾病。用止过度常引起四大之疾病，如常止心于下多产生地病，常止心于上多产生风病，常止心急撮多产生火病，若常止心宽缓多产生水病。又，《摩诃止观》中言用观过多会损伤五脏。在五识方面：观色多动肝，观声多动肾，观香多动肺，观味多动心，观触多动脾。在五色方面：观青多动肝，观赤多动心，观白多动肺，观黑多动肾，观黄多动脾。在五语方面：观呼唤多动肝，观语多动心，观哭多动肺，观吟多动肾，观歌多动脾。在五嗅方面：观臊多动肝，观焦多动心，观腥多动肺，观臭多动肾，观香多动脾。在五味方面：观醋多动肝，观苦多动心，观辛多动肺，观咸多动肾，观甜多动脾。在五触方面：观坚多动肝，观暖多动心，观轻多动肺，观冷多动肾，观重多动脾。上述为五行归属对应五脏，用观太多而为病。同样，观之太过也可以引起相克之病，如观白色多克肝，观黑色多克心，观赤色多克肺，观黄色多克肾，观青色多克脾。又有观想之情境过度而导致的疾病。如果观想之情境杂乱无章，纷繁混乱，则易产生风气，产生风病。如果专心观想一个情境，而急欲产生成果，则易产生火病。如果心境与观想之情境相违背，如观想寂灭情境，但心处于生发之情境，则易产生地病。如果修行未至，己身之智慧不足以达到观想较高情境，但勉强观想，则易产生水病。

智顗在《摩诃止观》中借用了中医五行类属表进行病因方面的描述，可作为中医学五行理论的补充，以互相阐发。如中医学中"久视伤血"的论述，亦可用佛医学中"观色多动肝"来解释，肝藏血，肝开窍于目，视而见色为目之外用，故曰动肝伤血。可见佛教传入我国后产生的佛医学已经与我国本土的中医学有了一定程度的融合与发展。

四、 起居劳逸

佛医学认为起居劳逸包括各种生活起居不当，如睡眠过早过迟、排便不规律、不注意保暖降温等；以及劳逸失度，如房劳过度、久坐久站等。《长阿含经》言："一寒病，人必寒温得宜，则身体安乐，若不注意保暖，为寒冻所逼，为成一切病。二热病，人必温凉得宜，则身体和畅，若不注意防暑，为热毒所中，则成一切病。"起居不知寒暖会导致寒病或者热病。《长阿含经》又言："五大便病，人必假饮食资益诸根，饮食入腹变坏，须便利以时。若强忍过当，即能生一切病。六小便病，人必得汤水资润色身，然汤水入腹之后，须便利以时。若强忍过当，即能生一切病。"现代社会中，很多人都处在激烈的竞争之中，有的忙得连上厕所的工夫都没有。大小便属于浊气，久留体内很容易影响人体气脉的运行，佛医给大小便独立冠以病名，让人不能小觑其致病的能力。关于劳逸失度，佛医学由于佛教的淫戒而对淫欲致病论述尤多，如："七欲病，若人贪于淫欲，则能成痨怯虚弱一切病""九老病，人年老则筋力衰弱，若起居食息不能中节，即成一切病"。指房劳过度可以导致虚痨咳嗽与自卑怯懦的疾病。年老后若不注意作息规律与法度，则更容易疾病缠身，这也是佛医学对年龄致病的不多的论述之一。

《佛说佛医经》则全面地总结了人得病的十因缘："一者久坐不饭，二者食无贷，三者忧愁，四者疲极，五者淫泆，六者嗔恚，七者忍大便，八者忍小便，九者制上风，十者制下风。从是十因缘生病。"这十种因缘即：①久坐不食，②饮食无节制，③多忧愁，④过度疲劳，⑤淫欲，⑥嗔恚，⑦忍大便，⑧忍小便，⑨忍呼吸、哈欠、喷嚏等，⑩忍放屁。这十种因缘都是内因，包括起居、劳逸、饮食、情志，其中④⑤⑦⑧⑨⑩均属于起居劳逸。与中医学不同的是，佛医学将"忍小便，忍呼吸、哈欠、喷嚏等，忍放屁"也作为得病的重要因缘之一，可见佛医学的病因理论是非常精细的，可作为中医学病因理论的补充。

第二节　外　　缘

一、四大不顺

在佛医学中，四大一方面被看作构成人体与外物的基本元素，另一方面也被当作解释疾病产生原因的主要思维模型。佛医学认为一切外物都是四大所生，故可用四大解释外缘致病。《佛本行集经》卷二"现忧惧品第九"曰："食饮不时节，四大错不顺，是名为病人。"这明确地说明饮食不合乎时节的外缘会导致人身四大的不顺。

《摩诃止观》卷八则用四大解释了时令气候之外缘的致病机制，这也可以用来说明病因，其云："四大不顺者，行役无时，强健担负。装触寒热，外热助火，火强破水，是增火病。外寒助水，水增害火，是为水病。外风助气，气吹火，火动水，是为风病。或三大增害于地，名等分病，或身分增害三大，亦是等分，属地病。此四既动，众恼竟生。"即时令气候如外热、外寒、外风，分别可以引发火病、水病与风病。

二、 四大禀赋

人身如同世间其他外物一样，亦由四大构成。《佛说胞胎经》详细描述了四大和合而成人身的具体过程，言因父母为缘而成胞胎，得立诸根与四大。自己之业识为内因，而父母之精血为外缘。体现在疾病上，则父母之精血在很大程度上对子女的先天禀赋的四大（即体质）产生影响。本节所论的外缘除血缘外，还有姻缘、善缘和奇缘。根据因果法则，从过去的因，到现在的果，中间须有外缘。若不具备外缘，则果报不能显现。如果合集善缘，远离恶缘，造出强大的善因，则可能阻止恶果的出生，或转移业报。

四大禀赋的形成过程是："因父母缘则立地种，谓诸坚者；软湿水种；热暖火种；气息风种。地水火风究竟摄持，水种分别，火种因号，风种则得长大因而成就。"胚胎发育以七日为一周期，总计三十八周。胎儿在风种的作用下不断成长，其四大的种性也逐步显露成熟。如地大的坚性，最初由精（精液）转坚，犹如酪上的奶脂转就凝坚，再由坚精变为形体，最后形成眼根、耳根、鼻根、舌根、身根。如《圆觉经》所言："发毛爪齿、皮肉筋骨、髓脑垢色，皆归于地，唾涕脓血、津液涎沫、痰泪精气、大小便利，皆归于水，暖气归火，动转归风。"地以坚硬为性，人身的毛发、爪齿、皮肉、筋骨等均属地大；水以润湿为性，人身中的唾涕、脓血、津液、痰泪、大小便等津液性质的东西均属水大；火以燥热为性，人身中的暖气均属火大；风以动转为性，人身中的出入气息及与身体运动相关者均属风大。以上说明了四大与人身的对应，据此可以解释身体部位病变是何种四大增损所致。虽然父母之精血很大程度上对子女的先天禀赋、体质强弱产生影响，但子女自己的业识对机体四大的组成起着更重要的作用。如双胞胎，其先天的父母精血基本一致，但后天性格却常常迥异，体质也有所差异，这就是业识的作用。

与中医五行类象一样，四大也可以取类比象以说明疾病的发生机制，《金光明最胜王经》卷五说："地水火风共成身，随彼因缘招异果，同在一处相违害，如四毒蛇居一箧。"这说明四大禀赋会由内因、外缘的不同而招致不同的病果，如冬季风大盛，若人之四大禀赋也为风大盛，就会相互感召而为病，可能出现呼吸、身体动转方面的不适。经言："若风病人，酥为良药。"由上可知，四大理论指导着佛医学的临床诊断与治疗。

三、 时节代谢

时节代谢是指随着四季的更迭，天地气化状态发生改变，人体的功能受到影响，若机体脏腑虚损，则易产生各种疾病。此与起居致病相似，都与外界气候因素有关，但这里强调的是外缘对人体的影响，而起居则更强调人们躲避四时邪气侵害的主观能动性。起居不知寒温则正常人亦可得病，其属内因。这里时节代谢的更迭致病主要针对脏腑有亏损或者有基础病的人群。

《佛说佛医经》记载时节代谢的特点如下："春正月二月三月寒多；夏四月五月六月风多；秋七月八月九月热多；冬十月十一月十二月，有风有寒"；"何以故春寒多？以万物皆生，为寒出，故寒多。何以故夏风多？以万物荣华，阴阳合聚，故风多。何以故秋热多？以万物成熟，故热多。何以故冬有风有寒？以万物终亡热去，故有风寒"。此外，《佛说佛医经》还进一步阐释了时节代谢时人体的生理病理特点："三月四月五月六月七月得卧。何以故？风多故身放。八月九月十月十一月十二月正月二月不得卧。何以故？寒多故身缩。"虽然这里描述的是南亚次大陆的热带季风气候环境，不同于我国北温带的大陆性季风气候，但这种观点说明了佛医学已经对气候的致病特点有了较为深入的认识。

对于不同时节代谢的致病情况，《药师经疏》谓："三月是夏，三月是秋，三月是冬，三月是春，是十二月……一岁四时……有善医师随顺四时……多风病者，夏则发动；其热病者，秋则发动；等分病者，冬则发动；其肺病者，春则增。"《大方广佛华严经》卷十一记载："昼夜年劫，时多差别。或约一岁，分为六时。所谓春时、热时、雨时、秋时、寒时、雪时。是故智者，知病增损，善达方域。所有诸时，谓春雪时，痰癃病动；于热雨际，风病发生；于秋寒时，黄热增长；总集病者，随时增长。"《金光明最胜王经》云："病有四种别，谓风、热、痰、饮，及以总集病，应知发动时。春中痰癃动，夏内风病生，秋时黄热增，冬节三俱起。故季节致病属性不同，所伤脏腑各异。"整理如下（表4）。

表4　佛医经典之季节致病

佛医经典	夏（热、雨时）	秋（寒时）	冬（雪时）	春（春时）
《药师经疏》	风病	热病	等分病	肺病
《大方广佛华严经》	风病、总集病	黄热、总集病	总集病	痰癃病、总集病
《金光明最胜王经》	风病	黄热	三俱起	痰癃病

由上表可见，虽然古印度地区的季节变迁与我国有异，但也只是季节变迁的时间段有区别，故二者是可以互相参考的。以上各季节易患疾病在各佛医经典中的论述也是基本一致的。

四、 食饮不调

吃多、吃少等饮食不节的行为是人们可以主观控制的，故归为内因；但食用的品种则多属客观的外缘，若不懂基本医学常识，则常常因为食用不当而生病。此处食饮不调是指饮食之物对人体之害。由于古印度地区和我国饮食差异较大，智者大师结合中医四气五味理论，重新阐述饮食致病原理，强调"食者须别其性"，并认为生姜、肉桂等芳香辛热之品，助长火大，令患火病；甘蔗、蜂蜜等甘甜微凉之品，助长水大，令患水病；梨、杏等果类助长风大，令患风病；肥甘厚腻等油脂过多之品，助长地大，令患地病。过食五味不仅损伤四大而且损伤五脏："酸味增肝而损脾，苦味增心而损肺，辛味增肺而损肝，咸味增肾而损心，甜味增脾而损肾"；"若身火在上，又啖不安身食，则有病恼"。如果人体有内在四大的不调，再食用对应的食物，就会使四大增损加重。如火大增之人，再食用过多的生姜、肉桂等辛物，就可能使火大进一步增加而致病。若因恣食五味导致五脏病生，就应当减少五脏所应五味之损，多食所应五味之增。如患心病则应增加苦味而减少咸味，即"宜禁其损而啖其增"。

佛医学重要经典《四部医典》也认为饮食不当会导致许多疾病，云："要根据饮食性质的轻、重，适量饮食。性轻的食物要吃饱，性重的食物只能吃半饱，以使其顺利消化，这是身体产生热量的保证。如果不适量地进食，量少则不能增长体力，容颜也会衰败，随之就要产生龙病；若食量超过时，消化不良，胃液过多，会阻塞平住龙运行的脉道，因而胃火衰败，一切疾病会随之发生。所以，按照食物的轻、重性质，胃火的强弱，胃部容积的四分之二应留给食物，四分之一留给饮料，四分之一留给龙、赤巴和培根。吃过食物后适量饮水，可使其糜烂消化，增长体力。若患声音嘶哑、肺穿孔、咳痰、感冒，锁骨以上部位患病者，便不宜过量饮食，否则将有危害。胃火弱者，吃肉后，应该适量地喝点酒；若有不消化的腹胀现象时，则应喝适量的开水。消瘦者若希望胖一点，吃过食物后可适量喝点酒；肥胖者若希望消瘦一些，吃过食物后可喝点蜂蜜水。当吃了乳酪、酒以及被消毒物污染了的食物后，喝点凉水，可有补益。在吃饭前若喝点饮料，则可使身体肥瘦适中；在吃饭中间喝点饮料，可使身体粗壮；

在吃饭后喝点饮料，可使身体消瘦。这样可使生命按它自己的规律发展，促使胃火燃烧，身体清爽，开胃进食，五脏功能良好，增长体力，大小便、屁等都能顺利运行。这些都是饮食适当的结果。"

此外，其还强调对于时节代谢的饮食禁忌，应根据不同季节的特点做相应的调整，否则就可能引发疾病："春三月有寒，不得食麦豆，宜食粳米醍醐诸热物"；"夏三月有风，不得食芋豆麦，宜食粳米奶酪"；"秋三月有热，不得食粳米醍醐，宜食细米糗蜜稻黍"；"冬三月有风寒，阳兴阴合，宜食粳米胡豆羹醍醐"。醍醐，指由牛乳精制而成的酥酪。在古印度，醍醐被认为是味中极品、诸病妙药，因此常被用来比喻真实教之最胜法门，或具有常、乐、我、净四德的涅槃妙法。

第三节　业　　因

业，为佛教术语，是行为或造作之意，具有善、恶两种性质，凡有意向的任何行为，如身业、口业，皆属于造业。好的思想或行为叫作善业，坏的思想或行为叫作恶业。业力，作为一种自然力量，遵循缘起法则。业力规律即是业力因果法则，其主旨是业一旦造成，就成为因果相续中的一个环节，一个业因。人类众生不是孤立的，而是有世代相续的因果的，正所谓"因必生果，业必受报"。业有多种，其中过去所作称为宿业，现在之作为称为现业。业分为意业、身业、语业。心中想要进行某事的意志称为意业；以身体的行动或者语言表述内心之意志，称为身业或语业。

佛医学中的业因，就是指由宿业而感的疾病，又作业障病。各种人际因缘如血缘、姻缘、奇缘、善缘、恶缘都可能成为致病因素，但只有恶缘是主要的致病因素。《灌顶经》卷十云："种恶得其殃，合家悉疾病。"因以前的恶业，受报应而得之病表现为痿困于床，苦楚万般，求生不能，求死不得。此乃罪过所招，咎由自取，非药石所能治愈，这种病也就是老百姓所说的报应病。《灌顶经》卷十二记载，救脱菩萨告诉阿难："其世间人萎黄之病，困笃着床求生不得，求死不得，考楚万端。此病人者，或其前世，造作恶业，罪过所招，殃咎所引，故使然也。"

需要说明的是，即便是佛陀也难以免除前世所招之苦报，所谓"因果不空"。《长阿含经》卷二提到，释迦牟尼在入灭前三个月开始背痛。此乃释迦牟尼前世为婆罗门时，与力士相扑而折断对方的脊骨所得的业报。释迦牟尼虽已成佛，却仍无法免除业病之苦。除此之外，佛陀以其过去世的业因，还尝受过其他苦报。如佛昔为博戏浪人，曾诱淫女鹿相至辟支佛日常修道之园中娱乐，后杀鹿相女而嫁祸辟支佛，故受孙陀利谤之报；佛昔为一比丘，因妒无胜比丘受善幻妇之供养，遂谤无胜与善幻通，由此佛说法时受旃荼女系盂于腹毁谤诬赖之报；佛昔为须摩提，因不欲与其异母弟分财产，遂于高崖推落其弟，投石击杀，故遭提婆达多以石压足之报；佛昔为部主商客，因争船格战，以矛刺穿另一部主脚致命终，故于乞食时受木枪穿彻足跌之报；昔时释种族捕杀池中之鱼，佛为一童子，曾以杖打鱼头，故受琉璃王杀释种之报，且于其时，佛感头痛；佛昔为婆罗门时，曾妒比婆叶如来及比丘众受槃头王供养，遂发恶言，并教其五百童子骂彼等须食马麦，故佛及五百罗汉于毗兰邑时受食马麦九十日之报；佛陀在往昔远久世中，为大医子，因为一长者子治愈疾病三次而没有收到答允的酬劳，而起一念之误给与非药，让病增剧，乃至成佛之后仍出现骨节烦疼之疾；佛昔为婆罗门之子火鬘，与瓦师之子护喜相善，护喜曾数邀火鬘拜见迦叶如来，然火鬘以"何用见此髡道人"的恶言三拒，因此受六年苦行之报。

对业病的正确诊断是个难题。佛医学认为如果没有证到宿命通，就不能轻易诊断病人所得的是业报病，否则，会遭到因妄语而带来的果报。虽然业报得病的观点尚未为当代主流医学接受，但业因在佛医学病因理论中确为致病因素之一，且不可忽视。

业因、业报及五脏生患之相、五根中患相如表5。

表5 业因、业报及五脏生患之相、五根中患相

业因	业报	五脏生患之相		五根中患相	
杀生	短命，多病	肝眼病	患从肝生，肝主眼	愁忧嗔恚，头痛眼疼	眼	或赤或疼，昏花翳暗
偷盗	贫穷，共财不得自在	肺鼻病	患从肺生，肺主鼻	身体胀满，四肢烦疼，兼之鼻塞	鼻	鼻常齆塞，及流浓涕
邪淫	妻不贞良，不得随意眷属	肾耳病	患从肾生，肾主耳	咽喉噎塞，腹胀耳满	耳	或痛或聋，或嘈然作声
两舌	眷属乖离，亲族弊恶	脾舌病	患从脾生，脾主舌	通身游风，痒闷疼痛，饮食失味	舌	或疮或硬，饮食失味
恶口	常闻恶声，言多诤讼					
妄语	多被诽谤，为他所诳					
绮语	言无人信，语不明了					

业因	业报	五脏生患之相		五根中患相	
饮酒		心口病	患从心生，心主口	身必寒热，口中常燥	身	四体猝痛，百节酸疼
毁五戒业		五脏五根病			

一、 五恶所病

《摩诃止观》卷八单独列出"业病"一条，将之与四大不顺、饮食病、禅病、鬼病、魔病并列，文中记载了五恶所感的五脏五根病。五恶是：①杀生，②偷盗，③邪淫，④两舌、恶口、妄语、绮语，⑤饮酒。佛教中五戒所防的就是上述五恶。造此五恶，于现世中，被王法治罪，身遭厄难，称为五痛；以此五恶，于未来世三途受报，称为五烧。智者大师认为，"若杀罪之业，是肝眼病；饮酒罪业，是心口病；淫罪业，是肾耳病；妄语罪业，是脾舌病；若盗罪业，是肺鼻病；毁五戒业，则有五脏五根病起。业谢乃差"。谢，指灭其作用，落谢之义。差，就是痊愈的意思。佛医学认为前世或现世之恶业常会导致身体疾病，只有通过忏悔修行等方式，令罪业消除，才能使疾病痊愈。

佛曾在《撰集百缘经》卷十中举例说明恶因致病。某长者子身患恶疮，脓血横流，经久不愈，为什么他会有这样的痛苦？因为在"过去无量世时"，该长者子陷害另一长者，导致其被拘禁拷打，"举身伤破，脓血横流，痛不可言"。因此，该长者子在轮回中应有此报，这是任何人都无法逃脱的业因。因此，对于我们今生身体上所遭受的种种痛苦、心理上所遭受的种种折磨，都要从根源上去寻找宿根和孽债，并坦然去面对它，这样才能从根源上杜绝。

二、 辨多病少病

《分别善恶报应经》卷上云："复云何业获报多病？有十种业。何等为十？一自坏有情，二劝他令坏，三随喜坏，四赞叹坏，五不孝父母，六多结宿冤，七毒心行药，八悭吝饮食，九轻慢圣贤，十毁谤师法。如是十种获报多病。复云何业获报少病？有十种业。何等为十？一不损有情，二劝他不损，三不随喜损，四不赞叹损，五离庆快损，六孝养父母，七尊重师长，八不结宿冤，九施僧安乐，十施药饮食。如是十种获少病报。"可见，恶业会致今世多病，而善业则是少病的因缘。

三、 辨长寿短命

《分别善恶报应经》卷上有关于长寿与短命业因的论述，云："一自手杀，二劝他杀，三庆快杀，四随喜杀，五怀胎杀，六劝堕胎杀，七酬冤杀，八断男根杀，九方便杀，十役他杀。如是十种获短命报。复云何业获报长命？有十种业。何等为十？一离自手杀，二离劝他杀，三离庆快杀，四离随喜杀，五救刑狱杀，六放生命，七施他无畏，八慈恤病人，九惠施饮食，十幡灯供养。如是十种获长命报。"由上可见，佛医学认为人若想长寿少病就需利益其他众生。杀其他众生会导致自己短命，这就是因果的运行法则。

四、 辨遗传疾病

有些业病，在成胎的时候就开始出现了。《佛说胞胎经》中说，受胎第二十六周时，若前世犯十恶，或悭贪爱惜财物不能施与，不受先圣师父之教，其果报就会在胎儿身上逐渐显现出来。应当清净长大的却成短小，应当粗大的则更尪细，应当少的反成为多，应当清洁的反变得垢浊，应当垢浊的反变得净洁，应当为黑的反而成黄，应当为黄的反而成黑。佛告阿难说："如其本宿所种诸恶自然得之，或复为盲聋喑哑患痴，身生瘢疮，生无眼目，口不能言，诸门隔闭，跛蹇秃瘘，本自所作自然得之。"为什么会如此？"宿命所种非法之行"。前世种下了因，才有今世的果。《成实论》卷十二、《大明三藏法数》卷三十也提到，悭吝说法而不行布施者，后世所受的恶报有七种，其中有生盲报和胎夭报。生盲报，指从母胎出生时，就不能见日月光明。胎夭报，指于胎中即夭折死亡。

第四节　三因夹杂

三因的划分是相对的，如：起居劳逸既可由外缘引发，像起居地潮湿致病，也可由内因引发，如久坐、久站等；而饮食失节也是既有内生者，如饮食不规律，又有外来者，如饮食不干净食物等。三因缘之间互相影响，孤因不立，如外缘会通过内因起作用，而现世的外缘与内因又是建立在业因的基础之上的，有时甚至无法界定内外因，所谓心物一元，但在一般情况下，内因、外缘、业因致病还是有一定规律可循的。

第一，外缘致病是以内因为基础的。有内因而无发病的外缘，则疾病暂时不会发生；有外缘而无内因，则疾病亦不会发生。可见若没有内在的四大不调作为基础，则作为外缘的时节代谢、饮食不节等是很难引发疾病的。

第二，业因是内因、外缘产生的根本。佛医学认为万法唯识，心理失衡也好，饮食失节也罢，抑或是起居劳逸和修行不当，均是识大显化的结果，今世会出现的种种意识，产生的各种内因、外缘，都可以追溯于业因。

第五节　悟证求因

佛医学中内因的诊断根本是抓住内在的情志与心理，外缘的诊断根本则是关注外在的自然与人文环境，而业因的诊断根本就是考虑是否有前世或今世因果的因素。病因诊断往往是佛医诊断的核心，也是难度最大的，常常需要丰富的临床诊疗经验与敏锐的直觉领悟能力，只有这样才能直接抓住疾病的关键。我们称此思维过程为悟证求因，即通过综合的分析判断，快速地感悟到病情的症结所在的诊断思维过程。虽然悟证求因对医生的要求很高，但只要对上述的内因、外缘、业因的致病特点有一定的了解，就不会觉得那么困难了。

第五章　身病诊断

与中医学一样，佛医学对疾病和症状的区分并不十分明显，常有以疾病症状来代指疾病名的，如《四分律》疾病类词语常常包括症状词语。如"吐"，义为恶心呕吐，本是症状表现，但在汉译佛经中，多用来指代临床表现为吐的一类疾病。例如，"如余沙门、婆罗门，食他信施，行妨道法，邪命自活，行药疗治人病，或吐或下，治男治女，除断如是妨道法"。又如，《摩诃僧祇律》卷二十三云："汝无如是诸病：癣疥、黄烂、癫病、痈、痤、痔病、不禁、黄病、疟病、咳嗽、消尽、癫狂、热病、风肿、水肿、腹肿。"修行佛法，可以免受以上疾病的侵扰和折磨。水肿、咳嗽、黄烂等都是以症状表示病名。由此，本书所列举佛医经典中的疾病类词语包括疾病名和症状，不加以区分。佛医学认为修行本身就是一种治疗方法。这是病名在佛医经典集中出现的一段，这些病都是现代内外科的常见多发病，佛医学是辅助修行的医术，故其常在说明法理中论病，很少系统地论述疾病诊断。佛医学经典中的验案很多都是诊断与治疗一体的，故个别简短者我们就诊疗同论，从治疗方法中窥见佛医诊断方法的端倪。

第一节　四百四病

佛医经典常提及四百四病，其言四百四病一为虚指疾病种类之多，二意在与四大致病论相合，如《佛说五王经》云："人有四大，和合而成其身……一大不调，百一病生；四大不调，四百四病，同时俱作。地大不调，举身沉重。水大不调，举身膖肿。火大不调，举身蒸热。风大不调，举身掘强，百节苦痛，犹被杖楚。"又《佛医经》云："人身中本有四病：一者地，二者水，三者火，四者风。风增气起，火增热起，水增寒起，土增力盛。本从是四病，起四百四病。故土属身，水属口，火属眼，风属耳。火少寒多目瞑。"风、热、痰、杂对应风、火、水、地，各一百零一病，风、火、水、地四大分别会导致四类疾病，正如《沩山警策句释记》所言："四百四病生起，风病百一，黄病百一，痰癃病百一，总集病百一。如是诸患，无时不生。"除此之外，四大还可以按寒热进行分类，言冷热病各有二百零二，如《大智度论》卷五十八言："四百四病者，四大为身常相侵害，一一大中百一病起。冷病有二百二，水风起故。热病有二百二，地火起故。火热相，地坚相。坚相故难消，难消故能起热病。"所以，四百四病其实是根据四大分类诊断而来的。

佛医经典中所论的内外科疾病比较丰富，以《四分律》为例，其所载疾病类词语共约50个，这些疾病词语涉及人体各个系统，以及病因病机和各类专科疾病，如表6。

表6 《四分律》疾病类词语及其分类

分类依据	具体分类	《四分律》疾病类词语
病因病机	四大增损之病	风病、水病、热病、毒、湿
人体系统	神经系统	头痛、癫狂病、狂、狂痴病
	消化系统	吐、吐下、大便道中血出、痔病、癣病
	内分泌系统	干消病、干枯病
	循环系统	血出病、痰癃病
	呼吸系统	上气病、吐沫病
	运动系统	足下常热病、脚劈破
	泌尿生殖系统	男根病
专科疾病	内外疾病	内病、外病、内外病
	传染性疾病	疟
	眼病	白翳
	细菌或寄生虫病	虫病
	皮肤病	疮、疥疮、疥瘙、疥癞、痈、痈肿、痈疽、痈疮、癣、疱、疱痹、面疮、白癞、瘊病、浸淫疮、汗臭、大小便处（及）两腋下病
	肿瘤疾病	瘿

以上疾病类词语中皮肤病病名最丰富，分类最精细，说明僧团罹患的常见病以皮肤病居多，这与集体生活中的个人卫生及公共卫生密切相关。

第二节　内科举隅

一、羸瘦

《十诵律》卷二十六云："佛在王舍城。秋时，诸比丘冷热发，癖癥患动，食不能饱，羸瘦少色力。佛见诸比丘羸瘦少色力，佛知故问阿难：'诸比丘何以羸瘦少色力？'阿难白佛言：'世尊，诸比丘秋时冷热发，癖癥患动，食不能饱，是故羸瘦少色力……尔时诸比丘中前服，过中不服，犹故羸瘦少色力。'佛见已，复问阿难：'诸比丘何以故羸瘦？'答言：'世尊！世尊虽听病比丘服四种含消药，诸比丘中前服，过中不服，是以犹故羸瘦。'佛以是因缘集僧。集僧已，佛种种因缘赞戒、赞持戒。赞戒、赞持戒已，告诸比丘：'从今日，听四种含消药中前、中后自恣服。'"

本案是佛陀治疗僧人虚劳羸瘦的案例。案中记载，佛陀在王舍城时，正值秋天酷热，许多僧人出现寒热交替、痰癖内蕴、食不能饱、体瘦羸弱、面色少华诸症。佛陀看了之后，特意问阿难说："这么多僧人为什么都羸弱无力、面色少华？"阿难回答说："秋季寒热交替，痰癖内蕴，食不能饱，所以僧人体瘦羸弱、面色少华。"佛陀认为，这是由于食物粗糙、饭菜单调、营养不足所致。佛陀认为四种含消药（酥、油、蜜、石蜜）能治疗该病。但由于"过午不食"的戒律，生病的僧人只在午前服用四种含消药，午后什么也不吃，因此仍然羸弱无力。对此，佛陀召集众僧聚会，强调潜修佛法、持守戒律的重要性，对众僧长期守戒给予了高度的评价。同时他也告诉大家："从今天起，允许午前、午后任何时间服用四种含消药（酥、油、蜜、石蜜）。"

从此案中可见秋时冷热发，癖癥患动，食不能饱是羸瘦病的内因与外缘；也能看出佛陀制订的戒律并非一成不变，是要根据实际情况应用变化的。"过午不食"确实可以有效地防止很多慢性病与烦恼的滋生，但食饮不足的羸瘦病人，则不必严格遵循。如此可见，明了病因对治疗方案的制订是至关重要的。

二、虚劳

《四分律》卷四十二有佛陀治疗众比丘虚劳疾患的验案。案中记载，佛陀在舍卫国时，发现许多僧人在秋天患了虚劳病，而颜面憔悴、形体枯燥、四肢癬白。究其原因，乃食物粗放、食品单调所致，理当以酥、油、蜜、生酥、石蜜五药治之。但是，经过一段时间之后，形体枯槁、颜色憔悴的病例还是不断增多。再究原因，乃受"过午不食"的戒律约束，饮食与修行不当所导致。其实佛陀早就指出，只要治病需要，可在任何时间服用五药，而不能以修行为理由，糟蹋美食，养肥乌鸦，让病僧饿着肚子。可见，佛医学的诊断治疗思想是非常灵活的。辨因论治在临床的重要性由此可见一斑。

三、 恶痉

《千手千眼观世音菩萨治病合药经》云："若有人等患恶痉，入心闷绝欲死者，取桃胶一丸，大小亦如桃实大，以清水一升和煎。取半升，咒七遍，顿服尽即差。其药莫令妇人煮，须净护造也。夫诸药造，不须人无验。"

痉，指的是一种表现为脊背强直的病证。《博雅》曰："痉，恶也。"《集韵》："一曰风病。"《正字通》认为痉证有五。《难经》指出，督脉为病，脊强而厥。《伤寒杂病论》认为痉者有五，如刚痉、柔痉等，并指出："病身热足寒，颈项强急，恶寒，时头热面赤，目脉赤，独头面摇，卒口噤，背反张者，痉病也。"其意为：病人身上发热，足部发凉，颈项强直，畏寒，有时头部烘热，面部及眼睛发红，头部动摇不停，突然出现牙关咬紧不开、背部强直、角弓反张，即痉病。根据"闷绝欲死"之症和桃胶的功效推定，本案病证当为外感风邪，内伤气滞，复受惊吓所致。

四、 便秘

《千手千眼观世音菩萨治病合药经》云："若有人患大便不通，取葵子二升，以水四升煮取一升汁，咒三七遍，数服即下。"本案用葵花子治疗便秘。葵花子味甘，性温，富含有不饱和脂肪酸、蛋白质及维生素 E，具有驱寒、润燥、通便、活血、降压、止晕功能。由上可以推知本案的便秘可能是冷性、燥性的便秘。

五、 小便频数

小便频数的特点是小便次数增加，但尿量可多可少，无昼夜之分。小便频数主要包括两方面：一是指排尿量增多，每次尿量不少于 300 毫升；二是指排尿次数增多，每次尿量仅为 100～200 毫升，或几十毫升以下。前一种情况，往往是由于饮水（包括啤酒、饮料）过多，偶尔有之，不属于病态。需要注意的是，初期糖尿病病人也有多饮多尿症状，此时需要积极治疗。糖尿病得到有效控制，多饮多尿症状自然就好了。后一种尿频，尿量少，并且伴有尿急，间或有尿痛，白天 6 次以上，夜间 3 次以上，属于病态，需要尽早加以治疗。《千手千眼观世音菩萨治病合药经》用瓜蒌根来治疗的"小便数忽起"者，可能是消渴所致小便频数，即燥热内结的下消证，类似现代医学的糖尿病性多尿。

六、 心痛

心痛是由正气亏虚或饮食不节、情志不调、寒邪侵袭等所引起的，以痰浊、瘀血、气滞、寒凝痹阻心脉为病机，以膻中或左胸部发作性憋闷、疼痛为主要临床表现的一种病证。轻者偶发短暂轻微的胸部沉闷或隐痛，或为发作性膻中或左胸含糊不清的不适感；重者疼痛剧烈，或呈压榨样绞痛。常伴有心悸，气短，呼吸不畅，甚至喘促，惊恐不安，面色苍白，冷汗自出等。此多由劳累、饱餐、寒冷及情绪激动而诱发，亦可无明显诱因或安静时发病。《千手千眼观世音菩萨治病合药经》有论心痛之病的内容，云："若有人等卒患心痛，不可忍者，为遁尸疰……慎五辛、酒肉油物、诸不净物及房内。"导致心痛的原因虽然很多，但不外乎寒邪内侵、饮食不当、情志波动、劳倦过度、年老体虚等，心痛的辨证分型有气滞、血瘀、火盛、痰阻等。但上述《千手千眼观世音菩萨治病合药经》之心痛乃由尸疰所致。尸疰，即尸注，病名，见于《诸病源候论·尸注候》，亦见于《太平圣惠方》卷五十六，为九注之一。尸注主要表现为寒热淋沥，沉沉默默，腹痛胀满，喘息不得，气息上冲心胸，旁攻两胁，牵引腰脊，举身沉重，精神杂错，恒觉昏谬，每逢节气改变，辄致大恶，积月累年，渐就顿滞，以至于死。死后复易旁人，乃至灭门。以其尸病注易旁人，故名尸注。五辛、酒肉油物、诸不净物及房劳是该病发生的助缘。

七、 蛔痛

蛔痛即因蛔虫病引起的疼痛。蛔虫病是由于误食沾有蛔虫卵的生冷蔬菜、瓜果或其他不洁之物而引起的。蛔虫寄生在小肠内，可扰乱脾胃气机，吸食水谷精微。由于蛔虫具有喜温、恶寒怕热、性动好窜、善于钻孔的特性，故当人体脾胃功能失调，或有全身发热性疾病时，蛔虫即易在腹中乱窜而引起多种病证。若蛔虫钻入胆道、阑门，或蛔虫数量较多，在肠中缠结成团，则会出现多种病变及症状。《千手千眼观世音菩萨治病合药经》有案言："若有人等患蛔虫咬心痛者，取骨嚕末遮（白马屎）半升，咒三七遍，服即差。若重者一升，虫即如缑索出来，差。"蛔虫咬心痛指的是胆道蛔虫症。因为胆道蛔虫症常常表现为剧痛难忍，且疼痛往往会反射到心口部位，故有蛔虫心痛之说。

八、 恶肿入腹

《千手千眼观世音菩萨治病合药经》言："若有人等恶肿入腹欲死者，取瞿摩夷烧和酒，咒三七遍，涂肿上。又口令服，即差。"何谓恶肿入腹？笔者认为，恶肿入腹可能为腹股沟淋巴结肿大。腿脚部位外伤炎症，导致腹股沟淋巴结越来越大，不仅影响行走，而且兼有发热、剧痛等表现。瞿摩夷即牛粪，以牛粪烧和酒外敷可治此病。佛医学认为臭物为水大，故能治疗火大之病，合酒后更有清热活血解毒之效。可见此"恶肿入腹"既有瘀滞又有热毒，与淋巴结肿毒较为契合。

九、 鼻衄

鼻衄是临床常见的症状之一，俗称鼻出血，可由鼻部疾病引起，也可由全身疾病所致。鼻出血多为单侧，少数情况下可出现双侧鼻出血；出血量多少不一，轻者仅为涕中带血，重者可引起失血性休克，反复鼻出血亦可导致贫血。《千手千眼观世音菩萨治病合药经》云："若有人等患鼻大衄下欲死者，取生蓬莱和水煮取汁，不限大小，咒三七遍，令吞，即留生。"案中所言"患鼻大衄下欲死者"，说明鼻腔大出血的症情十分凶险。从所用药物可以推知该病人所患可能属于虚寒性鼻衄。脾气虚不能统血，心气虚不能摄血，血脉不固，离经妄行故鼻衄。蓬莱葛性温，味苦，具有祛风活血之功效，主治创伤出血、关节炎和风湿痹痛等病证。

十、 血痢

血痢，又称赤痢，即泻下物为血色黏液。《千手千眼观世音菩萨治病合药经》论血痢，言："若有人等亦血痢血者，取桃脂大如鸡子，咒三七遍，令吞，即差。"案中所言的"血痢血者"，指的是血痢出血不止，泻下鲜红色的黏液脓血便。桃脂又名桃胶，是蔷薇科植物桃或山桃等树皮中分泌出来的树脂，每年夏季采集，经水浸，洗去杂质，晒干而成。桃胶质地绵软，呈半透明状，营养十分丰富。中医学认为桃胶性平，味甘、苦，无毒，入大肠、膀胱经，可治疗石淋、血淋、痢疾等。

十一、疟

疟，即现之疟疾。疟疾是以疟蚊为媒介，由疟原虫引起的周期性发作的急性传染病，典型症状表现为间发性寒战。《四分律名义标释》卷二十九云："疟，痎病也。然此病有寒有热，或日一发或间日一发，或三四日一发，或二日连发，住一日者，此等皆如医方处治。若鬼发者，则寒热日怪，梦寐不祥，多生恐怖，言动异常，即以疗疟病鬼咒治之。"佛医在处理疟疾病发时，采取的只是一般的对症治疗，如"若故寒应以卧具毡褥覆上，若寒不止应一比丘共卧"。

十二、虫病

《四分律》卷三十五云："如是截手，截脚，截手脚，或截耳……或虫病……如此人不得度受具足戒。"《中医大辞典》谓虫病泛指因虫所致的各种疾病。《四分律》中之虫病极有可能是指微生物感染所致之病或寄生虫病。元魏瞿昙般若流支所译《正法念处经》卷六十四记载"十种虫"住于人头中，又记载"消唾垂虫""涎虫""唾虫""吐虫"等在人体内造成人体疾病，又有"疮虫""刺虫""闭筋虫""动脉虫"等十种虫引发人体疾病。若人体患"刺虫"，就会"下痢，犹如火烧，口中干燥，饮食不消。……或下赤血，或不消下痢"。"下痢"即泄泻，"下赤血"即泻下带血便，加之"犹如火烧，口中干燥"等全身症状，考虑这应是指细菌性痢疾。

《四分律》又云："见于吐虫住人身中，住于十脉流注之处。若人食时，如是之虫，从十脉中，踊身上行，至咽喉中，即令人吐。令人生于五种呕吐，何等为五，一者风吐，二者阴吐，三者唾吐，四者杂吐，五者蝇吐。若虫安隐，食则条顺，入于腹中。"此指寄生虫病，据发病症状来看极有可能为蛔虫病。蛔虫逆行至食管，人体会吐出之；若隐于人体内，则存活于肠中。蛔虫可引起消化道症状，如恶心呕吐。古时卫生条件较差，故蛔虫病是常见的病。佛医学对微生物、细菌、寄生虫疾病等有了一定的认识，但是没有对其进行精确系统的区分，笼统地将之归为"虫病"。

十三、疱痱

《四分律》云："尔时诸比丘盛热时，身体疱痱出，污垢臭秽。""疱痱"又作"跑痱",俗称"痱子"(又作"疿子"),就是现今所说的暑夏时的常见疾病"痱疮"或"痱子"。盛热疱痱出即暑夏多发痱疮。"疱"即"皰","皰"指面疮、水疱样的小疙瘩。"痱"作"沸",后被"痱"所代替并使用至今。痱子即指夏季因汗泄不畅而生的一种皮肤病。中医对痱子的描述可见于《圣济总录》卷一百三十八。痱子亦名痱汗疹、痱疮。该病由暑湿蕴蒸、汗泄不畅所致。

十四、 痰癃病

《四分律》言:"如是截手,截脚,截手脚,或截耳,或截鼻……或痰癃病……如此人不得度受具足戒。"《大方广佛华严经》卷一有"谓春雪时,痰癃病动"的记载。《集韵·沁韵》云:"癃,《字林》:心病。"慧琳《一切经音义》卷二十九云:"痰癃,上音谈,下阴禁反。案:痰癃,字无定体。胸膈中气病也,津液因气凝结不散,如筋胶引挽不断,名为痰癃,四病根本之中此一能生百病,皆上焦之疾也。"由上可见"痰癃病"类似于机体受寒,津液淤积于胸膜中所致的肺源性心脏病之类。

十五、 上气病

《四分律》云:"如是截手,截脚,截手脚,或截耳,……或有上气病……如此人不得度受具足戒。"慧琳《一切经音义》卷四十八云:"呀癫,许牙反,下苏豆反,上气病甚曰呀,字从口。"上气病,发病或加重的时候谓"呀","呀"犹张口、开口,上气病需要张大口腔以辅助呼吸,这是典型的气喘症状。又《周礼·天官·疾医》云:"冬时有嗽,上气疾。"郑玄注:"上气,逆喘也。"可见上气病为上呼吸道疾病,多指支气管哮喘。

十六、 冷湿病

《十诵律》卷二十七记载了耆婆为佛陀治疗冷湿病的案例。耆婆没有用内服草药的方法,而运用了闻嗅"用优钵罗花熏过的下药"之法。这类似中医以芳香化湿药来治疗寒湿之证。由此案可见耆婆医术之高明,治法之独到。

佛医学经常用冷湿、热病、冷病、风冷之类的词语来形容外感之疾,这些词语类似中医的六淫邪气,但又常带有佛医学四大辨证的特色。如《萨婆多论》说明冬季末月八日、春季初月八日十六天寒势甚猛,多发冷病。因冬、春节气交替,及太阳离地球较远而日照偏少的缘故，此时寒气甚重。春季末月八日、夏季初月八日，此十六天热势极盛，多发热病。因太阳离地球较近而日照较广的缘故，此时多大热。夏季末月八日、冬季初月八日，此十六天不寒不热，但同时寒热兼具，容易引动冷热病。尤其是地处热带的印度，热病是普遍的疾病之一。热病在佛医学中为火大增，其原因有二：体质火大旺盛及外在气候暑热。

十七、 风冷病

《十诵律》卷二十六讲述了佛陀为大长老舍利弗治疗风冷病的案例。佛陀所用药物为大麦加热发酵而得的"苏提罗浆"。可见佛陀对药性的掌握是非常到位的，不仅熟悉常用食物、药物的功效，对炮制后药物性味的变化也明了于心。

《观自在菩萨怛嚩多唎随心陀罗尼经》也论述了风冷之病，云："若患冷病、身肿、体癖、风冷等病，取菖蒲以白蜜和之，佛前烧香咒一千遍，空腹服之，即差。"本案病证症见肢体冰冷、身体浮肿、痞块疼痛、畏风体寒，是典型的阳气虚衰、寒湿内壅的病证，故用性味辛温的石菖蒲治之。癖，病名，又称癖气，指痞块生于两胁，时痛时止之病证，多由饮食不节、寒痰凝聚、气血瘀阻所致。《五分律》卷二十二还有一则佛陀患风的案例，其风疾当指初感风寒。对于这种感冒初期的不适之症，当趁热食用药粥以治之，这与中医学服桂枝汤后啜热稀粥有异曲同工之妙。

十八、 水病

水病即指佛医四大中水大的增损所致的疾病。《四分律名义标释》卷二十七谓："四大不顺者，行役无时，强健担负，棠（裳）触寒热。外热助火，火强破水，是增火病；外寒助水，水增害火，是为水病。"《四分律》卷四十就有佛陀患水大不调，阿难延请耆婆为佛陀诊治的记载。这里的水大不调，指的是因水土不服而导致的水肿，主要表现为两足肿胀。可见，水土不服会影响人身的四大不调。

十九、 风病

风病既指由风的增损所诱发的疾病（《四分律》中常简称为"风"），又指各种具体的疾病，同时也是传染性疾病的概称。如前所述，"风"为四大之一，四大之性分别是：地有坚性，水有湿性，火有暖性，风有动性。风之动性即突发性、卒暴性、蔓延性等特征。风是自然界中的现象之一，流动性大，穿透性强且易扩散，并兼有轻柔、狂暴的特性。

佛医学认为风病与虫病常常相伴发生，《修行道地经》卷一谓人体有八十种虫，分布于全身各处，风为外部致病原之一，风动虫生，人体患染疾病，"其人身中，因风起病，有百一种，寒热共合，各有百一，凡合计之，四百四病，在人身中"。《千金翼方·万病·耆婆治恶病》则将风病分为五种，即五风，云："一曰黄风，二曰青风，三曰白风，四曰赤风，五曰黑风。其风合五脏，故曰五风。五风生五种虫：黄风生黄虫，青风生青虫，白风生白虫，赤风生赤虫，黑风生黑虫。此五种虫食人五脏，若食人脾，语变声散；若食人肝，眉睫堕落；若食人心，遍身生疮；若食人肺，鼻柱崩倒，鼻中生息肉；若食人肾，耳鸣啾啾，或如车行、雷鼓之声；若食人皮，皮肤顽痹；若食人筋，肢节堕落。五风合五脏，虫生至多，入于骨髓，来去无碍，坏于人身，名曰疾风。疾风者，是癞病之根本也。"该书还根据症状特点对风病进行了分类，云："病之初起，或如针锥所刺，名曰刺风；如虫走，名曰游风；遍身掣动，名曰瞤风；不觉痛痒，名曰顽风；肉起如桃李小枣核，从头面起者，名曰顺风；从两脚起者，名曰逆风；如连钱团丸，赤白青黑斑驳，名曰癜风；或遍体生疮，或如疥癣，或如鱼鳞，或如榆荚，或如钱孔，或痒或痛，黄汁流出，肢节坏烂，悉为脓血，或不痒不痛，或起或灭，青黄赤白黑，变易不定。病起之由，皆因冷热交通，流入五脏，通彻骨髓，用力过度，饮食相违，房室不节，虚动劳极，汗流遍体，因兹积热，风热彻五脏，饮食杂秽，虫生至多，食人五脏、骨髓、皮肉筋节，久久坏散，名曰癞风。"上述均可作为佛医学临床诊断的依据。

第三节　外科举隅

一、疮

疮在佛医学中是对一切痈疽类皮肤病的通称。佛医经典对疮病的论述有：①尔时佛在舍卫国，祇树给孤独园……时诸比丘患痈、疮、疥种种疮病，脓血流出，污身污衣污卧具；②时有比丘患疮，医教作涂疮药……彼疮熟，应以刀破著药；③彼优婆私割肉时，举身患痛，极为苦恼……即便速起，身痛即止，疮复如故不异。其中，①②的"疮"都是皮肤黏膜感染破溃，③中的"疮"是指刀割形成的外伤创口。

疮本指皮肤黏膜溃破肿烂之病。如东汉安世高所译《佛说罪业应报教化地狱经》讲述了在集会上信相菩萨就地狱众生相问世尊的第二十种情形，云："第二十，复有众生其形甚丑，身体黑如漆，悉恶疮脓血，水肿干、瘠、癫、病、疽种种诸恶集在其身；虽亲附人，人不在意；若他作罪，横罗其殃；永不见佛、永不闻法、永不识僧。"其中"恶疮脓血"的"疮"就是指皮肤溃烂。

疮病的严重程度与疾病患发位置、感染程度相关，重者可能会致死。如《增一阿含经》卷十一载："比丘！悭贪之人与说施法，便生嗔恚，起伤害心，犹如痈疮未熟，复加刀割，痛不可忍。"同书卷十二载："尔时，彼比丘即于坐上，身生恶疮，大如芥子，转如大豆，渐如阿摩勒果，稍如胡桃，遂如合掌，脓血流逸，身坏命终，生莲华地狱中。"中医中的疮也是常见的皮肤病，其中脓疮特别是多发于头面部的疮病感染会形成脓肿，若不立即治疗，脓肿病菌会随体循环扩散而引起全身中毒感染，甚至导致死亡。

《十诵律》卷十六记载，佛陀在巡游到维耶离国时，看到这里土地咸湿，许多僧人患了痈疮。对于罹患痈疮的病人，佛陀允许其穿宽敞透气的覆疮衣着，以便于疮口尽快愈合，但要求其必须在疮口愈合十天后换回正装。对于覆疮衣，应本着节俭的原则，不宜耗费太多的布料，过宽过大者都必须改过来。从本案可以看出，疮病的外缘有土地咸湿及覆疮衣着等，这些环境因素所致之疾病，可以通过生活起居进行调理。《十诵律》卷四十还有耆婆治痈的案例。有位僧人因患痈肿，前往耆婆医所求治。耆婆查看了痈肿之后说"等它熟透"。等到熟透（由红肿变成脓肿）时，耆婆又说"必须挑破"。可见，佛医学对疮痈的诊断与治疗已经有着成熟的方法。这与中医外科学中脓熟时宜切开排脓如出一辙。

二、痔病

佛医学中的痔病指痔疮，又指所有肉质样突起的病证。如"我女有癫病。若言痈，若有白癫，若言干枯病，若言狂，若言痔病，若言常有血出病，若言足下常热病"。慧琳《一切经音义》卷五十九云："痔病，直理反，后病也。""后"指直肠肛门处，"后病"就是肛肠类疾病。《正法念处经》卷六十七云："见有一风，名大便处，若调不调，为何所作，彼以闻慧，或以天眼，见大便风，若不调顺，于三肉皰，则成痔病。所下之血，如赤豆汁，身体烧热，昏嗜睡眠，筋脉拘急，食不能消，舌不得味。"这里的痔病是指直肠或肛周静脉丛曲张形成的肉质样的突起，随着病证的加剧会有出血、便秘甚至肛裂、脱肛等并发症。但《佛说疗痔病经》中的痔病又泛指人体各部所发的息肉瘤肿，如其云："所谓风痔、热痔、癊痔、三合痔、血痔、腹中痔、鼻内痔、齿痔、舌痔、眼痔、耳痔、顶痔、手足痔、脊背痔、屎痔……遍身肢节所生诸痔……""鼻内痔""耳痔""腹中痔"等都是黏膜上异常突起的肉丘，与痔疮形成的突起极其相似。

因此，佛医学中的痔病，并非单指痔疮，而是指气血瘀滞不通而导致的局部病变，与滞的含义相似，其中粪门痔相当于现代的痔疮，其他诸痔相当于现代的局部硬结红肿，如扁桃体红肿称为"喑痔"，鼻甲或鼻中隔红肿称为"鼻内痔"，齿龈红肿称为"齿痔"，眼睑红肿称为"眼痔"，内耳、中耳、耳门及耳郭红肿称为"耳痔"。痔情严重者，还可破溃流脓。因此，若将痔病仅释为痔疮，乃大误也。

《根本说一切有部尼陀那》卷二有一则有关粪门痔的案例。案中记载，有一僧人身患痔病，由于痔核突出到肛门之外，他就用指甲将这段截去，结果痛苦异常，有钻心之势，不堪忍受，遂求佛陀诊治。佛陀认为，不论是风痔、热痔、癊痔、血痔，还是粪门痔等，"皆堕落干燥，勿复血出脓流致生苦痛，即令干燥莎诃"，即让其干燥自然脱落。

《四分律》卷四十有耆婆治愈瓶沙王痔疮出血的案例。方法是：先全身麻醉，再用温开水将患处泡洗之后，割破患处，清洗疮口，涂上药物。可见，准确地辨病并采取合适的方法是至关重要的。

三、青盲

佛医学在眼科方面非常擅长，隋唐年间有人托名"龙树菩萨"翻译了《龙树菩萨眼论》，论述了 72 种眼科疾病的病因、治疗方法，并提出对我国眼科影响最大的白内障的治疗方法——金针拨障术。

佛医学将四大学说应用于眼病诊断方面，如《外台秘要》中的"叙眼生起一首"言："夫眼者，六神之主也。身者，四大所成也。地水风火，阴阳气候，以成人身八尺。骨肉肌肤，块然而处，是地大也。血泪膏涕，津润之处，是水大也。生气温暖，是火大也。举动行来，屈伸俯仰，喘息视瞋，是风大也。"虽四大同论，但具体诊断时尤其重视风和火。《秘传眼科龙木论》对外障的病因，提倡从风、火考虑。《龙树菩萨眼论》，也强调风、热这两个致病因素，其中三十三症的病因皆为风、热。下面以青盲一病举例。

青盲指视物模糊、视物昏暗或黯然无光。导致青盲的原因有青光眼、白内障、息肉、外伤、风热、寒凝、血瘀等。《千手千眼观世音菩萨治病合药经》中有一则医案，取诃梨勒果、庵摩勒果、鞞醯勒果三种药物研末外用治疗青盲病，并要求治疗时须"在深室内，慎风、房室、五辛、诸不净物"，如此才能"得精还"。从这一方面看，风寒、房事、五辛、浊秽之物也是促使青盲病加重的外缘，其中房室、五辛均可促进风大、火大的增加，而风寒、浊秽之物则与水大、风大的增加有关。

四、 偏风

《千手千眼观世音菩萨治病合药经》言："若有人等患一边偏风，耳鼻不通、手脚不便者，取胡麻油内木香煎，咒三七遍，摩拭身上，永得除差。又取纯牛苏，咒三七遍，摩身上差好。"病人单侧肢体活动不便，并伴有患侧听力下降、呼吸不畅等症，乃外风所致，故施以外治之法。本案用胡麻油和木香煎汤摩拭患体，或以牛苏摩体，皆可收到良好的效果。中医学的偏风多由营卫俱虚，正气不足，外邪侵入，经脉阻塞所致，症见半侧肢体运动障碍，麻木疼重，甚则废而不用。佛医经典中的偏风与此有相同的特点，可以互相阐发。

五、 大烧疮

《千手千眼观世音菩萨治病合药经》言："若有人等被大烧疮者，取热瞿摩夷，咒二七遍，涂疮上即差。"烧疮即烧伤。案中指出，若被大火烧伤或开水烫伤之后，所留下的疮口经久未愈，且诸药均难以奏效者，推荐使用瞿摩夷。瞿摩夷是什么？其实就是黑牛的粪便。牛粪为腐烂之物，为水大，具有清热解毒之功效，故能治疗火大之伤。佛医学认为烧疮即火大之病。

六、 疔疮

《千手千眼观世音菩萨广大圆满无碍大悲心陀罗尼经》记载："若患丁疮者，取凌锁叶捣取汁，咒三七遍，沥着疮上，即拔根出，立差。若患蝇螫眼中，骨鲁怛伕（新驴屎也）滤取汁，咒三七遍。夜卧着眼中，即差。"丁通疗，指疗疮肿毒，即好发于颜面和手足部的外科疾病。本病开始有粟米样小脓头，发病迅速，根深坚硬如钉。疗因发病部位和形状不同，而又有"人中疗""虎口疗""红丝疗"等名称。

七、 肛门痒

《千手千眼观世音菩萨治病合药经》有用菟丝末与糖调和治疗肛门瘙痒的案例。导致肛门瘙痒的原因有很多，如肛裂、肛瘘、痔、肛乳头炎、直肠脱垂、肛门湿疹、神经性皮炎、癣、各种疣、汗腺炎、寄生虫病等都可以导致肛门奇痒难忍。本经所载案例用菟丝末与糖调和治疗，则此案例之病证可能是蛲虫病所致肛门瘙痒。蛲虫病是以引起肛门、会阴部瘙痒为特点的一种肠道寄生虫病。汉代司马迁《史记》云："病蛲得之于寒湿。"结合本案，则蛲虫病可能与肾虚寒湿有关。

八、 耳病

《佛说不空罥索陀罗尼仪轨经》有用生乌汤、麻油或醒醐滴入耳中，治疗耳鸣热风的案例。何谓耳鸣热风？耳鸣有寒热虚实之分，本经所载案例之病证为实证、热证之耳鸣，故在耳鸣之时似有热风煽动。该案所用之方寒热并用，所用之药有热性的川乌，有凉性的醒醐、麻油。各药交替滴耳，既能止痛，又可清热，还能祛风，切中耳鸣热风病因。

《大方广菩萨藏文殊师利根本仪轨经》卷八也提到了耳病，云："若患耳病，用象粪内所生菌子，及吉没迦树叶，用慢火烧。烧已去皮，令温和，更入盐末，都共合和一处，加持七遍，以药点耳，刹那中即差。"根据所用之药物来推测，这里的耳病当指外耳道红肿疼痛流脓之病，类似于现代医学的中耳炎，中医学的耳疖、耳湿等。

九、 头痛

《观自在菩萨怛嚩多唎随心陀罗尼经》云："若头痛者，即香汤洗头洗手，咒手二十一遍，捻其痛处，即止。"本案为治疗头痛的病例。案中论及用香汤洗头、洗手治疗头痛，据此可推测本案头痛当为外感风寒、气机郁阻所致。那么，香汤究竟由哪些药物组成呢？笔者认为当由白芷、木香、川芎、藁本、檀香等组成，因为这些药物既能疏风散寒，又能行气止痛，对外感气滞之头痛具有较好的疗效。

《四分律》卷四十有耆婆为一位常患头痛的长者行开颅手术的验案。在手术之前耆婆通过"何所患苦""病从何起""病来久近"三段式问诊，全面了解了病人的病情。耆婆指出，本病十分凶险，7天至7年之内随时都有可能死亡。可见，佛医学中疾病的问诊方法与对疾病预后进行推断的方法是比较成熟的。

十、 冷风热疾

《十诵律》卷十六有因"春残一月半、夏初一月，是二月半大热"与"恶风起，吹衣离体，尘土坌身"的外缘而生"身体垢痒、烦闷吐逆"等冷、风、热之病，并针对此，及时进行洗浴以治疗的案例。冷风热疾由四大病机而得名，其病因为时令代谢和起居不调，其治疗方法为药物浴疗泡洗。

十一、 大便不出

大便不出即便秘，轻者多因水分摄入不足，生活环境有所变化，或者是精神压力过大导致，或为现代医学的肠道功能紊乱、肠道蠕动不足所致，重者多因严重的器质性疾病，如肠梗阻、肠麻痹等所致。

《四分律》卷四十记载了一例器质性病变导致便秘的案例。拘睒弥国中有一位长者之子，因嬉戏而致肠子扭结，饮食难进，大便不出。耆婆为病人施行手术治疗，剖开病人的腹部，找到扭结的肠子，解开患处，使肠子恢复原状，后缝合肌肉皮肤，将上好的药膏涂在切口的表面。没过多久，病人就痊愈了。此案之病其实是现代医学的肠梗阻，中医学则称之为"大便不通""肠结""关格"等。饮食不节、热邪郁闭、寒邪凝滞、湿邪中阻、气血瘀滞、燥屎内结、虫团聚集等因素可导致肠腑传导失常，通降受阻，气机痞结，水津潴留，闭阻于中，而出现胀、痛、呕、闭四大症状。

第四节 儿科举隅

一、舌肿

舌肿作为以症状命名的疾病，指舌体肿大，或兼木硬、疼痛，严重者，可肿大满口而妨碍饮食、言语和呼吸。

《千手千眼观世音菩萨治病合药经》云："若有小儿患舌肿不能哺乳者，取东方乘汁，咒一百八遍，涂舌立愈。"此为治疗小儿舌肿的案例。小儿舌肿会影响吃奶。小儿舌肿类似中医心火上炎之证，类似现代医学的舌炎、舌溃疡等病。东方乘是什么药？各种文献均未见记载。笔者认为，东方乘即蒲公英。首先，蒲公英生长区域十分广泛，到处均可见；其次，蒲公英具有清热解毒、消肿止痛的功效。

二、口疮

口疮是指以口腔内黏膜、舌、唇、齿龈、上腭等处发生溃疡为特征的一种小儿常见的口腔疾病。口疮发生于口唇两侧者，又称燕口疮；满口糜烂，色红作痛者，又称口糜。本病相当于现代医学之口炎。

《千手千眼观世音菩萨治病合药经》云："若有小儿口中生疮不能食者，取黄连根，细捣筛下，以和男子母乳汁，咒三七遍，涂口疮上，即差。"意为如果小儿口中生疮，无法进食，可将黄连根研成细粉，以男婴的母亲的乳汁调和成糊状，涂于口疮之上，使口疮很快痊愈。中医学认为该病类似鹅口疮，现代医学称之为急性假膜型念珠菌性口炎。鹅口疮是以口腔满布白屑为特征的一种常见疾病，因口腔满布白屑时状如鹅口，故名。又因其白屑色白如雪片，而名"雪口"。该病无明显季节性特点，常见于禀赋不足，体质虚弱，营养不良，或久病、久泻的小儿，尤以早产儿、新生儿多见。该病常由心脾积热引起，故用黄连根治疗。

三、头疮

头疮，现代医学称为头部多发性毛囊炎，是临床常见的一种皮肤病。现代医学常认为本病是机体免疫力低下，继发细菌或真菌感染所致。中医学认为，"腑脏有热，热气上冲于头，而复有风湿乘之，湿热相搏折血气而变生疮也"。《千手千眼观世音菩萨治病合药经》记载，治疗"小儿头生诸疮者"，用牛角烧末合猪脂外用即愈。佛医学认为头疮一般由热毒、湿毒结滞所致，故用凉血解毒的牛角与滋阴润燥、清热解毒的猪脂合用治疗，正中该病的内因。

第五节　妇科举隅

一、难产

《千手千眼观世音菩萨治病合药经》云："若有妇人患产难者，取胡麻油，咒三七遍，摩产妇脐中及玉门中。若令口吞易生。若有女人怀妊死腹中者，取阿婆末唎草（牛膝草是也）一大两，以水二升和煮绞去滓，取一升汁，咒三七遍，服即出，一无苦痛。若不出胎衣者，亦服此药，即出差。"书中指出，对于难产的病人，可同时用胡麻油外摩和牛膝草内服两种方法来治疗。难产是指女性妊娠足月临产时，不能顺利娩出胎儿。本案之难产类似中医学的肝肾不足合并气滞血瘀型难产，牛膝具有补肝肾、强筋骨、逐瘀通经、引血下行之功效，十分切中难产病机。可见，虽然佛医经典没有说明医理，但其用药精到可见一斑。

《大方广菩萨藏文殊师利根本仪轨经》卷八提到不同情况、不同阶段的难产的处理方法。如果胎儿在腹中到期未出生者，可同时服用陈酥孔雀尾、白乳和糖酥。如果出现产前头疼，可用加持之后的乌翅蘸药液拂病人头部。如果发现新生儿患病，可用阿囕谟根和你梨迦根两药与乳汁同磨，令患儿平安。该书分三个阶段对难产进行预防及有效治疗：第一阶段为怀孕之后防治难产，重在保胎，促进胎儿的生长发育；第二阶段为到了预产期还未生产所采取的措施，重在催产，让胎儿能够顺产出生；第三阶段为婴儿出生之后所患诸病的治疗，主要是防止新生儿各种并发症的发生。此时的佛医学已经出现了较为系统的难产防治方法。

二、孕妇病

《千手千眼观世音菩萨治病合药经》云："若有妇人妊身卒得病，煮取小豆五升、豉三升，以清水一斗煮，取三升汁，咒一百八遍，分为二服，即差。"根据本方的组方特点，该案之病证类似产前抑郁症，主要表现为郁闷不乐、烦躁不安、忧闷欲哭。中医学认为妊娠期妇女多偏阴血虚及虚热，阴阳气血失调，一旦遇忧愁悲哀等精神刺激，易损及心神，致心失所养而出现妊娠期抑郁。方中的小豆、豉当为赤小豆和淡豆豉。赤小豆，性平，味甘、酸，归经心、小肠经；具有清热降火、燥湿健脾、解毒排脓、利水退肿、治关节烦痛等功效；可用于治疗妊娠期水肿、心烦和关节烦疼。淡豆豉性平，味苦、辛，归肺、胃经；具有解肌发表、宣郁除烦之功效，既能疏散表邪、发汗解郁，又能宣发郁热、除烦定志；可用于邪热内郁或胸中气滞所致的胸中烦满、心中懊恼、虚烦不得眠等症。因此，以赤小豆和淡豆豉组方治疗妊娠期抑郁症正中病机。

三、 乳坚肿

《观自在菩萨随心咒经》提到以诵经、施咒、物疗三法合而治疗妇人乳房坚肿。物疗所用药物为沉香；诵经、施咒可安心调神。乳坚肿常由妇人情志不遂，气滞结聚导致，故以上几法合治可起到身心并调之功，能获佳效。

第六章　心病诊断

佛医学对心病的阐发是其主要的特色。广义上言一切病都由心而发，即百病由心造。心病主要由烦恼产生，无尽的烦恼可以归纳为八万四千种。八万四千种烦恼又可以概括为贪、嗔、痴三种烦恼，也可以再总括为一个"痴"字。痴就是不明事理，就是无知。由于愚痴，所以才会有我执；由于执着有我，所以才有了烦恼和造恶业；由于造恶业，所以才会受生、老、病、死的果报。

《大般涅槃经》卷十二对心病做出定义："所谓心病，以心体灵明，虚圆湛寂，但因欢喜不胜而致踊跃，怯懦无勇而生恐怖，及忧愁苦恼，愚痴昏昧等，扰动于中，使心失去平和，故生诸病。心失平和之性是心病之因。"一切使心念失去平和而走向极端的内心活动皆属于心病范畴。

关于心病的分类，《大般若经》言："心病亦四，谓贪、嗔、痴及慢等病。"《中华大藏经》云："心病亦有四种：一者踊跃，二者恐怖，三者忧愁，四者愚痴。"《增一阿含经》卷十二将心病分为贪欲、嗔恚、愚痴三病，且谓其是比丘三大患。所谓贪病，就是贪爱之心引起的恼害善心之病。所谓嗔病，就是嗔恚之心引起的恼害慈悲之心之病。所谓痴病，就是无明引起的诸病。

由上可知，心病的具体表现为各种烦恼。烦恼又称为"惑""尘劳""染"等，是种种不良心理行为、思维习惯，使身心失去平静，发生恼、乱、烦、惑、污等精神心理反应的总称。凡一切不如理的、不正常的、不良的心理因素，都是烦恼。烦恼又被叫作"烦恼障"。《佛地论》说："恼乱身心，令不寂静，名烦恼障。"《大般涅槃经》卷十一将烦恼障称为三种重病之一："烦恼障者，贪欲、嗔恚、愚痴、忿怒、缠盖、焦恼、嫉妒、悭吝、奸诈、谀谄、无惭无愧、慢、慢慢、大慢、不如慢、增上慢、我慢、邪慢、憍慢，放逸贡高，怼恨诤讼，邪命谄媚，诈现异相，以利求利，恶求多求，无有恭敬，不随教诲，亲近恶友，贪利无厌，缠缚难解。欲于恶欲，贪于恶贪，身见、有见及以无见。频申喜睡，欠呿不乐，贪嗜饮食，其心蒙瞢。心缘异想，不善思惟，身口多恶，好喜多语，诸根暗钝，发言多虚，常为欲觉、恚觉、害觉之所覆盖。是名烦恼障。"烦恼障、业障、报障，"如是三障，名为大病。而诸菩萨于无量劫修菩提时，给施一切疾病医药常作是愿：令诸众生永断如是三障重病。"一个"大"字，一个"重"字，凸显其厉害程度。

佛医学中有"烦恼病"一说，烦恼作用于心神，如身病作用于肉体，故称烦恼为病。《大般涅槃经》卷十二说，心理失去平和，或欢喜太过，或怯懦无勇而生恐怖，或忧愁苦恼太甚，或愚痴昏昧，均会导致心病。

第一节　烦恼病

佛医学对烦恼病的辨析非常细致，唯识今学分烦恼为根本烦恼、随烦恼二类。烦恼，又称"惑""缠""结""使"等，有折磨、使人产生痛苦之意，为烦乱、污染身心令不得安宁清净之意。《维摩经》卷二谓："恼乱众生，故名为烦恼。"《大智度论》卷七解释说："能令心烦，能作恼故，名为烦恼。"《瑜伽师地论》卷八说烦恼以"自然不寂静起"与"不寂静行相续"为其自性。

一、根本烦恼

根本烦恼又作"本惑""根本惑"，谓其为一切烦恼、不善心所的根本，是造作能感召生死苦果之有漏业的根本。《大般涅槃经》卷十将贪、嗔、痴、慢四种根本烦恼称为四毒箭，认为此四者是致病的重要因素。《大般涅槃经·现病品》言："一切众生，有四毒箭，则为病因。何等为四？贪欲、嗔恚、愚痴、憍慢。若有病因，则有病生：所谓爱热肺病，上气吐逆；肤体瘤瘤，其心闷乱；下痢哕噎，小便淋沥；眼耳疼痛，背满腹胀；癫狂干消，鬼魅所著。"贪、嗔、痴、慢等烦恼本来为心病，但日久则及身，引起身体上的痛苦与不适。根本烦恼的具体分类有以下几种。

（一）三根本烦恼

指贪、嗔、痴。贪是贪爱，嗔是嗔恚，痴是无明。众生因无明颠倒，妄计执着诸有为法是实有，进而生起贪嗔，造作众多染污行，感召未来世的生死业果，一直在六道中轮回受苦。反过来，只要除灭了这三毒，就能证入涅槃，如《杂阿含经》云："涅樂者，贪欲永尽，嗔恚永尽，愚痴永尽，一切诸烦恼永尽，是名涅槃。"《瑜伽师地论》也说："是故虽有众多烦恼及随烦恼，然佛世尊但立三种根本烦恼，谓贪、嗔、痴。"贪、嗔、痴能摄归诸多烦恼，三根本烦恼便成了最常用、最有代表性、也最为人所知的根本烦恼分类。

（二）四根本烦恼

这一分类比较特殊，仅在大乘法中宣说，指的是第七识末那识（意根）的四种根本烦恼：我痴、我见、我慢、我爱。《成唯识论》云："我痴者，谓无明；愚于我相，迷无我理，故名我痴。我见者，谓我执；于非我法，妄计为我，故名我见。我慢者，谓倨傲；恃所执我，令心高举，故名我慢。我爱者，谓我贪；于所执我，深生耽着，故名我爱……此四常起，扰浊内心，令外转识恒成杂染。有情由此，生死轮回不能出离，故名烦恼。"第七识末那识是第六识意识的俱有依，第六识依它而生起，前五识又依第六识生起，从某种意义上说，末那识是前六识的统领。末那识了别功能没有前六识精细，但又因为这四种烦恼特别喜欢攀缘，并常常将其他识执取为自己（"我"），驱使它们造作不善法。就算有情身坏命终，五阴全部坏灭，末那识仍然继续运作。这个时候，它还想继续了别外境，不肯善罢甘休，于是第八识就依它的愿望，生起未来世的名色。从这层意义上来说，末那识的这四种烦恼令有情流转生死、不得涅槃，所以佛家将其立为根本烦恼。这四种烦恼都是修所断烦恼，需要从前六识（特别是意识）下手进修，只有这样才能调伏、断除之。

（三）六根本烦恼

分为贪、嗔、痴（无明）、慢、疑、见（恶见）六种。

1. 贪

贪指与占有欲相联系的贪爱、贪著、贪求之心，是无贪的反面。《大乘广五蕴论》云："云何贪？谓于五取蕴染爱耽著为性。"这是说贪以爱乐、染著为本，爱染的对象则广涉五蕴、三界中的一切。贪可分为欲贪（欲界之贪）及色贪、无色贪（色界、无色界之贪）三种，不仅指对人世间财色名位等的贪爱希图，而且指对天伦之乐、良辰美景、花鸟虫鱼、琴棋书画等乃至甚深之禅定境界、禅乐的贪著。《清净道论·说蕴品》谓贪以把持（执取）所缘为特相，犹如捕猿的粘胶，有黏着的作用；如投于热锅的肉片，以不施舍为表现；如灯上的油垢，以爱乐能系缚人的东西为生起的近因。《瑜伽师地论》卷五十九言圆满的贪有五相："一有耽著心；二有贪婪心；三有饕餮心，不知满足；四有谋略心，算计如何占有；五有覆蔽心，不觉羞耻，不知过患。"同书卷十六谓"诸烦恼中，贪为最胜"，说贪是诸烦恼中力量最大、最普遍者。南传《摄阿毗达摩义论》将贪分为八种，分别与痴、无惭、无愧、掉举、邪见、慢、嗔、悔八种不善心相应。《大方等大集经》卷三将贪分为见净（可爱境缘）贪、受因缘贪、本因缘（生来的本性及宿世之因缘）贪三种。《胜天王般若经》卷一将贪欲分为上、中、下三品，上品贪者，如贪爱异性，"若闻欲名，遍身战动，心踊欢悦，不观欲过，厌离不生，无惭无愧"；中品贪者，"若离境界，不恒生心"；下品贪者，"但共言笑，欲情即歇"。《佛说开觉自性般若波罗蜜多经》卷二将贪分为五种：寻求贪、遍寻求贪、分别贪、贪、大贪。《瑜伽师地论》卷五十五列举事、见、贪、悭、盖、恶行、子息、亲友、资具、有无有（对没有者及以后的贪求）十种贪。从时间上来说，贪的对象可遍于过去、现在、未来三世。《瑜伽师地论》卷十三谓，"追恋过去、希慕未来、耽恋现在"，名为"藏护"。《阿毗达摩法蕴足论》卷九所说应断的七十七种法中，可以归于贪者有十六种：非法贪，"于诸恶行深生耽著"；恶贪，贪占别人所委寄的财物，抵赖不予；染贪，具有染著的贪爱；著贪，执着的贪爱；耽，耽著；耽嗜，于自己所受诸欲深生贪爱；遍耽嗜，于他人所受诸欲深生贪爱；恶欲，为求取钱财故意显示、吹嘘自己；自希欲（显欲），以染污心表现自己；大欲，向大人物求取广大利养恭敬；不喜足，不知足；欲寻思，与贪欲相联系的思考算计；以利求利，贪得无厌，已经得到而进一步追求；研求，以逼迫的方式向人乞求；饕餮，贪吃；不死寻思，希求长生不死永享人间之福。

2. 嗔

嗔，又译为"恚"，指憎恶怨怒，是对不喜爱或拂逆于己的人或事或物生起的排斥、反击、破坏的心理反应，包括各种程度的愠怒、生气、愤怒、恼火、憎恨、怨恨、仇恨等。《法蕴足论》卷八云："云何嗔？谓于有情，欲为损害；内怀栽杌，欲为扰恼。"其谓嗔的特性是想要损害众生。《成唯识论》卷六谓嗔"于苦、苦具憎恚为性"，引起嗔的是所有的苦及其原因，不仅包括他人和其他众生，而且包括自己、器物、社会、国家、思想见解等。嗔必令身心热恼不安，导致种种恶业。《清净道论·说蕴品》说嗔犹如被击毒蛇激怒的特相，有怒涨全身如毒遍全身或如野火烧身似的作用，嗔就像混了毒的腐尿一样可恶。《瑜伽师地论》卷五十五按嗔的对象，列举己身、所爱有情、非所爱有情、过去怨亲、未来怨亲、现在怨亲、不可意境、嫉妒、宿习、他见十种嗔，又略为（对）有情、境界及见（解）三种嗔。《瑜伽师地论》卷五十九又说圆满的嗔恚有五相："一有憎恶心；二有不堪耐心（不能忍耐）；三有怨恨心；四有谋略心，如算计如何损害别人等；五有覆蔽心，不觉羞耻。"佛学中十善戒以戒嗔为第八。《胜天王般若经》卷一将嗔分为三品，上品嗔者，"愤恚若发，心昏目乱，或造五逆，若谤正法，及大重罪五逆之恶"；中品嗔者，"以嗔恚故而造诸恶，即生悔心"；下品嗔者，"心无嫌恨，但口呵悔，随生悔过"。智者《释禅波罗蜜次第法门》卷四将嗔分为三种：非理（无端）嗔、顺理（对实）嗔、诤论嗔（于佛法自是非他）。据统计，一般男性平均每周发怒6次，女性3次；感受性强而兴奋与抑制不平衡的人易怒；绝大多数人发怒时间在1~48分钟，平均15分钟。

以普度众生为旨的大乘，更强调嗔乃害处最大、最难除去的烦恼，《大般涅槃经·梵行品》比喻嗔恚难除如守家狗。《楞严经》卷八谓："菩萨见嗔，如避诛戮。"寒山诗谓"嗔是心中火，能烧功德林""一念嗔心起，百万障门开"。菩萨戒以嗔为重戒，《大宝积经·优波离会》云："贪心相应而犯戒者，其罪尚轻，若一嗔心而犯于戒，其罪甚重！"可见，佛医学认为嗔恚之心病危害巨大且难以根治，需要我们多加重视。

3. 痴

痴，指愚昧不明。《成唯识论》卷六云："云何为痴？于诸理事迷暗为性；能障无痴，一切杂染所依为业。"不明事理，特别是不明佛法所讲因果业报和诸法无我之真实，谓之痴。《清净道论·说蕴品》谓，痴以心的暗冥或无智为特相，有不通晓或覆蔽所认识对象自性的作用，以不正的行为或暗冥为表现，以不如理作意为近因。痴亦称"无明"，被认为是一切烦恼和有漏业的渊源。《本事经》卷四佛言："一切世间恶、不善法，皆以无明为其前导而得生长。"

经论对无明的解释，有广狭深浅之别。《杂阿含经》卷九谓"无知者是为无明""愚暗无明大冥，是名无明"。《缘起经》解释无明为对前际、后际、前后际、内、外、内外、业、异熟、业异熟、佛、法、僧、四谛、因等的无知。《俱舍论》卷十说不了四谛、三宝、业因果报，为痴，亦为无明，是一切烦恼生起的根本；无明分两种：与贪等根本烦恼同时生起者称"相应无明"，单独生起者称"不共无明"。《胜鬘经》说不与烦恼相应、恒常单独生起者称"无始无明"。《成唯识论》卷五将不共无明分为两种：属末那识生起者任何时候都在活动，称"恒行无明"；由意识生起者称"独行无明"。《大乘起信论》将无明分为根本、枝末两种：根本无明指不达法界一相而忽然起念，是没有能所及心王与心所差别的最极微细的原始动心；枝末无明依根本无明起。天台宗称迷于中道之理、至成佛时才断尽的无明为元品无明，元品无明又分无始、后品二种，凡42品，指微细的根本法执，即《胜鬘经》所谓无始无明，《大乘起信论》所谓根本无明。

4. 慢

慢，即傲慢。《成唯识论》卷六谓，慢"恃己于他，高举为性"，"于德、有德，心不谦下"。自认为己胜他劣、己高他低，自高自大，轻蔑他人，这种心理即慢。

经论中列举的慢有七慢、八慢、九慢等不同说法。七慢，出《大毗婆沙论》卷四，具体内容如下。一慢，自认比自己差的人强、与自己同等的人不相高下。二过慢，自认比实际与己同等者强，与实际上强于自己者同等。三慢过慢，自认为胜过实际上强于自己者。四我慢，执五蕴为我（如我是某某明星）而起慢，此为诸慢的根本。《瑜伽师地论》卷九十五列举五种我慢：我今如昔或不如昔，我身体好坏、漂亮与否，我能力如何，我今美妙或不美妙，我今变异（大了、老了、变丑了之类）。五增上慢，未证言证，未得谓得，未证得圣果、神通等而自以为证得，为诸慢中罪过最大者。六卑慢，自认为跟实际比自己强得多的人差得不多。七邪慢，实际无德而自认为有德。

《正法念处经》卷四十三记载慢者有七：一是色（身体、相貌）慢，二者财慢，三者生（出身）慢，四者服饰庄严等慢，五者为王供养故慢，六者妇女亲近故慢，七者他妻乱心（被别人的妻女勾引）故慢。慢使人愚痴，能导致苦果，《楞严经》卷八谓"菩萨见慢，如避巨溺"。现代心理学家认为，傲慢的背后往往隐藏着自卑，而表现为自负、固执己见、对他人充满敌意和以自我为中心。

5. 疑

疑，为狭义的怀疑，特指对佛、法、僧三宝及因果等真理的狐疑不信。这种疑令人远离佛学善知识而难以受益。

6. 见（恶见）

见，或作"恶见""邪见"，略同"恶慧"，指错谬颠倒、导致恶果的见解或世界观、人生观。《清净道论·说蕴品》谓，邪见以不如理（不符合真理）的见解为特相，有执着的作用，"是最上的罪恶"。《成唯识论》卷六云："云何恶见？于诸谛理，颠倒推度，染慧为性，能障善见，招苦为业。"由思维推理的错误，形成有悖佛法真理、本来真实的颠倒见解，这种见解误导人造作恶业，招来生死苦果，故称恶见。

（四）十根本烦恼

十根本烦恼，是将六根本烦恼中的"见（恶见）"一条，细化为五见：身见（又称我见）、边见、邪见、见取见、戒禁取见。此加上六根本烦恼中的前五种根本烦恼，合称为十根本烦恼。"见"具有推察探求的性质，作用猛利，称为五利使；贪、嗔、痴、慢、疑等称为五钝使。

第一身见。指于五蕴执有实常自我及属于我的东西（我所），或执身心、社会角色、才智等为我，或执身内有常住的灵魂、自我。此类身见，细说有 20 种或 65 种之多。《显扬圣教论》卷十五说萨迦耶见有五种：一不审事见，因未经认真思考而认五蕴为自我的分别我见；二遍行见，谓与末那识（染污意）相应的俱生身见，于凡夫位一切时常随行不舍；三增益事见，在五蕴上主观增加的不死之灵魂等我见；四无实事见，犹如小儿见幻化事；五于事怖见，如人怖畏自己所画的药叉。

身见虽为一切烦恼之根本，但并非发起恶业的烦恼，而且以身见为本也有可能发起善业，如为自我的利益而行善积德、为完善自我而修行等，《大毗婆沙论》将身见判为有覆无记，亦有其道理。

第二边见。指极端、片面、偏激之见，大略分两种：一是执身见所执自我将会断灭，如认为人死如灯灭之类的"断见"；二是执我及世界或上帝、物质、道等常恒不灭的"常见"。《楞严经》卷八谓"菩萨见诸虚妄偏执，如临毒壑"，此"虚妄偏执"即边见。

第三邪见。否认善恶因果的真实存在；或认为无前世后世；或认为一切事物无因而生，自然如此；或认为世界有边无边、上下有边四方无边、非有边非无边；或认为现前享乐即涅槃，或认为入初、二、三、四禅是涅槃（"五现涅槃论"）；或认为自在天、大梵天等常恒不灭，为造物主；或迷信种种实际并非正道的修炼方法为可得解脱的大道。诸如此类，皆属邪见。《阿毗达摩发智论》卷七说，就广义言，五见皆可名邪见；就狭义言，则布施无善报、善恶无报等见，名为邪见。邪见是造作一切恶业的主导，《本事经》卷二言："由邪见故，令诸有情愚痴增益，颠倒坚固，垢秽随增，恶趣成满。"

第四见取见。指坚执自己所信从的各种恶见为最上真理，自是非他。

第五戒禁取见。指执着于实际上并不合理的戒规禁忌及以持守这类戒规禁忌为殊胜。如认为拔发、禁食、火烧、水淹、日晒、吃猪狗食、不吃盐、只吃三白（米、盐、糖）等为得道之途径，及坚守不得仰视日月星等迷信禁忌，皆属戒禁取见。

恶见是一切恶行的先导，被强调为诸恶之本。《瑜伽师地论》卷十四云："由恶见故，羞耻、慈悲、离诸恶行悉皆毁坏，无有羞耻，无有慈悲，广造众恶。"

二、 随烦恼

随烦恼从属于根本烦恼，又称随惑。若再加以细分，则极为复杂。烦恼岂止百八？佛医学认为，贪欲烦恼，有二万一千；嗔恚烦恼，也有二万一千；愚痴烦恼，也有二万一千；等分烦恼（谓贪嗔痴三心，一齐而起），还有二万一千。这四种烦恼，合出八万四千烦恼。烦恼污人真性，使人烦劳，又叫八万四千尘劳。佛所说八万四千法门，就是对治这八万四千烦恼病的。随烦恼共有二十种，计分三类，即小随烦恼十种，中随烦恼二种，大随烦恼八种，这些烦恼都是跟随着上面几种根本烦恼而起的枝末烦恼。其中忿、恨、恼、嫉、覆、悭、诳、谄、害、憍十种只能作用于自身，故名小随烦恼；无惭、无愧二种能将作用范围扩展到一切不善法上去，故名中随烦恼；而八种大随烦恼作用范围最大，不但能普及一切不善法，而且通及有覆无记。

（一）大随烦恼

大随烦恼最具普遍性，不仅互相俱生，而且在一切不善心与有覆无记心生起时都会与之俱生。八种大随烦恼如下。

1. 不信

不信者信之反，不信因果，诽谤圣贤，心秽为性，堕依为业。不信就是对佛医学对治法门不能信受并践行。

2. 掉举

神魂不定，妄想纷飞，"令心于境不寂静为性，能障行舍及止为业"。"掉"即是现前的境不见了，"举"即回忆起过去的事。掉举就是于所观境，心不安定，常回忆过去境。掉举有散心与定心两种：比如修定者静坐时回味过去的乐事等，这就是散心掉举；如果修定者已经修进三禅，因为对二禅记忆犹新而回到二禅，这就是定心掉举。

3. 昏沉

神志昏昧，无所堪能，无所肩任，使身不得轻安，而心不得入观。昏沉就是神志昏暗，没有足够的心力专注于所观境。昏沉并非睡觉。

4. 懈怠

不精进为善，不努力断恶，"懒惰为性，能障净信，堕依为业"。

5. 放逸

放荡纵逸，不防恶修善，"纵荡为性，障不放逸，增恶损善所依为业"。放逸就是不警觉烦恼之生起，不约束自心，放纵它去造业。懈怠是懒惰不作，放逸则是因贪、嗔、痴烦恼的驱使而乱作。

6. 散乱

散者分散，乱者扰乱，"令心流荡为性，能障正定，恶慧所依为业"。散乱是妄想纷飞，流散杂乱，一会儿想东，一会儿想西。散乱是由失念而引起的。

7. 失正念

失正念是失去正念，而使邪念增长，"能障正念，散乱所依为业"。失念指没办法清楚地保持其所观境。

8. 不正知

知者知见，知见不正，邪见增长，"于所观境谬解为性，毁犯为业"。不正知是不知自心应安住何处，不知如何是好。

（二）中随烦恼

1. 无惭

无惭，即惭的反面。不顾自尊和正理，不尊重自己人格，大言不惭，毫无羞恶善念，谓之无惭。这种心理令人排拒贤善、不知改过迁善，不见己过而恣意为恶，有助长恶行的作用。

2. 无愧

无愧，即愧的反面。指无视社会的法纪、道德、舆论等，不重贤善而重邪恶，对过失错误不知羞愧。严重的无愧即今所谓无耻，这种心理有助长恶行的作用。

《本事经》卷四说，一切恶都以无愧为后助而不损减，因为"恶法既生，由无惭愧，都无悔变，无悔变故，而不损减"。《大乘阿毗达摩杂集论》卷四谓："无惭无愧，一切不善品中恒共相应。"《成唯识论》卷六说，无惭、无愧二心所"俱遍恶心"——所有恶心生起时都有无惭、无愧与之同时生起。

（三）小随烦恼

1. 忿

忿，即暴怒。《成唯识论》卷六云："云何为忿？依对现前不饶益境，愤发为性，能障不忿，执仗为业。谓怀忿者，多发暴恶身表业故。"暴怒之下，失去理智，常表现出对所忿者拳脚刀杖相加的暴恶行为。

2. 恨

恨，即怨恨。《正法念处经》卷三十三云："其心结缚，转成怨结，故名为恨。"一时盛怒结怨，久久怀恨在心，难以忍受，这种怨恨心理有使人热恼不安的作用。与恨接近者为"怨"，但程度较轻，二者常连用为"怨恨"。怨恨别人就是毒害自己，《楞严经》卷八谓"菩萨见怨，如饮鸩酒"。

3. 恼

恼，即恼怒、仇恨。《成唯识论》卷六云："云何为恼？忿、恨为先，追触暴热，狠戾为性，能障不恼，蛆螫为业。谓追往恶，触现违缘，心便狠戾，多发嚣暴凶鄙粗言，蛆螫他故。"由忿、恨结怨成仇，旧恨难消，遇到新的拂逆之缘，便气恼不平，恶脸相向，粗言相加，凶狠残酷，犹如被激怒的毒虫蛇蝎，欲伤害报复。恼，还有忧烦和不接受教诲之意。《法蕴足论》卷八谓，有过失而不受劝谏教诲批评的执取（顽固）性、难劝舍性、"心蛆螫性、心狠戾性"总名为恼。《显扬圣教论》卷一谓，因过错受到劝谏批评时"便发粗言，心暴不忍（接受）"为恼，有障碍善友的作用。《瑜伽师地论》卷八十四谓，因事而"愁叹忧苦恼故，说名为恼"。忿、恨、恼乃嗔心在前后三个阶段不同程度的表现，其中以恼为最深重。

现代心理学所说可归于嗔类的情绪按强度依次为：反感，强烈的不喜欢；厌恶，其极端表现为深恶痛绝；愤怒，厌恶的进一步发展；懊恼和屈辱，愤怒的心境得不到宣泄；狂怒，愤怒的极端程度；恼怒，屈辱的极端程度。

4. 嫉

嫉，即嫉妒。《成唯识论》卷六云："云何为嫉？徇自名利，不耐他荣，妒忌为性；能障不嫉，忧戚为业。谓嫉妒者，闻见他荣，深怀忧戚，不安隐故。"因为对自己的名利等看得过重，所以不能忍受别人的成功，看到、听说别人尤其是和自己同等之人成功时，不禁妒火中烧，忧闷不乐，不得安宁。由嫉妒产生的恨，也可归于嗔，是嗔的一种表现。嫉妒源于羡慕，源于不如人，常与占有、羡慕、自卑等有关。嫉妒自古以来即被看作大恶，被看作"灾星""腐蚀剂""恶魔""心灵上的肿瘤""绿眼妖魔"等。现代的心理学将其列为一种破坏性极大的仇恨心理，一种常见的、损人害己的心理疾病。嫉妒心理学说嫉妒通常是无意识的，同伴、同学、同事之间，兄弟姐妹之间，夫妻之间，父母与子女之间，都会产生嫉妒。父亲对女儿的恋人，母亲对儿媳妇特别容易产生嫉妒。心智不成熟的人，总是说"我""我的"的人，外貌亲切而内心冷淡的人，自己不认错的人，缺乏自信心的人，自卑感很强的人，都容易嫉妒。男性的嫉妒多表现得迂回曲折，如挑对手的小毛病等，被认为是可耻的，故男性一般不愿承认自己嫉妒他人；女性多嫉妒，然女性嫉妒常被认为情有可原，适当的嫉妒反而显得可爱。嫉妒按强度等级可分为嫉羡、嫉忧（认为自己的不安全感源于别人的成功而生怨气）、嫉恨三种。

5. 覆

覆，即掩饰、隐瞒过错。《瑜伽师地论》卷八十九谓："隐藏众恶，故名为覆。"遮掩隐瞒自己过错罪恶的结果是，使过错罪恶凝结胸中，担忧内疚，不得安稳。《即兴自说·布萨经》言："过错若隐蔽，必招大烦恼；过错若公开，无忧无烦恼。"《楞严经》卷八谓："菩萨观覆，如戴高山履于巨海。"

6. 悭

悭，即吝啬。《成唯识论》卷六云："云何为悭？耽著财、法，不能惠舍，秘吝为性；能障不悭，鄙畜为业。谓悭吝者，心多鄙涩，蓄积财、法，不能舍故。"悭指贪爱、耽著自己的财物、知识等而舍不得施舍，这种心理使人非理性地积蓄，而成为吝啬鬼、守财奴。《清净道论·说蕴品》谓，悭以隐秘自己已得、当得的利益，不与他人共有为特相，以收缩和吝啬为表现，为"心的丑恶"。

7. 诳

诳，即欺骗心理。《瑜伽师地论》卷八十九言："为欺罔彼，内怀异谋，外现别相，故名为诳。"诳指为获取名利而隐瞒、夸大真实情况，装出一副诚实可信的样子，图谋骗人以达其目的，这种诳骗心理往往使人以诈骗、拐骗等不正当的手段谋生，导致犯罪。与诳常紧密连接的是"诈"。《楞严经》卷八谓："菩萨见诳，如践蛇虺"；"菩萨见诈，如畏豺狼"。

8. 谄

谄，即谄曲不直，为"心正直性"的反面。《瑜伽师地论》卷八十九云："心不正直、不明、不显，解行邪曲，故名为诳。"为了达到某种目的，蒙蔽别人，伪装出恭敬谦和、亲切诚恳，或卑躬屈膝、娇媚可爱等姿态，花言巧语，曲顺人意，逢迎奉承，阿谀诳媚，这种阴险诳曲的心理名诳。

9. 害

害，即损害、伤害别人的心理，即俗话所言"害人之心"，为不害的反面。害指对众生没有悲悯和爱心，不怀善意，而怀损伤陷害的恶意，凶狠残忍，这种心理导致损害、迫害他人的种种恶行。

10. 憍

憍，即骄傲自满。《界身足论》卷上言："谓如有一作如是念：我具妙色、财、位、技艺、净命功德，形貌端严，众所乐见。由此因缘，便起憍傲、极憍傲，醉闷、等醉闷，腼眩、等腼眩。心踞傲性，是名憍。"憍指对自己的出身、容貌、才干、特长、财富、成就等的贪爱、染著、沉醉，甚至骄傲自满，这种心理能增长贪、嗔等烦恼。《经集·波修罗经》言："骄傲是失败之母。"《瑜伽师地论》卷二列举无病憍、少年憍、长寿憍、族姓憍、色力憍（因身体好而骄傲）、富贵憍、多闻（对佛法的广闻博通）憍七种憍。憍与慢的区别是，慢主要表现为对他人的轻蔑，憍则主要表现为自己内心的骄傲。与憍相近者称"傲"，《瑜伽师地论》卷八十九谓，心怀高慢，对应该尊敬的圣贤心不谦敬，名为"傲"。《阿毗达摩法蕴足论》卷九将傲列为应断的七十七种法之一。

第二节　五种恐怖病

上述烦恼病中包括了中医学怒、思等不良情绪。佛医学还有五种恐怖病，类似中医学忧、恐的情绪状态。第一种是造诸恶孽恐怖。人们为满足五根欲、五希望欲，在贪欲支配下，造种种恶孽，恶孽必然引起人事报复，也会使人遭到良心的谴责，使人随时处于恐怖之中。第二种是受诸痛苦恐怖。各种欲贪和烦恼扰于心，身心遭受三苦、八苦等种种痛苦。痛苦本身使人身心受损害，对将来要发生的各种痛苦产生强烈的畏惧之心，还会使人生活在对痛苦的恐怖之中。第三种是失势恐怖。为了使欲贪获得满足，而争权夺势，权势有利于物质、情欲、名誉等需要的实现。一旦有了权势，又惧怕权力下降或失去，对失权或失势的担忧，使当权者处于恐怖之中。第四种是讼事恐怖。为满足欲贪，互不相让，若资源有限，必然引起人事争夺。纠缠于争讼，令人心惊胆战，私讼、官讼都令人惊忧。由讼事导致刑律裁决，更令人惊恐。第五种是恶死恐怖。人们大多惧死，更怕恶死，即死于非命，如凶杀、水淹、火烧、刀杀、枪害等，这些比起其他更令人恐怖。

一、 魔障所惑

佛医学的众多经典经常把一些外来的或内生的心理、行为上的致病因素称为魔。其实魔更多用来比喻给人类身心带来严重危害的不良行为。《大智度论》卷五称，除诸法实相外，其他一切均为魔。如唐代澄观大师在《华严经随疏演义钞》卷二十九中，列举蕴、烦恼、业、心、死、天、善根、三昧、善知识、菩提法智十者为魔。《瑜伽师地论》卷二十九有四魔之说，即：①五蕴能生起种种苦恼，为夺命的因缘，称为"五蕴魔"，又作"阴魔""蕴魔""五众魔""阴界入魔"；②能招感从生至死的烦恼，称为"烦恼魔"；③"死"本身称为"死魔"，相当于我们常说的"死神"；④障碍解脱生死者，称为"天子魔"，又作"天魔"。四魔加上罪魔，则为五魔。四魔加上无常、无乐、无我、无净四颠倒心，则为八魔。当然，这是广义上的魔的概念。

佛医学将烦恼、疑惑、迷恋等一切能扰乱众生身心者，均称为魔，上文中讨论的烦恼就是四魔之一。百八烦恼能扰乱众生心神，能生种种恶业，夺人慧命。由自己身心所生的障碍称为内魔，来自外界的障碍称为外魔，二者合称为二魔。

魔病可以理解为现代医学中的精神病和各种心理疾病，在一定程度上也属心病的范畴。所谓"魔由心生，妖由人兴"，正是此意。如《佛本行集经》卷二十五列举十二魔军："汝军第一是欲贪，第二名为不欢喜，第三饥渴寒热等，爱著是名第四军，第五即彼睡及眠，惊怖恐畏是第六，第七是于狐疑惑，嗔恚忿怒第八军，竞利及争名第九，愚痴无知是第十，自誉矜高第十一，十二恒常毁他人。"这十二魔军横行世间，迷惑人类。这些都属于佛医学中的病因范畴，内因如欲贪、不欢喜，外因如饥渴、寒热等。

二、 心病举隅

以上诸烦恼归结为三根本烦恼：贪婪、仇恨与迷惑。此三毒可导致身体元气失调，使人们患上各种身心疾病。例如：风证的病因在于束缚精神的欲望，风的本性为轻浮、飘移，可导致诸如飘忽不定的游走性疼痛与心绪不宁之疾；仇恨属火，可致胆疾，使人口苦、头疼；迷惑表现为麻木、糊涂、迟钝，可导致表现为黏液黏滞的多种疾病，如没胃口、饭后不适，以及肝、肺之疾。下面试举两例以说明。

（一）生热恼

《大宝积经》卷四十八云："一切众生常是病者，恒为三种热恼所烧恼故。舍利子，何等名为三种热恼？所谓贪欲热恼、嗔恚热恼、愚痴热恼。菩萨摩诃萨作如是念，我等今者应以如是无上正法阿竭陀膏药，涂傅如是热恼众生。何以故？由是无上正法清凉微妙膏药用涂傅故，一切众生贪嗔痴等诸热恼病，皆悉除灭。舍利子，诸菩萨摩诃萨以是正法良药涂傅众生，令三毒灭故。是菩萨摩诃萨，无倦正勤，修行毗利耶波罗蜜多，应如是学"；"汝应解了如是法门。所谓一切众生贪嗔痴病，非余医药而能差愈。唯有如来无上医王法身菩萨，以大愿力而得除灭"。

原文提到贪欲、嗔恚、愚痴三种热恼病的成因及灭除方法，认为三千大千世界中的一切生物，无论是卵生、胎生、湿生，还是化生，都有贪、嗔、痴的烦恼，而这三种烦恼，并非名医所能医治，也非名药所能除愈。贪欲热恼、嗔恚热恼和愚痴热恼，是人世间一切众生的常见病和多发病，惟有佛法才能够根治。可见，贪、嗔、痴的烦恼会导致热恼，令众生心情烦躁而不得安宁。

（二）身心病

心病可以导致身病。《中阿含经》卷七言："诸贤，说病苦者，此说何因？诸贤，病者，谓头痛、眼痛、耳痛、鼻痛、面痛、唇痛、齿痛、舌痛、腭痛、咽痛、风喘、咳嗽、喝吐、喉痹、癫痫、痈瘘、经溢、赤胆、壮热、枯槁、痔瘘、下痢，若有如是比余种种病，从更乐触生，不离心，立在身中，是名为病。"

如藏医学体系中的赤巴病，对应中医学的肝火旺，佛医学的火大增病，主要是由嗔恨心重造成的。现实中肝郁气滞，气郁化火，会表现出来头痛、眼胀、脾气暴躁等特点，给身体带来很大的伤害。又如，中医学的气滞血瘀，相当于藏医学的窿病，佛医学的风大增病，根源在于贪欲较重。

三、心病总结

上述各种烦恼包括了心理学中主要的负面情感和情绪、部分错误的认识、不良的意志、不好的动机、低下的道德等。所谓"情害智"，即指不良情绪往往伤害甚至破坏人的智慧和理智，还会造成生理上的不适。

　　佛医学认为，由于众生的心理现象和所造的恶业错综复杂，所以众生身心疾病的种类无量无边。随着众生所造的罪业越来越复杂，疾病的数量和种类也就越来越多。烦恼之心病，非物质性的一切灵丹妙药所能治疗，有深层次的病因，"心病还得心药医"。如《佛说大乘菩萨藏正法经》卷三十云："贪大病者，以不净观为大良药。嗔大病者，以慈悲观为大良药。痴大病者，以缘起观为大良药。"此为佛医治疗学的内容，在此不再赘述。此外，烦恼的过患，佛医学认为不仅会引起现世的身心损害，还会造成生死流转苦果方面的负面作用，如《愣严经》言："纯情则坠，纯想则飞，情想均等，生于人中。"

第七章　灵病诊断

　　佛医学认为因果孽债，从灵而治，故有灵病一说。如果说产生心病烦恼的根本在于执取第八识（阿赖耶识）的见分或其种子为我，进而生起我执的末那识，那么这里的灵病的根本在于保存众生一切身、口、意行造作的善业、恶业、净业、无记业等的阿赖耶识。第八识阿赖耶识保存之业种，由第七识末那识不断地攀缘，配合外境六尘而不断起意造作新业，同时不断收集新业种，如是循环不已。第七识与第八识共同构成了业因的致病基础。对于业因导致的疾病，要从灵上论治，因此称为"灵病"。阿赖耶识是灵性的本体，它无分别地将善、恶业种记录于其中，成佛成圣之功德亦含藏在阿赖耶识之中。阿赖耶识无始即有，永不坏灭。本性清净而有染污种子，须经闻法修行净除染污种子后灵性方能开悟，这种修行是一种超越肉体约束、超越世俗生活局限的纯粹精神性的追求，如不求回报的行善积德等。

　　阿赖耶识中为恶的种子可能导致业病。业病即为宿业所感的疾病，又称业障病。如前述，业为产生果报之因，故又称业因。由业所报之果，称作业果，又称业报。俗语说，善有善报，恶有恶报，其中善报、恶报就是指由善或恶的业因所招感的苦乐果报。严格来说"善有善报，恶有恶报"应为"善业得乐报，不善业得苦报"。慧远大师作《三报论》说："经说业有三报，一曰现报，二曰生报，三曰后报。现报者，善恶始于此身，即此身受；生报者，来生便受；后报者，或经二生、三生，百生、千生，然后乃受。"业报有现世报、来生报与后生报几种形式。因此，灵病的诱因可分为先天致病因素和后天致病因素，正如龙树菩萨在《大智度论》卷八中所言："病有二种。先世行业报故，得种种病。今世冷热风发故，亦得种种病。"以上身病、心病都是指"现世失调病，是以冷热风雨，不知将养其身，或是饮食不节，卧起无常等所致诸病"。灵病的先天病因是指"所谓先世行业病，是因先世好行鞭挞、拷掠、闭系种种恶法，恼害众生，故感今世多病"；其后天病因多是今世行以上诸恶业所感召。总之，灵病是现世或前世由于愚痴无明而行诸恶业引发的。比如道德沦丧、气质粗俗、品格低劣等，都会导致灵性疾病。《四部医典》也有对灵病类似的划分，计有今生所生的疾病、由于前世宿业之故所生的疾病、以上两种原因混合所致的疾病三种。今生所生的疾病，系由内因与外缘共同引起的疾病。由前世宿业之故所生的疾病，虽然没有显著的内因与外缘，但范围广、痛苦大。

业病与业因的诊断已经超出现代医学的范围，或许不被主流医学所接受。但学习过佛学和传统文化的人，很容易理解业因是致病的重要因素，但若没有证到宿命通，请勿轻易断言病人所得是业报病，若则会有口业带来的果报。

第一节　五恶所感

恶业是导致灵病的直接病因。五恶分别是：①杀生，②偷盗，③邪淫，④两舌、恶口、妄语、绮语，⑤饮酒。五恶业所感的五脏五根病如下："若杀罪之业，是肝眼病；饮酒罪业，是心口病；淫罪业，是肾耳病；妄语罪业，是脾舌病；若盗罪业，是肺鼻病；毁五戒业，则有五脏五根病起。业谢乃差。"这些均为业报感召之病。毁犯五戒，就会产生五脏五根之病也。《梁皇宝忏》言及，过去毁谤别人，今生得了耳聋口哑之病；过去轻蔑别人，今生就长成五短身材；过去鞭挞众生，今生身上就会生疥疮；过去遮佛光明，今生皮肤就会变黑等。

饮酒十过即颜色恶、下劣、眼视不明、现嗔恚之相、坏田业资之法、增致疾病、益斗讼、恶名流布、智慧减少、死堕三恶道。可见五恶病不仅会导致身体上的失调与不适，还会对智慧、心理、社会人际有负面影响。灵病所致的各种症状，涉及身体、心理、社会、未来世等多方面。

《华严经》卷三十五"十地品"中列出的十恶果报（灵病）如下：一杀生果报，于人中得短命、多病二种果报；二偷盗果报，于人中得贫穷、共财不得自在二种果报；三邪淫果报，于人中得妻不贞良、不得随意眷属二种果报；四妄语果报，于人中得多被诽谤、为他所诳二种果报；五两舌果报，于人中得眷属乖离、亲族弊恶二种果报；六恶口果报，于人中得常闻恶声、言多诤讼二种果报；七绮语果报，于人中得言无人信、语不明了二种果报；八贪欲果报，于人中得心不知足、多欲无厌二种果报；九嗔恚果报，于人中得常被他人求其长短、常被他人所恼害二种果报；十邪见果报，于人中得生邪见家、其心谄曲二种果报。

第二节　鬼病魔病

鬼病与魔病，大多数人认为是迷信，现代医学对之也尚无明确解释。鬼病与魔病，如许多精神病人被死人阴魂附体而出现的"撞鬼"；练某些气功者常练的"自发动功"；招致鬼神缠绕，导致的"出偏"发狂；一些西医无法查清的莫名其妙的病证。还有人每隔一个月就突然喘不上气来，而送到医院后立即莫名其妙地好了，回到家又立即犯病，来回折腾。又有人每天晚上都做梦，见有鬼神来缠，或是每夜梦交而所来者为同一人，痛苦不堪，不敢入眠，有的甚至想自杀。还有人每于睡前即见黑影立于床前，或觉有"人"压在身上而不能言、不能动，等等。

智者大师将其分为两类，但笔者因其成因近似而将其归为一类，统称为邪魔成病，包括鬼病和魔病。鬼作病时，"有人坐时其心念种种事，或望有所知，或欲知人吉凶，有兜醯罗鬼来入其身"；魔作病时，"有人坐时心念利养，魔即现其种种衣服饮食七珍杂物供养之具应识之"。鬼、魔为宗教性质之描述，分析可知，鬼病为在外界刺激下，心生幻想所致。如遇恐怖之事生恐怖之心，所致疾病便为鬼病。魔病为禅修时，观想产生的杂念所致。如贪图身体享乐，懈怠禅定修行，即成魔病。天台宗智者大师言："鬼神所作，及因魔事触恼故得病。""鬼病者，四大五脏非鬼，鬼非四大五脏，若入四大五脏，是名鬼病。""魔病者与鬼亦不异，鬼但病身杀身，魔则破观心，破法身慧命，起邪念想夺人功德，与鬼为异。亦由行者于坐禅中，邪念利养，魔现种种衣服饮食七珍杂物，即领受欢喜，入心成病。"此言明魔病与鬼病的侧重点不同，魔病在心与灵的层面起作用，而鬼病只影响身、心的层面。鬼病与魔病涉及范围较广，与身、心、灵三类疾病皆有关系，但主要是指一些心理、灵性层面的疾病。当人心虚时，恶念、邪念就会乘虚而入，若再不得正解、正见，凶神恶鬼就会作祟，而致鬼病和魔病。鬼一旦进入人体，就会使人身生病，表现为身有恶疾，诸治无效。魔一旦进入人的思想、精神，就会使人产生种种妄想和幻觉，破坏正常人的心智，久则成病。

承上文所言，对于魔病，大部分人还可以接受，但是对于鬼病，人们的认同度就低了很多。由于佛医学经典中有很多与鬼病相关的论述，所以有必要在此做一个说明。

清代名医徐灵胎在其著作《医学源流论·病有鬼神论》中对鬼病的解释笔者认为比较妥当，其云："夫鬼神，犹风寒暑湿之邪耳。卫气虚，则受寒。荣气虚，则受热。神气虚，则受鬼。盖人之神属阳，阳衰则鬼凭之。"《黄帝内经》也有五脏之病现青尸鬼、白尸鬼等五色鬼之说。《难经》亦云："脱阳者见鬼。"可见，鬼病并非凭空提出的，是有一定的客观依据的，中医学的神气虚、阳衰及脏腑虚极可以作为重要的参考。

佛学中的鬼为六道之一的鬼道众生，佛医学认为众生若过于贪心则会转生为鬼怪，具体如下：①贪物为罪，是人罪毕，遇物成形，名为怪鬼，灵魂信息会贪附于物体上；②贪色为罪，是人罪毕，遇风成形，名旱魃鬼，其灵魂信息可使一地干旱；③贪惑为罪，是人罪毕，遇畜成形，名为魅鬼，转生为狐精猫妖等；④贪恨为罪，是人罪毕，遇虫成形，名蛊毒鬼，为毒虫精之类；⑤贪忆为罪，是人罪毕，遇衰成形，名为疠鬼，会传播瘟疫等；⑥贪傲为罪，是人罪毕，遇气成形，名为饿鬼，经常无法饮食；⑦贪罔为罪，是人罪毕，遇幽为形，名为魇鬼，经常噩梦压身；⑧贪明为罪，是人罪毕，遇精为形，名魍魉鬼，类似山精石怪；⑨贪成为罪，是人罪毕，遇明为形，名役使鬼，即传说中的差使官黑白无常；⑩贪党为罪，是人罪毕，遇人为形，名传送鬼，即通灵媒介鬼。

中医学中有"同气相感"的理论，此处可以理解为贪心则鬼魅邪气容易侵袭而成鬼病。鬼病一般是指神经系统的疾病，但因为古时候科学技术条件低下，因此瘟疫、流行病与传染病也常被纳入鬼病的范畴。

《四部医典》认为各种邪魅均可致病，其列出五种邪魅病——地煞凶神病、疯癫饿鬼病（精神错乱）、健忘饿鬼病（癔症）、星曜天煞病（癫痫）、孽龙地煞病（麻风病），并对邪魅病的病因与病缘、本性、症状进行了详细描述。邪魅其实就是包括鬼在内的邪恶的生命体。在阐述之前，我们要先了解佛经中是如何对各种邪魅的业因进行划分的，具体如图2所示。

贪图物欲	→ 转为怪鬼	业报消尽后转为鸟类众生	再转生人道后，仍有余习，愚恶顽固，怪僻刚强，性情执拗，什么道理都听不进去
贪淫之习	→ 转为旱魃鬼	业报消尽后转为动物众生	再转生人道后，仍有余习，多生于怪胎，如连体婴儿、二头四足、六根不正常之类
欺诈之习	→ 转为鬼魅	业报消尽后转为狐狸之类	再转生人道后，仍有余习，多生于庸俗类中，媚世求荣，庸碌一生
嗔习太重	→ 转为蛊鬼	业报消尽后转为毒蝎之类	再转生人道后，仍有余习，多生于凶狠类中，刚暴野蛮，杀人放火，毫无仁慈之性
积怨恶习	→ 转为疠鬼	业报消尽后转为蛔虫、蛲虫等	再转生人道后，仍有余习，多生于卑微下贱类中如娼妓、卑仆之类
傲慢之习	→ 转为恶鬼	业报消尽后转为供人食用之类	再转生人道后，仍有余习，多生于柔弱之类，软弱无能，不能自立，反被人欺
诬陷之习	→ 转为魇鬼	业报消尽后转为供人穿着之类	再转生人道后，仍有余习，多生于劳苦类中，劳碌终生，不得安息
贪执邪见	→ 转为魍魉鬼	业报消尽后转为春燕大雁之类	再转生人道后，仍有余习，多生于文人类中，小有文才，但无大才
诳诈诱骗	→ 转役使鬼	业报消尽后转为狐狼之类	再转生人道后，仍有余习，有世智辩聪，但不明大义
结党同讼	→ 转传送鬼	业报消尽后转为猫、狗、白鸽之类	再转生人道后，仍有余习，多生于通达人情、明白世故之类

图 2 众生恶习余报变相图

从上图我们可以看出，不同种类的邪魅会对应不同的习气，如贪淫、欺诈、傲慢等，这些可以作为诊断的依据。比如我们常说某人蛇蝎心肠，而在佛经中蛇、蝎之类的业因是嗔恨。这样我们就容易理解《四部医典》的下列论述了，其所述表面上是鬼怪病之类的荒诞说法，实际是不同习气业因可能导致的一系列症状组合。许多病都是由于古人技术落后、眼界狭窄，而被归入邪魅病的，如麻风病之类的传染病、癔症之类的身心疾病等。

（一）地煞凶神病

地煞凶神病多由于罪孽不善多端、孤居无伴、毁僧谤佛、废弃供施、惨祸痛绝等而致病。本性：邪魅非人，潜入身、语、意作祟致病。分为凶神、阿修罗、乾达婆、孽龙、夜叉、梵天、罗刹、食肉鬼、饿鬼、瓮形鬼、厌胜鬼、懈乱鬼、诈尸、祖神、上师、仙长、长老、悉地十八种鬼魅致病。症状：裸体，头发竖起，心情急躁。

凶神附体的症状是：知晓前世善根作为，身、语、意、行如同斯魔斯鬼，心情暴躁，神志恍惚，不眠少睡，容美喜净。

阿修罗作祟的症状是：甚喜酒肉，斜眼而视，凶暴骄横，胡言乱语，任意妄为。

乾达婆作祟的症状是：娇媚，喜欢香味，喜歌善舞，喜欢用红色做装饰。

孽龙作祟的症状是：容颜润泽，眼红突起，喜欢红色与白色，舌头常动，俯卧而睡。

夜叉作祟的症状是：喜欢宝藏，喜说密语，对医师婆罗门很反感，贪睡。

梵天作祟的症状是：常说"善哉"，诵念经典，打己骂他，无由地欢笑。

罗刹作祟的症状是：有力，粗语，喜欢红色。

食肉鬼作祟的症状是：怒容，声音低微，有时昏厥，无故啼哭，语无伦次。

饿鬼作祟的症状是：形如饿殍，发抖，恐惧，不思饮食。

瓮形鬼作祟的症状是：黛面怒容，行走迟缓，睾丸肿胀。

厌胜鬼作祟的症状是：持棍，裸体乱跳，在荒野静坐。

懈乱鬼作祟的症状是：喜欢饮水，不喜多言，不愿进食。

诈尸作祟的症状是：说真话，嗜睡，喜欢装饰，颤抖。

祖神作祟的症状是：口渴，眼睛紧闭，服装不整。

上师、仙长、长老、悉地等各自的行为饮食都符合各自的起居。悉地，成就之义，这里似指悉地王，或依咒术得外法成就的仙人。

（二）疯癫饿鬼病

疯癫饿鬼病类似现代医学的精神错乱，是由于心力衰弱，忧愁焦虑过度，心业过重，情绪欠佳，饮食与起居不当，鬼魅作祟，意识紊乱，产生邪见，神志衰弱所致。

（三）健忘饿鬼病

健忘恶鬼病类似现代医学的癔症，分龙、赤巴、培根三种类型以及毒癔症、鬼魅癔症共计五种。症状：心悸，头晕，出汗，腹胀，体力衰弱，骨痛，流鼻涕，流涎，口吐白沫，发病时昏倒，咬牙，手舞足蹈，神志昏沉。

（四）星曜天煞病

星曜天煞病发病的时间是藏历每月初四、初八、十一、十五、十八、二十二、二十五、二十九日，每隔三日或四日发病一次。症状是半边身体拖曳，眼呆，失语，口斜，哭笑无常。星曜天煞病类似现代医学的癫痫，又分人曜与水曜两种。

人曜病的症状是：身体右侧着病，舌头右侧短斜，身体发热，指甲呈黄色。

水曜病的症状是：身体左侧着病，舌头左侧短斜，浑身发凉，筋络僵硬。

（五）孽龙地煞病

孽龙地煞病以流黄水为症状。前生恶业报应，一遇魔煞作祟，遂成该病；或饮食起居不当，身体和合失调，导致黑色黄水扩散至周身。其本性是肌肉与皮肤、关节、脉道、血液、脏器等处腐烂流黄水，危害身体。本病依患病部位分皮、脉、色、气、肌、脂、筋、血、黄水、关节、骨、软骨、骨髓、脑、液、精、脏器十七种；依种类分单一型、二合型和聚合型，包括额突状、圆球状、牛皮癣状、大莲花状、山鹿舌状、单一皮癞、细痘状、白癜风状、核疮状、扩散状、裂口状、黄水疮状、百口状、白莲状、水痘状、疥癣状、皮肤腐烂状、红疮状等。

第三节　灵性自测

灵病就是今世或宿世的业因引发的身病或心病，在一定的外缘下引发，今生调整相对困难。有人或许会认为这是迷信，是荒诞不经的，但是大家有没有想过，是什么因素使得刚出生婴孩们今生今世的身世、外貌、性格等方面存在诸多的差异呢？难道仅仅是父母的遗传吗？恐怕不尽然，有很多变异是匪夷所思的，这不得不引起人们的思考。为何有的人生而相貌端正，有的人却四肢残缺？佛医学认为这都是宿世业因所致。这是要让人们直面这种问题，不要消极沉沦，找出引起现状的原因，进一步改善命运。

有些人的病靠医学治疗没有效果，只有修身养性才能痊愈。修行中修的含义是修正、修持。简单来说，修行的目的就是修正自己语言、身体、行为上的偏差，通过各种方法达成这个目的的过程都是修行。修行时一定要在发觉自己有错误之后，加以修理和改正，并照修正过的行为继续努力。上文提到贪、嗔、痴是烦恼的根本，也是多种疾病的内在原因。修行是用佛菩萨的心愿，取代自己那些烦恼杂乱的信念，正所谓"善用其心"。一个人在生病之后，是否能够通过修行去纠正自己的内心与疾病的预后和发展关系密切。

修行后，灵性慧根就会慢慢显现出来。所谓灵性慧根，是指卓越的领悟能力，能透彻领悟佛理的天资，人的天赋智慧，也指能信入佛法的根基。如《大乘义章》卷四云："于法观达，目之为根，慧能生道，故名慧根。"灵性慧根并不等同于聪明，灵性慧根和一个人的内在生命有关。智商正常的人，能够积极思考，综合思考，以包容的心对待事物，对事物敏感且有求知欲，这些是有灵性慧根的条件，若再经过适当的引导，在因缘和合的情况下，灵性慧根就会显现出来。

佛医学认为灵病要通过明了生命的真谛，如十二因缘、四谛、八正道，从而生起正念，来治疗。比如要明了无明为十二因缘之第一支。无明愚痴也是诸病之根。《摩诃止观》卷六说："无明心与法性合则有一切病相"；"缘痴有行。行为病由痴而生"。《杂阿含经》卷十四论述道："云何有病如实知？谓三病，欲病、有病、无明病，是名病。如是病如实知。云何病集如实知？无明集是病集，是名病集如实知。云何病灭如实知？无明灭是病灭，如是病灭如实知。"无明是诸病生的第一因，因此治疗也得从此着手。

灵病的诊断虽然需要有一定的修为作为前提，但我们可以通过生活中的一些状态和行为来了解自己的灵性等级，这样后续的修行治疗就有的放矢。

以下是灵性检测表（表7），每题共有10级，请自我评价等级，并在相应的圈内涂黑。

表7　灵性检测表

以下每题共有10级，请自我评价等级，按等级数，将相应数量的圈涂黑。

1. 只要我想做的事，灵感常常会喷薄而出（○○○○○○○○○○）

2. 大家都认为我非常有灵性（○○○○○○○○○○）

3. 我觉得自己的气场非常强大（○○○○○○○○○○）

4. 在我遇到困难的时候都会有贵人相助（○○○○○○○○○○）

5. 我的目光非常深邃，很容易看清事物的本质（○○○○○○○○○○）

6. 各种动物对我都非常友善，再凶的动物对我也没有敌意（○○○○○○○○○○）

7. 我能够跟各种类型的人打交道，并受人钦佩（○○○○○○○○○○）

8. 我常常觉得有无形的力量在帮助我、保护我（○○○○○○○○○○）

9. 我做事非常有分寸，该说的话就说，不该说的话一句也不多说（○○○○○○○○○○）

10. 我的反应非常灵敏，思维非常敏捷（○○○○○○○○○○）

11. 我的自控力非常强，做事十分干净利索（○○○○○○○○○○）

12. 我所交往的人，大都为具有正向能量和气质高雅的人（○○○○○○○○○○）

共120分，50分为凡人，60分为吉人，70分为才人，80分为高人或上人，90分为真人或贤人，100分以上为圣人或神人。

第四节　灵病举隅

一、恶疮

《大般涅槃经》曾记载了一则业因导致恶疮的案例。在佛陀时代，摩伽陀国有一个国王名叫阿阇世，他害死了父王，夺取了王位。事后，他深生悔恨，从而身生恶疮。为此，他向佛陀求助，祈望佛陀能够消除他身心的痛苦。佛陀以"甘露微妙法药"为他荡洗身上的疮毒，替他消除压在心头的罪恶。此恶疮之病就是今世的业报所感。佛陀做出了业因致病的诊断并以法药将其顽疾治愈。

二、青盲

有一则业因导致眼病的案例，讲述的是西汉时期的一位王子，不远千里前往竺刹尸罗国向名医瞿沙求治眼科疾病的故事。其病"眼中生膜，遍覆其目，遂至暗瞑无所睹见"。

该病由于"种种疗治不能瘳除"，被名医瞿沙诊断为旧业所致。他认为只有破障、消业，才能使病原得以消除。瞿沙不愧为一代名医，他借众居士之法力，采用佛门信众听闻十二因缘法后对因果业障洞明彻达的泪水来帮助这位王子清洗眼睛，使他重见了光明。瞿沙还用此方法治愈了众多医家无从入手的疑难眼疾。业障灵病需要以彻达佛法的智慧来消除，此泪水非一般的眼泪，它聚集了十二因缘法的能量，故能有此功效。

第八章　应用探讨

第一节　诸诊需合参

佛医诊断首先通过诊法来收集病情相关信息，然后通过这些信息进行病因分析、辨四大脏腑身病、辨诸烦恼心病及辨业因灵病。各层次的诊断一明，就可以对症确定治法和处方了。身病层次需调四大脏腑，心病层次要修心断烦恼，灵病层次则要行善了因果，病情层次不同，治法各异。如《佛说医喻经》云："云何名为知病所起？随起用药，谓知其病。或从风起，或从癀起，或从痰起，或从癃起，或从骨节起，或积实所起。知如是等病所起处，随用药治，令得安乐。"也就是说，治疗前要先明白疾病的起因，如有的疾病起于风邪、有的疾病起于肿毒、有的疾病起于痰邪、有的疾病起于阴邪、有的疾病起于骨节、有的疾病起于积实等，根据不同的病因，随证用药，以使病人安乐。这不仅适用于身病，而且适用于心病、灵病。《金光明最胜王经》提出诊病时要先观察病人的形体、颜色、语言和性情，然后询问病人的梦境，再判断其疾病属于何种，云："干瘦小头发，其心无定住，多语梦死行，斯人是风性。少年生白发，多汗及多嗔，聪明梦见火，斯人是热性。心定身平整，虑审头津腻，梦见水白物，是饮性应知。总集性俱有，或二或具三，随有一偏增，应知是其性。"这是对体质偏颇的判断，启发我们可以用四大理论来对临床病人体质特征进行分类，以指导治疗。

第二节　辨病与辨因

内因多致心病烦恼，外缘多引发身病，内外相合多致灵病，如《大般涅槃经》言身病中所谓的客病，就是外缘所致之病，其又分为四种："一是非分强作，二是忘误堕落，三是刀杖瓦石，四是鬼魅所著。"此为辨因与辨病的结合运用。但内因致心病、外缘引发身病非绝对，如起于内在的修行不当也可引起身病，起于外在的时令代谢失调仍可导致心理烦躁、郁闷等。灵病的发生仅仅有内在的业因是不够的，还得有适当的外缘的引发。虽然因缘分内外，但佛医学认为内外因缘是统一的，外缘还是要通过内因起作用，如摔伤的身病虽然有外物的磕碰，但也必然有知觉、意念的失常在先，如走神、昏沉等。

第三节　悟证与辨证

辨证，是在望、闻、问、切四诊所得的基础上进行诊断的过程。这个思维过程是在人体整体观念、人与天地相应观念、事物变化观念等理论的指导下，抓住疾病的本质，然后判断出证候与疾病的名称，为论治提供可靠的依据。

悟证，在已有学识、智慧和修为的基础上，感悟、体悟、证悟、了悟和彻悟病人的证候与疾病，为论证提供科学的判别依据。悟证一般可以做到直求病因。辨证是综合性的逻辑思维，悟证是跳跃性的灵感思维。

悟证论治需要有一定的修为或者有修炼作为基础。有特殊修为的人指修禅打坐、觉悟真理、修为境界较高的高僧或觉者等。有特殊禀赋的人指天生即有特殊能力和本领的人等。有神力加持的人指有强大的护法加持，或后天由于特殊机缘获得特殊能量的人。悟证是无形的直觉，结合有形感观之辨证就可以彻达一切证候、病因。

第四节　身心灵三病

身病的诊断是建立在四大五脏的理论基础之上的，心病诊断是建立在八识、烦恼障的理论之上的，而灵病诊断的理论基础则是佛学的业报因果观，身心灵三病是不同层面的病因所导致的三类疾病。身病以四大说为主要指导，心病以六大中的识大为依据，两者分而不分，是并列的关系，而灵病在一定程度上是身病与心病之源。心病为外在显化的烦恼，是可以通过直接观察得知的，以末那识的我执为基础，以六识中的意识为显化；而灵病则难以直接获知，可以被认为是超心理性疾病，与现世或宿世的因果有关，即阿赖耶识中的业种。比如有些疾病看上去很简单，但却越治越重、越治越麻烦，反反复复，迁延不愈，中医、西医都没有效果，在这种情况下，就要考虑是不是因果疾病、是不是风水疾病、是不是业力所致的疾病。以下三种人，必须特别注意：从事特殊职业者，如屠夫、厨师、狩猎者、捕蛇者、拆迁人员等；有特殊经历的人，如常掏鸟窝者、夜行坟场者等；有梦境提示的人，如常做噩梦者、有特殊梦境者、梦魇缠身者等。

第五节　临床辨心质

一、心质概念

心质是通过对儒、释、道传统文化经典中有关人心的论述进行梳理后提出的新概念，可以有效地指导佛医学心病与灵病的诊断，扩展我们的思路，概述如下。

心质即心理、道德、品格、气质、灵性的总称，是结合现代心理学、中医学及儒、释、道三家对心性的论述而凝练的概念。我们建立了心质的分类与诊断标准，心质学可称得上是我国的本土心理学。

心质是指人在完整的生命过程中，所拥有的禀赋悟性和品德修养，以及受环境影响产生的情感情绪等多方面综合因素造成的固有特质，是人类处世行事的个性倾向与行为特征。

心质在个体上会表现出品性、习惯、思维方式、情感倾向、行为特征等方面的个体差异性，对某些情志类疾病的易感性，以及在情感变化中精神类疾病转归的倾向性。心质的特点体现在人的健康、亚健康状态里与疾病的过程中。依此我们构建了佛医心质学的理论体系，佛医心质学是以中国传统文化与中医基础理论为指导，研究人类心质特征，不同心质类型的生理、病理特点，分析心质疾病的产生原因与发展变化，运用心质分型指导疾病治疗、预防及养生的一门学科。中医学诊断强调"知常达变"，即以健康人体的表现或状态去衡量病人，发现病人的异常之处及病变所在。佛医心质的分型可以帮助我们达到此目的。

二、 主要内容

（一）心灵质

心灵质即人们与生俱来的天赋禀性、智慧觉悟，是人类成长最初的原动力。心灵质是先天产生、与生俱来的，与我们的生命同时存在，以生命为载体。中医称之为先天禀赋，西医称之为遗传因素。对于由基因缺陷亦即禀赋不足导致的各种疾病，在治疗上应以增强自信、塑造品格、提升素质、提高修养为主，调节心质的外在品格与内涵气质，让负面的情绪远离我们。因此，先天的心质缺陷并不可怕，真正可怕的是无明与心死。如果心灵缺乏智慧的滋润，就会造成情绪失调、痰凝湿阻、气滞血瘀，甚至导致肿瘤的发生。在《中医心质学》一书中，我们将中医心质分为八种，其中内敛质（害羞、讷言）、敏感质（敏感、多疑）和矛盾质（矛盾、两难）患肿瘤的概率较高。

（二）心识质

心识质是指每个人较为稳定的性格、品质、意识形态，以及对事物的认知、处理方法。心识质是后天形成的，是在人的成长过程中慢慢形成的固有的心质。佛医学认为，万病由心而起，许多恶性疾病的发生与情绪的关系至为密切。以肝脏为例：肝为木脏，性喜条达，如果肝气郁结，得不到缓和与疏散，就会导致各种疾病，如果疾病的严重性超过一定的阈值，就有可能导致各种肝脏疾病甚至肝癌。俗话说心病还需心药治，肝病也要肝药治。对于因暴怒、忿恨、气郁日久所引发的疾病，应以调节七情为主，然后再配合心理、药物、禅定、瑜伽与情境调理等方法治疗。

（三）心意质

心意质即人的情志、欲望、志向。心意质包括心理承受能力，其特征不是稳定、固有的，而是会随着内外界环境的改变而变化的。心理承受能力差，也是导致各种疾病发生的重要因素。当人们身处逆境、遭受挫折或受到重大的打击之后，如果有一个好的心态、格局以及良好的心理素质，就能够减少各种疾病的发生。否则，无论是自暴自弃还是自我封闭，都无益于身心灵的健康。倘若自己持久陷入负面情绪而不能自拔，则容易患多方面的疾病。

三、 心质分型

（一） 阳刚质

阳刚质具有沉稳、刚毅的特点，具体表现如下。

自信开朗，刚正不阿，但不善于听取意见或建议。若受到的内外环境中诸多因素的影响超出个人承受范围，则易刚愎自用，专制独裁，最后可能会形成以自我为中心的自恋型人格障碍。自恋型人格障碍表现为只注意自己的观点，不能面对客观事实，不接受别人的观点；人际关系以自我为中心，不能平等地待人接物，过分看重自己，蔑视别人，不能接受自己是弱者的事实；为了找回自信，会任意想象，为自己的失败寻找外部原因。病情进一步加重甚至会出现偏执障碍的临床症状，如有迫害妄想，或恶毒地咒骂他人，或尖酸刻薄地评价他人，或自吹自擂。

（二） 阴柔质

阴柔质具有温柔、内秀的特点，具体表现如下。

可靠温和，耐心敦厚，但缺乏主见，懦弱顺从。如受到的内外环境中诸多因素的影响超出个人承受范围，则容易过度容忍、顺从他人，无独立性，不能自己做决策，有被遗弃感和无助感。病情进一步加重甚至会出现依赖型人格障碍，表现为感到无助、无能和缺乏精力，不敢轻易做决定，生怕因意见不同或能力有限而被人遗弃；将自己的需缺附于他人，无法独立，过分顺从他人的意志；要求他人安排自己的生活，容忍他人的过度干涉，当亲密关系终结时则有无助和被毁灭的体验。这类人因为长期依赖他人做决定，故有将责任、逆境推给他人来对付的倾向。

（三） 内敛质

内敛质具有害羞、讷言的特点，具体表现如下。

深谋远虑，城府颇深，注重利益多于情感，具备绝佳的自我调整能力和沟通技巧，能极度适应环境。当受到的内外环境中诸多因素的影响超出个人承受范围，则固执地坚持自己奇特的思维和态度，难以与人深入接触。病情进一步加重甚至会出现回避型人格障碍，表现为信念、言语、行为怪异，与常人有明显的区别，且格格不入，难以与人建立深厚情感；有自己奇特的思维和行为方式，并固执地坚持自己的意见，没有明显幻觉、妄想；缺乏人际交往，无法建立深厚情谊，也不愿意与社会接触，与人和社会保持疏离。

（四）外张质

外张质的特点是冲动、张扬、善于表达，具体表现如下。

行为果断，有很强的行动力，有冲劲，同时此类人性情火爆，做事鲁莽，或时有情绪不稳定、社会适应性较差、人际关系不融洽的情况。当受到的诸多因素的影响超出个人承受范围，则容易急躁易怒，行为难以自控。病情进一步加重甚至会出现冲动型人格障碍，表现为鲁莽且带有攻击性，情绪高度不稳定；缺乏自制自控能力，稍有不顺便大打出手，不计后果；且判断分析能力差，容易被人挑唆怂恿，易对他人和社会表现出敌意，甚至出现攻击和破坏行为。

（五）敏感质

敏感质的特点是多疑、凡事特别敏感，具体表现如下。

乐观开朗，外向健谈，但占有欲强，自我评价过高，少有自知之明，好脱离事实争辩，又缺乏责任感，以自身利益为重，自私任性。如受到的内外环境诸多因素的影响超出个人承受范围，可能会变得敏感多疑、心胸狭隘、爱嫉妒又自以为是，最后形成以自私、敏感、多疑为主的偏执型人格障碍。此偏执型人格障碍表现为极度的感觉过敏，对侮辱和伤害耿耿于怀；思想行为固执死板，敏感多疑，心胸狭隘；爱嫉妒，对别人获得成就或荣誉感到紧张不安，妒火中烧，不是寻衅争吵，就是在背后说风凉话，或者公开抱怨和指责别人；自以为是，自命不凡，对自己的能力估计过高，惯于把失败和责任归咎于他人，在工作和学习上往往言过其实；同时又很自卑，总是过多、过高地要求别人，但从来不轻易信任别人的动机和愿望，认为别人存心不良；不能正确、客观地分析形势，有问题易从个人感情出发，主观片面性大；如果建立家庭，常怀疑自己的配偶不忠；等等。偏执型人格障碍的病人在家不能与家人和睦相处，在外不能与朋友、同事相处融洽，严重者会影响到日常生活。

（六）滞缓质

滞缓质的特点是反应迟缓、马虎、事后诸葛亮，具体表现如下。

做事保守，墨守成规，行为循规蹈矩，不知变通，固执较真。如受到的内外环境诸多因素的影响超出个人承受范围，则容易忧郁内向，离群索居，不愿社交。病情进一步加重甚至会出现强迫型人格障碍，表现为被不安全感笼罩，常处于莫名其妙的紧张和焦虑状态，如门锁上后还要反复检查，担心门是否锁好，写完信后反复检查邮票是否已贴好、地址是否写对了等；思虑过多，对自己做的事没把握，总以为没达到要求，别人一怀疑，自己就感到不安；行为循规蹈矩，不知变通，对节奏明快、突然来的事情显得不知所措，很难适应，对新事物接受慢等。

（七）矛盾质

矛盾质的特点为对己、对人、遇事都觉得特别矛盾，具体表现如下。

遇事拿不定主意，偏感性，依赖感强，不对外表露思绪，且善变，易焦虑自责，精神脆弱。此类人多顺从、附和别人，因此一旦受了欺负也会把委屈咽下，最容易情志不遂，发为抑郁；对自己以及对世界的看法常常很悲观，对曾经的爱好或感兴趣的事物丧失了兴趣和热情，生活态度消极，甚至会产生自杀念头等。病情进一步加重甚至会出现抑郁型人格障碍，表现为意气消沉，悲观厌世，并且由于逆来顺受，很容易受到责难，日久更会与周围人日渐疏离而越发孤独、沉默，不愿表露心思，难以与人建立深厚情感，周围人也很难了解他们的内心世界。

（八）圆融质

圆融质的特点是八面玲珑、做人做事考虑周全，具体表现如下。

热情包容，嗜好社交活动，但内心缺乏安全感，处事浮躁肤浅，如受到的内外环境中诸多因素的影响超出个人承受范围，则容易表情过分夸张，歇斯底里，轻浮虚荣。病情进一步加重甚至会出现癔症型人格障碍，表现为做作，情绪表露过分，总希望引起他人注意，以自我为中心，强求别人符合自己的需要或意志，不如意就给别人难堪或表现出强烈不满；经常渴望表扬和同情，感情易波动；喜欢寻求刺激，过多地参加各种社交活动；需要别人瞩目，为了引起注意，不惜哗众取宠、危言耸听，或者在外貌和行为方面表现得过分；情感反应强烈易变，完全按个人的情感判断好坏；说话夸大其词，掺杂幻想情节，缺乏具体的真实细节。

正常人都具有不同的心质，因此，我们如果将一个人的心质归类为八型中的一类或者两类，也就透彻地了解了此人，可以判断该人产生烦恼心病的类型，如外张质所患以嗔恨或者狂妄的烦恼心病为主，而内敛质所患则以嫉妒或者掩饰的烦恼心病为主，等等，以此类推。

第六节　心质的测定

一、正常心质（一）

以下只能选择正确1条，必要时不超过2条，在合适项的括号内打√：

1. 我很有主见，办事非常沉稳利索（　　　）

2. 我比较温柔，认为自己属于内秀（　　　）

3. 我不善表达，见人感觉害羞自惭（　　　）

4. 我比较张扬，容易冲动和多说话（　　　）

5. 我比较敏感，在乎人家说我什么（　　　）

6. 我反应较慢，往往是事后诸葛亮（　　　）

7. 我比较矛盾，常常处于两难境地（　　　）

8. 我比较圆融，做事考虑得非常周全（　　　）

二、正常心质（二）

以下只回答是与否，在合适项内打√或×：

1. 我非常阳光，大家都认为我有阳刚之气（　　　）

2. 我非常随和，大家都十分喜欢我的微笑（　　　）

3. 我比较内向，很不善于表达自己的观点（　　　）

4. 我做事冲动，非常自负且常以自我为中心（　　　）

5. 我想法很多，但总怀疑他人对我有看法（　　　）

6. 我不够利索，反应总是比其他人慢半拍（　　　）

7. 我容易反复，老是处在上下两难的境地（　　　）

8. 我善于社交，处理人际关系非常老道（　　　）

三、 临界心质

没有可以不填（在合适项打√）：

1. 非常固执，常以自我为中心（   ）

2. 比较任性固执，不够豁达，非常放不开（   ）

3. 过度容忍、顺从他人，缺乏独立性，容忍他人安排自己的生活（   ）

4. 忧郁内向，离群索居，不愿社交。常常思虑过多，对自己做的事总没把握（   ）

5. 急躁易怒，行为难以自控。有时情绪高度不稳定，缺乏自制、自控能力（   ）

6. 常强求别人符合自己的需要或意志；哗众取宠，危言耸听，情感反应强烈易变（   ）

7. 对他人的意见和观点非常敏感，害怕他人批评，不愿意承担个人责任，在人际交往场合中感到拘束，认为自己无能，无人格魅力等（   ）

8. 难以与人建立深厚情感，有自己奇特的思维和行为方式，并固执地坚持自己的意见，缺乏人际交往，与人和社会保持疏离（   ）

四、 异常心质 （心质偏差或有疾患）

没有可以不填（在合适项打√）：

1. 常心中烦热，睡眠比较差，多梦，口舌干渴，咽喉肿痛（   ）

2. 常感觉记忆力下降，或有头晕耳鸣，腰膝酸软，手心发热（   ）

3. 胸闷不舒，口黏，善忘，赖床，大便不爽（   ）

4. 常常坐卧不安，健忘失眠，或胸胁疼痛，小便清长（   ）

5. 容易头晕、头痛，眉棱骨有压痛，时有胸胁胀痛或窜痛，偶有耳鸣、心烦、两目干涩，晨起偶有口苦咽干，小便短黄，大便易干燥（   ）

6. 健忘多梦，或虚烦失眠，遇事难记，善忘，难以回忆，头晕目眩，或手足心热，两颧潮红，口干，或舌尖糜烂（   ）

7. 容易头晕眼花，疲倦乏力，或可出现肢体麻木（持续时间较短），记忆力减退，精力下降，咽部异物感，妇女可见乳房胀痛、月经不调（   ）

8. 平时较为怕冷，感到疲乏，健忘，少气懒言，喜卧少动。食量较小，容易腹胀，

烦躁失眠，多梦易惊，大便较稀，小便清长(   )

五、 心质文化扩展表

在合适项内打√（可以多选）：

1. 看书。A. 喜欢看各种各样的书(   )；B. 只看自己喜欢的书(   )；C. 只看专业书(   )；D. 只看热门的书(   )；E 基本不看书(   )

2. 文艺。A. 喜欢唱歌、跳舞(   )；B. 喜欢书法、绘画(   )；C. 喜欢收藏(   )；D. 喜欢诗词歌赋(   )；E. 不爱好文艺(   )

3. 交友。A. 喜欢广交各类朋友(   )；B. 不喜欢交朋友(   )；C. 只交志同道合的朋友(   )；D. 不轻易交朋友(   )；E. 基本上没有好朋友(   )

4. 工作。A. 是工作狂，非常敬业(   )；B. 做到了问心无愧(   )；C. 只管分内的事(   )；D. 平时工作不够抓紧，到最后才开始全面冲刺；E. 工作不顺，能凑合完成就好(   )

5. 业余。A. 喜欢烹饪(   )；B. 喜欢旅游(   )；C. 喜欢宗教(   )；D. 喜欢影视(   )；E. 没有业余爱好(   )

6. 运动。A. 非常喜欢锻炼(   )；B. 每天都坚持锻炼(   )；C. 喜欢强度大的锻炼(   )；D. 喜欢静态养生或室内锻炼(   )；E. 不喜欢或基本上不锻炼(   )

7. 时政。A. 非常关心政治(   )；B. 不太关心政治(   )；C. 非常关注小道消息(   )；D. 只关心明星的消息(   )；E. 只关心突发事件(   )

8. 处事。A. 什么都想管(   )；B. 只想管好自己(   )；C. 做人做事非常谨慎(   )；D. 比较马虎，对做过的事往往不太满意(   )；E. 除了自己，其他都不关心(   )

参考文献

[1] 李良松. 中医与佛教医药互为影响和包容 [N]. 中国中医药报, 2013 – 9 – 18.

[2] 王琬. 佛治百病: 祛除病苦的佛家医方 [M]. 西安: 陕西师范大学出版社, 2006.

[3] 肖雨. 佛教医学概论 [J]. 五台山研究, 2000 (1): 17 – 23.

[4] 罗安明, 戎志斌. 佛医学的病因观 [J]. 中国中医基础医学杂志, 2015 (4): 420 – 421.

[5] 白杨华. 天台宗佛医文献整理与研究 [D]. 北京: 北京中医药大学, 2018.

[6] 刘怡, 韩冰. 中国佛教医学的基本思想 [J]. 天津中医学院学报, 1992 (2): 8 – 11.

[7] 李良松. 佛陀医案 [M]. 北京: 学苑出版社, 2014.

[8] 方凤真. 佛教的医学观 [D]. 济南: 山东中医药大学, 2010.

[9] 彭杨莉.《四分律》佛教医学词汇研究 [D]. 武汉: 华中师范大学, 2013.

[10] 梁玲君, 李良松. 佛医在治疗眼科疾病方面的成就 [J]. 西部中医药, 2017 (2): 36 – 38.

[11] 王米渠. 佛教精神医学 [M]. 北京: 学苑出版社, 2014.

[12] 肖雨. 佛教医学概论 (续一) [J]. 五台山研究, 2000 (2): 22 – 25.

[13] 宇妥·元丹贡布. 四部医典 [M]. 上海: 上海科学技术出版社, 1987.

佛医治疗学

李良松 / 编著

梁玲君　李亚婧　刘鑫鑫　刘飘红 / 整理

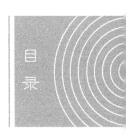

上编　总论

第一章　佛医疗法概述　　161

第一节　佛医治病的仪轨　　161

第二节　佛医治病的方法　　162

第三节　佛医病情的分析　　163

第二章　佛医医案　　165

第一节　佛医医案的特点　　165

第二节　佛医医案的内容　　167

中编　治病论

第一章　药物疗法　　175

第一节　药物分类　　175

第二节　用药特色　　179

第三节　医案举隅　　184

第二章　禅定疗法　　190

第一节　禅定疗疾原理　　191

第二节　禅定六治　　192

第三节　禅病禅治 195

第四节　医案举隅 197

第三章　心质疗法 199

第一节　心质与养生 199

第二节　心质与疾病治疗 200

第四章　饮食疗法 206

第一节　饮食的分类 206

第二节　食疗治法 208

第三节　临床应用 210

第四节　医案举隅 212

第五章　针灸疗法 216

第一节　佛医针法 216

第二节　佛医灸法 219

第三节　心针和法针 221

第四节　临床应用 223

第六章　真言疗法 227

第一节　真言治疗的起源与发展 228

第二节　真言治疗的原理 229

第三节　真言治疗的方法与临床应用 231

第七章　礼乐疗法 235

第一节　拜忏 235

第二节　佛乐 238

第八章　瑜伽疗法 243

第一节　瑜伽治疗 244

第二节　瑜伽疗愈体系 245

第三节　瑜伽疗愈有形疾病 250

第四节　瑜伽疗愈无形疾病 252

第九章　情境疗法 254

第一节　情境转移疗法 254

第二节　医案举隅 256

第十章　其他疗法　258

第一节　沐浴疗法　258

第二节　揩齿疗法　260

第三节　色彩疗法　261

下编　调心论

第一章　以茶养生　267

第一节　佛与茶之缘　267

第二节　茶之功效　269

第三节　茶疗　273

第二章　以法养心　275

第一节　自心现量，戒除贪着之心　276

第二节　以慈悲心平息嗔恨心　277

第三节　缘起性空，破除无明之心　278

第四节　放下我执，身心清净　279

第三章　以定制动　281

第一节　修定以制心之妄动　281

第二节　修定之动中禅　283

第三节　修定以观慧　284

第四章　以艺养情　286

第一节　建筑　286

第二节　壁画　288

第三节　书画　291

第四节　唐卡　298

第五节　舞蹈　300

第六节　武术　301

第七节　音乐　304

第八节　雕塑　306

第五章　以诗养性　307

第一节　诗以悦心，方得禅趣　308

第二节　诗以愉情，可解禅意　310

第三节　诗以修身，探幽禅境 311

第四节　诗以启智，通达禅理 312

第六章　以花养颜 315

第一节　品味花草，养心悦目 315

第二节　以花供佛，积累功德 318

第三节　以花参禅，证得果位 320

第四节　得闻花香，心旷神怡 322

第五节　以花为茶，美容养颜 323

第六节　以花为药，治病救人 324

第七章　以香养灵 326

第一节　以香养灵的原理 326

第二节　香修方案 327

第八章　其他修身方法 331

第一节　道德疗法 331

第二节　布施 333

第三节　放生护生 335

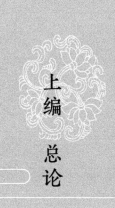

上编

总论

第一章　佛医疗法概述

佛医学与中医学、西医学的差异不仅体现在理论体系方面，而且体现在治疗方法方面，佛医学在治疗方法上有着独到的优势和特色。佛医学以遵循治病仪轨为前提，运用饮食疗法、药物疗法、针灸疗法、情境疗法、真言疗法和心法、瑜伽疗法、禅定疗法、拜忏疗法、加持疗法、超度疗法等，使人体身、心、灵恢复健康。

第一节　佛医治病的仪轨

在佛医诊疗体系中，治病仪轨非常重要。仪轨即礼法规矩，或称仪式轨则。佛医的治病仪轨主要包括三个方面：对于医者而言，在行医治病之前必须沐浴、更衣、焚香、敬佛、诵经；对于患者而言，必须要有恭敬心、虔诚心、谦卑心和自信心；对于疾病而言，治疗重大的疾病必须在合适的时辰选择恰当的剂型与经咒，治疗业力深重的疾病必须采取祈祷、拜忏、诵经、针灸、方药等多种方法。

作为一名佛医医生，必须具备五个方面的素质。第一，必须熟练掌握佛医的基础知识和诊疗方法，有超凡的学识和智慧，有普度天下苍生的愿力和情怀。第二，必须遵循佛医的仪轨和法则。第三，要有智慧。第四，需医德高尚。第五，需修行。佛医医生在治疗疾病的过程中应遵循佛医仪轨，这对于临床疗效的提高和医者自身素质的提升有重要的意义。医者需要有哪些"仪"和"轨"呢？首先必须沐浴、更衣、洗手、上香，其次必须诵念佛号和药师咒，最后要发愿。沐浴、更衣、洗手、上香既是对佛与菩萨敬重的表现，又是让自己的内心更加平静与祥和的法门。佛号和咒语代表着特定神明或佛的尊称和力量，医者诵念佛号和药师咒，可借助佛法的力量提升自己悟性，以帮助患者摆脱烦恼、消除业的障碍，增强临床疗效。发愿有助于增强医者治病救人的信心与功德。孙思邈《备急千金要方·大医精诚》云："凡大医治病，必当安神定志，无欲无求，先发大慈恻隐之心，誓愿普救含灵之苦。若有疾厄来求救者，不得问其贵贱贫富、长幼妍媸、怨亲善友、华夷智愚，普同一等，皆如至亲之想。亦不得瞻前顾后，自虑吉凶，护惜身命。见彼苦恼，若己有之，深心凄怆。勿避险巇，昼夜寒暑，饥渴疲劳，一心赴救，无作功夫形迹之心，如此可为苍生大医，反此则是含灵巨贼。"这些正是医者治病仪轨的重要表现。医者遵循这些治病仪轨，才能发扬光大佛医文化，有效地提高临床疗效。

在临床治疗过程中，患者必须相信佛法，尊重佛医，礼敬高僧大德，这是建立良好医患关系的基础，也是取得更好的临床诊疗效果的前提。"佛医治百病，药医有缘人"，医者在为患者诊治时，患者必须持恭敬心、虔诚心、谦卑心和自信心，听从医者的嘱咐，如此方能在治疗中和治疗后的康复中遵照医方服药，降服心理和业的障碍所造成的心理困扰，增强治愈疾病的信心。《入菩萨行论》云："若遭常病逼，尚须依医言，况长遭贪等，百过病所逼。"这说明，在治疗过程中患者的仪轨会对疾病产生影响。

对于疾病而言，不同的疾病具有不同的特点，故在治疗过程中应遵循疾病本身的轨则。对于重大的疾病，因人体各脏腑对应不同的时辰，故在治疗重大疾病时，必须选择合适的时辰以疏通相关脏腑的气血。不同的药物剂型适用于不同的疾病，故在治疗疾病时必须配合适当的药物剂型。不同的经咒适用于不同的疾病，故要针对不同的疾病选择不同的经咒，用经咒的力量帮助患者，并向患者阐明病之缘由，对患者进行精神方面的安慰和暗示，以提升临床治疗效果。对于业力深重的疾病，单纯靠针石药物是不能达到治愈目的的，须加用祈祷、拜忏、诵经等方法，借助佛法的加持，消除业障这一病因。

第二节　佛医治病的方法

按照佛医的说法，治疗疾病有八万四千法门。但归纳起来，佛医治病之法主要有治身病之方法（如饮食疗法、药物疗法和针灸疗法等）、治心病之方法（如情境疗法、真言疗法和心法治疗等）、治灵病之方法（如六波罗蜜法、拜忏疗法、加持疗法、超度疗法等）。佛医治疗疾病的诸多方法可达到内外平衡、身心健康、脏腑协调、灵性充盈、慈悲喜舍的治疗效果，使身、心、灵三者平衡协调。

佛医治疗疾病涉及身、心、灵三个层面，身、心、灵的疾病各有其特点和临床表现。在治疗过程中要根据疾病自身的特点和发展传变规律，分析出疾病所在层次是身、心还是灵，以便于选择恰当而快捷的治疗法门。佛医针对不同病因，采用不同的疗法。身体层面的疾病乃是肉身因四大不调、饮食不和等因素而生的形质性疾病，是身体本身有形之疾病，当从身而治，可借助饮食、针石、药物等有形之物进行治疗。故佛医针对身病，提出运用佛门特色的饮食、方药、针灸等治疗方法，通调五脏、调和气血、疏通经脉等。心理层面的疾病乃内心为无明所障碍，出现贪、嗔、痴等诸多烦恼，致使身心不协调引起的。因烦恼等心理是导致该疾病发生的根本因素，故针对这一疾病应从心而治。佛医重视心病的诊断、治疗和预防，以及对心的调摄，为此佛医有情境疗法、真言疗法和心法等方便法门，以戒三毒，修正道，悟菩提，证涅槃。精神短路、投射偏差、映射错了、灵魂变形、道德变坏、气质变俗、品格变低、思想变乱等会导致各种灵性疾病的发生和发展。灵指的是通过思想、精神与灵魂的碰撞所产生的智慧火花，或直接通过灵魂的投影与映射而产生的超意识现象。灵魂疾病涉及精神、遗传、道德、品格、气质、外邪和思想等层面，有多种表现形式，如因果方面的疾病、心理方面的疾病、精神方面的疾病、道德沦丧的疾病、邪魔所致的疾病、修行方面的疾病、恶业所致的疾病、智慧缺陷的疾病和信仰方面的疾病等。灵病宜从灵而治。佛医针对灵病提出六波罗蜜法、拜忏疗法、加持疗法、超度疗法等治疗法门。

佛门重视因缘论，认为一切事物皆是因缘和合而成，故身病、心病、灵病三者不是独立存在的，而是不可分割、相互影响的。由此可知，身病、心病、灵病在治疗方法上当是偏重一方而兼顾其他。正如药物疗法中除了有有形之药物外，还有心药与法药，针灸疗法中除了有有形针具外，还有无形针具。身、心、灵是相互联系的，故治疗上不可偏废其一，要重视三者之间的相互关系，以防止疾病的发展和传变。

总之，佛医能够从不同层次、不同角度治疗身体、心理、灵性层面的疾病，在长期的历史发展过程中形成了自己的特色和优势。

第三节　佛医病情的分析

佛医病情资料即在治疗疾病时，通过望、闻、问、切、测、悟等六诊和灵性检测表、气质检测表、品格检测表等收集到的临床材料，是诊断和治疗疾病的重要临床资料，也是衡量患者身、心、灵健康程度的重要依据。由此可见，佛医病情资料在治疗中的重要地位。因此能够正确分析病情在佛医治疗中尤为重要。

由于患者陈述凌乱，疾病演变和诊治过程复杂、多样，疾病症状轻重不同等，病情内容往往散乱无序且重点不突出，故要先对已收集到的病情资料进行归类整理，使其条例分明，以便于准确诊断。患者对病情的陈述会受年龄、知识水平、心理因素、精神状况等多方面因素的影响，各患者对病情的陈述在准确程度上有重大差异，故医生应该提高敏感度，随时觉察患者所反映病情的真实度。医生要六诊并用，诸法参用，及时剔除虚假和对诊断没有意义的病情信息。对于患者所填的灵性检测表、气质检测表、品格检测表等，医生也应当结合患者其他的病情内容进行分析，判断其真实程度。

由于疾病的复杂程度、疾病发展的不同阶段和治疗方法等不同，常常会出现病情内容不一致的情况。因此，医生当运用佛医八纲理论，有效地区分寒热错杂与寒热转化及寒热真假、表里同病与表里出入、虚实错杂与虚实转化及虚实真假等的证候表现，以正确分析和把握患者的病情状况。

第二章 佛医医案

第一节 佛医医案的特点

医案是诊治疾病的档案记录，是窥探古代医学发展与进步的重要文献资料，是衡量医学发展水平的重要标志。佛经记载的各类医案有 2189 条，内容丰富。除却心药、法药、咒药之医案，佛经中有时间、有地点、有人物、有处方、有用药、有治法的医案有 200 多条。

在病案发展史上，最早的医案记载见于甲骨文，甲骨文共载录各科医案 300 多则，涉及疾病 46 种。在上古时期，数量最大、病种最多、范围最广、影响最大的医案非佛经医案莫属。笔者对《大正藏》和《频伽藏》中的医案数量进行统计，发现这两藏共记载了 2189 则医案。

《大藏经》记载的医案几乎都使用真言，并且其中采用食疗的医案所占的比重也很大。因此，佛医医案具有药疗、食疗与心疗相结合，以心疗为中心，多种手段和方法并用的特点。这些医案对现今的临床实践仍具有重要的指导意义。

现对佛医医案的特点进行详细论述。

一、 药疗、食疗等物理疗法与心疗相结合， 以心疗为中心， 身、 心、 灵 共调

真正的佛教可传播般若智慧，使人夯实真如本性、严树人格魅力、放下我执心魔、摒弃外道侵蚀，令人心灵得到净化、境界得到提升、智慧得到增长。佛医重点探讨的内容与佛教在本质上是一致的。佛医以佛门的三学、四大、五蕴等理论为指导，重点探讨人身、心、灵三者如何协调和全面发展，故心疗是佛医治病的最大特色，也是佛

医病案的特色所在。

在佛经医案中，最精彩的当数心药和法药之医案，心药和法药之医案相当于现代的心理疾病诊疗医案。这部分医案不仅数量众多，内容丰富，而且涉及的病种面广，所用治法独特，特征十分鲜明。心法之药种类甚多，除了默念佛号、修习佛法外，还有布施放生，所谓慈悲喜舍皆可入药。此外，心法之药还有临床应用不费药金、不劳煎煮、治疗范围广泛等特点。真言、咒术既是一种心理和精神疗法，也是一种音频和信息疗法。佛医医案中的真言、法术之类的说辞较多。这些真言的声音长短、色调高低、悠扬顿挫、说唱方法等有很多讲究，同时还必须与修炼、时辰、饮食、沐浴、环境等相结合。由于古音变改、传承断缺，其法其术今天已基本失传。

二、 重视食疗， 食疗与医疗相结合

佛医重视饮食疗法。在历代佛教经籍中，可寻及诸多关于食疗的医案，既有以食治病、以食养生者，又有以食求法、以食悟道者。佛教经律两藏载录的与食疗有关的医案近300条。在众多佛药之中，饮食物所占比重甚大。《佛说佛医经》论述了四大、四季所主疾病及其饮食疗法，且阐述了饮食与健康的关系、佛教之饮食禁忌等内容。《大般涅槃经》记载了以酥、乳、石蜜三种食材为药治疗儿科疾病的医案。《五分律》记载了以脂类食物治疗风疾的医案。《五分律》记载以日常生活中最常用的两味调味品——盐和醋治疗"风病"，收效甚好。食疗不仅可以用于身体疾病的预防和治疗，还可以用于调心养神。《金刚萨埵说频那夜迦天成就仪轨经》载有以食调心以疗疾的病案。

三、 多种手段和方法并用， 相辅相成

《摩诃止观》卷六载："诸病苦痛，种种不同；诸药方治，种种不同；病差因缘，种种不同。汤饮、吐下、针灸、丸散，得差之缘，亦复非一。"疾病病因多元化、临床症状多样性，药方等的针对性不同，故佛医病案中记载的临床治疗法门常常是多种治疗手段和方法相互配合，诸法并举，相得益彰。佛医治病之法除包括药物法、针灸法、饮食法外，还包括心质法、情境法、真言法以及与佛事相关的禅修法、沐浴法等，且治病时常将这些方法配合使用，以达到相得益彰的效果。正如佛经所云："为人咒病，或诵恶术，或为善咒，或为医方、针灸、药石，疗治众病。"佛门治病不拘一格，有针药结合、咒针结合、咒药结合、药物沐浴结合、禅定药物结合、情境饮食结合、针咒

药结合、禅定咒语药物结合等诸多形式，应根据需要灵活选取最快捷的治病法门，从根源上断绝病根，使人身、心、灵协调发展。

第二节　佛医医案的内容

历代医家都十分重视医案，并以医案的形式保存和传承医家治病疗疾的经验。佛医也重视病案，强调以佛医特色医案突显佛门养生与治病的法门。

为了更好地将佛医治疗特色发展下去，现就佛医医案的主要内容进行介绍。

一、　一般情况

姓名、性别、年龄、籍贯、婚否、职业、工作单位等。

二、　主诉

患者就诊时最令其痛苦的症状、体征，以及症状、体征持续的时间。

三、　现病史

全面系统地记录患者本次疾病从发病之初到就诊前的病情演变和诊察治疗的全过程。其内容主要包括：①起病情况，包括发病的时间和地点、起病的缓急程度、前驱症状以及可能的诱因与病因；②主要症状、特点及其发展的情况；③伴随症状；④结合"佛医十问歌"，记录目前的临床现象；⑤诊治经过。

佛医医案中的现病史部分应包括六诊、十问、心质评价体系等内容。六诊、心质评价的详细内容可参考本套丛书中的《佛医诊断学》。若想应用佛医的方法来诊治疾病，必须熟记"佛医六诊歌"和"佛医十问歌"。

佛医六诊歌

一望神情观气色，二问因果寒热身。

诸般症状不放过，九窍虚实当辨分。

烦渴饮食必先问，或疼或汗仔细斟。

三闻声音察脏腑，四切寸口明心神。

五测因缘推病理，六悟心法断病根。

惟有纳容天下苦，方可一念定乾坤。

佛医十问歌

一问因果二问龄，三问五官四问眠。

五问寒热六问渴，七问饮食八问便。

九问胸腹十问汗，中西用药都需明。

小儿宜问进出口，妇人必问胎产经。

四、 既往史

全面记录患者既往的健康情况与疾病状况。其内容主要包括既往的健康状况、疾病史、传染病、地方病、职业病、预防接种史、手术外伤史、输血史、药物过敏史等。

五、 其他史

患者的出生地及经历地；生活饮食习惯、嗜烟酒的程度、性格特点、精神情志状况、人际关系及思想品格状况；过去和目前的职业及工作情况；婚育史以及家族史等。

六、 道德、 气质、 品格和灵性方面的情况

对于现代中医或西医而言，道德、气质、品格和灵性的缺失一般不属于疾病；但对于佛医而言，这些都是疾病，而且从某种程度来说其比身体上的疾病更为严重。因此，笔者根据佛医的诊治疾病的特殊性，设计了灵性、气质、品格检测表和道德指数表（表8～11）。

表 8　灵性检测表

以下每题共有 10 级，请自我评价等级，按等级数，将相应数量的圈涂黑。

1. 只要我想做的事，灵感常常会喷薄而出（○○○○○○○○○○）

2. 大家都认为我非常有灵性（○○○○○○○○○○）

3. 我觉得自己的气场非常强大（○○○○○○○○○○）

4. 在我遇到困难的时候都会有贵人相助（○○○○○○○○○○）

5. 我的目光非常深邃，很容易看清事物的本质（○○○○○○○○○○）

6. 各种动物对我都非常友善，再凶的动物对我也没有敌意（○○○○○○○○○○）

7. 我能够跟各种类型的人打交道，并受人钦佩（○○○○○○○○○○）

8. 我常常觉得有无形的力量在帮助我、保护我（○○○○○○○○○○）

9. 我做事非常有分寸，该说的话就说，不该说的话一句也不多说（○○○○○○○○○○）

10. 我的反应非常灵敏，思维非常敏捷（○○○○○○○○○○）

11. 我的自控力非常强，做事十分干净利索（○○○○○○○○○○）

12. 我所交往的人，大都为具有正向能量和气质高雅的人（○○○○○○○○○○）

共 120 分，50 分为凡人，60 分为吉人，70 分为才人，80 分为高人或上人，90 分为真人或贤人，100 分以上为圣人或神人。

表 9　气质检测表

以下每题共有 10 级，在评价等级时，请按等级数，将相应数量的圈涂黑。（可自评或他评）

1. 非常注意个人形象，言行举止都十分规范（○○○○○○○○○○）

2. 一言一行都透露出学识和修养（○○○○○○○○○○）

3. 服饰非常得体，时刻保持着尊严与矜持（○○○○○○○○○○）

4. 喜怒从来都不会挂在脸上，经常保持着微笑（○○○○○○○○○○）

5. 面相十分端庄，具有智慧的眼光（○○○○○○○○○○）

6. 为人谦逊又保持着适度的庄严，表现出坚毅果敢或温柔大方的一面（○○○○○○○○○○）

7. 具有较深的人文功底，并形成符合社会道德规范的做人准则（○○○○○○○○○○）

8. 时刻保持干练的处事风格和积极向上的精神面貌（○○○○○○○○○○）

9. 做事张弛有度，处理各种人际关系十分得体（○○○○○○○○○○）

10. 保持清醒的头脑，从来不做低俗或与身份不相称的事（○○○○○○○○○○）

11. 在经济上从不吝啬，在信仰上比较宽容，具有较强的人格魅力（○○○○○○○○○○）

12. 对待朋友真诚，具有民族大义和宽阔的襟怀（○○○○○○○○○○）

共 120 分，60 分为凡人，70 分为有素质的人，80 分为有气质的人，90 分为品格高尚和气质高雅的人。

表 10 品格检测表

以下每题共有10级，在评价等级时，请按等级数，将相应数量的圈涂黑。（可自评或他评）

1. 对国家和民族忠诚，常常以民族英雄来激励自己（○○○○○○○○○○）

2. 具有坚韧不拔的意志，从来不向艰难险阻和邪恶势力低头（○○○○○○○○○○）

3. 将个人的利益置之度外，从来不计较个人的恩怨得失（○○○○○○○○○○）

4. 言行一致、表里一致、人前人后一致，能随时保持着谦谦君子的形象（○○○○○○○○○○）

5. 不感情用事，不做出过于偏激的行为，能时刻以大局为重（○○○○○○○○○○）

6. 能控制自己的感情，不随意对外发泄自己的愤怒、痛苦等激动的情绪（○○○○○○○○○○）

7. 真心帮助他人，热心于社会公益，不求他人或社会给予回报（○○○○○○○○○○）

8. 秉性善良，宁愿委屈自己也不愿意委屈他人（○○○○○○○○○○）

9. 不搬弄是非，不随意中伤或侮辱他人，包括中伤或侮辱对自己有偏见的人（○○○○○○○○○○）

10. 具有高尚的人格，不趋炎附势，不随波逐流（○○○○○○○○○○）

11. 性格刚强或温柔，具有渊博的学识或正向的智慧（○○○○○○○○○○）

12. 格调高雅，心境开阔，不愿与低俗之辈为伍（○○○○○○○○○○）

共120分，60分以上为正常人，70分为有品格的人，80分为品格高尚的人，90分为贤人或真人，100分以上为圣人或神人。

表 11 道德指数表

以下每题共有10级，在评价等级时，请按等级数，将相应数量的圈涂黑。（可自评或他评）

1. 严守社会公德（○○○○○○○○○○）

2. 尊敬父母长辈（○○○○○○○○○○）

3. 从不强人所难（○○○○○○○○○○）

4. 从不贬损他人（○○○○○○○○○○）

5. 乐于帮助他人（○○○○○○○○○○）

6. 人前人后始终如一（○○○○○○○○○○）

7. 不计较个人的恩怨得失（○○○○○○○○○○）

8. 不会为了私利而伤及他人（○○○○○○○○○○）

9. 不会过河拆桥，懂得感恩（○○○○○○○○○○）

10. 有强烈的同情心，不歧视弱者（○○○○○○○○○○）

11. 嫉恶如仇（○○○○○○○○○○）

12. 不会踩着他人的肩膀往上走（○○○○○○○○○○）

共120分，80分以上为正常人，100分以上为道德高尚的人，115分以上为圣人。

七、 辨证辨病分析

根据佛医学的理论依据，运用通过望诊、问诊、闻诊、切诊、测诊、悟诊等获得的资料和通过灵性检测表、气质检测表、品格检测表、道德指数表等获取的资料，参悟患者的病因病机及病原之所在，进行三因辨证、脏腑辨证、气血辨证、因缘辨证、心神辨证等辨证分析，以及体质辨病、心质辨病、灵性辨病等辨病分析，以便为论治提供可靠的依据。有些疾病看上去很简单，但越治越重，越治越麻烦，反反复复，迁延不愈，中医、西医治疗都没有效果。在这种情况下，就要考虑是不是因果疾病、风水疾病，或者业力所致疾病。

八、 治疗方案

根据辨证辨病的结果，结合各种治病法门的治疗特点，采取相应的佛医治疗法门，灵活运用药物、针灸、禅定、饮食、真言、心质、情境、瑜伽、礼乐等治疗方法，突出佛医治疗特色。

中编

治病论

第一章 药物疗法

药物疗法是佛门运用物药、心药和法药等治疗各种身心疾病，使人体内外环境全面协调、身心疾病得到康复的治疗与养生法门。经统计，在 5000 种中药中，有 317 种中药与佛教有直接或间接的关系。在历代近 10 万首中医方剂中，方名直接跟佛教有关者有 2183 首，间接与佛教有关者 1600 多首，如天王补心丹、七宝弹、灵妙散、资生汤、司命丸、活命饮、大定心丸等。由历代寺院或僧人传出的医方共计 615 首，由历代居士创立的医方有 809 首；历代中医方剂共涉及 457 个佛教的名词术语。由此可见，佛门药物疗法对传统医学的发展产生了一定影响，丰富了祖国医学的宝库。

第一节 药物分类

一、物药、心药、法药

佛门依据药物的有形与无形，将佛药分为物药、心药和法药。物药是有形的药物实体，而心药与法药则是从心理、灵性层面作用于疾病的无形方药。从病因角度来看，物药主要用于四大不调、三大患等身体疾病的治疗，而心药与法药则主要用于业病、邪病等心理和灵性层面出现的疾病的治疗。

物药，指具有预防、诊断及治疗作用的有形物质。佛门物药种类多，尤以草、木、虫、石、谷为主，正如《苏悉地羯罗经》所载："药者所谓疗疾，以五药疗其病，草、木、虫、石、谷者也。"随着佛学的传入，许多佛门物药被带入我国，这使得传统医学的药物品种更加丰富。如《新修本草》首次记载了安息香、龙脑香、苏方木、胡椒等药物，并且新增了佛医奉为"三果"的药物，即诃黎勒、毗梨勒和庵摩勒，这些药物是中药的重要组成部分。在诗词中也有关于佛家物药的记载。如《施万病丸》云："葫芦盛药行如风，病者与药皆惺憁。药王药上亲兄弟，救人急于己诸体。玉毫调御偏赞扬，金轮释梵咸归礼。"《抱疾谢李吏部赠诃黎勒叶》讲以诃黎勒叶为礼品，可见佛门物药在当时的兴盛程度。诗句"岚霭润窗棂，吟诗得冷症。教餐有效药，多愧独行僧""溪田借四邻，不省解忧身。看日和仙药，书符救病人。伴僧斋过夏，中酒卧经旬。应得丹砂力，春来黑发新"等皆反映出僧医用药之精准和疗效之显著。为弘扬和发展佛医药物在疾病治疗中的应用，佛门僧人还常常在寺院进行物药栽培。如《楚州开元寺北院枸杞临井繁茂可观，群贤赋诗因以继和》载："僧房药树依寒井，井有香泉树有灵。翠黛叶生笼石甃，殷红子熟照铜瓶。枝繁本是仙人杖，根老新成瑞犬形。上品功能甘露味，还知一勺可延龄。"《曲水寺枳实》载："枳实绕僧房，攀枝置药囊。"

物药剂型种类丰富，有膏剂、洗剂、栓剂、丸剂、汤剂、油剂等。物药给药方式有内用和外用两种，内用包括口服、含化等形式；外用包括涂身、熏洗、灌鼻、灌肠等形式。《观自在菩萨怛嚩多唎随心陀罗尼经》载有用熏陆香、青木香、甘草等药物煎汤外洗治疗眼睛疼痛，以及用胡粉、水银、干枣三物捣碎作丸外用治疗痔疮的医案。《佛说不空羂索陀罗尼仪轨经》介绍了以真言生乌、麻油或醍醐滴耳治疗耳鸣热风的医案。《千手千眼观世音菩萨治病合药经》记载了生蓬莱水煮取汁，内服治疗鼻大衄下欲死等的医案。由此可见，物药的给药方式主要取决于疾病发生的部位。佛门注重药物直达病所，强调药物直接作用于病变局部，以达到最佳的治疗效果。

在物药的组方上，佛门强调"以一草治众病，或以众草治一病"，即治病时可用单方，亦可用复方。单方是以单味药物直接针对病因进行治疗，药精力专。如《千手千眼观世音菩萨治病合药经》记载了使用单味药物桃胶治疗恶疮的医案。又如《观自在菩萨怛嚩多唎随心陀罗尼经》记载的观音洗眼方就是单方，即用熏陆香，或用青木香，或用甘草等煎煮成汤后洗眼。又如《增一阿含经》卷十二中有针对风、痰、冷三大病因，直接选取酥、蜜、油单味药物进行治疗的记载："然复此三大患有三良药。云何为三？若风患者，酥为良药及酥所作饭食。若痰患者，蜜为良药及蜜所作饭食。若冷患者，油为良药及油所作饭食。"复方多用于治疗复杂疾病，应用范围广泛，如《大佛顶广聚陀罗尼经》记载的眼科药方，即苏味罗、安舍那、海水沫、雄黄、两种黄、姜、牛黄、青莲花、郁金花、豆蔻子、石蜜组成的复方，用于治疗多种疾病引起的眼睛红、肿、热、痛以及视力减退、视物昏花等症状。

《佛说超日明三昧经》记载："人体得重疾欲自疗治，当服顺药反饮毒药，谓攻身病害腹伤脏，不即更服除毒之散，寻能杀人悔无所及。”故疾病治疗要选择恰当的方药，切不可操之过急，否则会事与愿违，追悔莫及。在使用物药时也要对症，物药对症则是治病之甘露，反之就成了害人之毒药，正如《大般涅槃经》卷二载：

佛告诸比丘：“善哉！善哉！汝今善能咨问是义，为自断疑。譬如国王暗钝少智，有一医师性复顽嚚，而王不别，厚赐俸禄。疗治众病纯以乳药，亦复不知病起根原。虽知乳药，复不善解，或有风病、冷病、热病，一切诸病，悉教服乳。是王不别是医知乳好丑、善恶。复有明医晓八种术，善疗众病，知诸方药，从远方来。是时旧医不知咨受，反生贡高轻慢之心。彼时明医即便依附，请以为师，咨受医方秘奥之法，语旧医言：‘我今请仁以为师范，唯愿为我宣畅解说。’旧医答言：‘卿今若能为我给使四十八年，然后乃当教汝医法。’时，彼明医即受其教：‘我当如是，我当如是，随我所能，当给走使。’是时，旧医即将客医共入见王。是时，客医即为王说种种医方及余伎艺：‘大王当知，应善分别，此法如是可以治国，此法如是可以疗病。’尔时，国王闻是语已，方知旧医痴騃无智，即便驱逐，令出国界，然后倍复恭敬客医。是时，客医作是念言：‘欲教王者，今正是时。’即语王言：‘大王于我实爱念者，当求一愿。’王即答言：‘从此右臂及余身分，随意所求，一切相与。’彼客医言：‘王虽许我一切身分，然我不敢多有所求。今所求者，愿王宣令一切国内，从今已往，不得复服旧医乳药。所以者何？是药毒害多伤损故。若故服者，当斩其首。断乳药已，终更无有横死之人，常处安乐，故求是愿。’时，王答言：‘汝之所求，盖不足言。’寻为宣令：‘一切国内有病之人，皆悉不听以乳为药。若为药者，当斩其首。’

“尔时，客医以种种味和合众药，谓辛、苦、咸、甜、醋等味，以疗众病，无不得差。其后不久，王复得病，即命是医：‘我今病困，困苦欲死，当云何治？’医占王病，应用乳药，寻白王言：‘如王所患，应当服乳。我于先时所断乳药，是大妄语。今若服者，最能除病。王今患热，正应服乳。’时，王语医：‘汝今狂耶！为热病乎，而言服乳能除此病。汝先言毒，今云何服？欲欺我耶！先医所赞，汝言是毒，令我驱遣，今复言好，最能除病。如汝所言，我本旧医定为胜汝。’是时，客医复语王言：‘王今不应作如是语。如虫食木有成字者，此虫不知是字非字，智人见之，终不唱言是虫解字，亦不惊怪。大王当知，旧医亦尔，不别诸病，悉与乳药，如彼虫道偶成于字。是先旧医不解乳药好丑、善恶。’时，王问言：‘云何不解？’客医答王：‘是乳药者，亦是毒害，亦是甘露。云何是乳复名甘露？若是牸牛不食酒糟、滑草、麦麸，其犊调善，放牧之处不在高原，亦不下湿，饮以清流，不令驰走，不与特牛同共一群，饮喂调适，行住得所。如是乳者，能除诸病，是则名为甘露妙药。除是乳已，其余一切皆名毒害。'尔时，大王闻是语已，赞言：'大医，善哉！善哉！我从今日始知乳药善恶、好丑。'即便服之，病得除愈。寻时宣令：'一切国内从今已往当服乳药。'国人闻之皆生嗔恨，咸相谓言：'大王，今者为鬼所持，为狂颠耶？而诳我等复令服乳。'一切人民皆怀嗔恨，悉集王所。王言：'汝等，不应于我而生嗔恨，而此乳药服与不服，悉是医教，非是我咎。'尔时，大王及诸人民，踊跃欢喜，倍共恭敬供养是医。一切病者，皆服乳药，病悉除愈。"

心药与法药，指医治精神与灵魂方面的药物和方法。《佛学大词典》云："出世之教法医众生之心病，故称曰心药。"心药，指能救治世间一切疾苦之佛法。《佛光大辞典》云："众生之心原本清净，无有垢染，然以无明覆盖之故，生起种种烦恼，沉沦于世间诸苦繁生之海，故须以强调出世间法之佛教教法对治之。"《佛光大辞典》又云："佛法能治众生之苦，故称法药。《灌顶经》卷十二（大二一·五三二下）：'使我来世十方世界，若有苦恼无救护者，我为此等摄大法药，令诸疾病皆得除愈，无复苦患，至得佛道。'《往生要集》卷中（大八四·六三上）：'佛如医王，法如良药。……设服法药不持禁戒，无由除愈烦恼病患。'"法者，佛法也，智慧也，心灵也。法药就是治疗各种身心疾病，实现心灵的沟通、佛法的传播和智慧的加持等的方法，诸若诵经、真言、法术等都可以划归于法药的范畴。与传统医学相比，佛医学最初就重视心灵层面的治疗，心、法之药具有常规药物所不能替代的治疗作用。

二、 四药

就物药而言，佛门依据服药的时间与服药时限长短将药物分为四药，即时药、时分药、七日药和尽寿药。时药，指饭、饼、蔬菜、水果、鱼肉等。此药日日为新，由旦至日中皆可食。更药，指诸果汁、米汁之杂浆等。此乃对病而设，系于时外服之。七日药，为疗病所用之酥油、生酥、蜜、石蜜等，限于患病后七日内服之。尽寿药，指胡椒等，或包含根、茎、花、果等为药物者，于一生中皆可服食。《十诵律》指出，世间之药物有四种，即时药、时分药、七日药、尽形药，曰：

佛言："若不自乞，檀越施应受，从今日听僧服四种药。何等四种药？一时药，二时分药，三七日药，四尽形药。时药者，五种佉陀尼，五种蒲阇尼，五似食。何等五种佉陀尼？一根食，二茎食，三叶食，四磨食，五果食。何等根食？芋根、葹根、藕根、芦卜根、芜菁根，如是等种种根可食。何等茎食？芦卜茎、谷梨茎、罗勒茎、柯蓝茎，如是等种种是茎佉陀尼。何等叶食？芦卜、谷梨叶，罗勒叶，柯蓝叶，如是等种种叶可食，是叶佉陀尼。何等磨食？稻、大麦、小麦，如是等种种是磨佉陀尼食。何等果食？庵罗果、阎浮果、波罗萨果、镇头佉果、那梨者罗果，如是等种种是果佉陀尼。何等五种蒲阇尼食？一饭，二麨，三糒，四鱼，五肉，如是五种蒲阇尼食。何等五种似食？麆、粟、穬麦、莠子、迦师，如是等种种是名似食。未漉浆汁，是名时药。时分药者，若净漉浆汁，是名时分药。七日药者，若酥、油、蜜、石蜜，是名七日药。尽形药者，五种根药。何等五种？一舍利，二姜，三附子，四波提毗沙，五菖蒲根，是药尽形寿共房宿无罪。五种果药，诃梨勒、鞞醯勒、阿摩勒、胡椒、荜茇罗，尽形寿共房宿。有五种盐，黑盐、紫盐、赤盐、卤土盐、白盐，尽形寿共房舍宿。有五种树胶药，兴渠、萨阇罗荼帝、夜帝、夜波罗帝、夜盘那，尽形寿共房宿。五种汤，根汤、茎汤、叶汤、华汤、果汤，尽形寿共房宿。是四种药：时药、时分药、七日药、尽形药。"

佛医认为四药的服用有严格的时限要求，须严格遵守。如《根本说一切有部毗奈耶药事》卷一云：

时，具寿舍利子闻此语已，报大目连曰："我意有疑，尽形寿药，若和时药，非时不应服。"时，大目连以缘白佛。佛言："目连，若更药、七日药、尽寿药，与时药相和，应作时服。非时不服。若七日、尽寿与更药相和，应齐更分服。过此更分，不应服。若尽寿药与七日药相和，应七日服。过七日，不应服。若尽寿与尽寿药相和，应尽寿服。若不依者，得越法罪。"

第二节　用药特色

一、佛药中以食为用者居多

佛医物药之中食物居多。时药乃饭、饼、蔬菜、水果、鱼肉之类，更药乃果汁、米汁之类，七日药是酥油、生酥、蜜、石蜜之类，尽寿药是胡椒之类。《南山钞》云：

"时药，谓报命支持，勿过于药。但饥渴名主病，亦名故病，每日常有故，以食为药医之。"又《根本说一切有部毗奈耶杂事》卷一载："佛言：'所谓余甘子、诃黎勒、毗醯勒、毕钵梨、胡椒，此之五药，有病无病、时与非时，随意皆食，勿致疑惑。'"又《四分律》卷四十二曰："佛言：'听为治眼病，故畜用。'尔时舍利弗患风，医教食藕根。……时诸比丘秋月得病，颜色憔悴，形体枯燥癣白。时，世尊在静室作如是念：'诸比丘秋月得病，颜色憔悴，形体癣白枯燥。我今当听诸比丘食何等味？当食常药不令粗现。'即念言：'有五种药，是世常用者，酥、油、蜜、生酥、石蜜。'"

二、 善用香药

香料不仅可用于佛家熏香礼拜，而且可因其芳香避秽化浊等功效，以药浴、涂身、内服等形式用于养生与治疗。香料药物的使用堪称是佛医用药的一大特色。伴随佛教的传入，香料也被引入中国，如姜伯勤先生云："佛教传入之路，也是一条香料传入之路。"香料由于兼具香用和药用价值，又被称为香药。熏陆香、郁金香、苏合香、青木香、迷迭香等香药皆是伴随佛教传播而输入中国，并逐渐被中医界认可，成为中药的组成部分的。

佛门重视香药的养生与治疗作用。如《佛说最上秘密那拏天经》云："若欲止一切怖者，当用白线烧安悉香熏，诵心明加持一遍，戴于颈上，诸怖即除。……若欲除诸病者，当用安悉香，诵心明加持一遍，焚烧熏病者身，诸病即除。"又如《大佛顶广聚陀罗尼经》记载了沉香、煎香、檀香、安息香、甲香、苜蓿香、萨者罗婆、甘松香、香附子、青木香、波西荻根、细辛、郁金香、石蜜、好蜜和紫苏16味药组成的香方，用之，可"聚精会神"；记载了藿香、熏陆香、檀香、苏合香、沉香、安息香、安膳香、萨若罗婆香、甲香、龙脑香、麝香、郁金香12味药组成的香方，用之，可辟邪、醒脑、清心、除烦。《本草纲目》记载："隋有寿禅师妙医术，作五香饮济人。沉香饮、檀香饮、丁香饮、泽兰饮、甘松饮，皆以香为主，更加别药，有味而止渴，兼补益人也。"

三、 强调 "万物皆药" 的用药思想

佛门"万物皆药"的用药思想为丰富药物的品种，拓展药物学的知识和治疗手段奠定了基础。《大集经》云："天下所有，无非是药。"崇佛医嗣孙思邈对此理论极为

赞赏，在《千金翼方》中云："有天竺大医耆婆云：'天下物类，皆是灵药。'万物之中，无一物而非药者，斯乃大医也。"

《千手千眼观世音菩萨治病合药经》载有服用动物粪便治疗疾病的医案，曰："若有人等患蛔虫咬心痛者，取骨噜末遮半升，咒三七遍，服即差。若重者一升，虫即如缄索出来，差。""骨噜末遮"即白马的粪便。该验方的配制和用法是：将白马的粪便用白布包裹，然后放在水中煮沸片刻，滤渣后凉服。白马为食百草之动物，且颇有灵性。马粪既是植物纤维经过马的肠胃混合腐熟之后的排泄之物，也是一种十分有效的驱虫排毒药物，若用之合法，确有神奇之疗效。动物粪便乃污秽之物，但佛门却可以将其灵活应用于疾病的治疗之中，恰恰说明了"万物皆药"的用药理念。

佛医在治疗疾病时较少使用动物药物，但也并不否定动物药物的治疗作用，这也说明了"万物皆药"的用药思想。如《外台秘要》卷二十三云："《深师》五瘿丸方。取鹿靥以酒渍令没，炙干，纳酒中，更炙令香，咽汁，味尽更易，十具愈。"这是中国医学史上使用鹿的甲状腺治疗瘿瘤的最早记载。又如僧医于法开将羊肉羹用于难产，《高僧传》卷四云："于法开，不知何许人……又祖述耆婆，妙通医法。尝乞食投主人家，值妇人在草危机，众治不验，举家遑扰……主人正宰羊欲为淫祀，开令先取少肉为羹，进竟，以气针之，须臾羊膜裹儿而出。"又如《根本说一切有部毗奈耶药事》卷一记载了服用生肉治疗疯癫的医案："佛言：'诸苾刍当为西羯多，苾刍问彼医人，为疗风疾。'时，诸苾刍往医人处，问曰：'贤首，有一苾刍，患如是病，可为处方。'医人曰：'宜服生肉，必当得差。'苾刍报曰：'贤首，彼苾刍可是食肉人耶？'医人曰：'圣者，此是治风病药。除此药已，余不能疗。'时，诸苾刍以缘白佛。佛言：'若医人说此为药，余不能疗，应与生肉。'时，诸苾刍便与生肉。彼人眼见而不肯食。佛言：'应以物掩眼，然后与食。'"

饮酒是佛门五大戒之一，但佛医在疾病的治疗上并不完全摒弃酒的使用，认为"酒虽是戒禁，有患通开"，这也是"万物皆药"用药思想的一种表现。如《四分戒本疏》载："律云：不犯者，若有病余药持不善，以酒为药，若以酒涂疮，一切不犯。"又如《萨婆多部毗尼摩得勒伽》云："若以酒煮时药、非时药、七日药，得服不？若无酒性得服。"

四、 应病投药， 对症施治

佛医在药物的使用上，主张应病投药、对症施治，强调依据疾病的病因、病性、临床症状选择相应的药物。《摩诃止观》就论述了应病投药、对症施治的理念："凡诸病患须细心寻检，知病根源然后用治也。三明治法宜对不同。若行役食饮而致患者，此须方药调养即差。若坐禅不调而致患者，此还须坐禅，善调息观乃可差耳，则非汤药所宜。若鬼魔二病，此须深观行力，及大神咒乃得差耳。若业病者，当内用观力，外须忏悔，乃可得差。众治不同，宜善得其意，不可操刀把刃而自毁伤也。"又如《大般涅槃经》卷二十五针对风、热、水三种病相，分别指出相应的药物："譬如良医善八种术，先观病相。相有三种，何等为三？谓风、热、水。有风病者，授之苏油。热病之人，授之石蜜。水病之人，授之姜汤。以知病根，授药得差，故名良医。"这种用药原则针对性强，有助于直达病所，可优化治疗效果。

五、 注重心药、 法药的使用

心药、法药乃佛门药物疗疾区别于传统医学的一大特色。佛学大师圆瑛曾说："大凡世人身躯有病，无论内科、外科，可请中、西医，用中、外药品而能疗治。而众生我、法二执心病，虽中、西最著名之医士，与最良好之药品，悉皆罔效，唯有如来法药，方克有功。"佛门善用心法之药疗疾的例子不胜枚举。孙思邈就借用了佛门心法之药的用药思想，认为："疑师不治病，疑药不服之，服之即不得力，决意不疑者必大神验。一切药有从人意即神，疑人必失，及久多必损，不疑久者则有益，治病当有愈。医论如此说，是以令知，服药先服药符，大验，遣诸恶气药，势必当有效。朱书空腹服之讫，即服药，一如前说。"明代医学家徐春甫善用心药调治心病，他所著的《古今医统大全》中收录的和气汤、快活无忧散便暗含了佛门心药的寓意。和气汤先用一个"忍"字，后用一个"忘"字，将二味和匀，用不语唾咽下，专治一切怒气、怨气、抑郁不平之气。快活无忧散由除烦恼、断妄想组成，此二味等份，研为极细末，用清静汤服下，具有使人清气爽神、快活无忧的功效。此方药味甚鲜，奏功极大，且药性不寒不热，不苦不辛，不必远求产药之区，可自我找求，自找得之。《冷庐医话》记载僧医彻尘善用心药治心病，彻尘认为"治病先治心，以我心印人心，心心相印，调和六气，洞彻五脏，生死关头乃了然于指下"。最著名的心药首推唐代无际大师创立的十味妙药方。无际大师认为"凡欲齐家、治国、学道、修身，先须服我十味妙药，方可成就"，此方由"好肚肠一条，慈悲心一片，温柔半两，道理三分，信行要紧，中直一块，孝顺十分，老实一个，阴骘全用，方便不拘多少"组成。"此药用宽心锅内炒，不要焦，不要燥，去火性三分，于平等锅内研碎，三思为末，六波罗蜜为丸，如菩提子大，每日进三服，不拘时候，用和气汤送下"。服用此方切忌"言清行浊、利己损人、暗中箭、肚中毒、笑里刀、两头蛇、平地起风波"。此方具有减罪延年、消灾免难，以致上福上寿的功效。

"佛如医王，法如良药，僧如瞻病人，我当持清净戒、正意念，如佛所说法药，我当顺从""施以法药，服此药者，能消一切诸烦恼病""若有苦恼无救护者，我为此等摄大法药，令诸疾病皆得除愈"等，均说明了法药的疗效。李约瑟在《中国的科学与文明》中写道："解救众生痛苦的思想，从某种程度促进了药物学的研究。"李白《僧伽歌》云："真僧法号号僧伽，有时与我论三车。问言诵咒几千遍，口道恒河沙复沙。此僧本住南天竺，为法头陀来此国。戒得长天秋月明，心如世上青莲色。意清净，貌棱棱。亦不减，亦不增。瓶里千年舍利骨，手中万岁胡孙藤。"《佛说不空罥索陀罗尼仪轨经》记载了以真言荜茇末、牛乳、石蜜治疗刀杖破疮、咽喉肿、疔、恶疮，以真言白线索系耳珰治疗眼睛疼痛等的医案。《续高僧传》卷二十六载陈隋间僧人法济为人治病，"如有疹疾，咒水饮之，无不必愈"。唐代的悟达国师忏悔昔日的恶业，以慈悲三昧净水治愈群医束手的人面疮而得到清凉，这说明忏悔心是消除身体业障的修行妙法。这些记载无不说明法药的神奇疗效。

六、 总治万病之阿伽陀药

阿伽陀药又称不死药、丸药。此药灵奇，价值无量，服之能普去众疾。《中华佛教百科全书》云："《慧琳音义》卷二十五亦云：'阿云普，竭陀云去，言服此药普去众疾。又，阿言者无，竭陀云价，谓此药功高，价直无量。'关于此药之制法，《陀罗尼集经》卷八云：'取啰娑善那，人觅菜根，各取二两，粳米泔汁及蜜共和为丸讫，诵前心咒二十一遍，分为小丸，大如梧子，如法服之，其病即差。此名阿伽陀药。'"

阿伽陀药既有物药形式，又有法药形式。物药形式的阿伽陀药在《千金翼方》中有收录，由紫檀、小柏、茜根、郁金、胡椒各五两组成，具有久服益人神色、主诸种病的功效。孙思邈写了阿伽陀药治疗的 51 种疾病，这些疾病涉及内外各科。因选取的药引不同，阿伽陀药用于治疗不同的疾病，如"诸下部及隐处有肿，以水煮牛膝、干姜等，取汁半合，研一丸如梧子大，旦服之，四服止""诸消渴者，以朴硝少许，以水搅硝取汁半合许，研二丸如小豆，服之，七服止"等。对于法药形式的阿伽陀药，佛门典籍也有记载，如《大宝积经》卷四十八载："世间虽有诸医充满世界，而不能了知三种大患。……所谓不能了知贪欲大患，不净良药而为对治。嗔恚大患，慈心良药而为对治。愚痴大患，缘起良药而为对治。……如是诸医唯能疗治一二别病，不能普治一切众病。……菩萨摩诃萨作如是念：'……我当依随诸佛世尊，善达诸法无上大医之王，毕竟疗治一切病者，是大医王。……岂当暂差不除病本？'……复作是念：'我应积集如是无上正法阿竭陀膏药，当使一切众生闻药声已，贪、嗔、痴等极重大患自然消灭。'是故舍利子，无倦精进菩萨摩诃萨行毗利耶波罗蜜多故，积集如是无上正法阿竭陀膏药，涂傅一切有病众生，不与声闻独觉法共，唯除如来无上大医之王善达一切法者；以无上正法阿竭陀膏药，遍涂所吹大法之螺，如是涂已便就吹之，其声遍告三千大千世界，于中所有非一众生，闻是声已，但使一切贪、嗔、痴等诸大重病皆悉除灭。"东鲁李炳南老居士题词曰："阿伽陀药洗涤心尘，砥砺半世圆镜重新。"这说明此药对心灵有调摄作用。

第三节　医案举隅

一、药物灌肠治疗案

佛在室罗伐城。时有苾刍，身婴重病，为苦所逼。便往医处报言："贤首，以所宜药为我处方？"医人答曰："有下灌药，宜可用之，病速瘳愈。"告言："贤首，世尊未许。"答曰："仁之大师，慈悲为本，必缘此事，开许无疑。"时，诸苾刍以缘白佛。佛言："医人处方用下灌药，当随意作。"彼以小盏而为下灌，便弃其药。佛言："不应以盏而为下灌。"彼以衣角，药如前弃。佛言："不应衣角。"又以皮灌，复还弃药。佛言："不应用皮。"彼将叶裹。佛言："不应，宜可作筒。"彼将铁作热而且硬。佛言："除铁一种，琉璃、铜等，咸随意作。"

（选自《根本说一切有部目得迦》第七卷）

二、药浴灌鼻疗病案

缘在室罗伐城，有一苾刍，身遭疾苦，诣医人处，告言："贤首，我身有病，幸为处方。"答言："圣者，作药汤洗，方可平复。"答曰："佛未听许。"医言："圣者，世尊大悲，此必听许。"时，诸苾刍以缘白佛。佛言："医人若遣作汤洗者，随意应作。"佛既听许用药汤洗。诸苾刍不知何药为汤，还白医言："佛已许我作药汤浴，不知当用何药。"医曰："圣者，我亦不知何药。然曾读轮王方中见此汤名，仁等大师是一切智问，当为说。"时，诸苾刍以缘白佛。佛言："但是治风，根、茎、花、果及皮、木等，共煮为汤，洗身除疾。"诸苾刍以汤洗时，皮肤无色。佛言："以膏油摩。"彼便多涂腻污衣服。佛言："以澡豆揩之。"复无颜色。佛言："洗将了时，于其汤内置一两滴油，令身润泽。"又具寿毕邻陀婆瑳有病，乃至苾刍问言："何苦？"答言："我患鼻中洟出。"医问："比服何药？"答曰："曾为灌鼻。""大德今何不灌？"答曰："佛未听许。"时，诸苾刍以缘白佛。佛言："若有病者，我今听以苏油灌鼻。"苾刍直尔倾置鼻中，腻污身体。佛言："不应如是。"苾刍复用叶盛而灌，事犹未好。佛言："不应用叶。"又于小布中灌，有过同前。佛言："不应以小布灌。可用铜、铁及锡，作灌鼻筒。"苾刍便为一嘴。佛言："应作两嘴。"彼作尖利及以粗恶。佛言："勿令尖利粗恶。"苾刍不净洗手灌鼻。佛言："应净洗手。受取药已，方灌鼻中。"又复毕邻陀婆瑳患渴，苾刍来问："仁有何疾？"答言："患渴，无物饮水。"白佛。佛言："畜饮水铜盏。"

（选自《根本说一切有部毗奈耶杂事》第十卷）

三、 苦药涂身治疗疥疮案

佛在毗耶离国住。是地咸湿，诸比丘病疥，脓血流，污安陀会如水渍。佛知故问，问诸比丘："何以污安陀会如水渍？"诸比丘言："世尊，我曹病疥，脓血流出污安陀会。"佛言："从今日听诸病疥比丘用苦药涂。"长老优波离问佛："何等苦药？"佛言："拘赖阇树、拘波罗树、拘真利他树、师罗树、波伽罗树、波尼无祇伦陀树。"诸比丘不晓捣磨。佛言："听石磨。"石磨，药堕地。佛言："听石臼杵捣。"诸比丘手坏。佛言："听作木杵。"作木杵，不晓作捉处，手上下脱。佛言："中央令细。"所捣药粗。佛言："应簁令细。"以油涂疮，以药坌上。

（选自《十诵律》第二十六卷）

四、 法药治疗眼科疾病案

缘在室罗伐城。时，有苾刍患眼，遂往医人处，问曰："贤首，我今患眼，为我处方。"医人报曰："圣者，宜用安膳那药，即应得差。"苾刍报曰："我岂是爱欲之人。"医人报曰："圣者，此是好治眼药。除此，余药不能疗也。"以此因缘，时诸苾刍往白世尊。佛言："若医人言此是治眼药，余不能疗者，应当用安膳那。"然彼苾刍不知用何安膳那，便问医人。医人报曰："圣者，汝师具一切智，应往问之。"以斯缘故，时诸苾刍往白世尊。佛言："有五种安膳那，一者花安膳那，二者汁安膳那，三者末安膳那，四者丸安膳那，五者骚毗罗石安膳那。此之五种，咸能疗眼。是故苾刍若患眼者，应用安膳那，方得除差。"病既差已，所有残安膳那，遂便弃却。又有苾刍，亦复患眼，同前问医。医令还用安膳那药："某甲苾刍，已曾患眼，先教用安膳那药，可应诣彼求觅。"此病苾刍，依言往问："具寿，我今患眼，有残安膳那不？"然此苾刍即觅残药不得，报言："具寿，我之残药，今觅不得。"以此因缘，往白世尊。佛言："苾刍，若有残安膳那，不应辄弃而不收举。其安膳那行法，我今为说安置法式。其安膳那，应置牢固处。花安膳那，置于铜器中；汁药，安小合内；末药，置在竹筒里。后一一安置袋中，或以物裹，或于墙壁钉橛系之。持安膳那，苾刍应依法式。不依行者，得越法罪。"缘处同前。

（选自《根本说一切有部毗奈耶药事》第一卷）

五、聚药为形除病案

复次舍利子，如时缚迦大医王者，聚集众药，和为形相，变成女像，妍质华美，净色悦人。由是医王善能作故，妙善成就，善加严饰。舍利子，是药女像，虽无思虑，又无分别，而能示现往来住止，若坐若卧。诸有豪贵大王、王子、大臣、长者及诸小王有病恼者，至时缚迦大医王所。尔时，医王观其所治，即以药女赐为仇匹。彼诸人等既蒙所惠，便执药女暂身交触，一切患苦自然消除，无病安乐，无有变异。舍利子，此时缚迦大医之王，疗治世间诸病妙智，余有世医无与等者。如是，舍利子，法身所显菩萨摩诃萨，亦复如是。乃至一切众生，若男若女、童男童女，有贪、恚、痴、热、恼病者，至菩萨所，暂触其身，一切病苦皆得消灭，又觉其身离诸热恼。何以故？由诸菩萨摩诃萨本发大愿善清净故。

（选自《大宝积经》第四十八卷）

六、法药治众生三种热案

复次舍利子，菩萨摩诃萨精勤无倦，修习毗利耶波罗蜜多时，于诸众生起病者想。

何以故？一切众生常是病者，恒为三种热恼所烧恼故。舍利子，何等名为三种热恼？所谓贪欲热恼、嗔恚热恼、愚痴热恼。菩萨摩诃萨作如是念："我等今者应以如是无上正法阿竭陀膏药，涂傅如是热恼众生。何以故？由是无上正法清凉微妙膏药用涂傅故，一切众生贪、嗔、痴等诸热恼病，皆悉除灭。"舍利子，诸菩萨摩诃萨以是正法良药涂傅众生，令三毒灭故。是菩萨摩诃萨，无倦正勤，修行毗利耶波罗蜜多。应如是学。

…………

复次舍利子，汝应解了如是法门。所谓一切众生贪、嗔、痴病，非余医药而能差愈。唯有如来无上医王法身菩萨，以大愿力而得除灭。舍利子，于汝意云何？众生界多、地等界多？"舍利子白佛言："世尊，如我解佛所说妙义，众生界多，非大地界，亦非水界、火界、风界所能比类。"佛言："如是如是。如汝所说，众生界多，非大地界，乃至众生界多，非彼风界。舍利子，我今更说如是之相。舍利子，有诸众生身形微细，难可睹见，非佛法外诸神仙眼之所能及，亦非声闻独觉天眼境界，唯是如来清净天眼所能照了。舍利子，如来以净天眼，明见如车轮量，所有微细含识众生，其数无量，多于三千大千世界于人天趣诸受生者。舍利子，如是无量无边诸有情界，乃至三千大千世界一切有情，若卵生、若胎生、若湿生、若化生，若有色、若无色，若有想、若无想、若非有想非无想，若可见、若不可见，如是乃至所有假名建立诸有情界。设使于一刹那，或一罗婆，或一牟呼多顷，非前非后，皆得人身。彼诸人等并成良医，寿命一劫明练方术，通闲医道为大医师。善疗众病，皆如今者时缚迦医王。舍利子，彼诸医王同共集议，作如是言："有一众生怀贪、嗔、痴、热恼之病，我为医王，勤加功用，当为除灭。"如是舍利子，设使彼等一一诸医，皆持清凉妙药，其量高广，如苏迷卢山王，并又勤加功用，将欲灭一众生贪、嗔、痴恼。又彼诸医于是清凉药分山王，摩以为末，尽其劫寿涂一众生。一切医王尽其功术，并悉疲倦，乃至药分山王，用末涂尽，皆亦不能灭一众生贪、嗔、痴等诸恼热病。复次舍利子，诸佛如来出兴于世，见诸众生具烦恼病，如来但说一不净观无上正法阿竭陀膏药，用以涂傅，无量众生贪欲热恼无不除灭。如是涂傅无量百众生、无量千众生、无量百千众生，无量拘胝众生、无量百拘胝、无量千拘胝、无量百千拘胝众生，无量拘胝那庾多众生、无量百拘胝那庾多、无量千拘胝那庾多、无量百千拘胝那庾多众生，如是无量姜羯罗众生、无量频跋罗众生，乃至无量不可说不可说众生，以闻一不净观故，贪欲热恼同时静息。舍利子，如来但说一慈悲观无上正法清凉妙药，用以涂傅，无量众生嗔恚热恼皆得除灭。

乃至不可说不可说众生，嗔恚除灭亦复如是。舍利子，如来但说一因缘观无上正法清凉妙药，用以涂傅，无量众生愚痴热恼，皆得止息。乃至不可说不可说众生，愚痴止息亦复如是。又舍利子，证得法身菩萨摩诃萨，亦以大愿自严持身，为法良药，善能息灭无量众生三毒热恼，乃至息灭不可说不可说无量众生贪、嗔、痴等诸恼热病。"

（选自《大宝积经》第四十八卷）

七、 桑叶治汗证案

严州山寺，有旦过僧，形体羸瘦，饮食甚少，夜卧遍身出汗，迨旦，衾衣皆湿透，如此二十年，无复可疗，惟待毙耳。监寺僧曰："吾有药绝验，为汝治之。"三日，宿疾顿愈，遂并以方授之。乃桑叶一味，乘露采摘，烘焙干为末，二钱，空腹温米饮调。或值桑落，用干者，但力不及新耳。

（选自《名医类案》卷五）

八、 威灵仙治脚气案

商州有人重病，足不履地者数十年，良医殚技，莫能治。所亲置之道傍，以求救者。遇一新罗僧，见之，谓曰："此疾一药可救，但不知此土有否。"因为之入山采取，乃威灵仙也。使服之，数日能步履。其后，山人遂传其事，《海上方》著其法云："采之，阴干余月，捣末，酒和服二钱匕，利，空心服之。如人本性杀药，可加及六七钱匕，利过两行，则减之，病除乃停服。"其性甚善，不触诸药，但恶茶及面汤。

（选自《名医类案》卷六）

九、 药物内服治内障案

明州定海人徐道亨，父殁，奉母周游四方，事之尽孝。淳熙中，寓泰州，因患赤眼而食蟹，遂成内障，欲进路不能。素解暗诵《般若经》，出丐市里，所得钱米，持归养母，凡历五年。忽夜梦一僧，长眉大鼻，托一钵，钵中有水，令掬以洗眼，复告之曰："汝此去当服羊肝九百日。"徐意为佛罗汉，喜而拜，愿乞神方。僧曰："洗净夜明沙、当归、蝉蜕、木贼去节各一两，共碾为末；黑羊肝四两，水煮烂，捣如泥，入前药拌和九桐子大，食后温熟水下五十九。"服之百日复旧，与其母还乡。母亡，弃家入道。

（选自《名医类案》卷七）

十、 慎柔治疟案

僧慎柔治淮安客，年三旬外，季夏患瘅疟，但热不寒，连日发于午后，热躁谵语，至次日天明才退；数日后忽腹痛，昼夜无间，勺水不进，呼号欲绝，遇疟发时即厥去。医治不效。求慎柔诊之，脉弦细而濡，乃谓弦细为虚为暑，而濡为湿，盖暑邪成疟，湿热乘虚内陷而腹痛。用酒炒白芍一两、炙甘草一钱五分，水煎，调下天水散五钱，服后腹痛如失，次日疟亦不发。

（选自《古今医案按》卷三）

第二章　禅定疗法

禅，为梵语禅那音译之略，新译曰静虑。定者，梵语三昧之译，心定止一境而离散动之义。禅为一心考物，定为一境静念。何为禅定？《南宋顿教最上大乘摩诃般若波罗蜜经六祖惠能大师于韶州大梵寺施法坛经·坐禅品》云："外离相曰禅，内不乱曰定……外禅内定，故为禅定。"禅定是佛门重要的修持门径。禅定依靠思想意志的高度集中，返观内心，消除杂念，以臻明镜般的宁静状态。佛教强调要依靠自身的定力来消除杂念，以进入一种无我的虚空状态，从集中意志强制修行到心如止水的宁静状态，使自己的思想和智慧进入到更高的境界和层次。禅定的根本目的虽不是祛病疗疾，但其医学价值早已被佛门所认识，为疗疾却病之良法。《摩诃止观》《禅门口诀》《释禅波罗蜜多次第法门》《治禅病秘要法》等诸多佛门典籍中均有关于禅疗治疗疾病的阐释。

清代马齐在《养生秘旨》"却病十法"中将静坐疗法放在十法之首，曰："静坐观空，觉四大原从假合，一也。烦恼现前，以死譬之，二也。常将不如吾者强自宽解，三也。造物劳我以形，遇病稍闲反生庆幸，四也。宿业现逢不可逃避，欢喜领受，五也。家室和睦，无交谪之言，六也。众生各有病根，常自观察克治，七也。风露谨防，嗜欲淡泊，八也。饮食宁节毋多，起居务适毋强，九也。觅高朋亲友，讲开怀出世之谈，十也。"可见禅定在治法中占有重要地位。与传统医学治疗方法相比，禅定疗法有诸多殊胜之处。如《摩诃止观》卷八云"夫世间医药，费财用工，又苦涩难服，多诸禁忌将养"，而禅定疗疾"无一文之费，不废半日之功，无苦口之虑"。《大乘要道密集·拙火定》则说人生病之时，要调治者，药在于身，不应别求，禅定是一剂极好的方药。禅定疗法打破了传统医学所认为的"医不自治"的观念，认为无须外求他物，无须外求他力，便可自我疗愈。禅定疗法从心着手，着眼于深层次的疾病病因，所治疗的疾病种类较多，可治愈一些传统医学无法治疗的疾病。如《摩诃止观》卷八记载了六大病缘，即"一四大不顺故病，二饮食不节故病，三坐禅不调故病，四鬼神得便，五魔所为，六业起故病"，其中坐禅不当、鬼魔、业因引起的疾病，不是靠药物就可以治愈的，而用禅定之法治疗却有奇效。又如《摩诃止观》云："治无明病，以止为丸，以观为散，如阴阳法，阳则风日，阴则云雨，雨多则烂，日多则焦。"可见，恰当运用止观对于无明病有疗效。

第一节　禅定疗疾原理

《摩诃止观》卷八云："若善修四三昧调和得所，以道力故必无众病。"这句话揭示了禅定治疗疾病的效果。太虚在《佛学讲要》中讲道：修习禅定的方法如若得当，"较饮食之滋养为更有效"，能治愈一切疾病，可改善人体生理环境，达到延年益寿的目的。这就是"因心理改变而达到生理改变之结果"。"入定出定，身体温暖，悦豫快乐，颜貌熙悦，恒少睡眠，身无苦患"，在禅定修习的过程中，经过调身、调息、调心等，专注一境，静心顿悟，气溢全身，会出现诸多特异性的身体和心理变化，这些变化也恰恰印证了禅定具有治疗疾病的功效。

疾病的外在表现就是人之身体状况的改变，故治疗疾病也需在身体状况的变化上做文章，令身体由病理状态恢复到生理状态。修习禅定便可产生这样的身体效应，令人康健，甚至可延年益寿，正如蒋乔维先生在《因是子静坐法》中认为的坐禅所产生的寂静状态"能影响全部生理，外而五官四肢，内而五脏六腑，没有一处没有关系"。在禅定过程中，人体气血重新分布，意念内守，以减少不必要的能量耗损，激发人体潜能，提升御邪抗病能力，令人体呈现身体轻便、面色润泽、五脏和合等生理现象。《菩提道次第略论》卷六记载，禅修过程中证入初禅未到地以上的正奢摩他，内气充溢，可令"身粗重性皆得除灭，能对治彼身轻安性即得生起"，即禅定能让包括疾病在内的令身体感到粗重不适的障碍消散，使人身体轻便，疾病消除，身体恢复到健康状态。禅定由欲界定持续修习，会出现禅触现象（即八触），而有震动、发痒、身轻、身重、身冷、身热、身如木皮、身滑如脂等表现。禅触现象在一定程度上与传统医学中的排病反应是相似的，是修禅对人身体的重新调节，对却病疗疾是有帮助的。《大乘要道密集·九周抽火剂门》载有止四大而出现的身体效应，曰："地风止，则内相如烟，外相身体滑，具有光腻。火风止，则内相如萤火，微分明点，外相身体发暖如风。风止即内相如灯焰，胜前明点，外相身轻，犹若鹅毛，行步疾速。空风止，则内相还同无云虚空，外相生出，不觉有身。"《摩诃止观》描述了系缘于脐而产生的生理变化，曰："作此观时亦有无量相貌，或痛如针刺，或急如绳牵，或痒如虫啮，或冷如水灌，或热如火炙，如是诸触起时。一心精进无令退堕，若免此触能发诸禅。"

《修习止观坐禅法要》云："由心识上缘，故令四大不调，若安心在下，四大自然调适，众兵除矣。"佛医认为心息的烦恼是起病的本源，故治病的根本在疗心，修禅过程中可出现诸多的心理效应。修习禅定者在禅修过程中会进入喜乐轻快的心理状态，即禅悦。修行之人重视禅悦，以禅悦为食，认为其可滋养诸根，消除烦恼，是养生却疾的佳品。《杂阿含经》认为众生进入禅定状态，会"离生喜乐，处处润泽，处处敷悦，举身充满，无不满处"。《瑜伽师地论声闻地》认为修习禅定至得奢摩他，入定后，人们会有身心负担减轻而轻松安定的心理感受。这种内心的安恬寂静有助于人克服种种心理障碍。

佛门典籍载有诸多因禅定而延年益寿的案例。如《阿含经》记载，佛言，比丘、比丘尼若修禅定，于第四禅基础上修习成就欲、定、精进、观"四神足"，可以随意住寿一劫或一劫有余。又如《恒河大手印》称习欲乐定证得乐明无念，可"长命黑发相饱如满月，光彩焕发力大如狮子"。现代医学研究也发现，禅定能产生身体和心理的双重效应。研究表明，禅定具有调节自主神经系统，使呼吸平和而悠长、降低心率、降低血压、增强免疫功能、减慢新陈代谢、减少能量消耗、提升感觉敏感度等生理效应，有助于治疗原发性高血压、肿瘤、心律失常、甲状腺功能亢进等疾病。大量研究还表明，禅定具有缓解消极情绪与增强积极情绪、改变自我认知等心理效应，有助于缓解人的紧张、烦躁等不良情绪，可用于焦虑、抑郁等精神类疾病的治疗。

第二节　禅定六治

禅定不局限于行住坐卧，只以坐姿最为适宜，故一般又称为"坐禅"。《修习止观坐禅法要》云："夫坐禅之法，若能善用心者，则四百四病自然除差。若用心失所，则四百四病因之发生。"坐禅之法能治疗疾病，但坐禅不当又会导致各种疾病，所以正确坐禅十分重要。为此，智者大师在《摩诃止观》中明确提出坐禅之法有六，即一止、二气、三息、四假想、五观心、六方术。

一、 止

止法疗病有如下几点。一是止心于病处。《摩诃止观》卷八云："又随诸病处，谛心止之。不出三日，无有异缘，无不得差。何故尔？如门开则来风，闭扇则静。心缘外境如开门，止心痛处如闭扇。理数然也。又心如王病如贼，心安此处贼则散坏。"心缘于病处，可拒邪于外，并散坏病邪。智者大师认为止于病处之法，不可死守于病处，而应结合中医五行生克原理，灵活变通。二是止心于丹田。《摩诃止观》卷八云："系心在脐中如豆大，解衣谛了取相。后闭目，合口齿，举舌向腭，令气调恂。若心外驰，摄之令还。若念不见，复解衣看之，熟取相貌，还如前。""脐中如豆大"即丹田，丹田即中医的气海，能锁吞万病。意守丹田可调和气息，达到治愈疾病的效果。心缘于丹田能治上气、胸满、两胁痛、背脊急、肩井痛、心热懊、痛烦不能食、心瘀、脐下冷、上热下冷、阴阳不和、气嗽十二种病。三是止心于足。《摩诃止观》卷八云："常止心于足者，能治一切病。何故尔？五识在头，心多上缘。心使风，风动火，火融水，水润身。是故上分调而下分乱，以致诸病或脚足挛癖等。又五脏如莲华，靡靡向下，识多上缘，气强冲腑脏翻破成病。心若缘下，吹火下溜，饮食锁化，五脏顺也。"人之五识皆在头部，平常气血会随思虑而上行，致使下部常出现气血亏虚的病证。若将意念集中于足部，可引上行的气血重新下行，恢复人体气血的平衡。"止足治风"：心缘于足，可治疗恍惚懊闷等风大病效果显著。智者大师曾感叹道："止心于足最为良治，今常用屡有深益，以此治他往往皆验。"四是止心于头顶。"止顶治地"：心缘于头顶，可治疗身体沉重、坚结疼痛等"地大病"。

此外，"急止治水"，急急摄心修止，可治疗虚肿、饮食不消、腹痛下痢等"水大病"；"宽止治火"，即宽缓放心修止，可治疗举身洪热、骨节酸疼、呼吸顿乏、大小便不通等"火大病"。

二、 气

气指六字气，即吹、呼、嘻、呵、嘘、呬六种吐气方式。六气本是道家的吐纳养生之法，智者大师借鉴发挥之，将六气与五脏的对应关系编成歌诀，曰："心配属呵肾属吹，脾呼肺呬圣皆知。肝脏热来嘘字治，三焦壅处但言嘻。"《摩诃止观》论述了将六气运用于脏腑的冷、热、痛、烦满、痰等病证的方法，云："又六气问治一脏。脏有冷用吹，有热用呼，有痛用嘻，有烦满用呵，有痰用嘘，有乏倦用呬。"《养生秘旨》云："此诀治五脏六腑之病，即呵、呼、呬、吹、嘻、嘘也。以呼而出脏腑之毒气，为泻，呼字；以吸而探天地之清气，为补，吸字。凡入室静坐，扣齿，咽津，先念呵字治心，念毕即徐徐吸之，出多入少，俱勿令闻声。盖闻则气粗，反伤气也。如此六度。倘口内有液，咽下一口亦可。"

三、息

佛门典籍中不乏以息治病的论述。《摩诃止观》认为"不声不滞出入俱尽曰息，守之则定"，并将息分为报息和依息两种。前者是婴儿时体内孕育产生的，是正常情况下人们皆有的呼吸；后者则是受外界环境或人内心剧烈变化影响而产生的，包括上、下、焦、满、增长、灭坏、冷、暖、冲、持、补、和十二种。十二依息具有不同的治疗作用。《摩诃止观》卷八云："上息治沉重地病，下息治虚悬风病，焦息治胀满，满息治枯瘠，增长息能生长四大，外道服气。祇应服此生长之气耳。灭坏息散诸癥膜，冷息治热，暖息治冷，冲息治症结肿毒，持息治掉动不安，补息补虚乏，和息通融四大。"《禅门口诀》记载了用"刀息"治疗骨髓病的医案。此外，《禅门口诀》还记载了治疗痢、咳嗽、用脑过度引起的头痛、腹中气满、头中气急等的息法。

四、假想

假想治病是根据疾病的临床表现，运用观想的方式，想象具有针对性的境相治疗疾病。如《修行止观坐禅法要》云："善用假想观，能治众病，如人患冷，想身中火气起，即能治冷。"即观想热火可却寒。《止观辅行弘决》卷八记载了采用假想的方法治疗瘿瘤的案例，云："假想此瘿如露蜂窠。蜂子在巢，须臾蜂子穿巢而出，脓溃膏流蜂子俱去。众孔娄娄如空蜂巢，想心成已瘿病消差。"《杂阿含经》记载了观想暖苏自头顶滴入脑、灌溉五脏、输布全身的境相治疗劳损虚乏的医案。孙思邈《备急千金要方》借鉴了观想治法，云："仰下徐徐定心，作禅观之法，闭目存思，想见空中太和元气，如紫云成盖，五色分明，下入毛际，渐渐入顶，如雨初晴、云入山，透皮入肉，至骨至脑，渐渐下入腹中，四肢五脏皆受其润，如水渗入地……则身体悦怿，面色光辉，鬃毛润泽，耳目精明，令人食美，气力强健，百病皆去。"

五、 观心

观心即不带想息直观于心。佛门认为疾病是业因引起的，业因是由心造成的，致病之根源在心，疗疾之本在于疗心。探究心源，方可解悟心性，使疾病自然消除。《释禅波罗蜜多次第法门》云："般若一观能治五病。"观心被誉为疗效最广泛、治疗最彻底的禅定疗疾法。

六、 方术

方术如捻大指治肝病、咒语等。

禅定六治固然重要，但修禅疗疾的效果却不尽相同，为此，智者大师在《摩诃止观》中提出禅定治疗疾病要想取得好的成效，须具备"十法"，认为"能具十法，必有良验"。十法具体内容如下。第一，信。对禅定治病要深信不疑，相信禅定六治的修习方法是一定可以治愈疾病的，这是取效的首要条件。第二，用。随时常用。第三，勤。修习者须每天专心修行。第四，恒住缘中。禅定要持之以恒。第五，别病因起。深知病源，因缘起发，方能选择与病相对应的治疗方法。第六，方便。若所采用的治病方法不见成效，要依据疾病的病理现象，重新寻找病因所在，灵活选择对治方法。第七，久行。禅定治疗疾病未必立刻见效，需要一定时间的累积。第八，知取舍。知益即勤用，损则舍之，微细转心调治。第九，善护。禅定中要善于养护身体，如注意饮食得当、避免感受风寒等。第十，识遮障。禅定治病取得疗效后不随便向别人说，没有取效也不对禅定疗疾法心生疑谤。若依循以上十法，禅定疗疾的效果定真实不虚。

第三节　禅病禅治

修习禅定会产生治疗疾病及养生延年的效果，但禅定修行不当所引起的疾病（称为禅病）也不在少数。如《敕修百丈清规》云："坐禅乃安乐法门，而人多致疾者，盖不得其要。"《释禅波罗蜜次第法门》卷四云："行者既安心修道，或本四大有病，因今用心，心息鼓声，发动成病。"

《释禅波罗蜜次第法门》云："如此等病，初得即治，甚易得差。若经久则病成，身羸，治之难愈。"对于禅定过程中出现的各种禅病要把握时机，及时治疗，以免错过最佳治疗时机。智者大师认为，对于坐禅不得法引起的禅病，药物治疗无效，唯有运用禅定的方法方能治愈。禅病的治疗要找准引起禅病的病因，针对病因，选择止、气、息、假想、观心、方术等禅定的方法，对症治疗。《禅门口诀》《摩诃止观》《治禅病秘要法》等佛典中均有关于禅病的各种病因、症状及与之相对应的禅定治疗方法的内容。智者大师提出应采用以息纠偏的方法治疗禅病，认为"若坐禅不调而致患者，此还须坐禅，善调息观，乃可瘥耳"。《治禅病秘要法》认为乱声发狂、内风发狂、四大粗三涩、用心太急、数息太粗、眠卧淡薄等均可导致禅病，提出运用观想，或适当配合药物等治疗禅病。《小止观》认为禅病的治疗方法"不出止观二种方便"。现依据《小止观·治病患第九》认为修习禅定"或时不能善调适身、息、心三事，内外有所违犯，故有病患"，将禅定致病大致分为以下三种。①对于坐禅中调身、调心、调息不当引起者，治法是纠正调身、调心、调息。如对于坐禅时不善调身，或倚壁靠柱，或坐禅时间过长过短，致使背脊或全身骨节疼痛而生的"注病"，治法是调和气息，从头顶向下沿脊骨运气，每节脊骨住气片刻，直至尾椎，反复多次。对于坐禅中因调息不当而出现的风、喘、滞等相令人筋脉失去濡养或肌肤焦枯，治法是"遍满息"，即以心住息，使气从头顶往下溜，令气息遍满身中、四肢。②入定时，身中所藏病根、宿疾引起者。《治禅病秘要经》认为对于此病因引起的禅病，需按照病情表现出的四大增损情况进行对治观想。③对于禅定过程中外界环境的影响（如外界的声响、人的恼怒毁辱等因素的刺激）导致的因人体内气紊乱而出现的禅病，如人欲出定而不能得出，心中怖怕、精神荒迷后乃得出，而得腹胀患，治法是调息。《临证指南医案》载有静坐时因心神妄动而引起肝火的内容，曰："阙（十八）诵读吟咏，身虽静坐，而心神常动，凡五志之动皆阳，阳冒无制，清灵遂蒙，易旨以蒙乃外加之义，述病发之时，头中欲掐，脘欲抚摩，二便必不自利，此腑气之窒，由乎肝胆厥怫逆起见矣，议从手经上焦治。"此文虽未提及治疗的具体方法，却提供了从手经上焦治的治疗思路。

第四节　医案举隅

一、邝子元心疾案

昔邝子元有心疾，或曰："有僧不用符药，能治心疾。"元叩其僧，曰："贵恙起于烦恼，烦恼生于妄想，夫妄想之来，其机有三。或追忆数十年前荣辱恩仇，悲欢离合，及种种闲情，此是过去妄想也。或事到眼前，可以顺应，却又畏首畏尾，三番四复，犹豫不决，此是现在妄想也。或期望日后富贵皆如愿，或期望功成名遂，告老归田；或期望子孙登庸，以继书香，与夫一切不可必成，不可必得之事，此是未来妄想也。三者妄想，忽然而生，忽然而灭，禅家谓之幻心。能照见其妄，而斩断念头，禅家谓之觉心。故曰：'不患念起，惟患觉迟，此心若同太虚，烦恼何处安脚？'"又曰："贵恙亦原于水火不交，凡溺爱冶容，而作色荒，禅家谓之外感之欲。夜深枕上，思得冶容，或成宵寐之变，禅家谓之内生之欲。二者之欲，绸缪染着，消耗元精。若能离之，则肾水自然滋生，可以上交于心。至若思索文字，忘其寝食，禅家谓之理障。经纶职业，不顾劬劳，禅家谓之事障。二者虽非人欲，亦损性灵，若能遣之，则火不至上炎，可下交于肾。故曰：'尘不相缘，根无所偶，返流全一，六用不行。'"又曰："苦海无边，回头是岸。"子元如其言，乃独处一室，扫空万缘，坐静月余，心疾如失。

（选自《针灸大成》卷六）

二、前明道林蒋先生抱疾案

前明道林蒋先生偶抱疾病，岁乙亥病益甚，哕血，几不起。先生乃弃医药，借寓道林寺一室，只以一力自随，闭目趺足，默坐澄心，常达昼夜，不就枕席。一日忽香津满颊，一片虚白，炯炯见前，猛然有省之间，而沉疴已霍然去体矣。

（选自《友渔斋医话》）

三、崔百原右胁痛、右手足痛案

崔百原公者，河南人也。年余四十矣，而为南勋部郎。患右胁痛，右手足筋骨俱痛，艰于举动者三月，诸医作偏风治之不效。驰书邑大夫祝公征余治。予至，视其色苍，其神固，性多躁急。诊其脉，左弦数，右滑数。时当仲秋。予曰："此湿痰风热为痹也。"脉之滑为痰，弦为风，数为热。盖湿生痰，痰生热，热壅经络，伤其营卫，变为风也。公曰："君何以治?"予曰："痰生经络，虽不害事，然非假岁月不能愈也。"随与二陈汤加钩藤、苍耳子、薏苡仁、红花、五加皮、秦艽、威灵仙、黄芩、竹沥、姜汁饮之。数日手足之痛稍减，而胁痛如旧。再加郁金、川芎、白芥子，痛俱稍安。予以赴漕运李公召而行速，劝公请假缓治，因嘱其慎怒、内观以需药力。公曰："内观何为主?"予曰："正心。"公曰："儒以正心为修身先务，每苦工夫无下手处。"予曰："正之为义，一止而已，止于一，则静定而妄念不生，宋儒所谓主静。"又曰："看喜怒哀乐，未发以前，作何气象。释氏之止观，老子之了得一万事毕，皆此义也。孟子所谓有事勿正、勿忘、勿助长，是其工夫节度也。"公曰："吾知止矣。"遂上疏请告。予录前方，畀之北归，如法调养半年，而病根尽除。

（选自《孙文垣医案》）

第三章　心质疗法

心质是指人在生命产生时便拥有的禀赋悟性和后天通过教化而获得的品德修养，以及在情感情绪等的综合影响下产生的固有特质，是人类处世行事的个性倾向与行为特征。心质在不同的人身上会表现出品性、习惯、思维方式、情感倾向、行为特征等方面的差异性及对某些情志类疾病的不同的易感性，对精神类疾病的转归有一定影响。这些心质的特点体现在人的健康、亚健康与疾病的过程中。

佛教思想肯定了心对万物的主宰地位，认为"万法唯心造""心生万法"，山河大地都是内心的显现。可以说佛教是一门研究心性的宗教，这就决定了佛教心质学是一门独具特色的学科。佛教心质学以戒、定、慧三学为修行方式，通过对三者的修持最终可获得圆满的智慧和心性。佛医心质疗法指用心质学和佛家特有的心法，通过燮理心质、调整灵性的形式来治疗疾病。因为佛的本意就是智慧，所以佛教理论是一门研究心质的理论，是一门研究如何使我们心质圆满的理论。佛教通过解释心质、解释世界、提出修行方法，帮助人们去除心质疾病，证得智慧，到达彼岸。

第一节　心质与养生

佛医心质学强调养心，通过养心来达到养生的目的。佛家养生的最高境界即通过戒三毒、修正道、悟菩提、证涅槃等达到养心的效果。何谓养心？养心就是在人有病或无病的时候，做好心性与灵性的修为与调整，让疾病不会发生或将生病的风险降到最低。如果能够通过内心的修炼，改变不良的心态、心念，做到正心、持戒、忍辱、精进、慈悲、发愿，必将使身心之各种疾病尽悉消除。我们要消除嗔怒心、贪得心、痴心、傲慢心、嫉妒心、害他心、仇恨心、残忍心、染着心、散乱心、狭劣心、自卑心、悭吝心、叛逆心、淫欲心等。同时，我们必须时时修习忏悔心、感恩心、谦卑心、精进心、定心、静心、欢喜心、柔顺心、柔软心、容忍心、宽恕心、利他心、平等心、慈悲心、善心、恒心、勇猛心、孝心、爱心、忠心、细心、清静心、出离俗世心、解脱心、广大心、长远心、自信心、智慧心、耐烦心、忍辱心、恭敬心、发奋图强心等。

诸多高僧长寿与佛门运用心质疗法养生有密不可分的关系。凡事不强求，心清静平和，遇事则善意解决，这正是佛门心质修炼所能达到的状态。佛门修炼心质的方法有很多，包括修行、禅定、瑜伽等法门。修行是指具有自我意识的客观存在，为了实现自主进化这一目的而主动对自身施加的一系列约束的总称。通俗地讲，修行是指人们为了提升自己的思想境界或生命质量而采取的带有约束性的各种手段和方法。在修行中所有的烦恼障碍都会被去除，研究佛教的修行对心质疾病的治疗有深刻的意义。禅定指依靠思想意志的高度集中，返观内心，消除杂念，以臻明镜般的宁静状态。佛教强调要依靠自身的定力来消除杂念，以进入一种无我的虚空状态，从集中意志强制修行到心如止水的宁静状态，使自己的思想和智慧进入到更高的境界和层次。瑜伽意译作"相应"。依调息（调呼吸）等方法，集中心念于一点，以修止观为主之观行。止息一切外境与妄念，而贯注于特定之对象（止），并生起正智慧，以观此一对象，内心历历分明（观），称为止观。

第二节　心质与疾病治疗

心质包括心灵质、心识质和心意质等。心灵质即人们与生俱来的天赋禀性、智慧觉悟，是人类成长的原动力。心识质是指个人一系列的较为稳定的性格、品质、意识形态，以及对事物的认知、处理方法。心意质即人的情志、欲望、志向。心质疾病，是指一个人由于其心质特征的长期存在，而出现的思维、情感、行为等多方面的偏向性，引发的一系列生理及心理的不适。心质疾病除了包括现有的心理性疾病外，还包括介于正常人与患者之间的心质异常状况，如个体自觉不适而检查无法查得异常的状态、个体某一性格特质的过度偏激状态、理解力的降低等，以及个人的病理化趋向。

笔者提出的"九疗七修"是综合性治疗心质受损及心质疾病的理论基础。九疗包括禅定疗法、真言疗法、心法疗法、情境疗法、礼乐疗法、饮食疗法、医药疗法、针灸疗法、瑜伽疗法。其中禅定疗法、真言疗法和心法疗法可以通过诵经修行、坐禅入定、燮理心灵来肃清繁杂，纯净心灵，稳定心境，从而修养心灵质；情境疗法、礼乐疗法和饮食疗法可以通过移情别念、佛乐养心、饮食调理来陶冶情操，修身养性，养生护体，提高心识质；医药疗法、针灸疗法、瑜伽疗法可以通过练习瑜伽、处方用药、五针并用来调养身心，稳固本我，稳定心意质，及时将疾病扼杀在萌芽中，即治未病。

七修包括德明修、素明修、内明修、艺明修、花明修、声明修、香明修，即通过修道养性、素食守法、潜心佛法、勤修六艺、品味花草、诵习真言、名香悟道等方法，调整内心，使心境更加充实、稳定，从而修养心灵质。七修不仅可以沉修禀赋，提高智慧，护卫元神，调养心灵质，还能为心识质的提升和心意质的稳定打下基础。

一、 心灵气质与疾病防治

心灵气质是与生俱来的，以生命为载体，与我们的生命同时存在。中医学将心灵气质称为先天禀赋，西医学称其为遗传因素。对于基因缺陷（即禀赋不足）导致的各种疾病，在治疗方面应以增强自信、塑造品格、提升素质、提高修养为主，调节心质的外在品格与内涵气质，让负面的情绪远离我们。因此，先天的心质缺陷并不可怕，真正可怕的是无明与心死。心灵缺乏智慧的滋润会导致情绪失调、痰凝湿阻、气滞血瘀，甚至引起肿瘤的发生。

佛家思想对于心性的认识无疑是最具优势的，它强调心道，认为人可以通过拓宽自己的心灵来达到自己本心想体认的境界。对于佛家的心道，心质学认为应正确认识自我心质，将对心灵质的认识与临床相结合，而不是抛弃本心，只注重外在。佛门认为诸多疾病的产生是与众生累世业力妄念有关，而一切业力皆因心而生，当心性由混乱、贪婪变得清静、柔软时，觉察到被六根色尘蒙蔽的心性时，业力习气妄念不生，内心显明，我们的身体和心理的疾病就会消失。佛门重视从心灵质的角度对疾病进行治疗，强调通过修佛顿悟等治疗疾病。《佛说摩诃衍宝严经》云："复次，迦叶，假令三千大千国土诸有识者，悉如耆域医王。有人问之：'以何方药治彼病者？'终无能答，唯有菩萨能悉答之。是故迦叶，菩萨当作是念：'我不应求世间之药，当求出世间药。'修一切善根，是众智药。往至四方，随众生病如实治之。"智药乃智慧药，即人类的智慧，因其能救治众生之生死，故以药称呼。《友渔斋医话》记载了从心灵质的角度开悟使疾病自愈的案例，曰："前明道林蒋先生偶抱疾病，岁乙亥病益甚，哕血，几不起。先生乃弃医药，借寓道林寺一室，只以一力自随，闭目跌足，默坐澄心，常达昼夜，不就枕席。一日忽香津满颊，一片虚白，炯炯见前，猛然有省之间，而沉疴已霍然去体矣。"

重视胎教也是佛门重视调节心灵气质的一种体现。《竹林女科》认为"宁静即胎教"。佛法使人从烦恼中解脱，心静于内，虑谧于中，这有助于胎儿心灵气质的发展。崇佛医嗣孙思邈《备急千金要方·妇人方上》曰："故妊娠三月，欲得观犀象猛兽、珠玉宝物，欲得见贤人君子、盛德大师，观礼乐、钟鼓、俎豆、军旅陈设，焚烧名香，口诵诗书，古今箴诫，居处简静，割不正不食，席不正不坐，弹琴瑟，调心神，和性情，节嗜欲。庶事清净，生子皆良，长寿忠孝，仁义聪慧，无疾。斯盖文王胎教者也。"

二、 心态特质与疾病防治

心态特质是后天形成的，是在人的成长过程中慢慢形成的固有的心质。龙树《大智度论》记载，提婆达多让佛陀的身体出血，耆婆也使佛陀的身体出血。虽然同样是使佛陀出血，但由于心态不同，一个人得大罪，另一个人获得很大的福德。提婆达多之所以让佛陀身上流血，是因其有意要杀佛陀，而耆婆则是要为佛陀治疗疾病，帮其解除疾苦，两者心态不同，故所受到的恶业与福德就不同。可见，心态体质不同决定业的善恶不同。业的善恶又会影响人的身、心、灵的健康状况，故心态体质会影响疾病的治疗。

佛医认为，万病由心而起，许多恶性疾病的发生与情绪有十分密切的关系。以肝脏为例，肝为木脏，性喜条达，如果肝气郁结，内郁得不到缓和与纾解而超过一定的阈值，就会引起各种疾病，甚至引起肝癌。俗话说心病还需心药治，那么肝病也要肝药治。对于因暴怒、愤恨、气郁日久所产生的疾病，应以调节七情为主，然后再配合心理、药物、禅定、瑜伽与情境调理等方法进行治疗。《续名医类案》卷二十一记载了居士医家汪石山利用喜胜忧的七情调节方法治愈癫狂的医案，曰："汪石山治一人，县差拿犯人，以铁索锁犯，行至中途投河而死，犯家告所差人，索骗威逼致死，所差脱罪，未免费财，忧愤成病，如醉如痴，谬言妄语，无复知识。诊之曰：'此以费财而忧，必得喜乃愈，药岂能治哉？'令其熔锡作银数锭，置其侧，病者见之果喜，握视不置，后病遂愈。此以喜胜忧也。"明代憨山德清大师说："老病死生谁替得，酸甜苦辣自承担，一剂养神平胃散，两重和气泻肝肠。"人要懂得修养心神，凡事皆心平气和，方能受用无穷。"恐伤肾"，惊恐会导致疾病的发生，佛医重视恐在心态特质上对疾病的影响。佛医认为有五种恐怖，分别是造诸恶孽恐怖、受诸痛苦恐怖、失势恐怖、讼事恐怖、恶死恐怖。佛医在治疗恐怖导致的疾病时，除使用药物、针灸等方法外，还着重强调心理治疗，即针对恐怖产生的原因，祛除贪、嗔、痴。修炼心性，正视事件本身，然后心安理得，自然就会放下恐怖的心理。《续名医类案·惊悸》记载了清代卢不远借用佛法参究明理的方法治愈沈君鱼恐死之症的医案，曰："卢不远治沈君鱼，终日畏死，龟卜筮数无不叩，名医之门无不造。一日就诊，卢为之立方用药，导谕千万言，略觉释然。次日侵晨，又就诊，以卜当十日死，卢留宿斋中，大壮其胆，指菁山叩问谷禅师授参究法，参百日，念头始定而全安矣。戊午过东瀛吴对亭大参山房，言及先时恐惧状，盖君鱼善虑，虑出于肝，非思之比。思则志气凝定，而虑则运动展转，久之伤肝，肝血不足，则善恐矣。情志何物? 非世间草木所能变易其性，惟参禅一着，内忘思虑，外息境缘，研究性命之源，不为生死所感，是君鱼对症之大药也。"面对心态特质类的疾病，佛门除运用佛法进行心理治疗外，还运用药物、针灸等方法，如《竹林寺女科秘传·经来狂言如见鬼神》提到因大怒而导致癫狂的药物疗法，曰："此证经行时，或因家事触怒，气阻逆血攻心，不知人事，狂言谵语。先用麝香散宁其心志，后用茯神丸除根。"《古今医案按·七情》记载了僧医法靖用药治疗因梦蛇过忧所生之疾的医案，曰："徐书记有室女，病似劳。医僧法靖诊曰:'二寸脉微伏，是忧思致病。'请示病因。徐曰:'女子梦吞蛇，渐成此病。'靖谓有蛇在腹，用药专下小蛇，其疾遂愈。靖密言:'非蛇病也，因梦蛇过忧成疾，当治意而不治病耳。'"

佛学中的心态范围广泛，负面的心态特质不仅仅包括心理学中的负面情绪，还包括一切不健康的情绪及其因缘、因果分析和处理方法。佛门将负面心态归纳为烦恼，烦为内外骚扰、情绪不安，恼为思绪紊乱、心境波动，烦恼可从根本上扰乱正常气血的运行，导致身、心、灵疾病的发生。佛医认为人的生、老、病、死皆是烦恼，智慧为先天，烦恼为后天，通过领悟佛法、不断修炼心性获得智慧，可从根源上治疗烦恼。佛医认为通过禅定修行等方式可熄灭一切烦恼情绪，最终达到无烦恼的涅槃境界。正如《大般涅槃经》第二十三卷所云："见诸众生有烦恼病，不观种姓、端正丑陋、钱财宝货，生慈愍心，悉为说法，众生闻已，烦恼病除。……以是亲近善友因缘，则得近于大般涅槃。"诸佛菩萨为天下众生说法，令其亲近十善业（不杀生、不偷盗、不邪淫、不妄语、不两舌、不恶口、不绮语、不贪、不嗔、不痴），解除痛苦，脱离苦海，远离疾病，最终到达涅槃的彼岸。

医师也要注意修炼品格。孙思邈在《备急千金要方》中对医师的人格品质提出了要求，曰："夫大医之体，欲得澄神内视，望之俨然，宽裕汪汪，不皎不昧，省病诊疾，至意深心，详察形候，纤毫勿失，处判针药，无得参差。"医师应当有威严，要心细胆大、谨慎详查，不得快务名利。由于医师看病是和患者进行多层面交流的过程，医师和患者不仅有身体层面的交流，而且有心质层面的交流，所以医师所展现出的意识状态、品质特点都会影响到患者，会对患者的心质造成影响，也会对疾病的转归有一定影响。因此，我们在治疗过程中不能只关注身体层面的好坏，还要关注心识质方面的问题。

三、 心理质量与疾病防治

心理质量也称为心理承受能力，其特征不是稳定、固有的，而是会随着内外界环境的改变而变化的。心理承受能力差也是导致各种疾病发生的重要因素。

当人们身处逆境、遭受挫折或受到重大的打击之后，如果有一个好的姿态、格局以及良好的心理素质，各种疾病的发生率就较低。否则，无论是自暴自弃还是自我封闭，都无益于身、心、灵的健康。倘若自己持久陷入负面情绪而不能自拔，则容易患多方面的疾病。以精神类疾病为例，当今诸多精神类疾病的产生就与心理承受能力差有关。当患者受到强烈的精神刺激时，心理负担就会随之增加，而这与其自身对事物的贪着有关。由于我执致使心理负荷增加，人的思维无法承受突然加大的沉重压力，就会出现精神分裂等精神类疾病。对于心理质量差引起的精神类疾病，要以佛法为指导，让患者认识到凡人之烦恼苦痛无处不在、无时不有，要勇于正视痛苦，放下我执，进而协调其人际关系，淡化负性情绪刺激，帮助其纾解心理压力，使其看到人生的希望。《大智度论》记载了治疗因心理承受能力差而患狂病的案例，曰："问曰：'狂者得正，云何为狂？'答曰：'先世作罪，破他坐禅，破坐禅舍，以诸咒术咒人，令嗔斗净淫欲，今世诸结使厚重。如婆罗门失其福田，其妇复死，即时狂发，裸形而走。又如翅舍伽憍昙比丘尼，本白衣时七子皆死，大忧愁故，失心发狂。有人大嗔不能自制，成大痴狂。有愚痴人恶邪故，以灰涂身，拔发裸形，狂痴食粪。有人若风病、若热病，病重成狂。有人恶鬼所著，或有人痴饮雨水而狂。如是失心，如是种种名为狂。得见佛故，狂即得正。'"在该案例中，患者的狂病通过"得见佛"的形式被治愈，说明佛法对心理特质类疾病有疗愈作用。

意志精进的修行有助于提高心理承受能力。修行者要遵循佛门戒律，坐禅苦修，克服内外环境的干扰，明心见性，了解自己的心性，破除内心的迷惑。这些修行无不贯穿着对意志的考验。佛医强调心理质量的重要性，认为修行之人需有广阔的心量，心量大了，愿力、功德、福慧等会随之增长。佛医认为修一颗出离生死、不入轮回的解脱心，有助于我们看到自我的贪婪、恐惧等，释放内心的一切恐惧、担心等，看清、看淡、释放和接受事件本身，使身心的疾病自然而然地在不断的修炼中减轻，直至消失。为此，孙思邈在其治病理论中吸收了佛法的思想，认为人要知足少欲，正如《备急千金要方》所说："居处勿令心有不足，若有不足，则自抑之，勿令得起。人知止足，天遗其禄。所至之处，勿得多求，多求则心自疲而志苦。若夫人之所以多病，当由不能养性。平康之日，谓言常然，纵情恣欲，心所欲得，则便为之，不拘禁忌，欺罔幽明，无所不作。自言适性，不知过后一一皆为病本。及两手摸空，白汗流出，口唱皇天，无所逮及，皆以生平粗心不能自察，一致于此。"

第四章　饮食疗法

佛医饮食疗法是指佛医运用物食、身食、心食和法食等治疗各种身心疾病，最终使人体内外环境全面协调、身心疾病得到康复的治疗与养生法门。在古代佛教经籍中，有关食疗的内容非常丰富和全面。笔者根据《大正藏》统计，发现"食"字在各类佛教经典中共重复出现了85685次，除去与治疗、养生、保健无关的内容之外，有2万多个"食"字与食疗、食养有着密切的关联。综观佛教之文献，有关饮食疗法的内容非常丰富，涉及早期佛教的传统习俗，佛教药食同源的理论和方法，佛教食物的名称及所主治之疾病，以及跟后世佛教饮食与禁忌仪轨及规范等相关的内容。

第一节　饮食的分类

"病从口入"，人类的饮食习惯与生命健康息息相关。在疾病的预防与治疗中，调摄饮食十分重要。何谓饮食？佛医认为，凡具有增益身心作用者皆可称为饮食。现依据佛教典籍将饮食从以下几方面进行分类。

一、四食之论

用佛教典籍的话来说，四食者，抟、思、触、识是也。抟食，为普通物质的食粮；思食，为思想或意志；触食，为感官与外境的接触；识食，为知觉。该分类方法是从物质和心理角度进行分类的。抟食乃物质层面的食物；思食、触食、识食为心理或精神层面的食物。《正法念处经》卷六十七云："一切有为所摄众生有四种食。何等为四？一名抟食，二名思食，三名触食，四名爱识食。欲界之食，四大种子因于外食而得增长，内善禅乐，是名初观外法增长内法。云何外法增长内法？彼以闻慧，或以天眼，观劫初时众生所食。"《杂阿含经》将饮食分为四大类，并认为其可资益众生，曰：

"有四食资益众生，令得住世摄受长养。何等为四？谓一粗抟食，二细触食，三意思食，四识食。"

二、 六根之食

《增一阿含经》卷三十一云："世尊告阿那律曰：'汝可寝寐，所以然者，一切诸法由食而存，非食不存。眼者以眠为食，耳者以声为食，鼻者以香为食，舌者以味为食，身者以细滑为食，意者以法为食。我今亦说涅槃有食。'……佛告阿那律：'涅槃者以无放逸为食，乘无放逸，得至于无为。'"

三、 以食为药

佛医认为"万物皆药"，提出"以食为药"，认为食物即药物。佛医将谷物、蔬菜等食物作为药物来治疗疾病，这与传统医学的"药食同源"的思想是一致的。从佛教典籍所载内容来看，佛门四药几乎涵盖了一切可食之物，如四药中的时药主要是指食物，包括五嚼食、五啖食、时食、时浆等。五嚼食是指根、茎、花、叶、果，或指枝、叶、花、果、细末磨食；五啖食是指饭、麦豆饭、麨、肉、饼，或指麨、饭、干饭、鱼、肉；时食是指蔓菁根、葱根、藕根、萝卜根、治毒草根等；时浆是指果汁、粉汁、乳、酪、浆等。《释氏要览》曰："《南山钞》云：'时药，谓报命支持勿过于药。但饥渴名主病，亦为故病，每日常有故，以食为药医之。'"《根本说一切有部毗奈耶药事》言："阿难陀白佛言：'世尊听诸苾刍服食诸药，此诸苾刍并于时服，非时不服，所以身体痿黄、羸瘦无力。'尔时佛告阿难陀：'我今为诸苾刍开四种药：一时药，二更药，三七日药，四尽寿药。言时药者，一麨，二饼，三麦豆饼，四肉，五饭。此并时中合食，故名时药。'"《根本萨婆多部律摄》云："言时药者，谓五正食：一麨，二饭，三麦豆饭，四肉，五饼及五嚼食等。此并时中合食，故名时药。"

第二节　食疗治法

一、调五味以疗疾

佛医学在发展中借鉴并吸收了传统中医学中的五行理论，并运用五行的生克制化关系治疗疾病。《摩诃止观》卷八云："次食五味增损五脏者，酸味增肝而损脾，苦味增心而损肺，辛味增肺而损肝，咸味增肾而损心，甜味增脾而损肾。"故可通过饮食五味的关系进行疾病的调养。

二、以食调心以疗疾

佛医认为饮食可以调心，通过调心可以治愈疾病。《金刚萨埵说频那夜迦天成就仪轨经》卷二记载了饮食调心以安神的医案，曰："复次成就法：用萨惹啰娑药，作频那夜迦天像，用砂糖涂彼像已……复用前像及盐，捣罗为末，以芥子油煎，所有男子女人等狂乱放逸，用前药末入于饮食内，令彼食已，即宁静，身心调柔。"

三、顺四时以疗疾

佛门认为，一年之中四季各具特点，春三月寒多，夏三月风多，秋三月热多，冬三月风寒多，人在各个季节容易发生与其气候特点相对应的疾病，故要因时而食，顺应自然，针对不同的时令选择不同的食物，并忌食不宜之食。《佛说佛医经》论述了四季应选择的当食与不当食的食物，曰："春三月有寒，不得食麦、豆，宜食粳米、醍醐诸热物；夏三月有风，不得食芋、豆、麦，宜食粳米、乳、酪；秋三月有热，不得食粳米、醍醐，宜食细米、麨、蜜、稻、黍；冬三月有风寒，阳兴阴合，宜食粳米、胡豆、羹、醍醐。"《金光明经除病品》记载："病退以药补。风病，夏服肥腻、咸、酸、热食者，夏月毛孔开通，具以肥腻润塞之，令风不得入。咸酢性热能消水，令体坚实，治于风虚。热食流汗，引风令出。又治虚冷，风不得进。冷甜是酥乳等，能治热也。等分冬服，甜酢等除风也。肺病，服肥腻塞毛孔，令水不得入。热能焦水宣通，故能治肺病也。饱食发肺病，食既多则肠胃盈满，故发肺也。食消发热者，如食沃润则热病伏，食消无润热病起也。消已虚疏，风气入体，故发风也。风疏补酥腻，咸除风，甜除热。肺带风水，宜吐也。此中消文出真谛三藏疏中，从善女天下是第六知已遍治。"

四、 节饮食以疗疾

佛门强调饮食有度，饮食要适量，切不可过饥、过饱。《佛说佛医经》云："有九因缘，命未当尽为横尽：一不应饭为饭，二为不量饭，三为不习饭……"《阿毗达磨大毗婆沙论》云："食所宜，食应量。生者令熟，熟者弃之。于宜匪宜能审观察。"食量有度方能拥有健康的体魄。《增一阿含经》指出了过饥、过饱对身体的危害。《释氏要览》载："《增一阿含经》云：'若过分饱食，则气急身满，百脉不通，令心壅塞，坐卧不安。若限分少食，则身羸心悬，意虑无固。'"为此，唐百丈大智禅师指出："疾病以减食为汤药。"佛医中不乏关于减食、断食治疗疾病的记载，如《医心方·治病大体》引《南海寄归内法传》云："凡候病源，且朝自察，若觉四候乖舛，即以绝粒为先，纵令大渴，勿进浆水，斯其极禁，或一日二日，或四朝五朝，以差为期，义无胶柱。"

提到节制饮食治疗疾病，不得不提断食。断食，即绝食，佛医认为于特定期间内断绝饮食可以疗疾。《萨婆多毗尼毗婆沙》卷一载："目连问耆婆曰：'弟子有病，当云何治？'耆婆答曰：'唯以断食为本。'"唐代义净在《南海寄归内法传》中记载，南海各国僧侣凡遇疾病，先以断食为治疗之法，曰："若觉四候乖舛，即以绝粒为先，纵令大渴，勿进浆水。斯其极禁，或一日二日，或四朝五朝，以差为期，义无胶柱。……其西天罗荼国，凡有病者绝食，或经半月，或经一月，要待病可，然后方食。"义净还强调，医方明中以断食疗病为最主要疗法："斯乃不御汤药而能蠲疾，即医明之大规矣。……此等医明，传乎帝释。五明一数，五天共遵。其中要者，绝食为最。"义净在书中列举了断食疗法治疗宿食、热病、便秘、头痛等疾病的例子，如"若疑腹有宿食，又刺脐胸，宜须恣饮熟汤，指剔喉中，变吐令尽"等。

五、 食素食以疗疾

何谓素食？唐代颜师古在《匡谬正俗》中将素食定义为："但食菜果糗饵之属，无酒肉也。"佛教在创立之初并未对素食做出规定，而大乘佛教认为饮酒、食肉有悖于佛家五戒，倡导素食，这在《大般涅槃经》、《大佛顶如来密因修证了义诸菩萨万行首楞严经》（以下简称《楞严经》）等经文中有所体现。中国僧人食素当从南朝梁武帝时期开始。梁武帝推行《梵网经》，该经规定"不得食一切众生肉，食肉得无量罪"。此外，梁武帝还撰写了《断酒肉文》一文，要求僧人断肉食素并施行严格的素食制度，素食自此逐渐成为佛医食疗的一大特色。《佛说佛医经》云："人能不食肉者，得不惊怖福。佛言：'食多有五罪：一者多睡眠，二者多病，三者多淫，四者不能讽诵经，五者多著世间。'"断肉对身心健康皆有意义。梁武帝时期佛家对素食认识的转变不仅改变了僧人的饮食观，而且潜移默化地影响了普通百姓的饮食习惯。素食有助于清理肠道、调节胃肠功能，有助于减少因欲望而生的烦恼，可治疗因心理压力过大而导致的疾病。

第三节　临床应用

一、　三大患之饮食疗法

关于三大疾患，有风、痰、冷与风、热、寒之说。《增一阿含经》卷十二云："尔时，世尊告诸比丘：'有三大患。云何为三？所谓风为大患，痰为大患，冷为大患。是谓，比丘，有此三大患，然复此三大患有三良药。云何为三？若风患者，酥为良药，及酥所作饭食；若痰患者，蜜为良药，及蜜所作饭食；若冷患者，油为良药，及油所作饭食。是谓，比丘，此三大患有此三药。'"《佛说七处三观经》云："佛便告比丘：'世间有三大病，人身中各自有。何等为三？一为风，二为热，三为寒，是三大病。比丘有三大药。风者，比丘大病，麻油大药亦麻油辈；热大病者，酪酥大药，亦如酪酥辈；寒大病者，蜜大药，亦如蜜辈。'"

三大患若与水疾合而为患，亦可采用饮食疗法治之。《大般涅槃经》卷十三云："善男子，譬如良医识诸众生种种病原，随其所患而为合药、并药所禁，唯水一种不在禁例，或服姜水，或甘草水，或细辛水，或黑石蜜水，或阿摩勒水，或尼婆罗水，或钵昙罗水，或服冷水，或服热水，或蒲萄水，或安石榴水。"《大般涅槃经》卷二十三云："复次善男子，佛及菩萨为大医，故名善知识。何以故？知病、知药、应病授药故。譬如良医，善八种术，先观病相。相有三种。何等为三？谓风、热、水。有风病者，授之苏油；热病之人，授之石蜜；水病之人，授之姜汤。以知病根，授药得差，故名良医。佛及菩萨亦复如是。"

二、 四大所主疾病的饮食疗法

《佛说佛医经》是论述饮食与健康的重要佛教经典，它论述了四大、四季所主疾患及其饮食疗法，并对饮食与健康的关系、佛教之饮食禁忌等内容进行了阐述，云：

人身中本有四病：一者地，二者水，三者火，四者风。风增气起，火增热起，水增寒起，土增力盛。本从是四病，起四百四病。……春三月有寒，不得食麦、豆，宜食粳米、醍醐诸热物；夏三月有风，不得食芋、豆、麦，宜食粳米、乳、酪；秋三月有热，不得食粳米、醍醐，宜食细米、抄、蜜、稻、黍；冬三月有风寒，阳兴阴合，宜食粳米、胡豆、羹、醍醐。有时卧风起有时灭，有时卧火起有时灭，有寒起有时灭。人得病有十因缘：一者久坐不饭，二者食无贷，三者忧愁，四者疲极，五者淫泆，六者嗔恚，七者忍大便，八者忍小便，九者制上风，十者制下风。从是十因缘生病。佛言："有九因缘，命未当尽为横尽：一不应饭为饭，二为不量饭，三为不习饭，四为不出生，五为止熟，六为不持戒，七为近恶知识，八为入里不时不如法行，九为可避不避。如是九因缘，人命为横尽。不应饭为饭，谓不可意饭，亦谓不随四时食，亦为以饭复饭，是为不应饭为饭。不量饭者，谓不知节度，多食过足，是为不量饭。不习饭者，谓不时食，若至他郡国，不知俗宜饭食未习，不稍稍饭，是为不习饭。不出生者，谓饭物未消复上饭，若服药吐下不尽便食来，是为不出生。止熟者，谓大便、小便来时不即时行，噫吐、下风来制，是为止熟。……亦得久行道。"佛言："有四饭：一为子饭，二为三百矛研饭，三为皮革虫生出饭，四为灾饭。子饭者，谓人贪味食肉时，便自校计念：'是肉皆我前世时父母、兄弟、妻子、亲属，亦从是不得脱生死。'已得是意便止贪，是为子饭。三百矛研饭者，谓饭随味念复念其殃，无有数能不念味便得脱。又矛研人为亡身，已生念复念有若干受苦，为三百矛研饭。皮革虫生出饭者，谓人念味，亦一切万物忧家中事，便穿人意，意作万端为出去，是为皮革虫生饭。灾饭者，谓一生死行皆为灾饭，如火烧万物，人所行皆当来恼身，剧火焚万物故言灾。所以言饭者，谓人所可意念人，故言饭也。人食肉譬如食其子，诸畜生皆为我作父母、兄弟、妻子，不可数。亦有六因缘，不得食肉：一者莫自杀，二者莫教杀，三者莫与杀同心，四者见杀，五者闻杀，六者疑为我故杀。无是六意得食肉，不食者有六疑。人能不食肉者，得不惊怖福。"佛言："食多有五罪：一者多睡眠，二者多病，三者多淫，四者不能讽诵经，五者多著世间。何以故？人贪淫、人知色味，嗔恚知横至味，痴人知饭食味。《律经》说：'人贪味，味复味，得生不得美味。'"

第四节　医案举隅

一、儿科医案

《大般涅槃经》卷八云：

复次善男子，譬如女人生育一子，婴孩得病，是女愁恼，求觅良医。良医既至，合三种药——酥、乳、石蜜，与之令服。因告女人："儿服药已，且莫与乳。须药消已，尔乃与之。"是时女人即以苦味用涂其乳，语其儿言："我乳毒涂，不可复触。"小儿渴乏，欲得母乳，闻乳毒气，便远舍去。至其药消，母乃洗乳，唤子与之。是时小儿虽复饥渴，先闻毒气，是故不来。母复语言："为汝服药，故以毒涂。汝药已消，我已洗竟，汝便可来饮乳，无苦。"其儿闻已，渐渐还饮。

此案以酥、乳、石蜜三药治疗儿科疾病。

二、风疾医案

《根本说一切有部毗奈耶药事》卷一云：

缘在室罗伐城。有一苾刍身患风疾，往医人处，问曰："贤首，我患风疾，为我处方。"时彼医人白言："圣者，宜可服有情脂，病当除差。"苾刍报曰："贤首，我今岂合食此脂耶？"医人报曰："唯有斯药，余不能差。"时，诸苾刍以此因缘，具白世尊。佛言："苾刍有病，若医人说唯此是药，余不能差者，应当服脂。"时，诸苾刍不知服何等脂，还问医人。医人报曰："汝师既是一切智人，可往咨问，自当知之。"时，诸苾刍即往问佛。佛言："有五种脂：一者鱼脂，二者江豚脂，三者鲛鱼脂，四者熊脂，五者猪脂。此等五脂，非时煮，非时漉，非时受，非时守持，不应服。……时煮，时漉，时受，时守持，应服。如服油法，七日服，过七日不应服。"彼病苾刍因此服脂，病遂除愈。

此案以脂类药治疗风疾。

三、 渴病医案

《根本说一切有部毗奈耶杂事》卷一云：

缘在室罗伐城。时有苾刍身婴患苦，到医人所，报言："我有如是病苦，幸为处方。"医人报曰："宜可服酥，令身润腻，我当施与泻利之药。"彼便服酥，复患于渴。医来问曰："圣者好不？"答言："贤首，我更患渴。"医曰："持余甘子。"苾刍手把医见问曰："渴得除未？"答言："未除。"医曰："圣者，岂可不持余甘子耶？"答曰："现在手中。"报言："可着口中。"即便置口。他日，医复来问："渴得可未？"答曰："今犹未可。"医曰："岂不口中持余甘子？"答："已在口中。""应可嚼之。"报曰："世尊不许。"医曰："世尊大悲，必应垂许。"苾刍白佛，佛言："应嚼。"嚼已外弃，不敢咽下，渴犹不除。医曰："何不咽汁？"报言："非时食者，世尊不许。"以缘白佛。佛言："我今听许，有五种果，若病无病，时与非时，食之无犯。"如佛所言："有五种果，若病无病，时与非时，食无犯者。"苾刍不知。云何为五？佛言："所谓余甘子（梵云庵摩洛迦，此云余甘子，广州大有，与上庵没罗全别，为声相滥人皆惑之，故为注出，是掌中观者）、诃梨勒、毗醯勒、毕钵梨、胡椒，此之五药，有病无病，时与非时，随意皆食，勿致疑惑。"

此案为复合型医案，患者先"病苦"，复"患渴"，但皆可以食疗治之。

四、 酒癖医案

《根本说一切有部尼陀那目得迦》卷七云：

尔时世尊，既度释子出家，其人皆惯饮酒，由断酒故，身色痿黄，以缘白佛。佛言："但有造酒之物，所谓根、茎、叶、花、果等，并屑为末，以白布裹，可于无力不醉淡酒中而为浸渍，勿令器满而封盖之，后以清水投中搅饮。或以曲及树皮并诸香药，捣筵为末，布帛裹之，用杖横系，悬于新熟酒瓮内，勿令沾酒，经一二宿以水搅用。斯之二种，时与非时，随饮无犯，如是能令酒渴止息。汝诸苾刍，以我为师者，不应饮酒，不与不取，乃至不以茅端渧酒而着口中。"

对于酗酒之人怎样断其酒癖？佛陀给出了答案。

五、 药粥治病案

《根本说一切有部尼陀那目得迦》卷七云：

尔时，具寿邬波离白世尊言："其七日药，亦得用为尽寿药不？"佛言："得。即如甘蔗，体是时药，汁为更药，糖为七日，灰得尽形。邬波离，酪是时摄，浆是更收，酥为七日，烧酪成灰便为尽寿。邬波离，肉是时药，脂成七日，烧肉成灰便为尽寿，随事应服。"时有苾刍，身婴病苦，往医人处，问言："贤首，我今带病，愿为处方。"医人答曰："圣者，应食大麻粥。"苾刍告曰："世尊未许，我云何食？"医答同前。以缘白佛。佛言："医人处方，听食麻粥，或是蔓菁根、茎、花、叶及其子实，并除风疾，咸应作粥而啖食之。"

此案中的大麻并非毒品大麻，而是指麻子仁，用其煮粥，具有健脾、补气、润肠之功效。

六、 以蒜疗疾案

《根本说一切有部毗奈耶杂事》卷六云：

时有苾刍身婴疾病，诣医人所，告言："贤首，我有如是病，幸为处方。"告言："圣者，应可服蒜，患得销除。"报言："贤首，佛不听食。"医曰："此是病药，非余能差。"苾刍白佛。佛言："医云此药非余差者，服之无犯。"

蒜为五荤之一，出家众禁食之。但为治病之需，佛陀认为应该遵从医嘱。

七、 盐醋治病案

《根本说一切有部毗奈耶药事》卷一云：

缘在室罗筏城，具寿舍利子身婴风病。具寿大目揵连见其有疾，作如是念："我曾频与舍利子看病，不问医人，今应宜问。"即往医处，问言："贤首，具寿舍利子患如是如是病，可为处方。"医人报曰："圣者，看其患状，宜服盐醋，当得除差。"既求得醋，更欲求盐。具寿毕邻陀婆蹉报曰："我先有盐，贮之角内，尽寿守持，若世尊许服，我当相与。"时，具寿舍利子闻此语已，报大目连曰："我意有疑，尽形寿药若和时药，非时不应服。"时，大目连以缘白佛。佛言："目连，若更药、七日药、尽寿药，与时药相和，应作时服，非时不服。若七日、尽寿，与更药相和，应齐更分服，过此更分，不应服。若尽寿药与七日药相和，应七日服。过七日不应服。若尽寿与尽寿药相和，应尽寿服。若不依者，得越法罪。"

盐与醋是日常生活中最常用的调味品，两者搭配用于治疗"风病"，能收到较好的效果。

第五章　针灸疗法

佛医针灸疗法是以佛医理论为指导的针灸治疗方法。《大藏经》等佛教著作以及佛教相关的医学著作记载了丰富的佛医针灸临床实践经验。通过研究《龙藏》《频伽藏》等不同版本的《大藏经》佛教经典以及相关的针灸学著作，发现针灸疗法是佛医学的一大特色。佛教经典常通过针灸理论来阐明深奥的佛理，以教化人心。佛医针灸在其发展过程中不断吸收佛教本身的精华，并不断借鉴其他医学，如传统中医学、藏医学、古印度吠陀医学，将禅定、气功、咒语、诵经、摄生保健习惯、瑜伽等吸收进来，演变出多种具有特色的疗法，是佛医治疗的重要手段之一，大大充实了佛医学宝库。

《量处轻重仪》云："治病所须，初谓医术、针灸、刀角、槌捍、疗疾之具，二谓诸方、本草、明堂、流注、脉经、药诀之书，三谓对病四药，如上列名。余之三药，如上入重。尽形药中如后正断。"由此段文字我们可以看出，针灸等外治疗法在当时被视为首选之法，这说明针灸疗法在佛医学中具有重要地位。

第一节　佛医针法

《南海寄归内法传·先体病源》记载了佛医学的"八医"，曰："一论所有诸疮；二论针刺首疾；三论身患；四论鬼瘴；五论恶揭陀药；六论童子病；七论长年方；八论足身力。"针刺疗法即"八医"的一种。针刺疗法是佛医治疗头面部疾病的一种重要外治法。后世将针刺疗法扩展到临床各个方面，丰富了针灸疗法的治疗范围。

一、佛针的分类

以针具是否有形为标准，可将佛针分为有形佛针和无形佛针两大类。

（一）有形佛针

有形佛针依据使用工具的不同，分为物针和指针两种。物针是以外在的自然界的物质为针具进行针刺，所用针具主要有金属针、植物针、石针、骨针等。指针则是以手指为针具对疾病的治疗部位进行针刺。《根本说一切有部毗奈耶药事》云："时大目连，以神变力五指为针。"指针是对五指为针的简称。指针在应用时多与按摩手法相配合，如五代僧人智广擅长指针的应用，临床常用点穴法治疗疾病。《少林内劲一指禅》等著作中的按摩手法、点穴手法，或者是在针刺前对穴位施行的手法加持等都属于指针。

（二）无形佛针

无形佛针不似有形佛针具有物质性，而是更多地融合佛法直指人心的佛教教义，用观想之针、意念之针等无形之针具或者以佛法为针进行针刺，治疗实质性或心理性创伤，故又称为心针或法针。

二、佛针的特色

（一）针药结合，相得益彰

佛医用针与用药往往同时进行，药借针之力而抵达四肢百骸，针借药之功而通达五脏六腑，二者协同作用，可使疾病快速痊愈。《正法华经》和《添品妙法莲华经》同时记载了针药结合治愈"生盲"的医案。《正法华经》记载："譬如人生盲，不见日月光；五色及十方，谓天下无此。良医探本端，见四病阴盖；慈哀怜愍之，入山为求药。所采药奇妙，名显良明安；咬咀而捣合，以疗生盲者。消息加针灸，病愈目睹明；见日月五色，乃知本淳愚。"《添品妙法莲华经》记载："时彼良医……又复方便如是思惟：'所有药物世所行者，彼等不能疗治此病，唯雪山王，有四种药。何等为四？所谓初名顺入诸色味处，二名解脱诸病，三名破坏诸毒，四名随所住处施与安乐，是为四种。'时彼良医，于生盲所发生悲愍，兴起如是方便思惟。以彼方便诣雪山王，到已上顶，或下入，或傍行，周遍观察，既观察已，得四种药。于中或以齿等咀嚼，作已与之；或以石磨，或复和别药物煮熟与之；或复和生药物作已与之；或针刺身与作孔穴；或有与火炙烧；或以别异药物相和；乃至饮食和而与之。时彼生盲，以方便相应故即时得眼。彼得眼已，内外远近、日月光明、星宿诸色，皆悉得见。"

（二）针咒结合，身心并治

在用针的同时施咒以增强疗效是佛针的特色之一。咒语、咒术既是一种心理疗法和精神疗法，也是一种音频疗法和信息疗法。咒借针而贯注到全身，针借咒而沁入心神。《不空罥索神变真言经》云："观世音菩萨梦觉现身，而为消灾除五无间罪。真言加持白芥子、火食灰，随心结界护身。逐诸鬼神，真言加持紫檀、木橛，系五色线、围针结界。"《圣虚空藏菩萨陀罗尼经》载："若为息除一切鬼魅、八千障难，当先澡浴，念诵此明满一七遍。若患恶疮，咒疮七遍。若患痈肿，加持铜针，念咒下针即得除愈。"《虚空藏菩萨问七佛陀罗尼咒经》记载："若复有人身生恶疮者，以镔铁刀咒此患者，又取铜针咒之。然后针此疮上，即得除愈。"

（三）特殊针法，疗效显著

在临床诊疗的过程中可根据病情的需要，采用炎针、寒针、指针、铜针、骨针、石针等方法治疗疾病。《正法念处经》记载："如烧炎针，遍于身中。"《根本说一切有部毗奈耶药事》云："时大目连，以神变力五指为针。"

此外，针刀也属于佛医的一种特殊针法，且为佛医首创。佛医在应用针刀的同时在刀身上涂抹相关的药物，以增强针刀的临床疗效。《摩诃僧祇律》载："若刀药涂吐下堕胎刀者，大小刀乃至针。"《根本说一切有部毗奈耶破僧事》亦谓："佛说法已。侍缚迦白世尊曰：'我于听法坐中治阿难陀疮，割截针决。'"经文中所提到的工具能割、能截、能针，很显然就是针刀。

（四）佛针医案，特色鲜明

《杂宝藏经》云："昔如来在菩提树下……一切大地，无有针许"。针刺具有神奇之功用，这是佛陀在菩提树下深深的感悟。在佛教经籍中所载有关针灸的医案，佛学特色十分鲜明。如《根本说一切有部毗奈耶破僧事》载："作此念已即勅天下所有名医咸集朝所：'阿难陀有病，卿等往治。'诸医奉诏，适阿难陀所，便自选择得一好手，遂即下针，刺去恶血。王自执持千辐轮伞，盖阿难陀上，刺血了已，更傅好药。王自以帛缠阿难陀首，当日疮差。王遂礼拜，辞阿难陀去。"该案提出的针刺健侧手臂治疗患侧疾病、以刺血疗法治疗恶疮肿毒，直至今日在临床上仍具有积极的指导作用。

（五）谨戒误诊，更防误治

在任何一种医学体系中，误诊误治都是难以避免的，如针刺出血、扎错穴位等在临床上都比较常见。佛医非常重视误诊误治的纠正与调适，如《鼻奈耶》载："比丘和合吐下药，若灌鼻，若从下灌，若针灸出血，若着眼散，持用杀人者，波罗移不受。"《佛说优婆塞五戒相经》亦载："为杀人故合诸毒药，若着眼耳鼻身上疮中，若着诸食中，若被褥中，车舆中。作如是念：'令彼因死。'彼因死者，犯不可悔罪。……又复堕胎者，与有胎女人吐下药，及灌一切处药，若针血脉乃至出眼泪药。"这些都表现出佛医对于误诊误治的重视。

第二节　佛医灸法

"灸"字在佛经中出现的频率虽然只有"针"字的1/6，但其作为一种特色疗法，对佛医的发展仍具有较大的影响。

一、灸法分类

佛医灸法是以佛医理论为指导，并借助热源达到温通作用以治疗疾病的方法。依据热源来源的不同，佛医灸法可分为物理灸疗和灸心之法，后者又可以分为心灸和法灸。

（一）物理灸疗

物理灸疗是指用艾叶等物质烧灼或熏烤治疗部位来达到治疗疾病目的的方法，历代僧医曾尝试使用该疗法进行治疗。如《物异考》记载，沙门从北方赍火至，火赤，于常火而小，能疗疾，咸呼为圣火。《针灸资生经》记载，医僧因擅长使用灸法而被称为灸狂医僧。藏医学中的《四部医典》为我们展示了丰富的艾灸疗法，记载了火灸、艾绒灸、茜草灸、霍尔的灸法、金针艾灸等，并专章记载了艾绒的采收，艾条的制作方法，艾法的适应证和禁忌证，艾灸、火灸、灸穴、火灸法、火灸的利弊等。

（二）灸心之法

所谓心灸，就是以观想之火来治疗体寒之证，这同中医所讲的气功存想类似。所谓法灸，就是高僧和佛医之师以意念之火来救治众生的各种疾病，并不利用其他任何物品。心灸和法灸统称为灸心之法。

以身为灯、以心为法也是灸心之法门。《法苑珠林》卷九曰：

如《菩萨本行经》云。佛言："我昔无数劫……安炷已讫，语婆罗门言：'先说经法，然后灸灯。'而婆罗门为王说偈言：'常者皆尽，高者亦堕；合会有离，生者有死。'王闻偈已，欢喜踊跃。'今为法故，以身为灯，不求世荣，亦不求二乘之证，持是功德愿求无上正真之道。'发是愿已，即时大千世界六种震动。身灸千灯，一切诸天帝释梵王轮王等，皆来慰问：'身灸千灯得无痛耶？颇有悔耶？'王答天帝：'不以为痛。亦无悔恨。''若无悔恨，以何为证？'王便誓言：'而我千灯用求无上之道，审当成佛者，诸疮即愈。'作是语已，身即平复无有疮瘢。帝释诸天、王臣眷属、无量庶民，异口同音，悉赞欢喜，皆行十善。"

二、 灸疗的特点

（一）针灸并用，相得益彰

佛医用针灸之法治疗各种疾病。《佛说长阿含经》卷十三云："或为医方、针灸、药石，疗治众病。"佛教经籍常以针灸为喻，《维摩经略疏》卷九云："菩萨如是观身见一切种即如来种。如人眼翳苦痛失明，若诸拙师针灸药涂，虽得痛止，而眼根毁坏，永不见色。无如来种。若人患眼不坏眼根，若遇幻师，禁咒痛愈，眼根清净。此喻凡夫虽具烦恼，犹有反复种义不坏。是故身为如来种也。"早在唐代，义净将中医针灸之术传到了南亚诸国。《南海寄归内法传》卷三记载："自离故国，向二十余年。但以此疗身，颇无他疾。……针灸之医、诊脉之术，赡部洲中无以加也。长年之药，唯东夏焉。"由"针灸之医"的称呼可知，当时针与灸常并用。崇佛医家孙思邈提出"针而不灸、灸而不针，皆非良医"，这种针灸须结合应用的观点正是针灸并用特点的体现。

（二）灸法治病，众法并举

灸法常配合其他方法进行治疗，正如《摩诃止观》卷六所载："诸病苦痛，种种不同；诸药方治，种种不同；病差因缘，种种不同。汤饮、吐下、针灸、丸散，得差之缘，亦复非一。"因为疾病病因具有多元性，故采用灸法的时候常常配合其他治疗手段，以达到内外同治、身心共调的目的。如《少林寺跌打损伤奇验全方下集》记载了治疗新久哮证的方法："先灸项颈下大枢穴一壮，用银针挑出，细筋断为主。羊乳一杯、人乳一杯、淡竹油一杯、烧酒一杯、赤金箔二十帖、黑元枣三两，先将上五味放入细碗内，再使细碗盖好，用青泥封口塞紧，放入炭火炉内煅，青烟出为度；完二炷香，出火气，冷完取出，听用；再加黑元枣水一大碗，煎半碗服下。将渣取出，蜜丸分作二十丸，每日一丸，生姜灯心汤送下。"银针挑治腧穴的针刺方法与内服汤剂配合治疗内伤性疾病正是针药并用方法的体现。

（三）灸心之法，却病之门

《人天眼目》卷五记载："《毗婆沙论》问曰：'心意识有何差别？'答曰：'无有差

别。即心是意，意即是识，皆同一义。如火灸，亦名焰，亦名炽。'"灸心之法是在灸疗的过程中，将患者自身对佛法的修为或者高僧大德的修行融入其中，发挥意念之火在治疗中的作用。灸心之法不仅可以治疗肉体本身的疾病，更适用于内心孤独、凄凉等心理阴暗的疾病的治疗，是身心同灸的一种治疗方法，可从根源上治愈疾病。

（四）僧传灸术，独具特色

《高僧传》《续传灯录》及其他典籍文献记载了不少善用灸法的高僧的事迹。灸术见长之僧医擅长灸膏肓、百会等穴位治疗各种疾病，如宋代僧人仲开善用膏肓穴治疗虚劳证，宋代僧人慧禅师精于灸脊柱骨与脐平处之椎上治疗肠风脏毒等，甚至有僧医因使用灸法而被后人以"灸"尊称，如宋代灸狂医僧、元代僧人灸膏肓僧等。藏医学吸收了佛医灸疗的内容，不少藏医编著了灸疗方面的医书，如唐代达玛热札著《艾灸甘露滴》、东松岗哇著《艾灸明灯》等。由此可见，佛门灸疗有其独到之处。

第三节　心针和法针

佛教针灸疗法最大的特色在于除了有物理的针法、灸法外，还有心针和法针。心针和法针主要是以心灵之甘露为针法之无形工具。但两者由于施术者主体不同而有所差别。心针主要注重患者自身的主观能动性，尤其强调患者个人的修行，将自身内在的修持和行为作为针具，借助意念之法，将意念集中在一个点上，从而为自己进行治疗或调理。法针则主要依靠外在的佛法力量，即重视客观力量的使用，通过高僧大德登堂施法、念咒驱邪、消除孽障等进行治疗；或者借助高僧大德的意念进行治疗。其临床应用主要体现在以下三大方面。

一、针修并用

汉传佛医在疾病治疗中将修行与针灸有机融合，是心针、法针的一种临床实践，可从根本上消除导致疾病的因素。针修并用的方式即医家在为患者进行针灸治疗的同时，通过语言或意念集中的方法，将修行融入治疗过程中。针与修并用中的修包括两层含义，即患者之修与医家之修。患者之修指医生在治疗过程中，要让患者领悟因果报应，放下贪、嗔、痴，并遵守佛家戒律，让患者做到拿得起、放得下、想得开。医家之修则主要是医德和坐禅等的修行。佛教讲究慈悲的济世观，正如《大智度论》云："大慈与一切众生乐，大悲拔一切众生苦；大慈以喜乐因缘与众生，大悲以离苦因缘与众生。"孙思邈则吸收了佛家这一思想精髓，在《备急千金要方》卷一专门写了《大医精诚》，明确指出："凡大医治病，必当安神定志，无欲无求，先发大慈恻隐之心，誓愿普救含灵之苦。"孙思邈的医德观对后世医家产生了深远的影响。此外，禅定等是佛家的修行法门，僧医常进行坐禅等，以提高其意念的集中程度，意念的集中程度越高，在针刺时的作用越大。佛门僧人在施行针灸的过程中，可借助针灸的穿透渗入将意念引导到病灶所在之处，使能量场高度集中在疾病部位，以提高临床疗效。

二、 心理治疗之心针、 法针

针对业因导致的疾病，佛门在使用针灸治疗的过程中重视对患者内心的调摄，将佛法融入治疗当中，用语言等让患者从内心深处明白自己的错误所在。高僧大德等在禅修等的过程中提高了智慧水平，领悟了佛法之真谛，用其智慧去教导患者认识到自己的错误。针灸技术与佛法有机融合，可使患者领悟因果对疾病的作用并发自内心进行悔过，从根本上戒除贪、嗔、痴，以加速疾病痊愈的进程。

三、 子午流注心针、 法针

佛医针灸的经脉系统主要是依据观想的顺序推导出来的，而且《禅秘要法经卷》记载的世尊修不净观时观想的顺序与中医十二经脉循行相似。由此可知，佛医针灸的经络系统在一定程度上与传统中医学的经络系统相似，可以理解为十二经脉。中医针灸疗法中应用较广的当属子午流注针法。佛医针灸在发展过程中也融合并吸收了子午流注针法。其实早在东汉时期，佛医针灸就已经受到子午流注时辰观的影响（图3），正如《论医中儒道佛》一书所写："东汉时出身波斯国王子的著名佛教徒安世高（汉译名），就从天竺三藏僧伽罗刹的《地道经》里知道印度已有从中国传来的针灸，故书中有禁止'反支''血忌''上相''四激'等日时漏克之说。而此等时辰名辞，为我国所独有，被中医针灸学所引用，尤其在子午流注针法中更注重时间性。"

子午流注心针、法针是根据佛医学理论，以坐禅、瑜伽等修行活动为基础，结合中医学中一日不同时辰人体气血流注情况，将意念或观想等心针、法针与时间医学相结合的一种针灸方法。子午流注是人体功能活动受自然界气候变化、时间影响而呈现

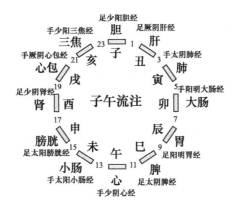

图3　子午流注与十二经脉

的一种规律。心针和法针在治疗中具有疏通经络、调畅气机、调节气血的作用。将子午流注与心针、法针有机融合，可增强对病变部位的刺激作用，促进疾病痊愈。

子午流注针法是根据人体阴阳气血在不同时间的运行状态，选取十二经肘膝关节以下五输穴和原穴（共计 66 个穴位）治疗疾病的古典针法。子午流注基于"天人相应"理论，认为人体气血随着一日之内时间的变化而变化，故子午流注针法主张按照时辰选取穴位，以达到最佳治疗效果。

佛医针灸之心针和法针的应用结合子午流注在时间上的考虑，有助于临床效果的提高。修行者结合疾病病变部位进行针灸时间的选取，如治疗肝病考虑在凌晨 1 点到 3 点进行，用意念进行观想。使用心针、法针时结合子午流注，将意念的作用叠加到十二经脉作用的时辰上，可使得能量场更加集中，更便于集中力量祛邪外出，在疗效方面远超只用心针、法针。这丰富了传统子午流注针法的临床运用，拓展了佛医之心针、法针的使用方法。

第四节　临床应用

佛医针灸在内科、外科、妇科、儿科、五官科等方面均有应用，在治疗各科疾病的过程中佛医针灸也发挥了自己的特色。在相关的医学著作中有关于医家使用佛医针灸治疗疾病的记载。

一、内科佛医针灸法门

佛医以针灸之法治疗内科疾病的案例较为丰富。佛医针灸治疗的内科疾病种类较多，有西医学的肺结核、哮喘，以及中医学的中风、痹证、厥证、神志疾病、水肿、霍乱、头痛等。清代的心禅大师编著的《一得集》记载了针药并用治疗中风、喘咳、转筋、霍乱等疾病的案例。

二、外科佛医针灸法门

关于外科疾病的治疗，佛教典籍记载了很多内容。针灸的治疗手段常被佛医应用于外科疾病的治疗中，早在佛陀时代就开始运用佛医针灸治疗外科疾病。佛医针灸所治外科疾病种类较多，有红丝疔、痈疽发背、破伤风、颈漏、乳痈、癫狗咬伤等，并在临床治疗过程中形成了自己的特色。

针刀的应用是佛医治疗外科疾病的一大特色。早在《佛说柰女祇域因缘经》《佛说柰女耆婆经》中就记载了采用针刀进行头颅手术和腹腔手术的案例。二书论述了针刀治疗后针对刀口形成的刀疮要涂以神膏，以促进刀口的愈合。这类似于现代西医外科手术后要使用药物进行消炎和促进肉芽组织生长，可见当时对针刀使用论述之详细。此外，佛医学相关的著作中还记载了针刀用于外科手术的禁忌证，如《四分律》记载："尔时世尊在王舍城，时耆婆童子，刀治比丘大小便处、两腋下病。时世尊慈念告诸比丘：'此耆婆童子，刀治比丘大小便处及两腋下病，不应以刀治。何以故？刀利破肉深入故。'"针刀因刀面锋利，在治疗中常用于切开排脓、刺出恶血，尤其是用于对治外科疾病中形成的各种瘀血或脓液。《根本说一切有部毗奈耶破僧事》云："佛说法已。侍缚迦白世尊曰：'我于听法坐中治阿难陀疮，割截针决。'""割截针决"乃针刀所为，此是用针刀治疗疮病的记载。《四分律》卷四十二记载治疗疮毒时"听刀破出血，以药涂之，亦听畜铍刀"，即用刀刺破痈疽，排除脓血，释放毒素，并涂抹药物来治疗疮。清代著作《少林寺跌打损伤奇验全方》论述了应用三棱针刺血法治疗红丝疔和井灶两边疗的案例，三棱针是针刀的衍生物。

佛医善用灸法治疗癫狗咬伤。《安乐集》记载："又如有人被狗所啮，灸虎骨厩之，患者即愈。或时无骨，好撅掌摩之，口中唤言'虎来虎来'，患者亦愈。"《少林寺跌打损伤奇验全方》记载："灸法：治破伤风及癫狗咬伤，此方取易而神效。用核桃壳半边，内填调人粪满，仍用槐白皮，衬扣伤处，用艾灸核桃壳上灸之，若遍身汗出，其人即愈；若年远，只在疮上灸之，立愈。"由此可见，佛医善用灸法治疗癫狗咬伤。

三、 妇科佛医针灸法门

佛医针灸治疗妇科疾病历史悠久，使用针灸治疗妇科疾病的首位佛医专家当推东晋僧医于法开。《高僧传》卷四记载："于法开……尝乞食投主人家，值妇人在草危急，众治不验，举家遑扰。开曰：'此易治耳。'主人正宰羊，欲为淫祀。开令先取少肉为羹。进竟。因气针之。须臾羊膜裹儿而出。"自此以后有许多佛门著作对妇科疾病的治疗进行了记载，如《中阿含林品优陀罗经》云："正智所知、正智所见、正智所觉。复次三事合会入于母胎，父母聚集一处，母满精堪耐，香阴已至。此三事合会入于母胎，母胎或持九月十月更生，生已以血长养。血者于圣法中，谓是母乳也。"该段文字对怀胎和母乳的形成过程进行了描述，且论述了母乳即血的医理，这为针灸医生治疗妇人产科疾病提供了调血、养血的思路。其后竹林寺女科提出妊娠不同月份当有不同经脉养胎，针刺时应避开当月养胎经脉。

四、 儿科佛医针灸法门

佛医针灸可治疗马牙、赤游丹毒、脐风、噤口、木疳等儿科疾病。《竹林女科证治》卷四记载了使用银针挑刺治疗马牙，使用细针随血晕周遭刺出恶血以治疗赤游丹毒，以及使用灸法治疗脐风、噤口、木疳等疾病的案例。清代心禅大师编写的《一得集》提出使用灸法治疗丹毒，曰："更用灸法以治之小儿丹毒及大人恶血留阻。"

五、 五官科佛医针灸法门

佛医重视针灸疗法在五官科疾病治疗中的应用，其中以在牙科和眼科疾病治疗中的应用为典型，尤以在眼科疾病治疗中的应用最为著名。

孙思邈《千金翼方·齿病第七》载有灸法与咒语结合治疗牙齿疼痛的处方，如治齿痛方、灸牙疼方等。该书曰："夜向北斗手拓地灸指头地，咒曰：蝎虫所作断木求，风虫所作灸便休，疼痛疼痛北斗收。即瘥。""取桑东南引枝，长一尺余，大如匙柄齐两头，口中柱着痛牙上，以三姓火灸之。咒曰：'南方赤帝子，教我治虫齿，三姓灸桑条，条断蝎虫死，急急如律令。'大效。"

诸多典籍中载有佛医针灸治疗眼疾的案例，其所载针灸疗法大体可概括为以下两种。

（1）金针拨障术。在眼科疾病的治疗中最著名且最具特色的佛医针灸疗法当数金针拨障术，可以说金针拨障术是皇冠上的一颗璀璨明珠。

中医界人士多认为金针拨障术最早载于唐代王焘所著的《外台秘要》中，该书"出眼疾候一首"云："此宜用金篦决，一针之后，豁若开云，而见白日。针讫，宜服大黄丸，不宜大泄。"然在《大藏经》中就已经有应用金篦的记载。北魏时期翻译的佛经《大般涅槃经》记载："百盲人为治目故，造诣良医。是时，良医即以金篦决其眼膜，以一指示，问言：'见不？'盲人答言：'我犹未见。'后以二指、三指示之，乃言：'少见。'"《佛光大词典》将金篦解释为"古代印度之医师用以抉除盲人眼膜之工具"。由此可见，金针拨障术是佛医治疗眼科疾病的一种手术方法。

《龙树菩萨眼论·开内障眼用针法第五》较为详细地论述了针拨白内障的治疗方法。《眼科龙木论》将金针拨障术总结为歌诀，如"内障根源歌""针内障眼法歌"以及"针内障后法歌"，并指出"灵药这回难得效，金针一拨日当空"。《银海精微》《证治准绳》《审视瑶函》《张氏医通》及《医宗金鉴》等都对金针拨障术进行了记载。至18世纪，金针拨障术已相当成熟。黄庭镜撰写的《目经大成》将金针拨障术的具体操作概括为"八法"，即审机、点睛、射复、探骊、扰海、卷帘、圆镜和完璧。虽然该方法在当今社会鲜有使用，但其在眼科学发展中所起的作用是不可磨灭的。

（2）钩割及针镰法治疗胬肉。治疗眼科疾病的佛医针灸疗法除了金针拨障术外，还有其他方法。如《龙树菩萨眼论·钩割及针镰法第六》提到了钩割、针镰法治疗眼科疾病。该书提出对于翼状胬肉应采用钩割法治疗，并提到割后使用"火针熨之"以防止胬肉再生。《外台秘要》中也有相似记载："若病后生肉者，此为肤障也，此事风热所作，宜服汤丸，钩割除之。"

第六章　真言疗法

真言疗法又称咒禁疗法、咒语疗法。真言，在佛经中又被译为咒、咒语，《大曰经疏》卷一云："真言，梵曰漫怛罗，即是真语如语不妄不异之音，龙树释论谓之秘密号。"《药师琉璃光如来本愿经》曰："若见男子、女人有病苦者，应当一心为彼患者清静澡漱，或食，或药，或无虫水，咒一百零八遍，与彼服食，所有病苦悉皆消灭。若有所求，至心念诵，皆得如意，无病延年。"可见，在佛医学中，持诵真言也是治疗疾病的一种方法。在佛教经籍中载有用真言治疗人体疾病的经书有多种，如《楞严经》《千手千眼观世音菩萨广大圆满无碍大悲心陀罗尼经》等。《大藏经》载有许多以治病为主要内容的陀罗尼经，如《佛说除一切疾病陀罗尼经》《能净一切眼疾病陀罗尼经》等。佛教真言总是带有一层神秘的面纱，令人对其心生敬畏，无法探知究竟。但是随着现代科学技术的发展，人们对世界的认识愈加深刻，真言治疗疾病的原理逐渐被证明，这层神秘面纱也被渐渐揭开。

真言疗法不仅在佛医学中盛行，还对中医学的治疗方法产生了一定影响，这在史籍及中医古籍中可略窥一二。《北史》记载了沙门惠怜使用真言疗法治疗疾病的事迹，云："自云咒水饮人，能差诸病。患者就之者，日有千数。"这些真言疗法也被后世一些医家所使用。《医心方》收载了我国 10 世纪前的医书内容，其中卷七转录了《疗痔病经》之咒；卷二十三转引了《大集陀罗尼经》之咒，又载《子母秘录》防产难咒（此咒又被宋代《妇人良方》采用）。直至明代真言疗法还有影响，如在《审视瑶函》中载有"观音光眼咒"。唐代太医署首次设立咒禁科，不能不说这是当时咒禁（真言，分道、佛两家，佛家称真言）盛行背景下的产物。佛家在使用真言治疗疾病的同时，有时也会配合药物、针灸、香等，以达到快速有效治疗疾病的目的。真言疗法效果显著，是佛医独特的治疗方法之一。相传佛教最早引入真言是佛陀帮助比丘防治蛇毒之时。后来佛家真言咒语被广泛用于各种疾病的治疗中，甚至有"逢医必咒"的说法，由此可见真言疗法在佛医治疗学中的地位。

第一节　真言治疗的起源与发展

真言又称咒术，但起初咒术并不是都如佛家真言一样救助众生，其中不乏一些诅咒之术。据《长阿含经》卷十四载，世尊对于咒术的使用起初是持否定态度的。《分别善恶报应经》记载有十种业会获畜生报，而禁咒厌术就是其中第八种业。但在古印度，咒术极其盛行，佛教又在古印度诞生成长，为了与社会民众的习俗和生活契合，佛教最终还是引入了咒术。但佛教摒弃外道咒术，对恶咒严厉禁止，只许使用善咒，若有弟子为谋生而习咒术亦不被允许，但若为治病护身而持咒则被许可，如《四分律》卷三十载："若学咒腹中虫病，治宿食不消；学书、学诵，若学世论为伏外道故；若学咒除毒，为自护，不以为活命者，无犯。"

佛教开始引入咒语是以准许比丘学习治蛇毒咒之时。《杂阿含经》卷九载，比丘优波先那因为被毒蛇所伤中毒而死，因此释迦牟尼佛开始为比丘们说防治毒蛇的咒术章句。印度属热带地区，毒蛇较多，而且每年被蛇咬伤的人也很多。出家人多在山林中修行，山林中毒蛇出没频繁，采用咒术来防治毒蛇对于保护自己是极有好处的。因此，僧团被允许学习治蛇毒咒，进而被允许学习其他治病的咒法。印顺导师曾对这一事件解说道："对于修道，佛法以为咒术是无益的，也不许僧众利用咒术来获取生活，但咒术的效力一般是公认的，所以在部派佛教中，容受咒术的程度虽浅深不等，而承认咒术的效力却是一致的。"

在佛教传入中国的早期，人们没有重视持诵真言，持诵真言一般被称为杂修、杂行，故虽然《孔雀王经咒》在魏晋时代就已被译出，《大悲咒》在唐高宗时代被翻译成中文，但它们却没有受到重视。直到宋代，天台宗的四明知礼大师提倡真言，真言才得以普及。《楞严咒》在晚唐时期便在中国流传，却直到宋代以后才普遍受到重视，被各寺院持诵。到了明末之际，《禅门日诵》里开始收录真言。

大乘思想将一切神王、鬼王视为佛菩萨的代表，故现在佛教真言中多半是神天的名字和代表神力的尊号。佛教所用的真言一般是梵音直译，而不是汉语意译。因为相对来说真言重音声不重语义，这样可以避免人们局限于词义。一切修持法门，最重要的还是心，音声在其次，故而千百年来中国、日本、韩国、越南等国的信奉者都持诵

《大悲咒》，即使各国语言不同，收效并无较大差别。

根据历史记载，真言能够治疗的疾病范围很广。如早期的经典《四分律》卷二十七、《十诵律》卷四十六等中，就有关于用咒语治疗腹内虫病、宿食不消、齿病的案例。这些经典所记载的案例为现代医学研究提供了一定的研究思路与方法。此外，从以上记载也可以看出，佛家真言从一开始就与医学息息相关，并在之后不断发展，成为佛医学中不可或缺且独树一帜的一部分。

第二节　真言治疗的原理

真言首先可以算是一种语言。语言对于大多数人来说是一种交流的工具，同时它也是一种物质、一种能量，是在外力的作用下，因物体发生振动从而带动周围空气发生振荡形成的音波。语言具有心理、生理、物理等自然属性，真言作为一种特殊的语言，同样也具有这样的属性，不同的是真言所包含的显性及隐性信息更加复杂。真言没有时间和空间的限制，却与深藏在宇宙中的精神内核高度契合，是达成天人合一的一种特殊媒介。不同的语言带有不同的频率，不同的频率含有的能量也不尽相同。真言是在超常态下，在朦胧意识中发出的带有高能量的信息。真言不仅可以在人与人之间产生影响、传递信息，还可以在人与动物和人与宇宙之间产生影响、传递信息。真言以声波、意念波等为介质，将被凝聚的高功信息能量精准、快速地传输到人与其他生物或物体中。

一、真言通过声波影响人体

真言是一种以声波为载体的语言，是一种具有生命的语言，是一种能通过声音传递的生命能量。人从来不是孤立存在的个体，而是与整个大自然进行信息能量交换的生命体。持诵咒语者常常用意念观想。

近来研究真言的科研机构与科学家不断增加，而目前比较公认的结论是：真言属于一种制控声波，具有声波的特点。声波的特点主要有两个。首先，声波具有穿透性。声波在不同介质中速度不同，可以穿过一般的介质，如液体、固体和气体。当遇到密度很大的障碍物时，声波就会发生折射，根据障碍物密度的不同，它的传播方向也会发生不同的改变。其次，声波的传播速度与温度有关，温度每升高（或下降）5 ℃，吐音声速相应增大（或减少）3 m/s。真言利用声波的穿透性、折射性带动体内气体行走，以气带意，以意催声，使声气结合，在人体内可形成一股强大的气流。这股气流就可以通过震动身体气脉来加快血流速度，降低血液黏稠度，使血液及血液中的氧气、负离子、吞噬细胞、免疫球蛋白等物质被输送入病变组织，使病灶组织内已闭塞的血管重新开放，使原本病变的组织细胞恢复正常，从而达到治疗的目的。声调的高低用声压大小来表示。在正常声压范围内，声波可以使人心情愉悦、智慧闪现。但当声压超过某一最大值时，耳中就会有触痛感，同时伴随血压升高，听力受损。声波具有一定的频率，一般频率越大，音调越高。

我们知道，次声是一种频率低于听觉下限的特殊音，它的优点是可传播超长距离，在空气中传播衰减极小。由修持者发出的真言的性质接近次声，它不仅能将信息声能汇聚起来，还能穿越障碍并进行超长距离的传播，故而能够激发受动者的生命活动。真言以次声波为载体，是一种包含巨大能量，将生命信息通过声能载体传递出去的声音，其中蕴含的许多成分非常复杂。声音是一种能量。这种能量是在物质运动过程中产生的，能量释放过程中就会产生音声。真言的能量是一种特殊能量，具有较高的强度，能够对人体的能量产生影响，因此真言能够治疗一些疑难杂症也就在情理之中。

当真言次声波频率在一定范围内时，声音就能在人体内传播，穿透人体内病变的组织细胞，改善身体的血液循环。在长期修持过程中，持诵真言多用意念观想，修持者通过意念发出真言，其频率与人体器官的固有频率相近，可产生共振。共振的力量是巨大的。它是一种感染现象，如当一个静止的发音体遇到一个频率相同或相近的发声体振动时就会感染发音，真言与身体产生共振，通过震动身体内部的气脉和器官，发挥改变生命节奏、与宇宙产生谐振的作用。因此，真言可与人体发生共振，按摩人体内脏，调节人体的生理状况，改善人体的生理指标。

真言是一种特殊频率的声音，能够产生巨大的能量，其能量来源于念诵时产生的声波。此外，真言还可在默想过程中产生磁场力量。由此可知，意念也是一种能量的体现。持诵真言分为有声持诵和无声持诵两种形式，而这两种形式相比较恰恰是"无声胜有声"，因此意念中的真言的能量是不可预估的。

二、真言治疗具有心理诱导作用

修持者持诵的真言是一种不断重复、声频较低、节奏均等、带有功能的语音，可诱导受功者的显意识，释放受功者被抑制的潜意识，促进人体与宇宙的同步化和有序化。反复应用真言，能使大脑对真言产生条件反射，进而能对心理产生定向诱导作用。真言在被多次反复运用的过程中能与特定的生理部位建立联系，且随着被应用次数的增加，这种联系不断增强，真言在大脑中的印迹越来越深刻，逐渐成为条件反射的信号。当人们专注念某些简单且较顺口的音节时，可排除杂念，使身心放松，更易入静。很多咒音具有促使全身骨骼、肌肉组织放松的功能，这个功能可帮助大脑进入非沉睡状的抑制态，提升入静度，帮助大脑调动自动功能，进而帮助激发人体的某些潜能。真言的实际效应与信仰倾向有关。历史上真言同宗教和巫术有着紧密的联系，因此，持诵真言具有的实际效应同信仰倾向有很大的联系，有宗教信仰倾向的人更容易接受念诵真言治疗疾病的形式，其治疗效果比没有信仰倾向的人要好，但通过心理诱导，有宗教信仰倾向和没有宗教信仰倾向的人都可以得到有效调整。

真言在我国具有悠久历史，真言总是具有神秘性，带有一定的迷信色彩，但其中很多确实能够治疗人体疾病，所以对待真言的正确态度是去掉迷信成分，发掘其中的精华，以治疗人类的疾病。

第三节　真言治疗的方法与临床应用

一、真言的持诵方法

密宗持诵真言时有计数念诵、莲花念诵、唇吻念诵、金刚念诵、光明念诵、随息念诵等多种方式。密宗持诵真言，有时还需要手印配合，结手印时需要采用全身放松、身体正直、双腿盘坐、头部平正、舌舔上腭、口齿微闭、鼻脐一线及双目垂帘的标准姿势。结手印前先将两手叠放于百会穴接气；接到气后，将双手沿任脉下引至丹田，即降气；待丹田之气充实发胀后，用收腹提肛的方法将气提到尾椎，再使之沿尾椎、督脉、大椎一直到百会；另分两条气从大椎到两肩下贯掌指，此时两手才可以结出各种手印。诵念真言须掌握要领，得其神髓，这样才能发挥作用，否则会毫无意义。诵念真言的秘诀就是寻找"定音"和"准音"两个法窍。一般来说若想以心应真言，要熟练操作万次以上才能做到，持诵真言者的内在功力的大小与咒力的大小成正比。一般只有内功修炼达到一定的境界时，诵念真言时才会将身、心、意深刻地融于咒语的意境之中，从而调动各种信息，达到理想的效力。密宗对诵持真言者有这样的要求："若但口诵真言，而不思惟其义，只可成世间义利，岂得成金刚体性乎。"这句话的意思是说，要理解真言中蕴藏的真实含义，不可盲目念诵。在藏传佛教中，念诵真言还要观想真言及一定的颜色。很多真言在不同的场所念诵会产生不同的效果，持诵真言时要选择好时间、场所，结合子午流注，配合阴阳平衡，避开不良信息干扰等，这样才能与宇宙和谐共振、天人相应，收到最佳效果。

二、 真言的临床应用

（一）持诵真言治疗身体疾病

《佛说咒时气病经》《佛说咒齿经》《佛说咒目经》《啰嚩拏说救疗小儿疾病经》《佛说疗痔病经》是专门记载真言治疗时气病、齿病、目病、小儿病、痔病的经籍，其中痔病并不单指现在所说的痔疮，还指一些癌症，如鼻咽癌、宫颈癌、子宫癌等。《能净一切眼疾病陀罗尼经》所述正是治疗眼部疾病的真言，经曰："令彼眼无垢翳得离疾病。"除此之外，记载治疗眼科疾病真言的经籍还有《龙树菩萨眼论》等。后世托名孙思邈撰的《银海精微》、宋元时期医家撰写的《秘传眼科龙木论》《眼科龙木集》等著作都是论述眼科疾病治疗的医籍。《大佛顶广聚陀罗尼经》载有咒语和药物配合治疗眼科疾病的方法，曰："莲花子、莲花……以上药等分细捣作末，取赤牛乳，取日好时和作丸，梧桐子……取药至道场中，以佛顶咒咒之一千八遍。"此外，还有以咒语加持过的物品来治疗眼疾的记载，如《观自在菩萨怛嚩多唎随心陀罗尼经》记载："患眼痛，取沉水香水洗眼，即差。又咒三七遍。"这里所载的就是观音洗眼方。敦煌卷子 P. 3930 记载："治女人难产方：上吞皂荚子七枚，验。又方：水银如大豆许二枚，服之即差……有咒法，'南无干施婆……怛他莎诃。'"《圣虚空藏菩萨陀罗尼经》记载："若为息除一切鬼魅、八千障难，当先澡浴，念诵此明满一七遍。若患恶疮，咒疮七遍。"敦煌卷子 P. 3930《金光明最胜王经》记载了 32 味药，这些药物多有芳香开窍、避秽化浊的作用，用来煎汤洗浴，其原文写道："说其咒药洗浴之法。彼人所有恶星灾变与初生时星属相违。"另《佛说最上意陀罗尼经》也记载："所谓瘿病、风病、痰吐之病、眼目病、头痛病、腹痛病，乃至痔瘘病……或患疮癣，或患疥癞诸恶疾病，遍阎浮提，令诸众生受极苦恼。"由此可见，咒语治疗疾病范围广泛。

（二）持诵真言净除业障、灭罪

持诵真言不仅能治疗身体方面的疾病，还能净除众生的业障和罪业。《阿弥陀经不思议神力传》云，持诵《拔一切业障根本得生净土神咒》即可灭除四重、五逆、十恶、谤方等罪。《拔一切业障根本得生净土神咒》云："若有善男子善女人能诵此咒者，阿弥陀佛常住其顶，日夜拥护，无令怨家而得其便，现世常得安隐，临命终时任运往生。"《楞严经》卷七记载："阿难，是善男子持此咒时，设犯禁戒，于未受时，持咒之后，众破戒罪，无问轻重一时消灭。……若造五逆无间重罪，及诸比丘比丘尼四弃八弃，诵此咒已，如是重业，犹如猛风吹散沙聚，悉皆灭除，更无毫发。阿难，若有众生从无量无数劫来，所有一切轻重罪障，从前世来未及忏悔，若能读诵书写此咒，身上带持，或安住处、庄宅、园馆，如是积业犹汤消雪，不久皆得无生忍。"由此看出，《楞严咒》具有灭罪功用。从经文看，《楞严咒》的功用与敬礼五十三佛的功用不相上下，同灭五逆（指杀父、杀母、杀阿罗汉、出佛身血、破和合僧之五逆重罪）等五无间重罪。此外，《楞严咒》还能灭除比丘四弃（四波罗夷）和比丘尼八弃罪。除《楞严经》之外，佛经中较受重视的真言经书还有《千手千眼观世音菩萨广大圆满无碍大悲心陀罗尼经》，该经说："若诸众生侵损常住饮食财物，千佛出世，不通忏悔，纵忏亦不除灭；今诵大悲神咒，即得除灭。若侵损食用常住饮食财物，要对十方师忏谢，然始除灭；今诵大悲陀罗尼时，十方师即来，为作证明，一切罪障悉皆消灭。一切十恶五逆，谤人、谤法、破斋、破戒、破塔、坏寺、偷僧祇物、污净梵行，如是等一切恶业重罪，悉皆灭尽；唯除一事，于咒生疑者，乃至小罪轻业亦不得灭，何况重罪。虽不即灭重罪，犹能远作菩提之因。"《千手千眼观世音菩萨广大圆满无碍大悲心陀罗尼经》所灭的也是最重的十恶五逆等罪。大部分真言都具有灭罪、消业障的功用，如广为净土宗信徒所持诵的《拔一切业障根本得生净土神咒》所灭的也都是重罪，如《阿弥陀经不思议神力传》云："《拔一切业障根本得生净土神咒》者……于佛像前，胡跪合掌，日夜六时各诵三七遍，即灭四重、五逆、十恶、谤方等罪，悉得灭除。"《准提咒》也具有灭罪的功用。《准提经》说："若有比丘、比丘尼、优婆塞、优婆夷，受持读诵此陀罗尼满 80 万遍，无量劫来所造五无间等一切诸罪，皆悉消灭，所在生处皆得值遇诸佛菩萨。"《准提经》所载之真言与其他真言的不同之处在于要诵满 80 万遍才能灭除一切重罪。

（三）持诵真言增上禅定

佛教真言亦是佛菩萨在禅定状态下发出的秘密语，于自性真心中流出。"于一法中持一切法，于一文中持一切文。摄藏无量诸功德，故名无尽藏"，真言之句，总持无量文义，含有无尽功德。《大宝积经》云："善男子，譬如有人善知咒术，为官所执被五系缚，此人自以咒术力即断五缚随愿而去。善男子，如是菩萨摩诃萨行于方便，虽处五欲共相娱乐，为化众生如其所求，以一切智咒断五欲缚生于梵也。"《法苑珠林·咒术篇·述意部》云："夫神咒之为用也，拔蒙昧之信心，启正则之明慧，裂重空之巨障，减积劫之深疴。业既谢遣，黑法潜形。"持诵真言既可增长智慧、拔除蒙昧、启发无邪之明慧，又可令罪业消除，减除长劫的重患。持诵真言时要集中注意力，心物一元。一般持诵时间越长，效应越好，如此便可身心统一，万念成一念，一念至无念。普通人时时动心起念，无念即禅定效果，禅定可让纷乱的思绪平静，于禅定中自然可开慧证果。修行的本质应当是放下六根的感受，以本心来禅定，来进行修行，如此禅定的境界才会自然展现，我们才能真正有所领悟，打开智慧。《法苑珠林·六度篇·禅定部·述意部》云："夫神通胜业，非定不生；无漏慧根，非静不发。故经曰：'深修禅定，得五神通。心在一缘，是三昧相。'……故摄心一处，便是功德丛林。"故"禅定"也称为"功德丛林"。持诵真言与修习禅定都能积功累德、启发无邪明慧，两者在修持目的上有共通之处。禅定并不简单易行。禅定中会产生某些违品，即禅病，如四大不调、戒不清净、心意不净，以及其他种种烦恼苦病。《治禅病秘要法》提出以持诵真言法对治禅病，可使禅定与相续相应乃至破诸结使。此外，对于参禅时深藏坚固、长劫累加的烦恼习气障碍，还须持诵真言，沉心静气，予以破除。持诵真言不仅可以使禅定生起乃至增上，而且还可以增长功德。

第七章　礼乐疗法

礼乐疗法，是指用拜忏与佛乐来治疗疾病。疾病的形成都离不开气血，而我们每一丝细小的心念都会影响到气血的运行，所以在生活中我们要平和放松、安定心神，正如弘一法师所言："动若不止，止水皆化波涛；静而不扰，波涛悉为止水。水相如此，心境亦然。"可面对无常之世事，又有几人能时刻保持内心的清净？这时就需要我们借助外力了。一方面，我们可以通过拜忏仪轨来规范我们的内心，时时刻刻心怀虔诚、循规蹈矩；另一方面，我们可以通过听闻佛乐，借由佛法的加持来安定情志、颐养心神。

第一节　拜　忏

拜忏，就是忏悔。"忏"在梵语中读作"忏摩"，为音译之省，本义乃忍，即请求他人容恕；"悔"本义为悔过，即在佛、菩萨、师长、大众面前申诉自己的罪状，诚心追悔。《六祖大师法宝坛经》解释道："忏者，忏其前愆，从前所有恶业、愚迷、憍诳、嫉妒等罪，悉皆尽忏，永不复起，是名为忏；悔者，悔其后过，从今以后，所有恶业、愚迷、憍诳、嫉妒等罪，今已觉悟，悉皆永断，更不复作，是名为悔。故称忏悔。"忏悔其实就是我们虔诚、恳切地去礼佛及念佛，借由佛的慈悲摄受，对以往所犯罪业进行自我告白，发誓未来永不再造此等恶业，从而求得内心的清净。

忏仪，是依照佛教经典上的记载进行忏悔罪过的仪轨。《菩萨藏经》云："欲得于一切诸法清净无有障碍，应当如是忏悔诸恶业障。"忏悔仪式一般包括礼忏仪与忏愿仪两部分。在举行忏悔仪式之前，先在佛前行礼赞，即礼忏仪；然后忏悔；最后发愿回向，称为忏愿仪。

拜忏本是僧人自陈罪业借以清净身器的修行法门。在晋代，佛教就出现了忏法。

到南北朝时期，忏法已经广为流行，当时举办的各种斋会中通常就包含礼忏活动。忏法得以推广离不开梁武帝、陈文帝的大力支持，梁武帝曾亲自修撰《慈悲道场忏法》，并发下大愿："今日道场，幽显大众立此忏法，并发大心，有十二大因缘……十二者以此善力，令诸众生在所生处恒自忆念发菩提心，令菩提心相续不断。仰愿幽显凡圣大众，同加覆护，同加摄受，令等所悔清净所愿成就，等诸佛心同诸佛愿，方道四生皆悉随从满菩提愿。"由此可见其推广忏法的决心。陈文帝也是忏法的修习者。在陈隋之际，中国天台宗祖师——智者大师为忏法的集大成者。他依据《妙法莲华经》撰写了《法华三昧忏仪》，该书详细讲述了拜忏的礼节与方法，如忏拜前要先"净身心"，入道场"应自安心"，并应"具足十法"、赞叹三宝等，规范了拜忏的主要形式。此后，忏法就成为佛教修行最常见的一个法门，并沿用至今。

在忏法的流传过程中，忏悔的含义从最初的礼佛悔过（即忏悔灭罪，忏悔祈求消灭身、口、意三业罪孽），慢慢发展为通过他力救济，消除未来的灾厄，修得福报。佛医在治疗某些疾病时，会考虑其是否是业病（即由因果报应造成的疾病）。若是业病，则需要忏悔赎罪，祈求佛祖庇护，修正以往的无明我执，消除一切业障。在敦煌卷子中，就有一些为了帮患者消灾灭苦而撰写的佛事文书，这些佛事文书详细描述了在医治无效后，患者设斋祈忏告佛求僧，希望以此忏涤恶业，消除病患罪源之事。因此，忏悔逐渐由修行的法门拓展成僧俗消灾祈福的重要手段。与之相应，也就出现了僧人们的赶忏。在因果报应思想与趋吉避凶观念的影响下，忏悔成为普罗大众化解现实苦难与灾祸的救世良方。由此可知，忏法不仅是佛教自我修行的法门，还是民间非常重要的祈福习俗。

关于拜忏可以治愈疾病的记载也是非常丰富的。《比丘尼传·吴太玄台寺释玄藻尼传》记载，玄藻尼身患重病，经过玄台寺释法济指点后，家人设立观音斋为其祈福，诚心忏悔澡心洁意，不断念诵佛经，其"经七日，初夜，忽见金像高尺许，三摩其身，从首至足，即觉沉疴豁然消愈"。从这里可以看出，设观音斋举行观音忏悔是可以治疗疾病的。典籍还记载，陈永阳、王伯智两人在出猎过程中堕马，生命垂危，有禅师"躬自率众作观音忏法"为两人祈福，王伯智当时就"坦然痛止"。在晋宋时期，释法济曾对身患重病的吴太玄台寺释玄藻尼说："若履危苦，能皈依三宝，忏悔求愿者，皆获甄济。"这些记载反映出忏悔可以消灾灭罪、兴福积德的观念早已深入人心。

佛经中也有许多关于忏法所获功德的记载，例如《十住毗婆沙论》卷六云："若人

中国佛医学研究 临床卷

欲得如是无量无边、不可思议福德聚者，应行是忏悔，劝请随喜回向，不惜身命，利养名闻，于昼夜中，常应勤行。问曰：'汝但说劝请、随喜、回向中福德，何故不说忏悔中福德耶？'答曰：'于诸福德中，忏悔福德最大，除业障罪故。'"由此可见，忏悔在众多修行方法中是积累功德最为深厚的方法。《梵网经·菩萨戒序》也明确提出："知有罪当忏悔，忏悔即安乐，不忏悔罪益深。"忏悔和灭罪是紧密联系的，通过忏悔消罪可求得安乐。中国石窟众多，凿窟造像就是主要的忏悔法之一，所以开凿石窟的目的就是积福德、求善报。医方明中的观点表明：业病，以忏悔罪障之力治之。如果是业病，就需要通过忏悔才能治愈。对僧人来说，忏悔的意义在于消除因过失引发的心理障碍，最终达到"定慧圆满"的终极目标。

遍地尘垢污染了我们的本性，轻则使我们生病，重则使我们成魔。我们虔心向世尊忏悔的时候就是我们看见自己真实本性的时候，只有虔心忏悔，我们才能明了自己的病因，照见自己的魔性。当我们面向佛陀诚心忏悔时，或静坐自省吾身时，就会心神俱静，由静入空，感受到世尊的无量能量，逐渐与世尊合为一体。此时此刻显现的就是我们的本性，自然心生光明，与佛性不二。当我们面向佛陀诚心忏悔时，或静坐自省吾身时，世尊的光环会照亮我们，帮助我们清除病垢。向世尊忏悔，就是向我们自己的本性忏悔，就是向我们的生命光明忏悔，向我们的生命根源忏悔，如此就能破除掉我们的根执，净化我们的魔性。这样说来，忏悔能破除我们的执念，破除了执念我们即获重生。忏悔的念力就是我们回归生命光明、回归生命本源的能量，此能量可破除我们所造业力，修复我们的身心，使我们的身心回归到生命本来的清净祥和。若我们忏悔静坐之时定力不够，无法照见光明心性，就可以面对佛像，借佛像来观照自己内心的光明本性。佛像就是我们心中佛性的世象显现，是方便照见佛性的法门之一。见像如亲见世尊，亲见世尊如亲见自我真如实相。

治病先要察病因。病根在心，被执念蒙蔽，自我不知，忏悔就是认清自我、观照自我、寻找病因、认识根源的方法。我们来到世间，业力太重，需要忏悔自己的罪孽，以此方便法门进行自我净化，消除自己的孽障，破除无始之来堆积的无明尘垢、心病根源。我们往往悟性太浅，慧根不够，业障太重，疾病太深，难以通过自性拂去蒙蔽在心上的尘埃，解除自身的烦恼，摆脱生老病死之苦，于是就需要借助拜忏的形式，借由佛菩萨的加持，进入空性之门，以便回归寂静、涅槃重生。在拜忏的过程中，我们要虔诚忏悔，放下自己，融入仪式，如此方能领悟佛法，进入极乐世界。虔诚忏拜能够帮助我们进入专注致一的状态。全神贯注就能聚气凝神，忽略身边的嘈杂纷繁，收抚散乱之心，降服散乱之气，从而起到养神的效果，也会避免心思散乱耗气伤神。平日里我们可以通过拜忏修正自己，这样不仅有助修行，还能起到养生治病的作用。

第二节　佛　乐

在佛教中，音乐属于五明中的声明。用美妙的音乐来供养诸佛菩萨三宝、赞颂功德、弘扬佛法，或者借助佛乐加持修行，都是有功德福报的。《无量寿经》云："普教华香，奏诸音乐。"音乐早已是佛教文化重要的组成部分。在眼、耳、鼻、舌、身、意六根之中，音乐由耳入心；在色、声、香、味、触、发六识之中，音乐通过声识转入心识，再由心识开启心智，启迪智慧。音乐也能通过声识转入心境，再化入禅境。禅者治愈心病也。虽然音乐仅随声入耳，但与药一样，是可以制五音以调七情的，有治疗疾病的作用。

佛乐是在印度吠陀时期逐渐产生的，最初仅是僧人日常用来赞颂诸佛菩萨三宝功德的念诵，后来才发展为佛教仪式中的各种唱念。佛乐是佛教文化中很有特色的一个内容。据考证，佛乐一部分来自西域佛曲，一部分来自印度佛曲。南朝梁代僧人慧皎认为："良由梵音重复，汉语单奇。若用梵音以咏汉语，则声繁而偈迫，若用汉曲以咏梵文，则韵短而辞长。"正是由于这一矛盾，外域传来的佛曲只有经过改编或重新创作，才能成为适合中国僧人咏唱的新佛曲，这样就产生了中国的佛乐。

佛乐在功能、用途与价值判断方面与世俗音乐有很大差异，佛乐的目的并非世俗音乐的抒发情志、表达情感，而是规范普罗大众日常生活的各种行为习俗，不断提高人们的内在修养，使人身心和谐，进一步来说，是促进人与自然、人与社会健康有序、安定和谐地发展。

佛乐主要包括两类：一是以音乐的形式进行的法事伴奏，表现形式也是比较传统的各种仪式唱念，这样的形式更容易被僧人接受；二是侧重于音乐，用来表达佛教思想和佛教意境的乐曲，表现形式是将佛教的音乐特性和流行的旋律相结合，或者将一切古典音乐曲子与佛乐特性相结合。

音乐供养是佛教仪式中非常重要的一项内容。如《妙法莲华经》云："若使人作乐，击鼓吹角贝，箫笛琴箜篌，琵琶铙铜钹，如是众妙音，尽持以供养，或以欢喜心，歌呗颂佛德，乃至一小音，皆已成佛道。"由此可见，无论是演奏美妙的音乐，还是诚心诵读佛德，都有供养的作用。"妙音观世音，梵音海潮音，胜彼世间音，是故须常念，念念勿生疑"，佛乐是如此的殊胜，胜过世间一切声音，需要常闻常念，才能清净自性。佛乐还有教化民众的作用。如弘一法师创作的《三宝歌》与《清凉歌》，就起到了很好的以音乐教化民众的效果。音乐也是僧人居士自我修行的重要法门之一，无论是汉传佛教中念诵圣号"南无阿弥陀佛"，还是藏传佛教中诵读"六字大明咒"等，在修行时都是采用同一句佛号反复歌唱的方法。如此念佛法门就与音乐法门完美巧妙地结合起来，成为佛教徒不可或缺的修行方法。

随着佛教在中国日益兴盛，佛教也日益发展。《魏书·释老志》记载："今之僧寺，无处不有。或比满城邑之中，或连溢屠沽之肆……四月七日梵唱屠音，连櫓接响。"所谓"屠音"，即"浮屠"之音——佛乐。《洛阳伽蓝记》记载："景明寺……京师诸像（佛像），皆来此寺。……八月节……梵乐法音，聒动天地，百戏腾骧，所在骈比。""景乐尼寺……至于六斋，常设女乐。歌声绕梁，舞袖徐转，丝竹寥亮，谐妙入神。……召诸音乐，逞伎寺内，奇禽怪兽，舞抃殿庭，飞空幻惑，世所未睹。"从以上记载可以看出当时佛乐的兴盛。

隋朝宫廷设置了"七部乐"和"九部乐"，其中"天竺乐"有舞曲《天曲》，《天曲》即佛曲。可见当时有些佛曲已在社会上流行，其中有代表性的佛曲被列入了宫廷燕（宴）乐的节目中。

在唐代，"九部乐"增为"十部乐"。当时表演"天竺乐"的乐工、舞工都穿袈裟，舞乐有明显的佛教色彩。唐懿宗时，"（佛）降诞日，于宫中结彩为寺"，宫廷伶人"李可及尝教数百人作四方菩萨蛮队"，"作菩萨蛮舞，如佛降生"。唐代宫廷尊崇佛教成风，寺院则更甚。当时正值佛教在中国发展的鼎盛时期，寺院林立，有些大寺院就是宗教和娱乐活动的处所，佛曲主要通过寺院传播。敦煌莫高窟保存着大量唐代乐舞的壁画及资料，这些资料包括曲谱、舞谱、曲子词、变文等。变文大致有4类：①宣扬佛教的变文，这类变文占大多数；②宣扬佛教时增加的为当时人祈求功德的文词；③宣扬佛教时穿插的说唱历史上或民间的一些故事传说的文词；④说唱当时人或前人的专题故事的文词。

至明清时期，寺院仍保存着大量曲谱，僧人还能演奏这些曲子。可以说，佛乐是我国文化遗产的一部分，它不仅存在于寺院中，而且存在于宫廷和民间，在当时起到了娱乐人们身心的作用。

在佛教中，一切佛理皆为医理，一切佛法皆是治法。佛乐是"弘法之舟楫"，音乐法门是重要的修行法门之一，亦是普度众生的法门。佛乐可以引人走入善境，使人在至美至善的乐声中感受到禅意空灵，在宁静柔和、自然舒适的音符中渐渐放松自己的身心，进而疗愈疾病。因此，在佛医治疗的过程中，音乐治疗是非常关键的。从文献记载中可以看出，佛菩萨的梵音说法对于听众来说就是治疗之音乐。《杂阿含经》卷三十七记载，有比丘阿湿波誓患病遭受痛苦，佛陀为其说法，比丘闻后心生欢喜，疾病立刻就痊愈了。医方明记录了很多治病救人、延年益寿的法门，其中一部分法门与音乐治疗有关，比如可以用来唱诵的咒语，包括《除一切疾病陀罗尼经》《能净一切眼疾陀罗尼经》《佛说疗痔病经》《佛说咒时气病经》《佛说咒齿经》《佛说咒目经》《佛说咒小儿经》《佛说延寿妙门陀罗尼经》《金刚寿命陀罗尼经》等中的咒语。此外，还有一些在仪轨中使用的咒语，如《药师琉璃光如来本愿功德经》《药师琉璃光如来消灾除难念诵仪轨》《药师如来念诵仪轨》《药师如来观行仪轨法》等中的咒语。有些咒语已经被制作成流行音乐并广为流传，如《楞严咒》《大悲咒》《准提神咒》等。

佛教僧人大都过集体生活，他们的日常生活作息、外出乞食（汉传佛教不乞食，入五观堂饭食）、法会活动等都需要协调一致，因此就需要借助音乐来协调、规范。僧人步调一致，方才不失法度威仪。佛乐除了具有课诵、弘化、供养、修行、治疗作用之外，又有集众、指示作息的功用，例如用某些乐器（如钟、磬、木鱼、鼓、角、贝螺等）来通知、示意僧人及民众在某时进行某种事项。当我们置身于山林或市井之中，忽然听闻远处传来渺渺钟磬音，顿时心神为之一静，所以说佛乐也有鸣声济苦、鞭策精进，使人警惕无常、反闻自性的作用。

佛乐由耳到心，能够调节我们的身心。佛乐可令人空灵清明，收抚散乱的心神，起到净化身心的作用，使人心神俱静；佛乐可令人吉祥如意，化去贪嗔痴念，清净六根，让人感受到安逸、富足、平和，心生欢喜；佛乐会让人感受到极乐世界的美丽、生命的无限生机，激发苗壮的生命力。随音乐进入佛国，是对内心情节的释放，是对身心的净化，是对灵魂的升华。对于音乐对人体健康所起的作用，古人早有认识。北宋文学家欧阳修曾患情志不遂、郁闷不乐的忧郁症，四处求医无效，后来通过弹琴治愈了该病。

妙音清心，诸佛菩萨对机说法，随缘度化；众生需要佛乐，喜好佛乐。佛菩萨乘愿而来，众生只要诚心念诵佛号、虔诚持咒，就能往生西方，就能成就菩提，就能如诸佛菩萨一样，大彻大悟，脱离生死苦海，进入极乐世界。正如《妙法莲华经》所言："若使人作乐，击鼓吹角贝，箫笛琴箜篌，琵琶铙铜钹。如是众妙音，尽持以供养，或以欢喜心，歌呗颂佛德，乃至一小音，皆已成佛道。"佛乐能使我们体会到人生妙谛、吉祥意蕴、圆满自性，也能让我们当下清静、当下觉悟、当下喜悦、当下自在，通向智慧的彼岸，证得菩提，这便是"音乐禅"。

从物理学角度来看，音乐是一种有规律的声波振动，能协调人体各器官的功能，激发体内的能量。音乐作用于大脑，可以提高神经系统的兴奋性，唤起积极健康的情绪。悦耳的音乐可对内分泌系统、消化系统产生影响，有助于消除疲劳。

实践证明，部分高血压患者在听一首小提琴协奏曲后，血压降低 10 ~ 12 mmHg；对于产妇来说，听音乐有助于解除烦躁不安的情绪；对于忧郁型和狂躁型的精神病患者来说，音乐更有独特的功效。研究证实，音乐可治疗多种疾病，如高血压、神经衰弱、失眠、冠心病、甲状腺功能亢进症、血管神经性头痛、糖尿病、哮喘等。正因为如此，"音乐医学"逐渐成为一门学科。一般认为，音乐治疗有 5 种方法。一为背景性音乐治疗，即医疗环境放送适当的音乐；二为聆听性音乐治疗，即根据病情和个体特点安排适当的乐曲；三为联合性音乐治疗，即与其他疗法配伍放音乐；四为表演性音乐治疗，即通过学习演奏或演唱，达到治疗目的；五为创作性音乐治疗，即训练某些患者通过作曲来达到治疗目的。医院可根据自身条件，开展其中的一种或几种治疗方法。我国有不少医院设立了音乐治疗室，这些医院通过国产的音乐治疗机播放悦耳动听的乐曲，为患者进行音乐治疗。

音乐疗法不仅能增进健康、治疗疾病，还可延长人的寿命。因此，有人曾这样说："终生喜爱音乐，可能是长寿的妙方。"

从佛乐发展到音乐疗法经历了漫长的过程。佛乐能陶冶、抚慰身心，令人大慈大悲，刺激人体产生免疫抗体，是心理治疗的一大瑰宝。无论是过去还是现在，佛教音乐都以其优美的旋律、悦耳的乐音，将人们带入一个美好空灵的境界，在陶冶身心、调节情志、防病治病、益寿延年方面都有着不可忽视的作用。

佛医有沟通事物之间的普遍联系和心识的枢纽作用。当众生坚信佛法且虔诚地去持诵、观想、忏悔时，就能够与佛菩萨的能量频率相契合，可以被佛菩萨的法力加持，如此就能以慈悲之心化解他人的病苦，或通过改变自己的心态认知来改善自身病情。所以说，无论是修行什么法门，只要能够专心地"自净其心"，就能获得根治百病的灵丹妙药。佛经中治疗疾病的医药理论与临床实践也是极其丰富的，是宝贵的医学资料，应该得到应有的重视。佛医学将人体看作一套超巨系统，强调身心一元、人境不二，注重心理、行为带来的影响，并从身、心、境三缘和合的角度去细致观察辨别，找到了由心理、行为所引发的疾病的根源，并采取相应的手段去治疗，效果可谓立竿见影。这些理念对于中国现代医学与人体科学具有重大启示，在补充中医心理治疗方法方面也有很高的借鉴价值。目前佛医学在中国还没有得到良好的发展，这就需要我们贡献自己的力量，去认真梳理其中的医理，造福世间。

第八章　瑜伽疗法

瑜伽，语见《解深密经》《瑜伽师地论》，意译"相应"。《佛光大词典》云："依调息（调呼吸）等方法，集中心念于一点，修止观（奢摩他与毗钵舍那）为主之观行，而与正理相应冥合一致。于密教，盛行三密瑜伽相应之说（又作三密相应说）。行此等瑜伽观行者，称为瑜伽师。依瑜伽师而行之境界，称作瑜伽师地。《瑜伽师地论》一书即从五识身相应地说至无余依地之十七地。奉持该论之学派，称为瑜伽行派。"

瑜伽是印度六大哲学体系之一，而现在社会流行的瑜伽是身瑜伽，已经没有了瑜伽的核——心瑜伽。南怀瑾讲："印度哲学体系之一的瑜伽是心瑜伽，即中国佛教的《瑜伽师地论》。"

瑜伽是印度宗教徒修行方法之一，即依调息等方法而摄心，使与正理等相应之修行方法。此语古时见于《梨俱吠陀》中以及奥义书时代。依调息等观行法而观"梵我一如"之理，以与梵合致，与梵结合，称为瑜伽。其后佛教发扬光大此法，认为总摄修心、修慧之法门皆为瑜伽。在佛教各派中，以印度瑜伽行派及我国唯识宗对此法的研究颇深。

依《解深密经》卷三"分别瑜伽品"所述，瑜伽以奢摩他（止）、毗钵舍那（观）为主体。"止"以无分别影像为所缘，令心极平等寂静；"观"以有分别影像为所缘，于所知义中周遍观察。于修道方面，更进修止观平等，至佛果而以所作成满为所缘，始转得清净法身。此谓以止观为主之一切观行，即瑜伽。

《甘地谈薄伽梵歌》讲，瑜伽意味着把身、心、灵的所有力量与肾结合，也意味着对人的智力、大脑、情感、意志的规范，还意味着内在的宁静，从而使一个人能够均衡地审视生活的所有方向。《加德奥义书》中这样描述瑜伽："当感官静止，大脑休憩，心智不再摇摆不定时，圣贤认为这就达到了最高境界。这种对感官和大脑的持久控制被称作'瑜伽'。那些达到这一境界的人就从幻觉和假象中获得了解脱。"

古圣贤帕坦伽利所著的《瑜伽经》开宗明义，把"瑜伽"定义为"对心的控制"，可见，"瑜伽"并非一种单纯的拉伸练习，而是在实践瑜伽体位法的同时注重"身"与"心"的结合，是外在与内在统一的法门。

《瑜伽经》第一章开宗明义指出瑜伽是入定，第二条讲"瑜伽是抑制心的活动"；第二章讲述修炼方法是瑜伽八支，第二十九条讲"自制、遵行、坐姿、调息、制感、专注、沉思、入定是八支"，第三十条讲"自制是不杀生、诚实、不偷盗、梵行、不执取"。通过不同的经典对瑜伽一词的描述，我们看到了瑜伽在不同层面折射的光芒，瑜伽是哲学，是合一，是实修，是止观，是禅修……

第一节　瑜伽治疗

瑜伽作为禅定或止观的代名词，源于东方古印度，并伴随着古印度文明的演进而不断发展。据传5000年前的古印度高僧们为求心神合一，常僻居深山老林，静坐冥想。在长期的修行中，高僧们通过观察万物体悟到自然法则，再将其印证在人体上，慢慢感应身体内部微妙的变化，逐渐学会与自己的身体对话，探索自己的身体并进行健康的维护调理及对疾病创痛的医治。他们经过不断地钻研，逐步归纳出一套理论完整、确切实用的体系，这就是瑜伽最初的形成。20世纪初，在摩亨约·达罗和哈拉帕古城出土的遗物中发现刻有盘坐冥想、呈莲花坐姿沉思的神像印章。莲花坐是瑜伽行法中的一个基本姿势，这表明在3000年以前的古印度就已存在瑜伽实践。

"瑜伽是对心的活动的控制"，瑜伽疗愈是围绕"心"来展开的，各种瑜伽的经典和修行法门，不外乎从有规律的饮食起居生活方式和慈悲为怀的高尚道德情操做起，净化心灵和身体，抱着坚定的信念去行动，长期坚持，直到涅槃重生。

无论是《瑜伽经》还是《哈他瑜伽之光》，乃至《童蒙止观》《瑜伽师地论》，都谈到内制的不杀生、不偷盗等戒律是修行的第一步。外制的饮食有节、内心洁净、信仰等是瑜伽修行者保持健康的身体的前提条件。在饮食有节、内心洁净的前提下，通过调身和通过呼吸控制心的活动等让心止于一处，进入止观双运的程序，可最终达到三摩地。"瑜伽不是为那些暴食的人准备的，也不是为那些禁食的人准备的。它不是为那些贪睡的人准备的，也不是为那些总是熬夜的人准备的。通过适度的饮食和休息，有规律地工作、协调地起居，瑜伽能消除一切痛苦和悲伤。"

瑜伽疗法是通过规范行、住、坐、卧等生活方式控制心的活动，以达到身心合一的实修法门。其修炼方法是自制、遵行、坐姿、调息、制感、专注、沉思、入定八支。自制是不杀生、诚实、不偷盗、梵行、不执取。遵行是纯洁、知足、苦行颂习和敬仰自在天。"独存"是瑜伽修行的目的，是解脱。瑜伽师最终成为在世的解脱者、觉悟者，不住生死轮回。

第二节　瑜伽疗愈体系

根据瑜伽八支内容体系和佛教瑜伽的止观修行次第养生智慧可以看出，行、住、坐、卧皆是禅。瑜伽的疗愈从生活方式开始，可归纳为易筋瑜伽七事体系，所谓七事即起居、饮食、修德、调身、调息、调心、禅静。

一、起居

疗愈身体从起居有常开始。根据自然规律晚上19：00以后进入"冬季"，所以晚上19：00后就不要做剧烈的运动（如跑步等），可以散散步，听听轻音乐。20：00—22：00，为睡前准备时间。睡前1小时禁食，睡前要洗漱、泡脚，要关闭手机，不要看让人产生激动情绪的书籍或电视节目，不要大吵大闹，要不思得、不思失，静养或静坐，"先睡心，后睡目"。22：00上床，23：00进入熟睡状态。23：00—1：00是胆经当令，1：00—3：00是肝经当令，23：00—3：00是黄金睡眠时间，如果这段时间能进入深度睡眠，肝的排毒功能、造血功能增强，有助于提高机体免疫力。

"不寻仙方，寻睡方"中的"睡方"指的是睡觉的姿势。《老老恒言》说："《语》曰：'寝不尸。'谓不仰卧也。相传希夷《安睡诀》：'左侧卧则屈左足，屈左臂，以手上承头，伸右足，以右手置右股间；右侧卧反是。'半山翁诗云：'华山处士如容见，不觅仙方觅睡方。'"

春、夏季睡觉时头朝东，秋、冬季睡觉时头朝西。一年四季睡觉时头都不能朝北。因为人在沉睡时抵抗力较差，北边如果有窗户，被风一吹，人易患头风。

凌晨5点相当于二十四节气中的惊蛰，惊蛰时万物复苏，故凌晨5点时人也该从沉睡中苏醒。醒后不要立刻起床，要让血液充满四肢百骸，先醒心，后醒身，慢慢起床，坐在床上行床上八段锦，如扣齿吞津、梳头、摩耳等。等身体完全苏醒后再下床行事，避免晕倒。

11：00—13：00应该午睡10分钟或半个小时，使心脏得到修养，以避免透支身体的气血。注意饭后应稍微活动后再午休，如果必须饭后午休，以右侧卧位为宜。

二、 饮食

食物是人生命活动的基础，是营养物质的主要来源。人的精气神无一不与饮食有关，所以合理饮食可以达到强身健体、延年益寿的目的。

饮食应遵循知五味、知时节、知地域、知体质、知多少、知卫生的原则。瑜伽的食物可分为3类，即悦性食物、变性食物、惰性食物。悦性食物主要指那些天然、绿色、使心情保持平静的食物，如谷类、豆类、水果、大部分蔬菜、坚果等；变性食物是指易使人情绪激动、精神亢奋的食物，如咖啡、浓茶、味道强烈的调味品等；惰性食物则是指那些容易引起倦怠心，甚至使人产生疾病的食物，如过量肉类、烟酒、腌制品、大蒜、味精等。这类食物不仅对身体无益，还会损害身体健康，若要保持健康，就要多多摄取悦性食物，减少变性食物的摄入，偶尔接触惰性食物，最好断绝，如此便能在饮食上保持健康。

三、 修德

唐代孙思邈说："德行不充，纵服玉液金丹，未能延寿。""持名功夫，贵在念念无间断；德行高尚，令人频频闻妙香。"佛家的八戒、瑜伽的八支都注重修德养性，重视以德养人、以德养性。

佛家八戒为一戒杀生，二戒偷盗，三戒淫，四戒妄语，五戒饮酒，六戒着香华，七戒坐卧高广大床，八戒非时食。此外，还有很多专门的戒律。五条禁制（戒律），或者说自我调节或约束的规范是：不害；不说谎（诚实）；不偷盗（不欺诈）；保持对最高实在的觉知，包括不淫邪（守贞）；不以感官攫取（不贪婪）。它们是瑜伽八支的第一支。[①] 从佛家道德修养的内容看，持戒是排在第一位的，也是三学之一，是想要获得智慧的第一步。佛家吸收了八支瑜伽的内容，并加以利用改造。从禅定修习中可看到八支瑜伽的内容，可以说八支瑜伽的部分内容已经融入了佛教，也成为佛医学的一部

---

① ［印］岚吉.《瑜伽经》讲什么. 朱彩红，译. 成都：四川人民出版社，2018：113.

部分。二者虽然对戒律的具体规定不同，但都体现了对修德的重视，这也是疗愈身体的重要步骤。

我们平常也可通过诵读经典等有益的书籍提高自己的意识，通过琴棋书画、诗酒花茶来陶冶情操，达到恬惔虚无，宁静安神的状态。

四、 调身

身安则道隆，强壮的身体是心安的根本。瑜伽的调身可以通过体位法的锻炼来做到。在印度阿育吠陀瑜伽体系中也有通过推拿、油疗、清洁术等调理身体者，这些调理方法类似于中医学的艾灸、刮痧、拔罐、按跷、推拿等。瑜伽疗愈体系主要以体式锻炼为主。

体位法是通过伸展、折叠、挤压、扭转、按摩等姿势锻炼达到净化、保护和治疗身心各个层面的目的。瑜伽的体位法由《薄伽梵歌》记载的84种发展至现今的8400万种，日常用的也有近百种。这些体位法不仅可提高身体素质，还可提高精神素质，使肉体、精神及灵性相互协调。瑜伽姿势需做得缓慢而步骤分明，轻柔的按摩和伸展可使身体每个部分都获得益处，可帮助人保持身体健康，并且使人经常处于有利内心和平、善于创造、富于成果以及冥想深思的精神状态。瑜伽的每个姿势都是经过连绵的动作缓慢地完成，是一种节能的有氧运动。

正确的体式练习可以很好地连接身体和心灵，专注地进行体式练习可以使人内视，让人感知神性在身体中的存在。以下简要介绍几种体式。

（一）坐式

坐式分为吉祥坐姿、至善坐姿、莲花坐姿、英雄式坐姿等。吉祥坐姿镇静安详，对脊柱下半段和腹部器官有补养、增强的作用，可提升生命之气、控制性欲。至善坐姿被认为是最重要的一种姿势。莲花坐姿可帮助腿部均衡发展，强壮脊柱和腹部脏器，预防及治疗风湿病。此外，莲花坐还可使人的身体稳定而安宁，心灵和平、活跃而警觉。对瑜伽修行者来说，莲花坐有控制性冲动和维持禁欲修行的作用。英雄式坐姿对脚踝的疗愈有较大作用，同时还可以拉伸胃经，调理脾胃。脾胃是后天之本，这个体式可以帮脾胃虚弱者强壮脾胃。

（二）站立体式

正确的站立体式练习可以使身体保持平衡。如山式站姿、站桩等，要求收腹、提臀、挺胸、垂肩，可使人感到轻松，长期练习可以改善身体不平衡的状况。

错误的站姿没有将身体的重量均衡地分配到两个脚上，会导致身体不平衡，进而导致高低肩、长短腿等，甚至导致畸形。另外，错误的站姿还会影响脊柱弹性，从而由脊柱问题引发内脏疾病。

（三）放松休息式

放松休息式分为挺尸式、俯卧放松式。二者结合了体式与冥想，可以让人感到轻松与舒适，使全身放松，还能使大脑与灵魂得到放松。

（四）伸展式

伸展式可通过肢体的拉伸伸展，起到疏通经络、疗愈内脏的作用。如八段锦、易筋经十二式手抓脚站立伸展式、加强侧伸展式等都通过对肢体经络的拉伸，起到按摩内脏的作用。

（五）扭转体式

扭转体式可通过肢体的扭转来按摩内脏，提升内脏的功能。

（六）倒立体式

倒立体式分为头倒立和肩倒立。头倒立是瑜伽体式之王。有规律地练习头倒立式有助于血液流入脑细胞，使脑细胞更活跃、思维更敏捷，可以治疗失眠、记忆力减退等亚健康疾病及脏器下垂。

（七）仿生体式

仿生体式的练习，可以使人了解到各种生命形态的存在，可以唤醒人内在的觉知；放松地进行体式练习可以使精神轻松愉悦。一切的瑜伽体位法最后均要让我们获得一个稳定的坐姿。仿生体式有多种，现举眼镜蛇式和猫式两类如下。

练习眼镜蛇式时要俯卧，吸气同时依次抬起头、肩、上身躯干，眼睛向上翻；做到位后保持正常的呼吸，坚持30秒，然后呼气返回。练习眼镜蛇式可以补养脊柱，解除便秘的困扰，纠正女性月经失调等。

练习猫式（即猫伸展式）时要双手和双膝着地，吸气抬头下腰保持6秒，然后呼气垂头拱背6秒。练习猫式可以消除腹部多余脂肪，增强消化功能，消除月经期痉挛性疼痛，治疗白带过多和月经失调；还可以柔软脊柱，使脊椎得到营养等。

除此之外还有五禽戏等传统体式，这些传统体式都是我们古人的智慧结晶。

五、 调息、 调心、 禅静

瑜伽的体式固然重要，但只占瑜伽的 5% ~ 10%，瑜伽的核心还在于呼吸冥想和禅定。

《瑜伽经》的传播者帕坦伽利尊者认为期望通过练习瑜伽来完成精神修炼的练习者要做到两点：第一，必须阻挡精神之光的障碍因素；第二，必须有能力把散乱的心智稳定下来。呼吸控制法是迈向这两个方向的开端。

调息、调心和禅静，不可分割，如止观，只有止中有观、观中有止，止观双运，屏气凝神才能产生效应。

智者大师开示十二息之禅静治病法，使行者以之为调节身心的参考，用止观双运治疗身心疾病。现以上息为例简要说明。如果身体某处气血不通畅，或受阻塞成积聚之病，则呼吸时可心想此息轻而上升到达某处，气息到达之处血氧含量增加；此时按摩局部，可通经络、活气血，使心神凝聚，若长期坚持有治愈疾病的效果。这种方式就是上息。十二息治病，皆是利用一种假想的观念，以心意之力，渐渐影响于身体，若久久行之则自然有效。

《摩诃止观》《治禅病秘要法》中有更上乘的禅静之法，而调息是关键。坚持练习冥想有利于增强注意力和减少压力。最新的研究表明，冥想配合简单的身体放松训练，可以有效地增强注意力和思考能力。数据表明，以 5 天为期，每天进行 20 分钟的冥想对调节情绪，特别是控制负面情绪，如焦虑、生气、抑郁、疲劳等，有非常明显的效果；同时可使练习者对压力环境的适应性和其自我调节能力有所提高。

《修习止观坐禅法要》云：

治病之法乃有多途，举要言之，不出止观二种方便。云何用止治病相？有师言："但安心止，在病处即能治病。所以者何？心是一期果报之主，譬如王有所至处群贼逆散。"次有师言："脐下一寸名忧陀那，此云丹田，若能止心守此不散，经久即多有所治。"有师言："常止心足下，莫问行住寝卧，即能治病。所以者何？人以四大不调故，多诸疾患。此由心识上缘故，令四大不调。若安心在下，四大自然调适，众病除矣。"有师言："但知诸法空无所有，不取病相，寂然止住多有所治。所以者何？由心忆想鼓作四大，故有病生。息心和悦，众病即差。故净名经云：'何为病本？所谓攀缘。云何断攀缘？谓心无所得。'"如是种种说，用止治病之相非一。故知善修止法能治众病。

次明观治病者。有师言："但观心想，用六种气治病者即是观能治病。何等六种气？一吹，二呼，三嘻，四呵，五嘘，六呬。此六种息皆于唇口之中想心方便，转侧而作绵微而用。颂曰：'心配属呵肾属吹，脾呼肺呬圣皆知，肝脏热来嘘字至，三焦壅处但言嘻。'"

有师言："若能善用观想，运作十二种息，能治众患。一上息，二下息，三满息，四焦息，五增长息，六灭坏息，七暖息，八冷息，九冲息，十持息，十一和息，十二补息。此十二息皆从观想心生。今略明十二息对治之相：上息治沉重，下息治虚悬，满息治枯瘠，焦息治肿满，增长息治羸损，灭坏息治增盛，暖息治冷，冷息治热，冲息治壅塞不通，持息治战动，和息通治四大不和，补息资补四大衰。善用此息可以遍治众患，推之可知。"有师言："善用假想观，能治众病。如人患冷，想身中火气起，即能治冷。此如《杂阿含经》治病秘法七十二种法中广说。"有师言："但用止观检析身中四大病不可得，心中病不可得，众病自差。"如是等种种说，用观治病，应用不同，善得其意，皆能治病。当知：止观二法，若人善得其意则无病不治也。

禅定是通往三摩地的必经之路，饮食起居、修德养性、调身、调息、调心、冥想都是为它而准备的。如达到禅定，则全身脏腑经络、四肢百骸血脉畅通，身体不再为疾病的发生提供条件，身、心、灵合一，天人合一。

第三节　瑜伽疗愈有形疾病

有形疾病的瑜伽治疗，首先要调饮食、起居、睡眠；其次要引导正念的道德修养；再次要调身，量身定制体位法练习和经络疏通理疗；然后要调息、调心、冥想；最后进行禅定状态的止观。

以下举例说明。

一、治疗失眠、神经衰弱

易筋瑜伽七事的原则是整体观念、因人而异，按照这个原则进行起居、饮食和德修，大有裨益，故可运用这个原则来治疗失眠、神经衰弱。宗喀巴大师归纳《瑜伽师地论》的教授，教导我们睡眠时应以四种意乐寝卧，即光明想、正念、正知和起想。

以此四种意乐睡眠，即"巧便而卧"，能将睡眠转为修行。此外，睡眠时还应采取狮子卧。

（一）狮子卧

采取狮子卧的睡眠方式具有 4 种利益：使身体不松散掉乱；虽已入睡但不会忘失正念；不会睡得太沉；没有噩梦。

（二）光明想

光明想指以心善巧作意光明之相，以此光心而睡眠。睡眠时安住光明想，能使心不昏暗。

（三）正念

正念是指通过闻思修法义所成就的正念。从开始睡到进入熟睡这一段时间，让正念一直在心中随逐，使沉睡时和未睡时相同，心能随顺彼法而转，人在睡眠时也能不间断修行。睡眠时前五根关闭，五识不再活跃，所以心相对比较安定。因此，睡眠时若能令正念随逐，在梦中修法则更易得力。诸多大修行者会在梦中生起成就的证相，甚至大彻大悟。

（四）正知

正知，即睡眠时因为依止正念，在任何烦恼生起时都能及时觉察了知，迅速舍弃而不染着，不会随烦恼而转。

（五）起想

所谓"起想"，就是在睡眠时要发起善想。《瑜伽师地论》将其分为 3 种：不越起时之想、发起悎寤瑜伽欲乐之想、不舍善法之想。

睡眠行为与正修密切相关，也就是要延续正修时的觉悟状态，而延续觉悟状态的关键则在于意乐，一切睡眠的行持都在心上安立。唯有善加修持睡眠的清净意乐和行为，才能让正修时与修后相辅相成，才能将整个生命融入佛法的修行当中。

（六）体式

体式有头倒立 、肩倒立、加强脊柱伸展、背部伸展、六头战神式等。练习这些体式可疏通经络。

（七）调息

每天练习经络清洁呼吸控制法、蜂鸣式呼吸控制法等，先调匀气息，再缓缓地将浮躁的心收回，慢慢地放平心态，再凝聚精神，最后等心态平和、精神凝聚之后，开始愉快的冥想旅程，在一次次放松、愉快的冥想中慢慢升起智慧的光芒！

二、 治疗月经不调

根据易筋瑜伽七事的原则，治疗月经不调和采用不同体式和调息，所采用的具体方法因人而异，此处略举其中几种。

（一）体式

头倒立、肩倒立可加强脊柱伸展、背部伸展。此外，还有下犬式、控制莲花式、座山式、鱼式、束角式、束角坐式等。

（二）调息

有经络清洁呼吸控制法、收腹收缩法、圣光调息、热息等，可据症状选用。

三、 治疗便秘

头倒立、肩倒立、站式、加强脊柱伸展式、背部伸展式、卧扭转放松式、经络呼吸控制法。

四、 治疗乳腺增生

采用前屈式、展臂式、英雄式、头倒立、肩倒立、下犬式等拉伸体式，可拉伸脾胃经、肝经、胆经，理疗肾经。运用经络清洁调息法、冥想十二息之上息、气血充盈的观想方法。最后采用放松休息术，让自己完全放松，尊重自己，给身体一个休息的时间。

第四节　瑜伽疗愈无形疾病

无形疾病是看不见摸不着的，患此病时患者身体器官没变化，实验室指标没有改变，但是患者却有一系列身体、语言、情绪等的异常表现，甚至有懊恼、自杀等情绪。从病因来说，佛教认为几乎所有疾病都是由精神或心理因素引起的，百病由心造，四大失调为其基本病机。《修习止观坐禅法要》说："此由心识上缘，故令四大不调。若安心在下，四大自然调适，众病除矣。"因为起惑造业，挂念外物，心猿意马，我憎烦恼就会成病因，而导致地、水、风、火失调。如果能抛弃挂念，把烦恼的意念平息下来，使血气调和，四大谐和，病痛自会消除。心病多由我执、我见我憎、我爱三毒、颠倒妄想等烦恼所致。"佛为大医王"论强调人之患病，身病多由心病引起。心病由何而来？佛家一语道破："横执我见，任性纵欲而已。"佛教主张百病由心，治亦由心。

概括来讲无形疾病包括因果所致的疾病、心理所致的疾病、精神所致的疾病、道德沦丧所致的疾病、邪魔所致的疾病、修行所致的疾病、智慧缺陷所致的疾病、信仰所致的疾病，表现形式有抑郁症、精神分裂症、自闭症、孤独症、恐惧症、灵魂疾病。针对无形疾病，瑜伽在治疗时以调心为主，辅以饮食和体式。

无形疾病的瑜伽治疗要注意以下4个方面：第一，要培养正念，提升心能量；第二，要调息、调心，运用经络清洁呼吸控制法、喉式呼吸控制法、蜂鸣式呼吸控制法等；第三，注意选取练习体式，推荐练习六头战神式、狮子式等有助于专注的瑜伽体式；第四，要禅静，禅静中的专注、止观冥想需要有经验的瑜伽士或心理指导师辅助完成。

禅病还需禅来治。《治禅病秘要法》详细记载了治阿练若乱心病的七十二种法，可谓是佛教瑜伽的治病上乘之法。

第九章　情境疗法

　　情境疗法是指从改变生活起居环境入手，通过改变环境和气场等，使患者移情别念、回归本性，进而达到预防和治疗疾病目的的一种佛医治病法门。

　　佛门提倡缘起论，认为万事万物都不会凭空产生和消灭，其产生和消灭都是有缘由的，正如佛经中所说"诸法因缘生，诸法因缘灭，我佛大沙门，常作如是说""此形非自作，亦非他作，乃由因缘而生，因缘灭则灭"。世界上一切事物都是种种要素的集合体，不是固定不变、单一的独立体，在这样的集合体中，没有常住不变的"我"，即"无我"。众生有强烈的"我执"，强烈地执着于我们的身体，以为这个身体就是我，以假为真。众生不知道这个身体是四大假合，是无常的，是缘生缘灭的，是刹那间生灭变化的。当因缘俱足时，就有了身体；当因缘灭了，身体也消亡了。众生的心与世界是一体的，会随情境的变动而变动，情境的变化会带动众生思维感受的变动。因此可知，疾病的产生是有缘由的，人生活的周围环境和气场等可以影响身体、心理和灵性的发展。身、心、灵疾病是在一定的环境和气场之中，在一定的错误行为和错误认知条件下形成和发展的，故患者所生活的周围环境的气场等对患者的身、心、灵疾病的康复和预防是有影响作用的。要有效地进行疾病的治疗，就需要适当地改变不利于患者疾病康复和预防的环境和气场。如对因久居湿地或长期水中作业而患风湿病者进行治疗，若不改变湿气重的环境，即使有灵丹妙药也收效甚微。

第一节　情境转移疗法

　　情境转移疗法是采用分散患者对疾病的注意力的形式，将患者关注的焦点从病所移至病所之外的疗法，此方法大致可以分为以下三大类。

一、 将关注点从身体疾病的痛苦、 不适转移到内心情境

如佛门修习止观中的假想、观境相等可用意念的形式将关注点从躯体的疾病转移到内心情境,这与《儒门事亲》中记载的"聆听趣谈忘泻泄"有异曲同工之妙。又如从改变患者内心思虑的指向性着眼使患者从某种烦恼痛苦中解脱出来,通过令其学习、与其交谈、培养其业余爱好等排解患者内心的杂念,运用佛法改变患者错误的认知观等皆是转变心理情境的治疗思路。修习佛法可让患者摒弃烦恼,澄澈内心,改变对事物和人等的看法;可澄心静志,排解患者因情境的突然转换而出现的不适感,提高患者对转换情境的适应能力。据载,永嘉年间(307—312)疫病流行,僧医安慧昼夜祈求天神降药以愈万民,一日出寺门,见两石形如瓮,取看之,内有"神水",病者饮服,莫不皆愈。僧医安慧以药托名天降而治病也属于情境转换的一种治疗方法。

二、 将关注点从心理疾病转移到身体情境上

通过让自己有事情可做,可让自己从思虑烦恼的情境中脱离,而投入到劳作活动之中。佛事活动是佛门日常生活的重要内容,也是修行的法门之一。患者可参加一些佛事活动,将关注点从身心的痛苦转移到对佛法的虔诚,以转移烦恼等带来的痛苦。这一情境的转换可以转移患者对疾病本身的关注度,有助于减轻疾病所带来的苦楚。孙思邈将佛事活动纳入疾病治疗之中,如《备急千金要方》云:"凡在家及外行,卒逢大飘风、暴雨震电、昏暗大雾,此皆是诸龙鬼神行动经过所致,宜入室闭户,烧香静坐,安心以避之,待过后乃出,不尔损人。或当时虽未苦,于后不佳矣。又阴雾中亦不可远行。"潜玉居士吴尚先运用转移情境的方法治疗七情之病,并在《理瀹骈文》中指出:"七情之病者,看书解闷,听曲消愁,有胜于服药者矣。"这句话的意思是说,图书、音乐等可将患者从致病的七情情境中转移出来,并可丰富其生活,陶冶其性情。

三、 将关注点从身心疾病转移到外界情境之中

改变不利的情境可从改变居住环境、家庭生活环境、工作环境等入手,使患者少接触或不接触外界环境的刺激;或从改变患者不良的生活习惯、饮食习惯等入手,使患者不接触甚至远离不利于疾病治疗的情境。佛门的清规戒律等有助于培养患者的生活习惯、饮食习惯等,可帮助患者从烦恼情境、不良生活情境中走出来。寺院环境也

有助于患者情境的转移。唐代诗人常建在《题破山寺后禅院》中写道："清晨入古寺，初日照高林。曲径通幽处，禅房花木深。山光悦鸟性，潭影空人心。万籁此都寂，但余钟磬音。"寺院多建于深山幽谷之中，环境清静，不受外界环境的干扰，远离城市的嘈杂，可令人心旷神怡、物我两忘。推而广之，去风景优美的地方旅游、度假也是一种情境转移之法。

第二节　医案举隅

在佛医医案中不乏情境疗法治病的案例，现摘录如下。

一、陈外甥疯症治效

吾适陈四妹其长子乳名得儿，在泰兴南货店生理多年，已二十余岁，忽一日自归，神情沮丧，郁郁不乐，吾妹问之亦不言。数日后，忽成疯疾，不似厉登铭之杀人，惟欲自戕，见绳欲勒，见刀欲刎，见碗欲敲碎自划，语言并不颠倒，人事并不胡涂，惟言有女鬼在其腹中，教之寻死，不能不依。其家日使两人持其手，否则即欲觅物自戕，数日予始知，往视之，命人放其手，垂手不动，诊其脉乍疏乍数，而按之细弱，知其阳气大虚，实有鬼物凭之。乃用参附理中加黄芪、茯神、鬼箭羽、朱砂、龙齿、虎骨，并加雄黄少许，麝香少许，大补阳气，兼辟其邪。用香药以透其出路，并告吾妹曰："此冤魂也，可先请高僧施食，因服此药，当可愈也。"予去后，甥告吾妹曰："他人诊脉，鬼按脉不令诊，舅诊脉则鬼躲在腹底不敢上来，现嘱我曰：'汝舅之药必不可服，服则必死。'"吾妹曰："此怕汝服也，不可听信。"旋即请僧施食，亦即服药。药后甥云："他去矣。"病即愈。嗣予因其阳气太虚，仍以参附理中加远志、茯神、黄芪、枸杞、枣仁，命之多服。病愈后仍不敢独宿，服药月余，始能如常。后至予家，询其鬼从何来，始推不知，再三驳问，乃云泰兴店对门有小户少妇，代人浆洗衣服，伊亦常送衣与浆洗，不意其夫忽疑其有私，始以骂，继以打，其妇忽自缢而死。伊闻一吓，遂觉神魂不定，渡江遄归，不意其相随而来也。予问与尔有染否？坚称无有。此子素纯谨胆小，当无他事。惟年长未婚，未免有情耳。甚矣！情之不可妄动也如是夫。此嘉庆二十四年事也。二十余年后，此子仍往江北生理，竟自缢而亡，奇哉。

（选自《仿寓意草》卷上）

中国佛医学研究 临床卷

二、 怡养性真疗疾案

真空寺僧能治邝子元心疾，令独处一室，扫空万缘，静坐月余，诸病如失。海盐寺僧能疗一切劳伤虚损吐血干劳之症，此僧不知《神农本草》《黄帝内经》，惟善于起居得宜，饮食消息，患者住彼寺中，三月半年，十愈八九。观此知保身却病之方，莫要于怡养性真，慎调饮食，不得仅乞灵于药饵也。

（选自《冷庐医话》卷一）

三、 用意治蛇在腹中案

徐书记有室女病似劳。医僧发靖诊曰："二寸脉微伏，是忧思隔气而劳，请示病实，庶治之无误。"徐曰："女子梦吞蛇，渐成此病。"发靖谓："蛇在腹中，用药转下小蛇，其疾遂愈。"靖密言："非蛇病也，因梦蛇，忧过感疾，当治意而不治病，其蛇亦非脏腑出，吾亦未尝转药也。"

（选自《续名医类案》引《名医录》）

第十章　其他疗法

第一节　沐浴疗法

　　古代将洗头发称作"沐"，洗身体称作"浴"。沐浴是我国古代医学的传统疗法。早在原始社会，人们就用树皮、草根、花叶等天然植物来擦洗身体，以达到祛除病邪的目的。在佛门之中，沐浴乃佛事之一。《十诵律》就浴室设施的具体情况进行了描述，曰："外国浴室，形圆犹如圆仓，开户通烟，下作伏渎，出水内施，三擎阁齐人所及处，以瓨盛水，满三重阁。火气上升，上阁水热，中阁水暖，下阁水冷，随宜自取用。"由此可见，佛门对沐浴非常重视。佛门认为沐浴有五功德，即"一者除风，二者病得差，三者除去尘垢，四者身体轻便，五者得肥白"。这五功德皆与医学中的养生保健、预防、治疗息息相关。沐浴在疾病的预防、治疗中的作用引起了佛医的重视，沐浴逐渐被纳入佛医学范畴。

　　早在东汉安世高翻译的《佛说温室洗浴经》中就详细论述了沐浴疗法，其中"入温室洗浴，愿令众生长夜清静，秽垢消除，不遭众患"阐发了沐浴之意义所在。该经强调用燃火、净水、澡豆、苏膏、淳灰、杨枝、内衣等进行沐浴，可去除身之七病，起到安稳四大，除风病、除湿痹、除寒水、除热气、除垢秽，使身体轻便、眼目精明的作用。该经还进一步说明沐浴治病之法可求得七福，即"一者四大无病，所生常安；二者所生清净，面清端正；三者身体常香，衣服洁净；四者肌体润泽，威光得大；五者多饶人从，拂拭尘垢；六者口齿香好，方白齐平；七者所生之处，自然衣裳光饰珍宝"。《释氏要览》记载沐浴有五利，即"一除垢，二治皮肤令一色，三破寒热，四下风气，五少病痛"。在敦煌壁画159窟《剃度图》中就有一和尚坐在大浴盆中洗澡，另一和尚将头伸在木盆内洗头的图画。图中和尚心畅意舒的神情不禁让人心情舒畅。沐浴洗掉的不止是身上的尘垢，更是内心的烦恼。

佛门还将药物疗法与沐浴疗法相结合，让患者在沐浴时加入适当的药物，尤其是香药。《金光明最胜王经》中有关于咒药洗浴治法的记载：

> 于此经典乐听闻者，说其咒药洗浴之法。彼人所有恶星灾变与初生时星属相违、疫病之苦、斗诤战阵、霾梦鬼神、蛊毒厌魅、咒术起尸，如是诸恶为障难者，悉令除灭。诸有智者，应作如是洗浴之法，当取香药三十二味。所谓菖蒲（跋者）、牛黄（瞿卢折娜）、苜蓿香（塞毕力迦）、麝香（莫诃婆伽）、雄黄（末㮈眵罗）、合昏树（尸利洒）、白及（因达啰喝悉哆）、芎䓖（阇莫迦）、枸杞根（苫弭）、松脂（室利薜瑟得迦）、桂皮（咄者）、香附子（目窣哆）、沉香（恶揭噜）、栴檀（栴檀娜）、零凌香（多揭罗）、丁子（索瞿者）、郁金（茶矩么）、婆律膏（揭罗娑）、苇香（捺刺柁）、竹黄（鸩路战娜）、细豆蔻（苏泣迷罗）、甘松（苦弭哆）、藿香（钵怛罗）、茅根香（嗢尸罗）、叱脂（萨洛计）、艾纳（世黎也）、安息香（窭具攞）、芥子（萨利杀跛）、马芹（叶婆你）、龙花须（那伽鸡萨罗）、白胶（萨折罗婆）、青木（矩瑟佗）。皆等分，以布洒星日，一处捣筛，取其香末。当以此咒咒一百八遍。

《十诵律》卷十六中记载了沐浴却疾的病案，云：

> 尔时春残一月半、夏初一月，是二月半大热时，诸比丘不得浴故，身体垢痒，烦闷吐逆。是事白佛："愿世尊，如是大热时，听诸比丘洗浴。"佛言："听浴。从今是戒应如是说：若比丘减半月浴，波逸提，除因缘。因缘者，春残一月半、夏初一月，是二月半名大热时。是中犯者，若比丘未至大热时浴，波逸提。若大热时浴，不犯。"佛在王舍城，尔时诸比丘病，以酥油涂身，不得浴故，患痒，烦闷吐逆。诸比丘白佛："愿听病因缘故浴。"佛言："从今日听病因缘故浴，益利患者，如食无异。从今是戒应如是说：若比丘减半月浴波逸提，除因缘。因缘者，春残一月半、夏初一月，是二月半大热时，除病时。病者，若冷发、风发、热发，若洗浴得差，是名病。是中犯者，若比丘无病，减半月浴，波逸提。若病，不犯。"佛在王舍城，尔时诸比丘中前着衣持钵入城乞食，时恶风起，吹衣离体，尘土坌身，不得浴故，烦闷吐逆。是事白佛："愿世尊，听风因缘故浴。"佛言："从今听风因缘故浴。从今是戒应如是说：若比丘减半月浴，除因缘，波逸提。因缘者，春残一月半、夏初一月，是二月半大热时，除病时、风时。是中犯者，若无风因缘浴，波逸提。若有风因缘浴，不犯。"

《大佛顶广聚陀罗尼经》卷二记载了药物疗法、真言疗法和沐浴疗法相结合以治疗疾病的内容，曰：

咒师每日触五味物：一乳，二酪，三苏，四水尿，五牛粪汁。一日一回触并饮一掬，每日亦须服檀香汁。每日须前供养，取日藏膏油置于佛前，香花、果子、饮食、灯油每日供养。诵咒满八千遍，至第三夜。须清净洗浴，着新净白衣，不得共余人语。即于塔前，诵咒八千遍，三日满竟咒数足。以其膏油和石蜜，次饮，即于佛前养之。

《大方广佛华严经》（以下简称《华严经》）记载了香汤沐浴却疾的内容，曰：

我此住处常有十方一切众生诸多病苦者，来至我所而求救疗，我以智力观其因起，随病所宜，授以方药，平等疗法，普令除差。复以种种香汤沐浴，上服名衣，璎珞庄严，施诸饮食，及诸财宝、珍玩、资具，皆悉与之，咸令充足，然后各为如应说法。

第二节　揩齿疗法

揩齿是僧人禅修前的必经程序之一，也是古代沙门保持口腔洁净的一个重要方法。佛教医学非常注重口腔卫生，重视揩齿在疾病预防与治疗中的作用。

揩齿的重要工具是杨枝（又名齿木）。《增一阿含经》论述了杨枝有五功德，即除风、除涎唾、生藏得消、口中不臭、眼得清净，可见杨枝具有保健口腔的作用。《摩诃僧祇律》谓："若口有热气及生疮，应嚼杨枝咽汁。"此句说明杨枝具有消肿止痛的功效。佛门对杨枝的长短是有要求的。《四分律》卷五十三言"极长者一搩手""极短者长四指"。《根本说一切有部毗奈耶杂事》卷十三说："此有三种，谓长、中、短。长者十二指，短者八指，二内名中。"《五分律》卷二十七说："有诸比丘，作杨枝太长。佛言：'不应尔，极长时一搩手。'有一比丘，嚼短杨枝，见佛恭敬，便吞咽之。佛威神令得无患。佛言：'不应尔，极短听长并五指，亦不应太粗太细。'"综合以上文献记载可知，杨枝极长者一搩手，长者12指，中者10指，短者8指，极短者4指。杨枝太长，使用不便；杨枝太短，比丘在嚼杨枝时刚好遇到佛陀，为了表示恭敬，将杨枝吞下去，就会有危险。因此，佛陀才规定了杨枝的尺寸。

东汉时期传入的《佛说温室洗浴众僧经》中谈到了用杨枝洁齿，并说用之"口齿好香，方面齐平"。《大唐西域记》载："凡有馈食，必先盥洗，残宿不再，食器不传，瓦木之器，经用必弃。……馈食既讫，嚼杨枝而为净。"《华严经》卷十一记载嚼杨枝有十功德，即"一消宿食，二除痰癊，三解众毒，四去齿垢，五发口香，六能明目，七润咽喉，八唇无皱裂，九增益声气，十食不爽味"。《大方广菩萨藏经中文殊师利根本一字陀罗尼经》载有将真言与揩齿结合以治疗齿痛的方法，曰："若患齿痛，咒揩齿木嚼之，揩齿所痛即差。"敦煌石窟中建于中唐的第159窟《弥勒经变》中有一幅《净齿图》，图中一和尚赤裸上身，脖子上围围巾，蹲在地上左手拿着漱口杯，杯内放着一个类似现代牙刷之物，右手则二指伸在嘴内揩齿。另外，建于唐景福年间的第196窟《劳度叉斗圣变图》中有一幅高4米、宽1米的大壁画，画中绘有一个和尚模样的人蹲在地上，左手执一长颈水瓶，右手示指放在牙齿上，状如今日之刷牙举动，形象生动。佛门揩齿疗法被崇佛医嗣借鉴并吸收。如孙思邈在《千金翼方》中云"口嚼杨枝，去口中秽气"；在《备急千金要方》中提到揩齿和叩齿并用，云"每旦以一捻盐内口中，以暖水含，揩齿及叩齿百遍"。王焘在《外台秘要》中云："每朝杨柳枝咬头软，点取药揩齿，香而光洁。"该书还提到"升麻揩齿方"，即用升麻、白芷、藁本、细辛、沉香制成牙粉揩齿，这是对揩齿方法的一种发展。

第三节　色彩疗法

色彩疗法基于古印度健康理论。"色"源于巴利语，意思是变坏、压迫、干扰。"色"有广义和狭义之分。广义的"色"指色法，意即一切有形物质；狭义的"色"指颜色、色彩。"色即是空，空即是色"，佛家用色彩代表圆满的觉悟和佛法，本意是弘扬佛法，使众生解脱，同时色彩也是治疗疾病的一种方法。"色"的治疗效果十分显著，尤其在治疗心理疾病方面效果良好。

一、色彩具有能量

古印度健康理论认为每一种色彩都有自己独特的能量。现代研究表明，色彩是某种特定不同波长的光的集中反映，色彩的呈现与光有密切的关系，不同的色彩会有不同的波长、频率，其产生的能量也不同。光谱中的每一种颜色都有一定的波长，产生一定的振动，从而产生能量。人体的每个细胞都需要光的能量，而色彩的能量可以通过人的眼睛、皮肤、头骨等被吸收，这些色彩的能量被身体吸收之后，可随着细胞代谢影响全身，其不仅可影响身体，还可影响我们的情绪、情感和精神。虽然色彩对人体有极大益处，但并不是所有的色彩都适合每个人。色彩带给人的视觉心理功能会受到其他因素（如年龄、性格、地区、环境、经历、修养等）的影响。在不同的色彩环境下，人的心理和生理感受并不相同。不同的色彩对人脑神经的刺激不同，因此不同的色彩使大脑产生的兴奋度不同，也正因为如此，人们才能利用色彩的变化来改善身体的能量，使身体能量中心处在平衡状态。古印度人在修炼瑜伽时，就已经知道利用自然光来提升修炼效果。

二、 色彩疗法在脉轮学说中的体现

轮脉能量学起源于古印度的脉轮学说，该学说认为人体能量可分为三脉七轮。当脉轮能量平衡时，能量可以以脉波的形式顺畅传送。在古印度的脉轮学说和瑜伽灵性系统中，脉轮被认为是人身体的一个结点，是体内能量进出的通道。人体能量聚集于脉轮所在位置，循环转动，贯穿所在位置的前后。每个脉轮与某种颜色或音律、意识形象等相联系。脉轮可以接受、传递精神上的能量或具有其他性能的能量，每个脉轮对应不同的颜色，不同颜色的光可以为脉轮提供不同的能量。

轮穴的颜色与自然界的七色光谱对应，从下往上，第一个是海底轮，位置在脊椎骨尾端，与红色对应，代表着生命力和活力。当海底轮运作不佳时，用相应颜色治疗，可以治疗消化系统疾病，尤其是与大肠相关的疾病，还可以消除各种关节疼痛。第二个是脐轮（生殖轮）。脐轮在耻骨上方到肚脐的位置，与橙色对应，主宰人的性功能，正向表达的情绪是乐观、自信、勇气、力量、创造力等。当脐轮运作不佳时，用相应颜色治疗，可以治疗食欲不振、白血病、生殖系统疾病和泌尿系统功能障碍。第三个是腹轮（太阳神经丛）。腹轮位于肚脐上方与胸骨下方的横膈膜上，与黄色对应，是人体能量场中枢，代表个人的精神智慧力量，与人的消化功能相关。当腹轮运作不佳时，用相应颜色治疗，可以治疗消化系统疾病、糖尿病等。第四个脉轮是心轮。心轮位于心脏的周围、胸腺，与绿色对应，是全身脉轮系统的轴心，也是主宰感情力量的气轮，与人体的呼吸、循环功能有关。若心轮运作不畅，以相应颜色治疗，可以治疗心脏和肺部疾病、过敏、免疫缺陷病等。第五个脉轮是喉轮。喉轮与蓝色对应，是心灵力量的中枢，位于喉咙前后，与说话功能有关。当喉轮运作不佳时，以相应颜色治疗，可以治疗甲状腺和耳朵等器官的疾病，还可以消除头痛和颈部、肩部的疼痛。第六个脉轮是眉心轮。眉心轮位于前额的中央，与靛青对应，具有支配心神的功能。当眉心轮运作不佳时，以相应颜色治疗，可以治疗头痛、耳朵和眼睛疾病、中风、神经紊乱和脊柱疾病。第七个脉轮是顶轮。顶轮位于头顶中心，与紫色对应，是进入上天之门，其功能只能用哲学和灵性的语言来描述。当顶轮运作不佳时，以相应颜色治疗，可以治疗抑郁症、缺氧症，还可以辅助治疗偏头痛和脑肿瘤。如果这七个轮穴的能量失衡，人体就会产生相应的心理或身体方面的疾病，而利用七轮各自对应的色彩进行调节，可以使能量再次恢复平衡。因为不同的颜色具有不同的能量和频率，在治疗运作不佳的脉轮时，可以使用多种不同的颜色，以达到最佳治疗效果。

冥想是自我调节脉轮能量的最佳方式。冥想时将所有的注意力集中在需要调节的脉轮位置上，感觉脉轮所在位置有一颗相对应颜色的球。通过冥想相对应的颜色和相应的旋转方向，可调节各脉轮。脉轮的调节一般都是从下向上依次进行的。当第一个脉轮区有了触觉后，以感觉最舒服的方向旋转那颗相应颜色的球。需要注意的是，感觉会随着意念的增加而增强，能量也会随着意念而走，所以一定要集中意念与注意力，然后依次向上感受每一个脉轮，并用相应的颜色进行调节，调节方法与调节第一个脉轮的方法基本相同。

三、 色彩疗法在佛教七宝中的体现

藏传佛教中的七宝指绿松石、蜜蜡、砗磲、珍珠、珊瑚、金和银。七宝有 7 种颜色。除七宝本身具有药物功效外，七宝的颜色也具有治疗作用。

松石有很多颜色，但一般以绿色最为常见。绿色代表生命，代表希望，能够给人带来勇气和信心。现代医学表明，绿色具有明显的抗应激作用，能够舒缓神经。绿松石本身是含有多种微量元素的磷酸盐矿物，若长期佩戴可以促进人体细胞再生、增强机体的免疫力。

将蜜蜡归为佛教七宝，意在帮助修行者产生定力，也是为了说明想要得到佛的真传，应像蜜蜡一样，耐受住种种磨难和考验。佛教七宝中用的蜜蜡多为黄色。黄色代表健康长寿，能刺激人体大脑，治疗沮丧，具有阳光、庄严、光明的含义。长期佩戴蜜蜡还可以缓解风湿骨痛、胃痛、皮肤敏感等。黄金亦是黄色，所以黄金也代表着阳光、庄严、尊贵和光明，有使人远离一切黑暗的寓意。

砗磲也叫车渠。佛家认为白色的砗磲是生物界最纯的物质，故非常推崇之。据《金刚顶瑜伽念珠经》记载，使用砗磲念珠来念佛，可多得一倍功德。白色本身就代表着神圣、纯洁，可以稳定人体的能量系统。佛家更认为白色的砗磲代表洁白庄严，具有辟邪、保平安的功能。此外，砗磲还具有镇心、安神的功效。

珍珠也具有美丽的白色，对人心理产生的作用与砗磲相似。此外，珍珠还具有安神定惊、明目去翳、解毒生肌等功效。

红色的珊瑚在佛教中被视为如来佛的化身，象征着成就、福慧、庄严和吉祥。红珊瑚具有促进人体新陈代谢及调节内分泌的功能。

银色在佛教里代表着佛祖的光芒，给刚出生的小孩佩戴银制饰物有祈求其平安、健康之意。李时珍在《本草纲目》中记载，银具有安五脏、安心神、止惊悸、除邪气的功效。

四、 色彩疗法在建筑、 服饰中的体现

黄色是佛教应用最多的色彩，如黄色在佛教的神像、雕塑、庙宇，甚至是僧人的服饰中都有应用。黄色在佛教里寓意着神圣、素雅、超然物外，同时也代表着积极的生活态度，代表着光明、辉煌，象征着照亮黑暗的智慧之光。当人们心情阴郁时，在寺庙附近走一走，多接收黄色能量，就会变得心情舒畅。当然寺院整体的祥和、安静的氛围，对于疾病的治疗也可谓事半功倍。

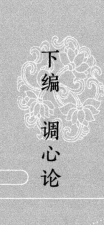

下编 调心论

第一章 以茶养生

茶在佛教中占有重要的地位，佛门生活处处离不开茶，在佛家最重要的祭拜佛祖的仪式中，茶被作为祭品。在长期佛教修行过程中，佛医认识到茶的养生保健、防病治病、辅助禅修等作用，开始大量种植、采制茶叶，并形成了饮茶的良好习惯，这推动了佛门以茶养生思潮的发展。

第一节 佛与茶之缘

一、 佛与茶之源

在很久以前，佛教就与茶结下不解之缘。茶起源于中国，早在西周时期就有饮茶的记载。至唐代，茶之雅品地位被确立。佛教传入中国后，茶文化与佛教文化相互融合，并形成了独具特色的佛茶或禅茶。考古学家王仁湘则认为，茶与中国传统文化中的儒、释、道三大思想流派均有非常密切的关系，其中又以与佛学的关系最为密切。由此可见，佛茶由来已久。

大抵在佛教初传入中国时，四川一带已有关于饮茶的文献记载。相传四川甘露寺祖师吴理真是世界上最早进行人工种植茶树的人，因首创"佛茶一家"，被尊称为"甘露禅师"。六朝时期，茶开始进入僧人的圈子。陆羽在《茶经》中介绍了汉魏六朝时期僧道以茶养生的史料。传说在南北朝时期，达摩于少林面壁，揭眼皮堕地，一夜之间便成了茶树。怀信和尚在《释门自镜录》中云："跣足清淡，袒胸谐谑，居不愁寒暑，唤童唤仆，要水要茶。"北魏《洛阳伽蓝记》中多处记载了寺院饮茶之事，说明佛家饮茶在当时已较普遍。在唐代以前，僧人饮茶主要是看中茶的养生保健与治疗作用。至唐代，佛教与茶的关系更加紧密，饮茶风气在寺庙中盛行。僧人们在寺院周围种植各种茶树，且寺院中设有茶堂，及专管茶事等活动的僧人。封演在《封氏闻见记》中记载："开元中，泰山灵岩寺大兴禅教。学禅务于不寐，又不夕食，唯许饮茶，人自怀夹，到处煮饮，从此转相仿效，遂成风俗。"禅茶的开山鼻祖僧皎然曾作诗曰："九月山僧院，东篱菊也黄。俗人多泛酒，谁解助茶香。"湖南佛寺借用茶树喜温湿的特性，创造了竹间种茶法，这是我国古代最早的茶园庇荫栽培法。北宋时期，建安地区的斗茶艺术逐渐传到浙江天台国清寺、宁波天童寺、余杭径山寺等，僧人们将斗茶艺术与僧人的修行、禅定等相互融合，形成寺院的"斗茶""茶会""点茶""茶宴""禅茶"等活动，逐渐形成一套庄严肃穆的茶礼和茶宴流程。

二、佛门茶事

"从来名士能评水，自古高僧爱斗茶""问如何是和尚家风，师曰饭后三碗茶"，在长期的历史发展中，佛门将茶事不断完备，使其成为佛门日常生活中的重要组成部分。《禅苑清规》规定："况是出家行脚，入众参禅，粥饭茶汤，晨参暮请，语言事业，动止威仪。应系众中规矩。"唐代怀海禅师在《百丈清规》中对佛门茶事活动制订了严格的规范，并将坐禅饮茶纳入宗门规式。寺院中的茶叶被称作"寺院茶"。寺院茶一般依据级别的高低，分别用作供佛、待客和自奉，如《蛮瓯志》中记载觉林院僧人"待客以惊雷荚（中等茶），自奉以萱草带（下等茶），供佛以紫茸香（上等茶），盖最上以供佛，最下以自奉也"。寺院设有茶堂或茶室，专门供僧人探讨佛理、品茶、招待施主。寺院专门设立种茶僧一职，种茶僧负责茶叶的种植；专门设立制茶僧一职，制茶僧负责炮制茶叶；专门设立茶头一职，茶头负责烧水烹茶；专门设立施茶僧一职，施茶僧负责惠施茶水。按照规定每日在佛前、祖前、灵前供奉茶汤，称为"奠茶"；按照受戒年限的先后饮茶，称为"戒腊茶"；请全体众僧进行饮茶，称为"普茶"；化缘乞食得来的茶，称为"化茶"；每坐禅一炷香之后，寺院监值召集僧众饮茶，称为"打茶"。佛门将新旧职事僧交替的仪式称作"茶会"。宋代至清代，举行茶宴成为佛门的常规活动，如浙江径山寺近千年来一直举行茶宴。随着佛门茶事活动不断完备，涌现了诸多精于茶事的僧人。其中吴僧文了擅长烹茶，有"汤神"之美誉；南屏谦师通晓茶事，自云"得之于心，应之于手，非可以言传学到者"；僧徒福全善"生成盏"，可将碗中茶汤形成的汤文组成一句诗，并列四碗可组成一首诗。佛门对于茶具也很讲究，相传著名的紫砂陶壶正是明代宜兴金沙寺的一位僧人所创制。

三、 自古名寺出名茶

人们常说"深山藏古寺"，寺院多建于名山大川之中，所处地理位置非常适合茶叶的生长。《庐山志》记载，早在晋代，庐山上"寺观庙宇僧人相继种茶"。唐代吕岩在《大云寺茶诗》中写道："玉蕊一枪称绝品，僧家造法极功夫。兔毛瓯浅香云白，虾眼汤翻细浪俱。断送睡魔离几席，增添清气入肌肤。幽丛自落溪岩外，不肯移根入上都。"这是一首高度赞扬茶的诗，且以大云寺来命名，可见茶在寺院生活中占有重要地位。"天下名山僧侣多""自古高山出好茶"，名茶的采制与佛教有密切关系。在众多名茶之中，有很大一部分出自寺院。唐代《国史补》记载，福州的"方山露芽"、剑南的"蒙顶石花"、岳州的"悒湖含膏"、洪州的"西山白露"等名茶均出自寺院。北宋名茶"水月茶"产自洞庭山，是由水月院的僧人采制而成的。寺院茶叶的采制大大推动了茶在佛教生活中的应用，推动了佛医以茶养生观念的发展。

第二节　茶之功效

唐代刘贞亮提出茶有"十德"，即以茶散闷气、以茶驱腥气、以茶养生气、以茶除疠气、以茶利礼仁、以茶表敬意、以茶尝滋味、以茶养身体、以茶可雅心、以茶可行道。唐朝卢仝的《七碗茶歌》认为茶"一碗喉吻润；二碗破孤闷；三碗搜枯肠，惟有文字五千卷；四碗发轻汗，平生不平事，尽向毛孔散；五碗肌骨清；六碗通仙灵；七碗吃不得也，唯觉两腋习习清风生"。佛门僧人嗜茶，以茶资养清修。一些僧人对茶的喜好竟到了"唯茶是道"的地步。佛门认为茶有三德，即"坐禅时通夜不眠；满腹时帮助消化；茶且不发，有助佛规"。由此可知，品茶对人之身、心、灵的发展和协调大有裨益。现将茶之功效概括为以下 3 个方面。

一、 以茶养身

（一）醒脑提神

李时珍曰："使人神思阔爽，不昏不睡，此茶之功也。"可见，茶颇具醒脑提神、驱困解乏之功效。

许多诗词著作中载有关于佛门以茶提神益思的内容，如受佛门思想熏陶的苏东坡作诗曰："建茶三十片，不审味如何。奉赠包居士，僧房战睡魔。"僧齐己在《尝茶》中云："味击诗魔乱，香搜睡思轻。"李咸用在《谢僧寄茶》中曰："空门少年初志坚，摘芳为药除睡眠。"《对陆迅饮天目山茶，因寄元居士晟》云："投铛涌作沫，著碗聚生花。稍与禅经近，聊将睡网赊。"该诗句描写了煎煮茶的具体方法，并说明茶与禅相近，具有破除睡意的功效。佛教重视坐禅修行，而禅坐要求专注一境，"不动不摇，不委不倚"，这样的姿势极易使人困倦、疲劳，因而具有醒脑提神功效的茶便成为坐禅修行之人的饮用佳品。平时坐禅分为 6 个阶段，每个阶段都要焚香一支，每焚完一支香，寺院监值便要"打茶""行茶四五匝"，以帮助醒脑提神，消除长期坐禅产生的疲劳感。

（二）延年益寿

茶为"健康之液，灵魂之饮"，是世界三大无酒精饮料之一。"开门七件事，柴、米、油、盐、酱、醋、茶。"这说明，茶在人们的日常生活中扮有重要的角色。

佛门之人嗜好饮茶，且不乏饮茶长寿者。钱易在《南部新书》中记载，唐大中三年，东都洛阳一僧人年 120 岁，宣宗问其长寿的秘诀，他指出："臣少也贱，素不知药，性本好茶，至处惟茶是求，或出，亦日遇百余碗；如常日，亦不下四五十碗。"宣宗遂赐其茶 50 斤，并命其居保寿寺。陆羽所著的《茶经》收录了《续名僧传》中关于释法瑶以茶养生的内容，曰："宋释法瑶姓杨氏，河东人，永嘉中过江遇沈台真，请真君武康小山寺，年垂悬车，饭所饮茶。永明中敕吴兴礼致上京，年七十九。"可见饮茶具有延年益寿的功效。日本僧人荣西在《吃茶养生记》中对茶的延年益寿功效进行了总结，认为："茶也，养生之仙药也，延龄之妙术也。山谷生之，其地神灵也；人伦采之，其人长命也。天竺、唐土同贵重之，我朝日本曾嗜爱矣。"

（三）治疗疾病

在长期的医疗实践过程中，人们越来越认识到茶在疾病治疗方面的重要作用。东汉时期张仲景在《伤寒杂病论》中记载茶可治疗下痢脓血；唐代陈藏器曰"诸药为各病之药，茶为万病之药"，对茶的治疗作用进行了极具哲理性的概括；李时珍在《本草纲目》中阐明茶具有清热解毒的功效，可治疗上火的症状等，如其曰"茶苦而寒，阴中之阴，沉也降也，最降火。火为百病，火降则上清矣"。佛医也借鉴中医学对茶治疗作用的认识，将茶应用于疾病的治疗和禅修过程中出现的上火等症状的治疗中。

佛门在治疗疾病时运用了茶的清热泻火解毒、止痢除湿、消食化积、生津止渴等功效。有文献记载，苏东坡颇爱饮茶，熟谙茶之功效。一日，其生病，去拜谒惠勤禅师，先后饮七碗茶，顿觉身轻体爽，疾病消散，遂作诗一首，即《游诸佛舍，一日饮酽茶七盏，戏书勤师壁》。该诗中著名诗句"何须魏帝一丸药，且尽卢仝七碗茶"，深刻道出以茶防治疾病之道。苏东坡在饭后习惯用浓茶漱口，认为其可"除烦去腻，凡肉之在齿间者，得茶漱涤之，乃尽消缩，而牙齿却渐渐坚实"。此体现了茶可洁齿护牙。《吃茶养生记》所云"饮茶消食，频饮茶则气力强"，强调了茶的促进消化、增强气力的作用。吕岩一句"增添清气入肌肤"，道出茶的去油润泽、洁净肌骨的功效。香山居士白居易在《酬梦得秋夕不寐见寄》一诗中指出茶有止渴生津的作用："病闻和药气，渴听碾茶声。"

二、 以茶养心

茶，性淡泊温凉，如隐逸，为清虚之物，是水中至清之味，有清新雅逸的天然特性。《随息居饮食谱》记载茶具有"清心神、除烦"的功效。"茶道的根本在于清心"，品茶静心，茶为养心之佳品。茶具有至清之物的特点，与佛门所追求的清心寡欲、六根清净相符，故茶深受佛门之人的喜爱。陆羽《茶经》认为饮茶"最宜精行俭德之人"，恰恰说明茶具有"清心寡欲""宁静致远"的特性。《茶经》还引用了《神农食经》的内容，说："茶茗久服，令人有力、悦志。"其中"悦志"一词表明茶具有养心的功效。在诸多僧人、居士的诗中也有体现茶这一特点的，如皎然《饮茶歌诮崔石使君》写道："一饮涤昏寐，情来朗爽满天地。再饮清我神，忽如飞雨洒轻尘。三饮便得道，何须苦心破烦恼。"这首诗将茶的功效概括为"涤昏寐""清我神""破烦恼"，强调了茶的修养心性的作用。白居易晚年喜与佛道往来，他在《何处堪避暑》一诗中云"游罢睡一觉，觉来茶一瓯"，可达到"从心至百骸，无一不自由""虽被世间笑，终无身外忧"的境界。僧人灵一《与元居士青山潭饮茶》写道："野泉烟火白云间，坐饮香茶爱此山。岩下维舟不忍去，青溪流水暮潺潺。"该诗描绘了一幅青山幽谷饮茶图，着实令人烦恼顿消、心旷神怡。

三、 以茶助禅

禅，意为坐禅、静虑。禅宗重视坐禅修行、息心静坐，主张以坐禅修行"直指人心，见性成佛，不立文字"，在坐禅时心中清静空无，没有烦恼，方能顿悟成佛。茶之纯雅清淡能清人之思，令人闲淡雅静，这恰恰符合坐禅的中心旨意。唐天宝年间李嘉佑《同皇甫侍御题荐福寺一公房》云："虚室独焚香，林空静磬长。闲窥数竿竹，老在一绳床。啜茗翻真偈，燃灯继夕阳。人归远相送，步履出回廊。"这首诗反映出佛门品茶能去除烦恼，使人悟性得道。饮茶和参禅作用相同，皆可使人达到"真如佛性"的精神境界。此外，从种茶到饮茶的整个过程都要求精、求工，不能有一丝一毫的差错。陆羽在《茶经》中提到"茶有九难"，从造茶、选茶、炙茶、煮茶、饮茶，到茶叶加工、茶具茶器、煮茶之水和火的选择，都非常讲究，而这一切恰恰说明内心的平静、意念的集中对茶事活动的重要性。要做到心境平和，采茶人、制茶人、饮茶人就要自我修行、自我提升，这与僧人坐禅修行是相通的。

以茶助禅，禅茶茶道中蕴含四大，即茶具寓意地大、沏茶之水寓意水大、煮茶之火力寓意火大、行茶道的动作或饮茶寓意风大，禅茶将外界之四大有机地结合在一起，以促进人体内四大的协调发展。《景德传灯录》卷十记载了禅宗历史上著名的"赵州吃茶去"公案。赵州问新到僧："曾到此间么？"僧答："曾到。"赵州曰："吃茶去。"又问僧，僧答："不曾到。"赵州曰："吃茶去。"有事无事吃茶去，从"禅"中闻"茶"香，从"茶"中品"禅"味。"吃茶去"暗含了诸多禅机，成为禅林法语。荣西在《吃茶养生记》中将佛法的修行与饮茶有机地结合起来，认为"五部加持是内治术，五味养生是外疗术"，修饮并举，才可获得养生与防病治病的最佳效果。

僧人坐禅诵经离不开茶，既依靠茶止渴生津、醒脑提神，又借用茶净化心灵、消除烦恼的精神意境，引导修行。禅茶迅速发展，将禅宗思想融入佛门茶事之中，不仅有利于茶的普及，而且对茶的精神意境的提升，以及茶养生具有推动作用。禅宗将茶的使用价值进行了升华，将之从简单的养身、养心提升到灵性、宗教哲学层面。茶、禅有机结合，以茶助禅，茶承禅意，禅在茶中，在饮茶中发现茶理，揭示禅机，体悟人生，启迪智慧，提升悟性。

茶文化学者赖功欧先生在《茶哲睿智——中国茶文化与儒释道》中写道："茶对禅宗是从祛睡、养生，过渡到入静、除烦，从而再进入自悟的超越境界的。最令人惊奇的是，这三重境界，对禅宗来说，几乎是同时发生的。它悄悄地、自然而然地，但却是真正地使两个分别独立的东西达到了合一，从而使中国文化传统，出现了一项崭新的内容——禅茶一味。"这恰恰也印证了茶之养生境界，从以茶养身到以茶养心，进而发展为以茶助禅，层层提升。

第三节 茶 疗

茶疗，指借助茶对身、心、灵协调所发挥的功效养生保健、防病疗疾，甚至顿悟成佛的一种方法。

药茶是指以茶叶为药，单独使用或配伍其他药物使用。根据服用方式，药茶可分为内服和外用两种。内服是直接口服药茶，可用于调节人体内在脏腑；外用是将药茶煎煮后涂抹于人体皮肤或黏膜部位，或进行熏洗，或研成粉末撒于患处。王焘在《外台秘要》卷三十一专门收录了"代茶新饮"，并较为翔实地论述了茶疗的制法和服法。唐代孙思邈在《备急千金要方》中载有药茶治疗疾病之案例，该书曰："治卒头痛如破，非中冷又非中风，其痛是胸膈中痰厥气冲所致，名为厥头痛，吐之即差。方：单煮茗作饮二三升许。适冷暖饮二升，须臾即吐。吐毕又饮，如此数过。剧者，须吐胆乃止，不损人而渴则差。"孙思邈的学生孟诜所著的《食疗本草》中也有关于药茶的记载，如"茶……治腰痛难转，煎茶五合，投醋二合，顿服"。王建在《饭僧》一诗中提到姜茶，姜茶即将生姜与茶一起冲泡、煎煮而成的茶。姜茶具有药用价值，如《仁斋直指方》记载："姜茶治痢法……不问赤白冷热，通用之。"

食茶，顾名思义，即以茶为食物。以茶为食，以茶为菜，将茶叶或煮茶提取的汁液掺以其他食材，烹制成各种茶膳，如茶粥、茶点、茶菜之类。这一做法大大丰富了茶的应用形式。以茶为食疗原料既增加了食材本身的口感，又发挥了茶的养生保健功效。《江南通志》卷一百十四载："魏骥，字仲房，萧山人，永乐初授松江府学训导，汲汲成就人材。诸生读书学宫，或夜携茶粥劳问，诸生益感激。"《明儒言行录》卷一也有同样的记载。唐代储光羲在《吃茗粥作》写道："当昼暑气盛，鸟雀静不飞。念君高梧阴，复解山中衣。数片远云度，曾不蔽炎晖。淹留膳茶粥，共我饭蕨薇。敝庐既不远，日暮徐徐归。"（《储光羲诗集》卷一）《普济方》卷一百九十二载："平明时，吃冷生姜茶粥。"卷一百九十一亦载："以生姜茶调二钱服之，至明更吃生姜茶粥……治寒热，去水气，温中散结气。"《名医类案》卷十一有一则治疗过量食用茶粥所致疾病的验案。该书记载："一妇人产后日食茶粥二十余碗，一月后遍身冰冷数块，人以指按其冷处，即冷从指下上应至心。如是者二年，诸治不效，以八物汤去地黄，加橘红，入姜汁、竹沥（此治湿痰）一酒钟，十服乃温。"

禅茶是佛门的一大特色。"茶道是从禅宗而来，同时以禅宗为归依"，"佛之教便是茶之本意"，以茶助禅，禅茶结合，茶中有禅，禅中有茶，以坐禅悟道为目的，以茶为经，既有助于人之体魄康健，又有助于人之灵性层面悟性的提升。在修行人的眼中，茶同经书、木鱼之类本无差别。在饮茶的过程中，利用眼、耳、鼻、舌、声、意体悟茶的寂静与优雅，进而达到茶、禅浑然一体的境地。据《晋书·艺术传》记载，东晋敦煌单道人在昭德寺禅修打坐时不畏寒暑，昼夜不眠，诵经40多万言，常常以饮用茶苏的方法来醒脑提神，以助禅修。所谓茶苏，有人认为是茶和姜、桂、橘、枣等香料一同煎煮而成的，也有人认为是一种由茶和紫苏调制而成的饮品。

第二章　以法养心

中国向来有"儒家治世，道家治身，佛家治心"之说，可见佛家以医治人心见长。若论养心之法，天下万法莫出佛法之右。古人曾说"天下根本，人心而已"，如果把人比作一把琴，那么心就是琴弦，弦绷得太紧迟早会断掉，太松也无法弹奏出美妙的音乐，因此要时常调整心弦，即调整身心状态，这样才能使身心愉悦。《六祖大师法宝坛经》记载："我心自有佛，自佛是真佛。自若无佛心，何处求真佛？汝等自心是佛，更莫狐疑。"自心即佛心，但大多数人的心被外在的贪、嗔、痴、慢疑，眼、耳、鼻、舌、身、意之所感等蒙蔽，不再清明。"心恼故众生恼"，佛家讲心身不二，心理上产生的种种烦恼能引起身心失调，导致人体产生种种疾病。"心病还需心药医"，医治这个心病的药就是佛医心法。以心法之大智慧教化人心，可使人熄灭贪、嗔、痴三毒，放下我执，无有烦恼，心性清明，身心康健。

佛教从缘起的角度阐释世间万物的生成和发展，认为缘起性空，诸法无我，并认为万物形成的根源是"心"。《大乘起信论》说："三界虚伪，唯心所作，离心则无六尘境界。"其中"三界"指欲界、色界、无色界。《大乘起信论》写道："一切法如镜中像，无体可得，唯心虚妄（唯心所有，本身虚妄），以心生则种种法生，心灭则种种法灭故。"佛医认为内心的贪、嗔、痴和我执是人产生疾病的内在原因。如《四部医典》记载贪、嗔、痴是一切疾病的源头，众生无明，执着于我相，故而产生了众多烦恼和疾病。以法调心就是以佛法中的三学与八正道为药，加以慈悲之佛法，针对贪、嗔、痴和我执进行调和。佛医心法是指以佛医学的三学、四大、五蕴、圆觉等佛学理论为指导，以解脱生死、利他无我为核心，重点探讨心理和灵魂的调理与诊治，追求永恒真理涅槃，最终达到人体全面协调、解脱生死的心法体系。

佛教之根本乃佛法，佛教大乘经云："心佛与众生，是三无差别。"对于普通人来说，佛法高深莫测，众生法又太过广泛，唯有心法人人本自具有。所谓心法，即你我之一念心性（或说精神活动），因此说佛法是心法，是养心之法。

第一节　自心现量，戒除贪着之心

旧译《华严经》曰："三界虚妄，但是心作。十二缘分，是皆依心。"又《大乘起信论》曰："三界虚伪，唯心所作，离心则无六尘境界。"所谓"三界唯心"，是说我们所认识的世界包括一切有生命和无生命的万物并非真实存在，都是我们自心产生的。《大乘起信论》曰："一切法如镜中像，无体可得，唯心虚妄（唯心所有，本身虚妄），以心生则种种法生，心灭则种种法灭故。"从缘起论角度看，我们所看到的世界并非真实存在，世界之所以呈现出我们所认识的模样，不过是"无明"之心作用的缘故。所谓"无我"，就是说产生这些假相的"无明""妄想"之心是不存在的，即妄心生万法。

经曰："三界唯心，万法唯识。"人之所以会生病，是因为累世业力妄念聚合。妄念全与心有关，如若心清明、柔软、放松，没有妄念产生，那么自己的本心明觉展现，一切疾病自然会消失。一切业都由心产生，一切因果都由起心动念产生。内心觉照被眼、耳、鼻、舌、身、意六根蒙蔽，才会产生各种妄念，才会有身心意识。有了身心意识才会攀缘外界，产生我们所看到的世界。当我们的心向外攀缘世界时，世界就会显示出种种不同，显示出众生诸相、轮回流转。《楞伽经》认为整个宇宙"自心现量，不断之无"。通常大乘经上说诸法实相，我们认为一切法都具真实相，这实际是"自心现量"。正如六祖慧能大师所说"何期自性，能生万法"，自心本具，自性能生万法，万法皆由自性所生，自性即自己的真心。但现在我们所处的世界确实"自心现量，不断之无"，无论人们处于何种境地，心里的念头均不间断产生，但每一个念头都是虚妄不可得的，即"无"。宇宙中存在相，但相是"无"，是不可得的。

除眼、耳、鼻、舌、身、意这六识之外，唯识宗还加入了阿赖耶识和末那识两种，并且认为阿赖耶识是世界的根本，我们所认知的世界不过是阿赖耶识所藏种子的变现。无著在《显扬圣教论》中云："阿赖耶识亦是有情世间生起根本，能生诸根、根所依处，及转识等故。亦是器世间生起根本，能生器世间故。又即此识亦是一切有情互相生起根本，一切有情互为增上缘故。"不管是我们的身心还是我们认识的世界，皆由阿赖耶识中的种子变现，故《宗镜录》说它"变现根身世界"。"万法唯识"的"识"就是指阿赖耶识。我们过去所有烦恼造成的情绪、行为等，都没有消失，都被储存在阿赖耶识中。当因缘成熟时，这些被储存的业力种子就会发芽，变成我们生活的种种境况。阿赖耶识不仅包含我们的种种业力种子，还包含时空，因此在我们所认知的世界里，根本不可能找到阿赖耶识，因为阿赖耶识的客体并不存在于时空中。阿赖耶识中的种子变现出我们认识的境，而种子是由七转识（眼、耳、鼻、舌、身、意、末那识）对境的熏习而形成的，二者互为因果，无有穷尽。我们贪着的世界其实并不是真实存在的，而只是第八识种子的变现，因此，我们的贪着之心毫无道理。

既然我们认知的世界并非真实存在，只是我们自己过去业力种子的变现，是"无"，是自心而生的万法，若执意贪着这个世界的种种，必然会陷入轮回的痛苦，人生的烦恼也会无穷无尽，因此，我们应当戒除对这个虚妄色界的贪着之心，摆脱人生的无尽烦恼。制订佛家戒律并不只是为了防非止恶，更是为了让人们自觉向善，修习善法，培养高度的自律精神。持戒是对治贪心的妙法，可帮助有情众生斩断对外界种种事物所起的种种贪心，由戒生定。佛家的戒律虽然较多，但若能遵守最基本的五戒十善，便是一个具备良好品德的人。

第二节　以慈悲心平息嗔恨心

"慈"是爱护众生，给予他人快乐和幸福；"悲"是对众生的痛苦感同身受，怜悯众生，拔除其苦。二者合称"慈悲"。《长阿含经·大本经》云："以慈悲心故，为说四真谛。"佛家认为，慈来源于悲，悲必为慈。"悲"的原意是痛苦，有痛苦才会产生悲伤之情，当一个人因为自身痛苦而有悲伤之情，就有可能会对他人的痛苦感同身受，产生悲情，并由衷地生出希望别人不再痛苦的怜悯之情，进而扩展成对待一切有情众生皆有怜悯慈爱之情，正如《解脱道论》所云："如父母唯有一子，情所爱念，见子起慈，起饶益心。如是于一切众生，慈心、饶益心，此谓慈。"

嗔恨之心是由对喜怒的偏执而生起的，现代医学证明，愤怒对人体的心脏、血压等都可产生不利影响。《纽约时报》的个人健康专栏曾报道，每当人们产生愤怒的情绪时，就会心跳加快、血压升高、冠状动脉收缩，并且血液变得黏稠。对心脏病患者来说，愤怒产生的影响更大，愤怒会导致回流到心脏的血液减少，继而造成心肌缺氧。

慈悲正是治疗由嗔恨心导致的愤怒的解药。

慈与悲的本质即"无嗔"。佛家讲，慈悲观是通向无漏解脱道之法门。关于慈悲观的修习方法，《阿含经》中有概括性说明，该书曰："多闻圣弟子，舍身不善业，修身善业，舍口、意不善业，修口、意善业。彼多闻圣弟子，如是具足精进戒德，成就身净业，成就口、意净业，离恚离诤，除去睡眠，无调贡高，断疑度慢，正念正智，无有愚痴。彼心与慈俱，遍满一方成就游，如是二、三、四方，四维上下，普周一切，心与慈俱，无结无怨，无恚无诤，极广甚大，无量善修，遍满一切世间成就游。彼作是念：'我本此心少不善修，我今此心无量善修。'……如是悲、喜，心与舍俱，无结无怨，无恚无诤，极广甚大，无量善修，遍满一切世间成就游。"这段话的意思是说，若舍弃身、口、意三种不善业，勤修三善业，勤修八正道，断除嗔恨心，则无有烦恼生起，心中充满慈悲，继而推及一方世间众生，乃至十方无量众生。此种心意需反复练习，直到心中无嗔、无恨、无怨，无一切烦恼结使。众生六根不净，易染种种不良习气，生种种业，佛教慈悲观正是为适应如此境况而创的法门。施种种方便于众生，"先以欲钩牵，后令入佛智"，大开方便之门，普度众生，从其所欲，宣说修习慈悲法门之妙，使之信受，树立正见正思维，断绝人生嗔恨心，不再产生种种怨恨烦恼，随顺教诫，可使之获大利益，走向无漏解脱之道。

第三节 缘起性空，破除无明之心

佛家认为，无明是生死的主因。众生不了解佛家四谛，不知缘起性空，因贪、嗔、痴三毒积累无数业力，产生种种烦恼，不得解脱，一直处于轮回中，这就是无明。

依中观学派的观点，众生之所以会产生无明是因为对法的误知，如《瑜伽师地论》说："谓四颠倒，一于无常计常颠倒，二于苦计乐颠倒，三于不净计净颠倒，四于无我计我颠倒。"《顺中论》说："何名无明？以不能知四颠倒故，说名无明。"众生之所以会颠倒事物，是因为众生并不知自身和万事万物皆由缘起，缘起是无性的。《大乘中观释论》说："诸法无自性。"既然无自性，那么就会变化，就会无常。世界、众生都是无自性的，所以世界时刻在变化，众生会有生老病死。认为有一个恒常不变的自我和世界便是妄论，便是无明。《中论》言道："众因缘生法，我说即是空。何以故？众缘具足和合而物生，是物属众因缘故无自性，无自性故空，空亦复空。但为引导众生故，以假名说，离有无二边，故名为中道。是法无性故不得言有，亦无空故不得言无。若法有性相，则不待众缘而有，若不待众缘则无法，是故无有不空法。"法非自有，是依因缘而生，若无众缘，法即不存在。是故世界非有常，自我非有常，也就是说"无常""无我"，任何事物都不会永恒存在，都有一个从产生到消失的过程，如此人们执着追求的不过是世间的幻相，一切皆空。我们应明了无常，远离痴障。《心经》言："是故空中无色，无受、想、行、识，无眼、耳、鼻、舌、身、意，无色、声、香、味、触法，无眼界，乃至无意识界，无无明，亦无无明尽……远离颠倒梦想，究竟涅槃。"《大般涅槃经》云："诸行无常，是生灭法，生灭灭已，寂灭为乐。"人们知晓了人生大智慧，了知了宇宙生命种种真相，就能脱离无明。

从十二因缘观的角度看，惑业招引苦果，苦果可生无明烦恼，造作诸业，业力又会招感苦果。惑、业、苦三道轮回流转，互为因果，没有间歇。佛家正是在这因果相续中，悟到因果回环、生死无始。观想十二因缘，可了悟生死流转的真相。佛经说："愚痴众生因缘观。"愚痴即无明，它掩盖了事物的真相，蒙蔽了众生本心，使众生执着于事物表象，认识不到事物本质。但修因缘观可对治这种无明之心。因缘和合产生万物，万物本非实有，空才是事物的本质。世界如此，我们的身体亦是如此。我们与其他人、其他物也是因缘聚合，因缘分散。时常这样观想，无明之心自然产生智慧，破除愚痴，善解世间因缘的相续，明白生死流转的根本，心无挂碍，无有恐怖。

第四节　放下我执，身心清净

佛医认为，我执是一切疾病的根本。人体是由物质和精神构成的，在佛家看来，人体由五蕴和合而生，并没有一个独立自主的我存在。"五蕴说"把人的生命分成色、受、想、行、识五大类。在五蕴中，只有色识属于物质要素，其他四识皆是精神要素，五蕴共同构成人体，但每一识都不能单独存在，都必须相互依赖、结合才能产生生命。从"六大说"看人的生命，人的生命是由地、水、火、风、空、识六大元素组成的。前五大都是物质属性，只有识大属于精神活动。前五大构成身体，借识大赋予人精神活动。佛家认为，色心不二，五大与识大互具互融，乃至一大之中包含其他五大。不论是五蕴说还是六大说，精神都依赖于物质存在，但人体若仅仅是物质而没有精神，就不能被称为生命。色心和合组成人体，二者相依相存，处于不断的运动和发展中。生命时刻在发生变化，但生命的本质从未改变。从整个宇宙来看，一期生命的结束亦是另一期生命的开始，生命永远轮回流转。在佛家看来，人的肉体是假的、空的，人们执着的自我并不真实存在，若不懂得这个道理，生时有种种烦恼障，一期生命结束后依旧陷入新一轮的轮回之中。

佛教认为人类的个体并不是真实存在的，但人们固执地认为这个虚幻的身体是真实存在的，认为有一个能够主宰的自我存在，即"我执"。世间本没有一个独立的我，人们却对这个虚假的"我"妄生执着，表现于外就是处处以"我"为中心，得不到便产生种种烦恼。换句话说，"我执"不过是由这个本不存在的"我"产生的种种妄念和欲望，可使内心受到蒙蔽，烦恼障由此产生。"我执"除了对自我本体执着，还会对"法"产生执着，即"法执"。"法执"就是认为一切诸法恒常存在，以为实有，但实际上，一切事物包括诸法都是因缘的产物，"诸法因缘生，诸法因缘灭"。众生由于不了解诸法亦非实相，把外在的一切事物都当作真实存在，产生了分别心、爱憎心，顺我境起贪，逆我境起嗔，人生充满了无尽的痛苦和烦恼。这些痛苦和烦恼实际上都源于"我执"。如若不能破除"我执"，那么"有情由此生死轮回，不能出离"，不能脱离痛苦烦恼之轮回。

如果人类认识到自我并非真实，破除我执，便会得到内心的清净、安宁，超脱生死，看到真我的本来面貌，意识到我们所认识的"我"只是一个幻觉。我们认为的"我"并非真实不虚的，而是不可得的。从本质上来讲，不变的"我"是不存在的，明白了"我"不存在，由此树立起正确的知见，通过皈依、依止明师、静坐、亲近善知识等方法破除妄念和执着，就可纯然放松，内心平静，不染色尘，让本觉湛然的觉醒心自然体现，继而戒除"我执"，戒除烦恼障，解脱生死。

第三章 以定制动

《六祖坛经》将"定"解释为"内不动心"。心不动则心神专一，内心不为外界之种种色相痴迷，利见真我。佛家修行方法中戒、定、慧之定学，八圣道之正定都要求修行者培育自己的定心，由此可见佛家对于心定的重视程度。定学的"定"也被称为三昧、三摩提或三摩地等，释迦牟尼佛将定学作为调练心意、使心专注一境的重要修行方法。

《六祖大师法宝坛经》记载了一个很著名的公案，曰："时有风吹幡动，一僧曰'风动'，一僧曰'幡动'，议论不已。惠能进曰：'不是风动，不是幡动，仁者心动。'"正因为仁者自身心绪飞扬，内心无法安定，所以才会感觉到外界之动象。一般人在安静状态下思绪横飞，心绪不定，故而内心总是处于流动状态。众生因贪、嗔、痴和我执等对这虚妄的世界产生种种欲望，通过眼、耳、鼻、舌、身、意六根不断摄取外界种种虚假之相，不断起心动念，生出种种烦恼障。当内心的妄念不断产生时，人就会心神不定，精力无法集中，处于无穷无尽的痛苦和烦恼轮回中。此妄动之心是保持静定心的大敌，因此佛教中才会有种种修习定的方法。修习定的目的就是使众生攀缘外界的妄动之心安定，最终使内心"专缘一处"，即以安定制止妄动之心。

第一节 修定以制心之妄动

所谓定，一种说法是一心不乱、内心保持平静的状态。若想要通过修行见万法本性，内心必须保持如澄明湖水般清澈寂静。如若起心动念，就像风吹起的树叶，簌簌摇摆不停，即使诸法现前，也无法明了其中本质，就像泛起水波的湖面无法一眼望到底一样。简言之，定就是内心处于平静、安定、专注的状态。

定的另一种说法谓一境性心所，也可将其称为心一境性。一境性心所就是在修定中内心只选取一个目标，并专注于这一个目标的状态。一境性心所存于一切心中，是七种遍一切心所（触、受、想、思、一境性、命根、作意）之一。正是因为众生心中都有这一心所，心才能获取修定中所缘和认知的对象。戒、定、慧三学中的定，指的是在禅那中会变得很强的心一境性。禅那共分为初禅、第二禅、第三禅、第四禅4种，心一境性指的是其中一支。初禅有5个禅，即支寻、伺、喜、乐和一境性；第二禅有3个禅支，即喜、乐和一境性；第三禅有2个禅支，即乐和一境性；第四禅有2个禅支，即舍和一境性。可见每一禅那都有此种心所，一切心中皆有此种心所。定对禅那具有很大的促进作用，可以把我们的心维持固定在所缘目标上。当内心单纯地固定在所缘的一个事物上时，就可称为定。

由于欲界心一境性很弱，专注一个所缘目标最多只能维持7个心识刹那，时间极短。因此，如果想要持续地专注目标，可以持续生起其他心路。但禅那心中的一境性却是很强的，这是由一境性的专一性所决定的。在所有的禅那心中，一境性只关注一个所缘目标，并且禅那心可以生起无数次。因此，当我们培育定力时，要时刻保持心一境性，内心始终单纯地关注一个所缘物。当心专注于所缘之物，心物结合时，内心便不会再攀缘其他事物。一境性的特点是心不散乱，内心处在平静中。心一境性能使精神集中，将心专注于所缘对象上，此时内心不再一念一念地升起，而是处在专注一个所缘的状态中。心一境性的作用是对治人心之欲望，使人不因无穷欲望而起杂念，一心专注所缘事物，这也是禅那的特点。一个人心一境性越强，他的定力就越强，内心也就越平静。不管在修行中还是在生活中，心一境性增强则可以去除困扰我们的烦恼，使内心不再急躁，使我们时刻保持一颗淡定的心。

培养定的方法就是修持止，意即止息烦恼，以使内心平静。《殊胜义注》记载："令诸敌对法止息为止。"修止的目的就是使内心保持安静的状态，不对外界的种种色相生起欲望、烦恼。譬如在修行过程中关注呼吸，将心定在呼吸上，内心就会逐渐平静下来。当众生的心能够持续专注于所缘目标上，定力就会变强。可以说，修定的"捷径"就是保持内心纯净，不想其他任何东西，放下自己执着的外物，只关注内心，持续地觉知观照内心。

"一念相应一念佛，念念相应念念佛。"修定就是修炼一颗清净心，断除眼、耳、鼻、舌、身、意六根对六尘境界产生的种种妄念，即"外不着相，内不动心"，这样才是修定。六根置于六尘中，很容易被外界牵引，从而起心动念，所以若想修定，必定要内心清静。修静的开端则是要在内心放弃对外界的种种贪执和挂碍。若内心无事牵挂，心里自会平静；若事事放心头，便会时时起烦恼，内心始终无法获得平静。因此，修定的关键之处在于体验内心的静，而不是执着于分析和追求文字或别人讲述的静，因为当我们有心去求定，所存的这个求定之心本身亦会成为一种妄念，正所谓"本来无一物，何处惹尘埃"。《楞严经》言："闻所闻尽，尽闻不住。觉所觉空，空觉极圆。空所空灭，生灭既灭，寂灭现前。"如是掌握修定之要点，并勤加练习，可获得"所入既寂，动静二相，了然不生，如是渐增"之体验。随着修行时间的增加，这种静定亦会不断得到巩固。《天问经》云："何人无过失，何人不失念，何人常一心，应作者能作，正知一切法，一切障得脱，诸功德成就，唯有佛一人。"这句话的意思是说，心动万物生，心静万事安。若是心静，则在面临逆我之境时，以平常心相待，不会心心念念，时时想起。若能心静则能心定，则念念觉照，"一念清净一念佛，念念清净念念佛"。

《成实论》卷十四云："散心者尚不能得世间经书、工巧等利，何况能得出世间利？故知一切世间、出世间利，皆以定心故得。"心散自然了无可得，但在"定心"状态下，既能显现一般心理层面上的认知和现象，又能发掘出内心潜意识层面的东西，并将之呈现到禅观中的意识层面。修定最直接的体验便是精力能够集中，可以反观内照，窥知人体身心的奥秘。

在佛教看来，众人日常的心都是处于"散心"状态，而禅修之修定状态即"定心"状态，依仗定力对治"散心"，可开发内心内证直观的能力。若是能够修定，保持内心的安定、清净，必能够引导众生行正确之行为，做正确之作为，换个角度说，这也便是极大的善了，所以禅定也被称为"功德丛林"。

第二节　修定之动中禅

关于修定的方法，佛陀曾教导过许多，《清净道论》中共归纳总结了40种业处。所谓业处，就是指让心安定的地方。这40种业处的共同特点是都通过意门来修定，也就是通过上文所讲让心专注于一个目标来逐渐修定的。佛陀在《大念住经》中说："比丘于行者，知'我在行'。又于住者，知'我在住'。于坐者，知'我在坐'。于卧者，知'我在卧'。又此身置于如何之状态，亦如其状态而知之。"这段话的意思是说，佛陀恒常住于真如法性中，行、住、坐、卧均如此，无不在定中。佛陀的行、住、坐、卧虽身动，内心却静定，如在禅定中，所谓不离定心，正是"语默动静体安然"。禅定方法不止有传统的坐禅（静态禅），还有动中禅。于行、住、坐、卧中修定即动中禅。动中禅不是用某种特定的体式、方法来修定的。动中禅在日常的生活中便可以修习。不限地点，不限时间，人们可随时随地修习之。初学修定的人通常修静态禅，就是通过静坐来入定。修习的方法有数息观和不净观等。数息观可对治内心杂乱无章，而不净观则可以对治贪欲，此两种方法合称"二甘露门"。动中禅没有静态禅的诸多要求，修定的方法相对简单，效果却也很好。概括来讲，动中禅便是身动心必静。众生在身静不动之时，往往心念不静，杂念恒生。动中禅是依据"觉"来进行修定的。"觉"性存在于每一个人心中，它是人心中最自然、最纯净的本质。人们在修动中禅的过程中，便可觉知自己当下动作，安住当下，照见自己对外界产生种种欲望的念头。众生的身体每天都在动，但内心大都在胡思乱想，无法平静。在这种状况下，众生是不能觉知自己当下动作的，故而当下便没有觉性在。如若修动中禅，自可觉知当下的动作，培养起正念正知。身体始终在运动，而内心却保持静定，觉知自己的每一个动作，这便是动中禅的最大特点，也是其能够培养觉性的原因。总体来说，修习禅定的整个过程便是不断定心的过程，随着修行的深入，以定来制止不同阶段的心乱，内心便会越来越静。动中禅更是以最简单、易行的方式在身动中修行心定的方法，可使人正知正觉，获得内心的安宁与清净。

第三节　修定以观慧

修行的目的是明心见性。随着修行的深入，人们可自觉抛却俗世的贪、嗔、痴、慢疑和我执，了悟佛法真谛，寻回已迷失的本性。所谓明心见性，就是发觉本心，回归自己最初的真实面貌，回到最初纯真清净的状态，看透世间的种种虚假不实，懂得无常是常，获取善智慧。禅定就是通过各种方法止息心念，断除世间对本心的种种干扰，拨开蒙蔽真心的迷雾，使人觉心萌发，发现本性，从而由定生慧。

修定是为了使杂乱的妄动之心安定，但修定绝不仅仅是为了这一点，佛法的最终目的是让众生觉悟和解脱。若想觉悟和解脱，必得心中有智慧。但智慧并非人人具有，因为每个人的心质不同，内心杂念众多。若想获得智慧，必须心中澄澈清净。佛法之戒、定、慧便是修行以得到智慧的途径，三者相辅相依，相互关联。佛陀在《长部经典·大般涅槃经》中这样说道："如是戒，如是定，如是慧。修习戒成就则定有大利益、大果报；修习定成就，则慧有大利益、大果报；修习慧成就，则心完全由欲漏、有漏、见漏、无漏等诸漏解脱。"这段话的意思是说，修行众人得慧之方法就是持戒修定，修定观慧，当智慧成熟之时，便可断除对世间生起的种种不实幻想。

能够断除烦恼的是持戒。持戒断除对世间种种虚妄不实欲望的贪恋，使内心清明，这是培育定力的基础。当定力足够强大时，便可在定力资助下修观，以培育智慧。由此可以说，持戒清净是修行获得智慧的基础。由戒生定，由定中观智慧生起，观诸法无常，观一切无我，可从根本上断除烦恼障。所以若想修定，先要持戒，待持戒清净后，再修定，然后才能修观。虽然我们禅修不仅仅是为了禅定，但禅定是其中很重要的一个阶段，只有心定杂念不生才可以觉知本心，才能观照五蕴及名色法的无常、苦、无我三相。若定力不强，则心不能专注，就不能清楚观照所缘。总而言之，戒与定相辅相成，能够帮助内心获得安定，使身心处于止息的状态。定力的提高是观慧的重要基础。佛家经典中诸多尊者的讲述和佛陀的开示，也多强调禅定在修行过程中承前启后的作用。

第四章 以艺养情

艺术与宗教是人类表达生命、追寻人生终极意义的两种基本途径。审美体验与宗教体验可升华人类对生命乃至宇宙的深层次思索，使人类获得终极的确定性与安全感。宗教艺术是建立在对宗教虔诚的信仰与高超的技艺上的，宗教与艺术互为表里，艺术为宗教提供了丰富的表现形式，宗教为艺术提供了强有力的精神支撑。因此，佛教艺术就是我们可以净化心灵、陶冶情志的乐土，是我们可以摆脱烦恼病苦、寻求解脱的妙谛，是我们通向终极智慧、觉悟真理的方便法门。

第一节 建 筑

佛家经典中多次提到如法修建佛教寺塔等是积功累德之行为，如《妙法莲华经·方便品》云："诸佛灭度已，供养舍利者，起万亿种塔，金银及颇梨、砗磲与玛瑙，玫瑰琉璃珠，清净广严饰，庄校于诸塔，或有起石庙，栴檀及沉水，木櫁并余材，砖瓦泥土等，若于旷野中，积土成佛庙，乃至童子戏，聚沙为佛塔，如是诸人等，皆已成佛道。……若人散乱心，入于塔庙中，一称南无佛，皆已成佛道。"《地藏菩萨本愿经》记载："复次地藏，若未来世，有诸国王，至婆罗门等，遇先佛塔庙，或至经像，毁坏破落，乃能发心修补，是国王等，或自营办，或劝他人，乃至百千人等，布施结缘，是国王等，百千生中，常为转轮王身，如是他人同布施者，百千生中，常为小国王身，更能于塔庙前发回向心，如是国王，乃及诸人，尽成佛道，以此果报，无量无边。"

当我们参访佛教寺院、石窟寺等时，这些佛教建筑具有的较强的磁场能量等，能够净化我们的心灵，给予我们精神上的鼓舞和思想上的启发，有助于我们保持内心的安静，带给我们安定与和谐，也就是说，这些佛教建筑具有安定心灵之功。

一、 石窟寺

石窟艺术（亦称"石窟寺艺术"）是佛教艺术的主要表现形式之一。石窟艺术起源于印度，随着佛教的传播流传到了中国。僧人们开凿石窟是为了积累功德和成佛资粮。

石窟寺实际上是指在河岸山崖等处开凿的佛寺，是集建筑、雕塑、绘画于一体的综合艺术形式，是我国传统艺术中不可或缺的一部分。中国石窟的类型主要有僧房窟、塔庙窟、佛殿窟和大像窟等。修建石窟的目的是弘扬佛法、为僧人们的出家修行服务。龙门石窟药方洞是北魏晚期的洞窟，历时 200 余年建造，直到武则天时期才竣工，不仅是龙门唯一具有北齐风格的大型石窟，亦是我国现存最早的具有石刻药方的石窟。窟门两侧刻有古代药方共 140 余种。这些药方大部分是单方，涉及药物达 120 多种，且大多简便、有效，如采用葱管导尿法治疗小便不通效果良好。

《云冈石窟文化》一书说石窟是"人们为了满足一种精神的需要，即寻找一种精神寄托和心灵慰藉而开设的一种宗教活动场所"，并说石窟是"佛教信徒为实行其宗教活动，或为坐禅修行，或为供佛礼拜，或为弘扬佛法等，选择风光秀丽、山水相连、僻静幽深的灵岩圣地，于山崖岩壁"而开凿的。

二、 寺院

寺院既是弘扬佛法和举办多种佛事活动的中心场所，又是集建筑、雕塑、绘画、书法于一身的大型美术馆，是人们心灵休憩的佳处。佛教建筑艺术传入汉地后，汉地的建筑风格等逐渐汉化，发展出了宫塔式、塔楼式、殿宇式、单院或多院的廊院式、天井式、散点式、集锦式等多种建筑类型。佛教寺院建筑充分汲取汉地传统宫殿建筑和园林建筑等的精华，发展出了具有独特汉民族传统文化特点的寺院建筑艺术。

"天下名山僧占多""昔如来传教，多依山林""梵境幽玄，义归清旷，伽蓝净土，理绝嚣尘"，名刹古寺大多位于各地的名山胜景之中，寺院建筑与自然美景交相辉映，在幽美寂静寺院内专注修行，有利于止息俗念妄想，钻研佛法，得智慧果。当佛门信众和游人们置身于幽雅的佛寺中，欣赏佛教寺院建筑、雕塑，深含佛理的楹联、图画、石刻、碑记、壁画，聆听启迪心智的钟声和佛音时，人们就会感到身处浊世的心灵被洗涤，身心清凉净化，就会感受到佛门的慈悲、智慧与清净美好，在心里埋下慈悲的种子，体悟到生命的真谛。

寺院代表佛教，代表信仰，是信众心灵寄托的场所，是信仰精神的象征。寺院建筑中庄严的殿宇、安宁清净的氛围、和谐的梵唱、慈悲的佛法教义，都能让在世俗中迷惑痛苦的众生获得心灵的宁静，让他们在内心清净中感悟自在智慧的佛法，去除烦恼障。

三、佛塔

我国现存的佛教建筑中最有价值、数量最多的便是佛塔。佛塔自印度传入我国后，在历史发展中不断与中国本土的文化、建筑形式相融合，形成了具有中国特色的建筑形式。

佛教最崇高的圣物是舍利，佛塔正是供奉佛祖舍利之地，舍利所在便是佛的所在，据佛教文献记载，佛陀释迦牟尼涅槃后留下的舍利被分成 84000 份，供奉在世界各地的佛塔中。因此，对塔的顶礼膜拜就是对佛的顶礼膜拜。塔体建筑一般高大宏伟，充分体现了作为崇拜物的威严。高大宏伟的佛塔有楼阁式塔、密檐式塔、覆钵式塔和金刚宝座式塔等。此外还有一些造型精致、用料名贵的塔，如宝箧印式塔、多宝塔等，这些塔体量较小，多作为内塔存在。

佛塔最初是用来盛放舍利的，后来演变为用来放置得道高僧的遗体骨灰和佛教经书、圣物等，正是由于这个原因，佛塔成为广大信教群众的精神寄托，佛塔也就具有了更深层的意义和象征性。由于佛塔会用来放置经卷和各种法物，许多佛塔会刻有建塔碑记、圣像、佛经等。众生以恭敬之心礼敬供养佛塔，便可清净内心，获无量功德，清净烦恼障和所知障。

第二节　壁　　画

佛教在传法的过程中，会采用形象化的手段来宣传教义。壁画是宣传佛教的载体，是一种独特的艺术形式。壁画依附于建筑，与墙壁一起参与了整个佛教建筑的构成，因此，壁画就成了佛教建筑的一部分，这也使壁画有别于其他绘画形式，具有了建筑从属性。壁画面积宽大，便于展现内容丰富的图案。壁画构图自由、开合有度，可融许许多多的人物、动物、植物及幻想世界于一体，可完美地将佛经故事以连环画的形式展示出来。壁画通俗易懂，有很好的传教效果，故被广泛使用。此外，在石窟和寺院这样的宗教场合，壁画可以使置身其中的人更好地融入佛教氛围，可以带给人强烈的震撼效果与观赏美感。随着墙面转折、画面延伸，气势宏大的壁画使人在视觉的冲击下完成了对佛经故事的阅读，令人印象深刻、意犹未尽，仿佛可带人进入佛国幻境，使人踏入更为清净空灵的禅境，从而获得对佛经教义更深刻的理解与感悟。

石窟壁画与寺院壁画的制作工艺都非常讲究，其制作者有的是技术高超的画家。这些画家在长期的实践中总结出了可被长时间保存的壁画制作工艺，因此，直到现在我们还能够看到这些令人称奇的古代壁画，如闻名遐迩的敦煌莫高窟壁画，以及岩山寺的金代壁画、开化寺的宋代壁画等。这些壁画为佛法的宣扬提供了有力的支持，也为后世的研究提供了可靠依据。寺院壁画是壁画艺术不可或缺的一部分。中国古代有一部著名的美术史著作——《历代名画记》，这本书所提到的众多名画与雕刻，绝大部分都被保存在佛寺中。历代寺院壁画的创作者都是当时著名的画家，如吴道子、顾恺之、陆探微、张僧繇、曹仲达等，他们的绘画造诣颇高。

敦煌莫高窟是世界上现存规模最宏大、保存最完整的佛教艺术宝库，窟内有 5 万多平方米的壁画。在这些壁画中，有些壁画描绘了古代医药卫生情况，这为我们考证和研究古代的医疗卫生提供了比文字更形象的资料。莫高窟北周（557—581）第 296 窟的《福田经变》图中有一幅 1000 多年前的诊病图。图中患者在两个家人的搀扶下半躺着，下半身盖着护巾。一位老医生一手扶杖，一手为患者诊脉；两个家属头略前倾，以期待的眼神看着医生，这眼神既流露出对医生的信任，又流露出对患者的担心。老医生神态静默，正全神贯注地诊脉。这个画面与我们今天中医医生诊病的场景极为相似。画匠为什么捕捉了诊脉这个场景留诸丹青呢？因为脉诊是中医重要诊病方法之一。西晋时期出现了我国第一部脉学专著——《脉经》，脉诊这时也发展到了一定水平。北周去西晋不远，所以画家也就把这一场景收入画中了。盛唐第 217 窟的壁画有一幅描绘了抢救患儿的场景。母亲抱着得了急病的孩子，如痴如呆地望着他，心痛万分。一旁守候着的老妇人，面带焦急之色。侍女双眉半舒半蹙，领着一位年高扶杖的老医生，从院中走来。老医生也表现出抢救病儿的急迫样子，边大步赶来边望着患儿，准备救治。老医生身后的医童手拿医疗用具，随时准备着听从吩咐。整个画面动中有静，静中有动，将人物的心理活动刻画得恰到好处。盛唐第 45 窟《观音普门》图中，画有痴呆患者求医于观音的图像，尽管该画带有迷信色彩，但反映出当时社会对精神疾病及心理疗法有了一定认识。宋代第55窟《九横死》中绘有药物中毒及解救的情景，并有"八者横为毒药起死时"之题记，说明当时对于中毒已有急救方法。

敦煌壁画中还绘有千余年前古人"练功"的场景。西魏第285窟西壁南北佛龛上绘有14个菩萨禅定和外道的图像，其中南侧七帧禅坐修身图像中的人，好像在练"内功""静功"，虽姿态不一，但确实都达到了"恬淡虚无"的境界。北龛七位菩萨效仿猴子望月、金鸡独立等一些动物之态，做"动功"修炼，其动作类似华佗的五禽戏，画中14位裸胸赤腿的菩萨当是印度僧人。可见，古印度的瑜伽术当时已沿着"丝绸之路"传至我国。北魏第260窟和五代第98窟的壁画里亦有类似练功强身的绘图。我国气功（古称"导引"）之学源远流长，只是"术式"多为朝代更易所湮没了。敦煌壁画中这些形象的练功绘画将为研究古代气功提供十分难得的资料。

壁画对北朝和隋唐时期生活卫生情况也有描绘。北魏第257窟《平棋图案》中绘有4人洗浴于莲池碧水间，且个个心畅意舒。隋第420窟亦有洗浴图。盛唐第445窟有《弥勒经变》之《女剃度》图，从图中可见，落发者肩披护巾，所落之发有专门箩盘收集，旁边放有盛水的沐壶及精致的沐盆，以备落发后洗浴之用。晚唐第196窟《劳度叉斗圣变》图中绘有漱口、刷牙、剃胡须、洗头的情景。北周第296窟有这样的画面：屋中有一口烧水的大锅，一屠夫立于一边，一头被杀掉的大猪四蹄朝天放在那里。可见当时人们已知道宰杀的猪要煺毛、清洗后才能食用。五代第61窟有一幅《挤奶煮奶》图，画面右侧一位侍女在挤牛奶，中央一口锅中水汽沸腾。这说明当时人们将挤出的鲜奶煮沸消毒后才食用。北周第290窟有幅描绘时人环境卫生的图，图中可见院子里树繁花茂，两人手持长帚扫地，一边是状若房屋的厕所，正有一人在里面大便。这说明当时人们对厕所的选址、建造以及环境卫生等都有所注意。

从这些敦煌壁画我们可以一窥古代佛医的诊疗状况、佛教僧人的修行与生活卫生状况。无论是石窟壁画，还是寺院壁画，这种独特的艺术形式，不仅有效地保留了佛医的相关风貌，还成为宣传佛医的载体，并令观赏与膜拜者从中体味到"佛为大医王"的真谛。

第三节 书 画

一、书法

《瑜伽师地论》把书法列为五明中工巧明十二艺（实为十六艺）之一。书法为道，主在心悟，借助笔尖来追求身心和谐、万法归一、妙造自然的禅境。书法妙道全在用笔，运笔之妙全在用方而笔圆。方是书法展现生命与感情的符号，圆是修行参悟中心与性的灵魂。书法是表现生命的艺术，人们通过心悟、身证，寻找内心与自然的相通，心通宇宙之道，证悟天地妙法。

书法与绘画、舞蹈、音乐、诗歌等诸多艺术相互联系，是表达心灵情感认识、感知世界的美学艺术。书法是心灵美学，是抒发情感、释放情怀、表达思想、解释事物、认识世界、展示生命进而美化生活的一种方式。这种方式是宗教、哲学、艺术的一种综合具象表达。书法由心志起，诸病、诸业、诸因亦因心志起，佛法亦由心志起，明心见性了诸因果才得究竟解脱。书入禅境方得书之自在，身心入禅境得身心自在。以书作禅，书即禅，作书即坐禅，此书自心发，心书合一，心入书之自在即禅之自在，自在之心化外境苦，化自性苦，化一切念，化一切心，化一切心生之病。得大自在者拔除众苦使之欢愉，书入自在而离苦得乐，病愈无疾而离苦得乐，佛法觉悟离苦得乐，三脉一乘。

书有书法，佛有佛法，法法相印。书法特征之应变，正如佛家所解释的世界无常、人生无常，在无常之中应变应化，无法之法为至法，无象之象见真象，无意之意见真意。由文字起源可知书法是人们心灵感知外界事物进行描述表达的心迹呈现，此心迹是将外在事物与内在情感融合在一起产生的意象，以象达意，以意表象。书法具有升华心灵感知、抒发情感表达、释放心灵世界、疏导情志之功。此功为一切缘起，缘起诸法生化众界。书源即书之缘起，书之缘起即是心性缘起，由缘起而生缘觉，由缘觉而至缘灭，方得究竟解脱。缘起缘灭之根在识，阿赖耶识为诸识之根。由阿赖耶识之种子起现行，现行又熏种子，以现行诸法为缘，生烦恼恶业而招感苦果，三世因果辗转相续，为大乘始教之缘起观。

以此缘起，以书入禅，作书如坐禅，书通禅通，书定禅定。书法演进过程也是人类心灵世界与外部世界情感情思、认知思维、识所变应的过程。书法演进即由原始情感、原始思维逐渐精微细腻，识象奥妙，无常应变，以识转化思想情感，以思想情感应化认知的一种唯识转化，是人类智慧的逐一呈现。

若以书入三乘（声闻乘、缘觉乘、菩萨乘），提笔声闻，落笔缘觉，收笔见菩萨，书道至一无二，则定于书，定于笔性，定于气，气定神闲，执书自如。以书通禅，可定自性，闻声见性化性，遇缘明因化果，自定菩萨性可证菩萨，化去一切性而得自在，见性不可渡之性而明性。通彻佛法书法相印而疏导人心人性，化解诸业，解脱诸因，消解诸障。书迹婉转圆融无碍之时，便是诸障诸业自行消解之时。

书法之美乃大美，人性之美、人生之美、心源之美，大美不言而象之。美源于心，心灵通神应之变，神应之变以明心性本真，明心见性以至真如之美，不生不灭，不净不垢，无色无象，无我无物，以形迹生化真如之美以达涅槃究竟之妙谛，禅境自如，故历代文人墨客书法多以禅境佛心为妙旨。

美能通神明智，必能通达身心、净化身心，治愈百病。心净神明为大美之本，无阻无碍，无尘无垢，光明同体，圆融健美。《增广印光法师文钞》云："大矣哉，净土法门之为教也。是心作佛，是心是佛，直指人心者，犹当逊其奇特。即念念佛，即念成佛。"若以书为美，美必净。以佛同为美，美必净，已达净土法门。由净土宗所倡导的"一味念佛"而至一味作书，世间诸障自消，诸心自度，诸病自愈，而以书、佛同参。

二、绘画

佛教传入中国后，为了达到宣传的目的，充分利用文学、艺术、音乐、壁画与雕塑等多种形式弘法，这对中国古代文化艺术产生了巨大的影响。中国自佛教传入便出现了与佛教内容有关的绘画，如汉明帝建白马寺时，就在寺中墙壁上绘制了千乘万骑三匝绕塔图。《魏书·释老志》也记载了关于佛像画的内容，曰："明帝令画工图佛像，置清凉台及显节陵上。"自此佛教绘画的内容与艺术创作形式更加丰富。

两汉和魏晋南北朝时期域外文化输入，与本土文化交织融合，此时期出现了宗教绘画，也出现了一大批以佛教绘画著称的画家，如魏晋南北朝时期的张僧繇、曹仲达、顾恺之，唐代的吴道子等，并逐渐形成了广为流传的"曹衣出水，吴带当风"的"曹家样"和"吴家样"。佛教绘画体现了信众对佛教信仰的热忱，扩大了佛教的影响力。在绘画艺术领域中，佛教绘画具有十分重要的地位。从题材来看，佛教绘画一般分为佛像绘画、菩萨像绘画、罗汉像绘画、高僧像绘画等类型。在隋唐时期，各种文化蓬勃发展，社会经济文化高度繁荣，绘画也呈现出全面繁荣的景象，山水、花鸟画综合发展，宗教画达到了顶峰。

中国绘画艺术有两个较为重要的领域，一是宗教绘画，二是文人绘画。宗教绘画以佛、道两教绘画为主，其中有大批经典作品。唐代佛教兴盛，建有许多大寺院，寺院佛教壁画以及佛教石窟壁画皆盛极一时，为后代留下了弥足珍贵的宝贵遗产。文人绘画兴起于唐宋时期。唐宋文人饱读诗书，兼容儒、释、道三教。以禅宗佛理熔铸人生观、价值观、世界观的文人们，将诗、书、画、茶、酒、琴、武、舞、医、易诸术与佛法佛理相融合，形成了具有综合特色的文化。此外，一部分僧人以佛心入画，以画体现宗教佛理禅境。

佛为觉者是佛教对彻底觉悟者的尊称。佛陀涅槃以后，弟子信众为示佛陀在世教化之法门，而立佛尊之像、画佛尊圣像以示众生，使众生犹如亲闻佛陀妙法。弟子信众亦以画佛为修行、修心、修性之法门，心念佛陀而画佛陀，心念佛号而画佛陀，心念佛经而画佛陀，以此开悟之法门，成就佛画之功。亦有人画佛国、佛众、菩萨众，居琉璃、净土、极乐，以佛经所讲描画佛国净土吉祥自在之极乐，以示信众众生，利益众生，教化众生，启示众生，广布佛法。另外，还有人以愿力念力，请示画佛以示诚心，以消解业力化解迷障。

"佛无定所，应物而现，在净为净，在秽为秽。"（僧肇《维摩经注·菩萨行品》）佛无处不在，大千世界的一花一草都是佛性的显现。佛性的圣洁光辉使世间一切充满了生机与韵致，成为艺术表现的对象。中国画在立意构思、观察取舍、造型审美、思想情感表达和绘画表现手法上，集中体现了中华民族传统的哲学观念和审美观。中国画画家在对客观事物的观察认识中，采取以意取象、以意造境、以境成相的方法，以无常应变，变动地去观察和认识客观事物，并将神思意旨直接融入事物中，参悟认知自然与画道。由此国画美学渗透着人们在生产生活中的全部社会意识、生命意识、生活艺术，从而使绘画具有"千载寂寥，披图可鉴"的认识作用，又有"相由心生、境由心造"的心神游境作用，还有"恶以诫世，善以示后"的教育作用。无论是对于人物、山水、花鸟等自然现象，还是对于主观物象，中国画画家在观察、认识和表现中，均自觉地与自己的社会意识和审美情趣、人生妙旨相联系，借景抒情，托物言志，释放情怀，净化心灵，以境化境，以情解情，寄情于笔墨性情之中、意境造型之中，以体现中国人"天人合一，物我两忘，避世游心，了悟心性，了无痕迹"的崇高观念，以达心愉心，发挥与宗教佛法同参医道疗疾的功用。作画以畅怀，观画以悦心，离苦得乐同体大悲之妙旨。

禅画是中国画中独有的一种绘画艺术表现形式，其特点是以禅入画、以画入禅，以禅参画、以画参禅，画境即禅境，画意即禅意，画者即禅者。禅画多笔简意足，意境空阔，清脱纯净，以脱尘境界或是简远笔墨以开示禅法，体现了不立文字，直指本心的禅门宗旨，直观给人一种简约清淡和卓尔不群的禅境。禅法以佛法为宗旨，融合儒、道，融合世俗生活的方便法门。禅画多体现空而不虚、虚而不华、清寂空了、寂而不灭，清简淡远，淡而高古，脱尘绝俗的境界。这也形成了中国画画家特有的一种高妙超脱的境地，依此画境可至禅。

禅对书画艺术的影响是深远的，僧人和居士及士大夫均以禅学、禅理来论绘画和书法。黄庭坚在《论书》中写道："字中有笔，如禅句中有眼，直须具此眼者，乃能知之。"董其昌著有《画禅室随笔》传世。唐代王维将诗、画、禅融为一体，开启了禅画先河，后世出现了一批像贯休罗汉、刘松年罗汉、梁楷之、牧溪、禅定罗汉等这样的禅画大家。在宋代，禅画达到了相对高妙成熟的境界，而明末清初四位僧人的突出绘画成就，犹以石涛《一画论》将佛法理论与绘画理论综合成一，成为后世绘画理论的标杆性指导。八大山人更是通过他简远孤高、空冷清寂的笔墨意境，将儒、释、道并融，并把禅意禅画推向了高峰。弘仁的简约清寂、清淡隐居山林丘壑之清寥画境，令人禅意自生。禅境已经成为品鉴中国画意境高低、成就高低、格调修养高低的一个准则。

禅强调心对外在世界的感知，心可以控制、调摄乃至创造，由顿悟而升华到精神的至高境界。在技法方面，绘画之道追求从法中之法到法外之法，再到无法之法，这也与参禅悟道的过程如出一辙。释仲仁云："画时先焚香默坐，禅定意就，一挥而成。"参禅以虚净空明之心与佛沟通，书画以自性传达圆融自在之情，如此方能驾轻就熟，不拘泥于成法，摆脱固有艺术形式的束缚，追求展现本性的禅境。禅将绘画作为展现心性直觉的手段，追求顿悟的过程，所以禅画是彰显自性、直指人性的。花鸟草木、雨竹风溪、云山雾月、人事百般实相，都是参禅者观照自身的明镜。参禅者在对画与禅的追求过程中，实现了内心与外物、有限与无限、短暂与永恒、人与宇宙的合一。禅画就是自性的现象，是佛性的光明。禅画的意境在本质上是悠远空寂的，画意与禅心是合一的。通过禅画，我们可以参禅，可以游历，可以明心见性，可以了却世间一切烦恼，可以陶冶心性、颐养身心。

禅不仅是佛法的一个法门，还是一种生活的智慧，是一种独特的思维方式。在对个体生命和心灵的关注中，在社会化生活中，在对人生世界的追求中，禅是一种超脱无尘，化解纷乱喧嚣杂迷，而使人获得一种宁静、明净的心身生命体验。禅中有画，画即禅，坐卧行走无处不是禅。通过绘无尘之心、执无尘之笔、记无尘之境，随心应手写胸中之境、胸中气象、胸中丘壑，寥寥几笔皆是作者的心灵印证。是以，画与禅通，画以禅定，画以佛化，画以佛解，画以禅悟。《景德传灯录》云："夫百千法门，同归方寸；河沙妙德，总在心源。"《六祖大师法宝坛经》云："心量广大，犹如虚空……能含万物色象、日月星宿、山河大地。"禅在心，画在心，病在心，以心解便究竟。禅画之美不是直接通过感官刺激去感受，而是通过自己的心去体验、去体悟、去领悟。

三、 摩崖石刻

"就其山而凿之，曰摩崖。"（清代冯云鹏《金石索》）摩崖石刻是一种中国传统的石刻艺术，指在天然的山崖石壁上摩刻书法、造像、岩画。广义的摩崖石刻包含的内容比较广泛，指天然石壁上摩刻的所有内容；狭义的摩崖石刻专指文字石刻，即在天然石壁上进行刻文记事。中国佛教摩崖石刻的遗存资料是非常丰富的。这些资料无论是从宗教资料方面来说，还是从书法艺术方面来说，都具有不可替代的审美意义与艺术价值。

中国的摩崖石刻主要分布在山东、陕西、湖南、湖北、四川、云南等省，使用的字体包括篆书、隶属、楷书、草书、行书等，内容包罗万象，涉及范围广泛，如涉及宗教、文学、人物、历史、医药和水利等。山东的摩崖石刻最具代表性。鲁西南部泰沂山脉分布着数十处摩崖石刻，这些石刻的雕刻时间集中在北朝晚期。在山东，最具代表性的摩崖石刻就是泰山佛教经刻。泰山佛教经刻将佛教独有的魅力，通过巍峨磅礴的泰山展示给世人，形成泰山石刻特有的艺术形式，极具佛教文献价值与艺术观赏价值。当我们站在气势恢宏的石刻前观瞻拜诵时，自然而然会被其中的佛经感染、震撼，心生庄严敬畏之情，而平心静气，不再心浮气躁，安心修行，参悟佛法，直至顿悟空境。

现以最具特色的泰山佛教经刻为代表，来讨论一下石刻艺术与佛医治疗的关系。泰山石刻的内容非常丰富，有的著录佛教经典，有的介绍泰山高僧，有的记录与寺庙有关的内容，还有的绘有佛像。如经石峪刻有《金刚般若波罗蜜经》，徂徕山映佛崖刻有《摩诃般若波罗蜜经》等。这些石刻对于研究佛教及书法艺术有很大价值，也为研究当时僧人与寺庙的情况提供了不可或缺的史料。泰山石刻虽历经千年，但仍保存了许多佛教艺术珍品。《四山摩崖》是北朝高僧安道一所书，内容多为佛经、佛或菩萨名号。当我们安静地审视着千年前高僧安道一留下的这富有禅意的石刻艺术时，不由得为之赞叹，于静默中感受到来自每一字、每一句宁静祥和的佛法力量。这些字大如斗，但绝非金刚怒目。我们从行笔取势之间仿佛可以看到两耳垂肩、袒胸露臂、褒衣薄带的释迦形象。

摩崖石刻的价值主要在于书刻古朴，融合了佛家妙谛，其字体或天真烂漫、巧拙互衬，或厚重大气、以拙藏巧，或精涵浑圆、外柔内刚，或雄姿威风、凛凛飒爽。石刻艺术中和了山林野犷之貌，与山岳融为一体，将人文艺术与自然巧妙融合，既宣扬了佛教，又保存了大量的佛教经典。佛家的艺术追求皆出于道，而悟道就在于这大自然、天地、石刻的方寸之间，在于识心见性、见心即佛，在于妙悟，把自身与宇宙万物视作一体永恒涅槃，洞彻生命的本质。我们每天于忙碌中为寻求片刻的安宁而欣赏的佛教艺术，正是通往宁静祥和彼岸的舟筏，我们放下欲望、放下俗事、放下执着时，也就放下了自己，就能身心俱静，百病不生。

四、碑刻

写经造藏是佛教活动重要的组成部分。这是因为：一方面，僧人重视读经转藏；另一方面，由于佛典是佛法的代表，抄写、受持佛典有莫大的功德，信众崇拜佛典，希望由此得解脱，由此成佛。无论是将佛典书写于纸上，还是将其镌刻在石上，都是想要把佛法长期保存下去，这些做法体现了护法精神，尤其是将经书镌刻在石头上，更体现了这一精神。隋开皇九年开凿的宝山石窟（位于河南安阳），就是为了镌刻石经并使之留存于世。此石窟先后刻有《涅槃经》《妙法莲华经》等。《房山石经》的题记明确说明镌刻佛经是为了避免末法时代经书被毁，其曰："正法像法凡一千五百余岁，迄贞观二年已浸于末法七十五载，未来佛教毁灭时，此石经流通于世。"闻名遐迩的少林寺内有唐以来碑碣石刻甚多，比较重要的有《唐太宗赐少林教碑》《武则天诗书碑》《戒坛铭》《少林寺碑》《灵运禅师塔碑铭》《裕公和尚碑》《息庵禅师道行碑》和《日本大和尚宗道臣纪念碑》等。

在佛教历史上，写经造藏同佛教教义、法会仪式一同构成了完整的佛教信仰体系。诵读、抄写、印刷、镌刻佛经作为一种功德，已经被信众广泛认可。佛经作为佛教基本读物与传宗立派的依据，在社会上广泛流传。在白居易撰写的《苏州重玄寺法华院石经碑文》中，我们可以了解篆刻佛经的功德，该碑文曰："夫开示悟入诸佛所见，以了义度无边，以圆教垂无穷，莫尊于《妙法莲华经》，凡六万九千五百五言。证无生忍，造不二门，住不可思议解脱，莫极于《维摩经》，凡二万九千九十二言。摄四生九类，入无余涅槃，实无德度者，莫先于《金刚般若波罗蜜经》，凡五千二百八十七言。坏罪集福，净一切恶道，莫急于《佛顶尊胜陀罗尼经》，凡三千二十言。应念顺愿，愿生极乐土，莫疾于《阿弥陀经》，凡一千八百言。用正见观真相，莫出于《观音普贤其菩萨法行经》，凡六千九百九十言。诠自性，认本觉，莫深于《实相法密经》，凡三千一百五言。空法尘，依佛如，莫过于《般若波罗蜜多心经》，凡二百五十八言。是八种经，具十二部，合一十一万六千八百五十七言，三乘之要旨，万佛之秘藏，尽矣。"该碑文提到篆刻八种佛教经文可净一切恶道，不受生老病死之苦，往生极乐，明心见性得见如来，获无量功德。

寺院也会请当时位高名重的士大夫或名噪一时的大书法家为已故的名僧撰写碑铭，以表铭记功德。唐代初年，住力大和尚去世，寺院专请东宫庶子虞世南为他撰写碑文。德美、空藏大和尚去世，由金紫光禄大夫、侍中于志宁撰写碑文。高僧大德在当时的地位由此可见一斑。刘禹锡曾在《唐故衡岳大师湘潭唐兴寺俨公碑》中写道，智伊俨律师去世后，他的传律弟子及门徒"欲其师之道光且远，故咨予乞词"，因而为之作碑铭。唐代佛教昌盛，许多地方都有寺院，院内往往刊建石碑，许多碑文都是请工书之士撰写的。石碑上记录的大都是建寺经过、高僧往行、具录经文等内容，以告知后世其中功德缘由。除此之外，书法史上许多著名的书迹，也是因为要为已故的名僧撰写碑铭而撰的，如欧阳询的《化度寺邕禅师塔铭》、褚遂良的《三藏圣教序》、颜真卿的《千福寺多宝塔感应碑》、史惟则的《大智禅师碑》、柳公权的《大达法师玄秘塔碑》等，为我们留下了宝贵的书法文化艺术与历史文献资料。

碑刻通过记录佛经、赞誉和尚功德，向世人展示了佛法的恢宏博大。碑刻除了具有很高的书法艺术价值外，也有宗教价值。碑刻与书法、绘画艺术一样，借助禅来传达悟证的如实境界。细细品味碑刻中沉淀千年的韵致，发现其以简略的形式，向我们呈现了佛法中精微深妙之处，表达了对高僧大德的敬佩赞誉，其不拘泥于空间、时间，记录了千百年来世事流转唯佛法恒久如一，写出了锲而不舍的悟道者对禅境的追求。当我们面对碑刻，感受其中永恒的力量时，怎还会为蝇头小利斤斤计较，为世事无常哀婉感叹，必会更加精进修行，安住当下。

第四节　唐　　卡

"唐卡"一词是藏语的音译。据研究，唐卡原指写在布上的告书，后来逐渐发展才有了特指意义。"唐卡"是一种卷轴式的佛画，是藏族文化中一种独特的艺术形式、修行形式与信仰形式。据《大昭寺志》记载，吐蕃赞普松赞干布在一次神示后，用自己的鼻血绘制了白度母像，由文成公主亲手装帧，这就是藏民族的第一幅唐卡。这样说来，藏族宗教信仰绘制唐卡距今已经有1300多年的历史了。

唐卡最常选用的是佛像和经变题材。每幅唐卡一般都描绘一个完整的故事，主要人物位于中心，相关的人物、活动场所或故事从画面上角开始，按顺时针方向，布满一周，画面里的景物则是完全按照故事情节而设置的。唐卡主要绘制佛、菩萨和本尊神像等与宗教信仰修行有关的内容。在这些画像中，有的人物是善静相，有的人物却是愤怒相。但无论是哪一种相，都在现象之下有所寓意。通过观想这些相，可降服自心、了断诸障。如观想愤怒相的实质是反观自身的贪、嗔、痴等各种惑障，而一一警戒，自觉破除这些惑障。

唐卡最初的用途是帮助修行。在藏传佛教中，修持的一个重要内容就是观想。观想时要集中心念于某一个对象，于是人们就借助于唐卡佛画挂像来收服散乱心念，以专心专意虔诚修行。在观想过程中，并不是简单形成模糊的印象就可以了，而是要细致地观想到唐卡的每一处细节，如此方能真正置心一处，降服自心。随着唐卡的普及与信众的需要，唐卡不再仅专用于佛教修持。在家修行的信徒要么自己绘制唐卡，要么请画师描绘唐卡，然后供奉给寺院，以庄严佛寺，作为自己表达信仰、获取功德的方式。每年雪顿节（晒佛节），寺院都会将珍藏的巨幅唐卡佛像取出，在寺院附近的山坡或石壁上展示，让信众观瞻，以弘扬佛法。

不仅观想唐卡是一种修行，绘制唐卡也是一种修行。最初出于观想的需要，唐卡绘制手法是极其工整、细致的，类似于中国传统的工笔画。在西藏，由于高原的空气稀薄而透明，所有的景物都呈现高纯度的色彩。藏族人民世代生活于此，自然会偏好各种鲜艳的颜色。出于环境的影响，唐卡有自己独特的赋色原则，常常会直接使用饱和原色（红、黄、蓝），色彩鲜艳，对比强烈。如此赋色的目的是造成鲜明的视觉冲击力，以便于观想。唐卡使用的颜料大多是唐卡制作者亲自研磨、研制而成的天然矿物材料，其中黄金色主要使用的是真金，这样绘制出来的作品不但能够长时间地保持佛像的原有色彩，而且能显示出制作者虔诚的信仰、无私的付出，以及佛法的尊贵。在五世达赖罗桑嘉措（1617—1682）以前，唐卡还是一种民间艺术，后来政府成立了相关画院机构，唐卡创作才专门化。到七世达赖格桑嘉措（1708—1757）时，政府成立了官方性质的画院。这一时期是唐卡艺术发展的繁荣时期，并且形成了唐卡著名的勉唐、钦则、噶玛嘎孜三大画派，余韵绵延至今。据画唐卡的喇嘛讲述，绘制唐卡是藏密修行的一个法门，出家僧人虔诚画佛，一心念佛，持一句经咒，画一笔佛，画佛即念佛，即修行，即加持，犹如所画佛陀在世，现世说法。

随着历史的发展，在绘画唐卡的基础上，又发展出堆绣、刺绣、织锦、缂丝等各种不同艺术形式的唐卡，与此同时，唐卡所表现的内容也逐渐扩大，涉及藏族生活的方方面面，有描绘历史（如文成公主进藏、五世达赖觐见顺治皇帝等大事件）的，有表现民间习俗（如乐舞、祭祀、跳神等）的，还有反映天文历算，以及藏医藏药、人体解剖图的，等等。唐卡表现内容广泛，所以被誉为藏族人民的"百科全书"。

美好的事物总是具有无穷的生命力，唐卡的应用也不仅仅局限于宗教领域。这种源自佛教的艺术，最终不仅融合在每一位信徒的心中，也融合在藏族人民的生活之中，成为藏族人民贡献给人类的伟大艺术财富。唐卡在激烈的色彩对撞中，激发人们向佛之心，破除迷障，消解诸病，清除诸魔，一念清净，使人们超凡入圣。观想唐卡可时时安抚内心，激发佛性，提醒自己离苦得乐得清静境。唐卡比一般宗教画的境界更高一层，即不着境界，其以绘画直指人心，破除迷障，解除病苦，直升圆满无碍。

第五节 舞 蹈

　　古印度是一个历史悠久的文明古国，其佛教舞蹈极具文化特色，它不单单是一种艺术表现形式，更是古印度人们对宗教的一种信仰。东汉时期，印度佛教舞蹈随佛教一起传入中国，中国人对印度佛教舞蹈进行了改造，逐渐形成了具有中国特色的佛教舞蹈。

　　舞蹈自古以来就是一种喜闻乐见的艺术形式，而佛教舞蹈又将佛理融入其中，具有独特的宗教魅力。佛教舞蹈作为佛教不可或缺的宗教艺术表现形式，一直扮演着重要的角色。北魏时期，由于皇家的支持，佛教空前繁盛，每逢节日举办斋事活动，都会设有歌舞，"歌声绕梁，舞袖徐转，丝管寥亮，谐妙入神"（《洛阳伽蓝记》卷一）。如此美妙的胜景使观者如登天堂佛国。唐代是古代舞蹈艺术的高峰时期，从那时起，佛教舞蹈开始更多地注重舞台表演形式，趋向于艺术性、观赏性，具有相当高的艺术水平与欣赏价值。佛教舞蹈是一种包容性极强的艺术，著名的佛教舞蹈《力士舞》就是佛教文化与民族文化相结合的硕果，其中蕴含的佛教理念恒久流传。比起那些晦涩深奥的经文，或者枯燥无聊的说教，与佛教仪式相结合的歌舞表演显然更能吸引信众，也更能使教义深入人心，让僧人、信徒从佛教信仰中获得丰富深刻的宗教快感，从而达到教化的目的。

　　石窟是佛教文化一道亮丽的风景线，记录了舞蹈在佛教中的重要地位。石窟里雕刻得栩栩如生的舞者形象，为我们描绘了当时法会的盛况，以及信众们想象中的佛国。这些无一不体现出他们对极乐世界的向往。佛法应运而生，随应世间众生，随缘随机教化民众，用歌舞调服众生，宣扬佛教思想。不过，佛教所提倡的歌舞并非"五欲"中的乐舞，"有法乐可以自娱，不应复乐五欲"，它强调舞蹈应该发挥积极向上的作用，以愉悦心情、净化心灵，使观者愉快乐观、身心健康。信众用舞蹈来供养佛陀，佛陀也报之以欢喜智慧，但凡是专门供养佛陀的场所，都绘有精美的佛教舞蹈形象。"有龛皆是佛，无壁不飞天"，提及佛教舞蹈，人们一定会想到其中典型的代表——《飞天》。它是为宣扬佛法造化出的优美形象，象征着佛法的庄严神圣、光辉礼赞。佛陀说法时，飞天就会前来礼赞。佛经中有云，佛陀涅槃后，诸天皆来举哀，一时间飞天纷至沓来，以散花或奏乐的形式为佛送行。佛教舞蹈传达出具有勃勃生气的佛教思想，营造出生动美妙的佛国境界，为在追求智慧、走向觉悟苦修路上的人们增添了欢歌笑语，这些都是其他修行法门无法替代的。

佛教舞蹈为体现超然的禅境，动作姿态往往充满了浪漫的夸张，但又非常的圆融自在，这便是以"圆"为核心的舞蹈造型。以"圆"为核心的舞蹈造型蕴含了丰富的佛禅意象，也正是这种宁静祥和的"圆"，使菩萨与飞天呈现出善的神态，使观者为之触动，心生善念。佛教一直以来都讲求普度众生，舞蹈会让人们体会到慈悲的力量，使信众产生强烈的心灵亲切感与归属感，更加虔诚地信奉佛教。舞蹈中的许多静思势、坐跪势和托莲掖转势的舞姿，都是从修行中逐渐演化出来的，从中我们可以感受心灵净化的能量，于虚实相应、万变归圆的造型变幻之中，体悟到修行时心境由动至静的转换，进而心神安宁，百病皆消。

现在我们已经较少看到佛教舞蹈了，但佛教舞蹈对中国舞蹈的影响是极其悠远深厚的。曾经在春晚上轰动一时的佛教舞蹈《千手观音》，让所有观众都被深深震撼。它在带给观众极高的视觉享受的同时，也展现了佛光天境，表现出佛教真、善、美的禅韵。通过这支舞蹈，我们可以感受到佛法的明净祥和。有了这样一种心性，在俗世中生活的我们就会多一分和谐，理解佛法智慧，宽以待人，慈悲为怀。

"教外别传，不立文字。直指人心，见性成佛。"佛教舞蹈对芸芸众生的教化与感召力远远超过了其他的传教形式，这恰好呼应了禅宗精神里"不立文字""直指人心"的喻义。佛教舞蹈服务于宗教，感化着世人，可使人心生欢喜。当我们在世俗中沉浸了太久，已经被细微琐事蒙蔽心神之时，不妨去感受一番佛教舞蹈的出世超然，感受其中空灵明净的氛围，以净化我们的身心。通过心灵与精神的升华，或许我们就会从困扰我们的病苦中解脱出来，通达禅境。

第六节　武　术

民间常说："天下武功出少林。"少林寺为禅宗祖庭、佛门圣地，又是武功胜地、武林胜地，其中因缘必然深奥。相传禅宗初祖达摩渡江来中原嵩山传播佛法，于嵩山石洞面壁9年，身影印入所面之壁，身与石壁合二为一，由此可见其禅修静坐之功。

武术并不是达摩开创的。人类早在与野兽进行搏斗、与其他部落进行战斗、攀岩奔跑、捕猎采集时就具有了搏击自卫的武功基因。后经历代征伐战乱，武术逐渐沉淀成型。少林寺之禅武与参禅打坐、修养身心，内外通达、觉悟性体，护寺卫佛、弘法传道密不可分。

一、 武学

中国武术是整个中国文化的一个缩影，是综合诸家哲学思想凝结成的具有中国特色的武学。佛家修行身心合一的本质是保持生命健康。武、医、禅在佛教盛行的魏晋隋唐时代，已经与研究生命本质、维护健康的生命哲学融合统一。它们互融互参，互化互益，互补互利。

武、医、禅三者本一而生发，而功用又不尽同，必然是相辅相成而又一脉相连的。

二、 桩功

桩功是武术的基本功法，是道人松静炼气的功法，是佛家净心的功法，是医生练气的功法，是患者康复理疗的功法，又是通灵之人参玄观气的功法。

桩功是武术的核心。近代武术家意拳创始人王芗斋先生去形留意，独留桩功，以桩功为基础创立意拳。一桩生万法，意拳独步武林，独步天下，化繁为简，去招留桩，集武术之大成。桩功是近现代强身健体、辅助治疗慢性病、辅助治疗绝症的重要功法，使无数人受益。

桩功的显著特点就是合武、医、禅为一。桩功生万法，万法装桩功。桩功的基础是松，由松入静，由静入空，由空入净，洗炼身心。松而沉，沉而稳，稳而生，生而强大健壮，整体如铸，整体如一，六合归一，合而整。从武的层面来说，松是指化解僵硬、滞涩不通，疏通身心气血僵滞不通，疏通身心阻塞障碍不通。从禅的层面来说，松是指身心放松，去我执，去身执，去心执。心无执则心通，身无执则身通，身心无执则身心合一而通。从医的层面来说，松则通，通则无痛，无病，无疾。滞涩僵硬、气血拥堵，必然不通而痛而病，以松为导引疏松僵硬、疏通阻塞，可治疗身心，强健身心。由武入禅，即由松至沉稳，收服散乱之气、散乱之心，入静入定、整体如一，此时神形内敛、精气神形合一，即地、风、水、火四大和合，禅定如一，如此保持静心静神、静气静身，由静入定，即可渐入禅境。由静入定，化禅入空。在站桩松时，我们要保持沉静，身体随气息升降开合，自然而然地渐至无我，身心四大聚散离合，不着一物，在如此空的状态下身心所感皆是幻象，无我无物，故无所扰，无所染，无所依，无所归。面对幻象，我们需要来者不拒、去者不留，随缘化去诸象，化入无相，渐入空性，此即禅境，武、医、禅由此合一。

桩功既是武学功法，又是禅法、医法。通过练习桩功，可达到生命自证、自健、自生而无病、无疾、无所，医乃至医，医乃大成，武亦大成，修亦大成的境界。

三、 套路招式

套路招式皆是桩功串联而成的，所以套路即动桩。一套拳术就是一套动桩功法，是禅修之渐次。练功时，应追求静如处子、动如脱兔、刚柔并济的状态，如此即可有无相生、空色相化，套路招式自然行云流水一气呵成。

套路招式的由来，为古修士静坐冥想，修行参悟，在久坐之后抱气做自然舒缓肢体的运动，以此缓解久坐入定的身体不适。故套路招式缓中有急，急中有缓，动中有静，静中有动，如此相互配合、相互生化，可以强健本能，提升生命。套路招式是通过总结修行过程中遇到风寒湿热导致身体诸病时，配合身体导引吐纳，做出的借以释放情怀、疏散情志，以至身心和谐舒畅的舒缓肢体的运动，而形成的一套兼具修行运动、强健体魄的动作定式。这些套路招式在后世逐渐发展，演变出有强身健体之作用的招式，有搏击自卫、惩恶扬善作用的功夫，有修行参悟、疏导身心作用的功法。如此看来，经常练套路招式有强身健体、防御疾病、治愈疾病的功效。

四、 武与医

古往今来，以医药闻名或施医给药的寺院颇多，少林寺就是其中的杰出代表。嵩山少林寺为中国佛教禅宗之祖庭，其位于河南登封城西少室山。南北朝时，天竺僧人佛陀来到中国，他善好禅法，颇得北魏孝文帝礼遇。太和二十年（496），孝文帝下令在少室山为佛陀立寺，供给衣食。寺处少室山林中，故名少林。据佛教传说，禅宗初祖菩提达摩在中国以 4 卷《楞伽经》教授学者，后渡江北上，于寺内面壁 9 年，传法慧可，此后少林禅法师承不绝。1217 年，少林寺首创药局，免费向贫病百姓施医给药。从此少林药局成为少林寺武、医、禅中之一绝。少林武术发展兴盛，从而使伤科少林寺派成为骨伤科的主要流派。该派以经络穴位为依据，强调手法复位和点穴疗法及功能锻炼。伤科少林寺派的形成，是对武术搏击伤治疗经验进行总结的结果，是少林寺僧和少林寺僧以外武林同道、医学同道共同努力的结果。

此外，现存最早的骨伤科专著是《仙授理伤续断秘方》（又称《理伤续断方》）。该书作者是唐朝僧人蔺道人。僧人习武舞枪弄棒、拳来脚往骨伤病多见，这为他研究骨伤科治疗技术打下了坚实基础。唐武宗灭佛后，蔺道人隐居乡间，曾为村民彭叟的孩子治疗疾病。当时孩子"折颈挫肱"情况危急，蔺道人亲自调制药剂，小孩服药后"俄而痛定"，自此蔺道人声名传闻乡里，"求者益众"。日久，蔺道人不堪其扰"乃取方授彭"，作书数篇，"彭得其治损诸方"乃"其最后一卷云"，即今传世本。该书首次论及"医治整理补接次第口诀"，然后列出了"方论"，最后列"又治伤损方论"。书中逐一介绍了整骨的 14 个步骤、方法和方剂，并详细记述了治疗伤损、关节脱臼的方法，以及止血、手术复位、牵引、缝合等的操作手法。该书还记载了椅背复位法，用于治疗肩关节脱位。此外，其还改进了骨折固定方法。这本书中记载的骨伤医学之术对我国后世的骨伤科发展影响很大。

第七节 音 乐

佛教音乐清净、空灵、庄严、静穆，曲调悠远深沉，可营造出独特的宗教氛围，可使人感受到佛法的光明祥和、安宁清净、庄严肃穆，可安抚浮躁散乱的情绪，收摄涣散不定的心神，使人于潜移默化中完成由艺术审美到宗教体验的升华。

佛经中常会提到佛乐，《妙法莲华经·妙音菩萨品》云："妙音观世音，梵音海潮音，胜彼世间音，是故须常念。"短短 4 句，已经生动形象地将佛乐阐释得明白无碍。我们常念"南无观世音菩萨"的名号，其中的"观世音"指观照世间一切求助心声并救拔其苦，可理解为循声普度众生、慈悲救世。随着佛事逐渐成熟，芸芸僧徒常虔诚念诵观世音菩萨圣号，这就赋予了观世音"法音"的含义，所以"妙音观世音"显然就是指佛乐梵呗。《妙法莲华经》言："观音微妙，令人乐闻。"观世音是至妙之音，是圆融祥和的，是清净空灵的，是心生欢乐与法喜的。《华严经》说："演出清净微密梵音，宣畅最胜无上正法，闻者欢喜，得净妙道。"袅袅梵音佛乐，闻者欢喜，就是信众得无上甚深微妙法的妙道。古人将佛陀讲法比喻为海潮音。音之大者，譬如海潮；

言之信者，譬如海潮。佛乐宽广浩渺，静谧深邃，形态多样，内涵丰富。听闻佛乐者好似漫步在藏传佛教寺院中，静耳细听从禅堂传来幽远含蓄的咏诵声。"天鼓无思，随人发响，海潮无念，要不失时。"海潮音的表达与海潮一般，不失时机，随缘和合。现今，佛教寺院每日勤行早晚功课的晨钟暮鼓、寺院僧人随缘吟唱念诵的佛乐梵音，就属于海潮音的功能意趣。

佛乐是佛法事务中不可或缺的一部分，是一种艺术表现形式，具有心理治疗与养生保健的作用。聆听佛乐者会在宽广的音域中感受到心灵的震撼，并由此获得抚慰，解除心中所苦。佛乐常常给人一种清清楚楚的光明感，让人丝毫没有混沌感，唯有感动。佛乐中的每一个乐符好似一层阶梯，慢慢引领人走到菩提树下。唱诵佛乐的功德是无量的。《妙法莲华经》说："或以欢喜心，歌呗颂佛德，乃至一小音，皆已成佛道。"佛法借由音乐的形式给众生带来欢喜，带领众生进入佛国圣土。佛乐对于普通人来说，同样可以有净化心灵的效果。佛乐或宁静空灵，或磅礴雄沉，或幽远神秘，或庄严肃穆，聆听者可由佛乐领会到不同的审美意趣，并从中进入一种清净境地，使身、心、灵都得到净化。

佛乐在观念、功能上与世俗音乐存在差异，这便决定了佛乐在审美追求、形式表达上与世俗音乐有诸多不同。不同于世俗的喧嚣，浑厚的梵钟、苍劲的大鼓，看似热闹的早晚课上的歌咏，不仅丝毫没有惊扰清晨与夜晚的寂静，反而让人更觉安详清明。佛教根本上修的是清净平等觉，佛乐彰显的气场与清净平等觉中的清净是完全一致的。庄严的引磬、清瘦的木鱼，随着众僧称颂声声佛号、首首偈颂，音量虽有递增，但静谧祥和的氛围却更甚，这一切无不彰显着佛法的离悲去喜、非哀非乐、清净无染。正如《金刚般若波罗蜜经》所云："凡所有相，皆为虚妄。"一切杂念，都是妄想执念，是对心灵的染污。所谓修行悟道，就是要通过佛法获得清净心。佛教密宗中低沉威严且具有穿透力的诵经、法会上细微的默诵心念，都生动展现了道场的神圣庄严，当人们置身其中时顿无丝毫烦心杂念。唐代高僧义净在《南海寄归内法传》中明确指出，佛乐的深远意义于僧人居士而言有 6 种，即"一能知佛德之深远，二体制文之次第，三令舌根清静，四得胸脏开通，五则处众不惶，六乃长命无病"。从以上内容可以看出，佛乐不仅仅有助于僧人的修行，更可以清净自性，保命长生。对俗众来说，佛则有"劝行三慧，明圣道之八友；会学四真，证圆凝之两得"的作用。如此说来，能够常闻佛乐，亦是我们福德深厚。

如今，当我们置身佛门聆听梵呗时，非哀非乐的妙音触动着我们每个人的心弦，令我们安宁心神、心生欢喜，我们不得不感叹佛乐超越时空的魅力。"梵音妙音，清静人间。"佛乐是宗教与艺术结合的精华，其博大胸襟、慈悲情怀，以及庄严、清净、超然、祥和的思想光芒，至今仍令我们敬佩、折服。《华严经》说："演出清净微密梵音，宣畅最胜无上正法，闻者欢喜，得净妙道。"清净微妙的梵音令闻者欢喜，其音乐艺术的高妙清晰可见。佛乐宣扬最无上的正法，使听者悟道，其宗教性质昭然明朗。正是这艺术与宗教的结合，让我们感受到心对外在世界的感知，让我们的精神由顿悟而升华达到至高境界。

第八节 雕 塑

佛教雕塑是佛教艺术的典型体现。佛教雕塑主要被保存在历代开凿的洞窟和兴建的寺院中。早在东汉末年，《三国志·吴书·刘繇传》就载有笮融造佛寺，寺中"以铜为人，黄金涂身，衣以锦采"，这也被认为是关于汉地建造佛像的最早记载。

我国古代艺术家极具创新意识，除了创新雕刻佛像外，还独创了泥塑佛像、造像碑、石刻经幢等佛教艺术形式。敦煌千佛洞和天水麦积山中存有 6 世纪初的彩塑。麦积山的泥塑佛像虽历经1000 多年，至今依然泥坚如石，未曾剥落，可见当时匠人们泥塑技术之高超。自北魏永熙二年开始营造，历经 10 年完成的一座造像碑，是造像碑中的代表作，碑体自上而下刻有佛像、护法、维摩诘经变、供养人名姓和碑文，整个碑体美轮美奂，如今留存在美国。雕刻经幢是将经文刻在石幢上。雕刻经幢有利于长期保存经文。石幢上所刻经文多为真言宗咒语。自唐代以后，石刻经幢盛行一时。

建造佛像是为了使信众在修持时可借助外相进入与世尊同在的状态，获得加持，以此启迪心性，弘扬佛法。佛菩萨形象很多，代表众生自性无量无边。佛教认为人人皆具佛性，可通过修行开启智慧，觉悟生命真谛。人们见到佛像雕塑时，会在内心深处留下佛菩萨形象的种子，在合适的机缘下，听到别人说明便会开悟。佛法的每一种形象都能启发众生的真实智慧，帮助众生转迷为悟、明心见性，使其不为外界之虚假所迷惑。

第五章　以诗养性

众所周知，诗是一种文学体裁，是通过有节奏和韵律的文字来反映生活、抒发感情的语言。诗之美在于可以直指人心。人们可以通过读诗、写诗释放自己的情绪，调节自己的心境，不着于相，从而保持心态的虚静平和。《六祖坛经·坐禅品第五》云："外离相即禅。"通过读诗、写诗，我们就可以通达禅境。一首好诗不仅要文笔优美、合乎韵律，而且要境界上乘。只有两者兼备，才能被世人认可，并广为流传。苏轼在《送参寥师》一诗中写道："欲令诗语妙，无厌空且静。"佛教中超脱生死、五蕴皆空的理念给诗人以启迪，所以说诗往往通禅，清人邵堂所说"拈花会得西来意，诗派禅家最上乘"便是此意。

佛教传入中国后，在与本土文化的融合过程中，也吸收了相应的文学形式，因此，僧人与崇佛之人除了用自己独特的行为方式来表现禅悟之外，也会借助诗歌来体证禅意，这就形成了禅诗。那何为禅诗呢？禅诗就是具有禅境、禅意和禅机的诗作，或者说，以禅为诗魂即禅诗。

我国现存的禅诗数量众多，据粗略统计有30000多首。禅诗在我国古代诗歌中占有重要地位，其中许多优秀禅诗至今仍不断被人唱诵。

古往今来爱好禅诗的人不胜枚举，僧人、居士与文人墨客相互酬唱，于诗中谈佛说玄，或宣扬佛法，或谈玄喻佛，或禅味玄空。后世作禅诗的圣手也极多，比较著名的有王维、白居易、刘禹锡、苏东坡、王安石、杨万里、严羽、寒山、拾得、常建、杜甫、曹雪芹等，其所作不乏让人拍案叫绝的禅诗，如常建的《题破山寺后禅院》便是其中的翘楚，该诗云："清晨入古寺，初日照高林。曲径通幽处，禅房花木深。山光悦鸟性，潭影空人心。万籁此俱寂，但余钟磬音。"到了近代，高僧大德、国学大师几乎都是禅诗的爱好者，如赵朴初大居士、启功大师、明旸法师、真禅法师、周汝昌大师等，其所作之诗皆文采斐然。

从一些诗中我们也可以窥探当时医僧治病救人的场景。白居易的《眼病二首》中有"人间方药应无益，争得金篦试刮看"的诗句。"金篦"是古代专门用来治疗眼病的工具，形状如箭头。该诗句描绘了手术治疗眼病的场景。"越僧夸艾炷，秦女隔花枝"出自黄滔的《喜翁文尧员外病起》。从这两句诗中我们可以看出诗人对针灸治疗的肯定。"岚霭润窗棂，吟诗得冷症。教餐有效药，多愧独行僧"出自曹松的《山中言事》，该诗描写了药物治疗疾病之事。早在唐代，食疗就是非常寻常的事，白居易的《山居》就描绘了晨起食用药膳的情况，其曰："朝餐唯药菜，夜伴只纱灯，除却青衫在，其余便是僧。"有些诗也记载了一些关于医僧进行中药栽培、采摘、加工与烹制、贮藏的内容，如刘禹锡的《楚州开元寺北院枸杞临井繁茂可观，群贤赋诗因以继和》一诗描述了栽培枸杞的情况，其曰："僧房药树依寒井，井有香泉树有灵。翠黛叶生笼石甃，殷红子熟照铜瓶。枝繁本是仙人杖，根老新成瑞犬形。上品功能甘露味，还知一勺可延龄。"此外，还有一些描述中药（如枳实、芍药、茯苓、黄精等）的诗，凡此种种，不再赘述。由此可见，禅诗不仅可以陶冶情操，提高我们的人生境界与文学修养，还可以为我们研究医僧发展情况提供重要文献资料。

禅诗，洪丕谟先生在《禅诗百说》一书的序言中说："禅是难以言说而又可以言说的。表达禅的可以言说得最好语言，莫过于诗。因为通过诗的含蓄，诗的隽永，诗的韵味，诗的非逻辑思维，将使您在细细的咀嚼回味中渐次进入佳境，并由此而窥觑到禅的观照，禅的明净，禅的超脱，禅的穿透。"这段话点明了禅与诗的关系，禅与诗的水乳交融，使我们可以由诗入禅，借禅言诗，颐养心性。

第一节　诗以悦心，方得禅趣

诗者，释也。人秉七情六欲，应物斯感，"心似双丝网，中有千千结"，或为生老病死，或为怨憎别离，或为求不得，有所释放宣泄，只有不执着于相，才能复归宁静圆融。释放即放下，放下即般若。通过戒定慧来释放，得到的是悟；通过语言文字来释放，得到的则是诗。诗可以直指人心，自然就可以悦心。诗人从生活、生命、自然之中感受到禅意，释放生活中的不如意，并将禅趣流注于笔尖，使之"脱尽人间烟火气"，故读者可以从诗中感受到诗人当时的心境，获得禅趣。

宋代某尼《悟道诗》云："尽日寻春不见春，芒鞋踏遍陇头云。归来笑拈梅花嗅，春在枝头已十分。"该诗以春拟道，言诗人寻春不得，却峰回路转，忽而遇梅，不禁宛然一笑。该诗就是如此巧妙地传达了这份喜悦的心情。喜悦，在佛语中亦称为欢喜。《金刚经》云："皆大欢喜，信守奉行。"佛法也令人喜悦，而这喜悦来自何处？来自身、心、灵对自然的回归，人与自然的和谐相处，来自放下生活中的执着俗念，找回一颗朴素纯粹的心。佛教认为，人生有八苦，从生到死可以说是苦海无边，而佛可引渡众生脱离苦海，使其得到欢喜。诗则以审美的方式带领我们超脱生死，跨越苦海，于茫茫宇宙中寻找生命的真善美，使我们能以欣赏的态度来审视这个给予我们苦难的世界，超越苦难，砥砺前行。"一念空时万境空，重重关格豁然通"，从这句诗来看，以平和豁达的心态去迎接明天，必然会收获喜悦。如此说来，诗与佛教的追求算得上殊途同归。这也是我们可以通过诗来愉悦心神，得到禅趣的根本缘由吧。

许多禅诗反映了僧人与文人墨客的修行悟道生活，体现了生活中的禅趣，如白居易的《招韬光禅师》云："白屋炊香饭，荤膻不入家。滤泉澄葛粉，洗手摘藤花。青芥除黄叶，红姜带紫芽。命师相伴食，斋罢一瓯茶。"诗中言僧人在佛教礼佛期间必定持斋，在斋戒期内必须茹素。虽然这些都是僧人的日常生活，但从中我们可以看出，他们准备斋饭、吃斋品茗时都是将参悟佛法融入其中的。饭后品饮清茗，更是将"禅茶一味"的茶道体悟融入佛家妙境。从这首质朴清丽的诗中我们可以窥见，禅作为一种或诗或悟的生活方式，已经渗透到了僧人的诗歌创作和生活观念中。在吃饭喝茶时陶冶心志，那么持斋品茗之道就是悟禅之道；在吟诗作画中排遣心情，那么舞文弄墨之道就是悟禅之道；同样，在爬山观景时调养心神，那么登高望远之道就是悟禅之道。所谓"一花一世界，一叶一菩提"（《华严经要义》），佛无处不在。

从这些禅诗中我们可以看到，禅修的方式早已由原来简单的静坐，拓展到衣、食、住、行、坐、卧等。将日常生活中的一切琐事都禅化，人的举手投足、瞬目转睛之间，均充满禅趣。禅的核心是心，心的感知可以启发作为艺术本体的性灵、灵性与悟性。作为一种由心出发的艺术创作形式，诗的心理条件完全是与禅一致的。禅的广泛化与生活化使整个大千世界都成了有意义的存在。我们可以把生活中的一点一滴都作为艺术表达的对象，体会其中的禅意，从中升华出禅趣。所以说，无论是平日里的待人接物，还是治国平天下，大千世界里的一草一木、一花一叶、一人一事，全部都被赋予了禅趣。禅已经走进万家万户，而禅之所在，亦是趣之所处。

第二节　诗以愉情，可解禅意

"情"是由外界事物所引发的心理状态，是人心特有的感知能力。诗人面对大千世界的纷纭万象时，自然是情思飞扬，无限感慨。佛教并非教人闭目塞听，阻断情思，而是教人任情思潮涌潮落，随遇而安，潜心体悟观察世间万象，看破现象世界的虚妄，不依附、不执着于外物，不为各种名相所惑。这其实是比简单的愉情更高一层次的追求。唐代刘长卿《寻南溪常山道人隐居》云："溪花与禅意，相对亦忘言。"这种对禅意的向往，不仅能帮助诗人更深入地展现生活中的诗情画意，提高诗人的心性眼界，同时也能帮助诗人从现实生活中的烦恼里解脱出来，实现人生境界的超越。

要解禅意，需有一颗澄净安宁的心。只有有一颗澄净安宁的心，你才能感受诗中的愉快，才能领略山水自然的大美。禅宗讲求"平常心是道"，所谓"超然出尘""脱尽人间烟火气"，无非就是对现实生活中杂乱琐碎、无聊庸俗的功名利禄，不去计较得失，不去做百种索求、千般计较而已。如何才能保持澄净安宁？我们可以从诗中一探究竟。王维《鸟鸣涧》云："人闲桂花落，夜静春山空。月出惊山鸟，时鸣春涧中。"夜深人闲，桂花香浓，王维把自己融入寂照中，感受自然之律动：春山虽空，但也有自在活泼的生命；月华流转，惊起山鸟，是静中之动；飞鸟的鸣声又衬托出春山的空寂，是动中之静。从中我们可以体会到这就是所谓的"寂而常照，照而常寂，动静不二，直探生命的本原"（林太乙《林语堂传》）。如果不是有一颗澄明宁静如古潭的心，让悸动的生灵沉入那无底的寂静，又如何能映照出山水自然那永恒自在的大美呢？也许这就是现代西方哲人海德格尔所说的那种一切乃真相大白的境界。无论如何，王维通过"凌心入定，住心看净，起心外照，摄心内证"，在自然中获得了审美的愉快，无往而不适。正是在寂照中，王维完成了其诗意审美的快感向宗教体验的愉悦之间的转化。

孟浩然《过融上人兰若》云："山头禅室挂僧衣，窗外无人水鸟飞。黄昏半在下山路，却听泉声恋翠微。"山寺、禅房、飞鸟、泉水等景色宜人，令人流连忘返。世间万事万物皆可愉情，皆可入诗，皆可参禅，只在于你是执着于表象，还是看到了清净无染的本质。富有禅意之诗，并非一定要把禅理融入其中，而是打通了诗意审美之快感与宗教体验之愉快的"任督二脉"，于自然之中静观其妙，未直言佛理，但字里行间皆体现出澄静圣洁的禅意。诗的取材是非常广泛的，如有幽深峭曲的佛寺山居，有洁净无尘、超凡脱俗的山林胜景，有质朴随性的田园风光等。无论取材何处，着笔何处，诗都表现出僧人空诸所有、万虑全消、淡泊宁静的心境。

《六祖大师法宝坛经》云："世人性本清净，万法从自性生……如天常清，日月常明，为浮云盖覆，上明下暗，忽遇风吹云散，上下俱明，万象皆现。"诗中禅意，可帮助我们拨云见日，用心去感悟，从而明了自性，达到一种纤尘不染的无我境界，从简单的愉情进阶为通达禅意。

第三节　诗以修身，探幽禅境

诗中有"苍苍竹林寺，杳杳钟声晚。荷笠带斜阳，青山独归远"（唐代刘长卿《送灵澈上人》）的美景，有"亭亭菊一支，高标矗晚节。云何色殷红，殉道夜流血"（弘一《咏菊》）的气节，有"身是菩提树，心如明镜台。时时勤拂拭，勿使惹尘埃"（唐代神秀）的禅境。从诗境中我们可以读到自己向往的一面，并以此为镜，与自己的不良习惯和薄弱意志做斗争，时时检查、约束自己的身心言行，剔除思想中的杂质，最终达到修身养性的效果。

宋代李之仪《赠祥瑛上人》云："得句如得仙，悟笔如悟禅。"诗境与禅境相通的主要原因是审美与禅悟有着类似的心理体验。我们依靠顿悟获得自性，于禅境中完成无概念、非功利、无意识的心灵体验，通过"于相而离相"的观照方式完成对超然心态的把握，这与诗人对诗境审美体验的追求是极其类似的。高妙的诗境乃禅境，诗中寥寥数字就可以精确地投射出我们在某时某处强烈的个人感受，升华出景外之景、言外之言、境上之境。禅境，给予人的是一种在茫茫宇宙之间脱离孤独寂寥的终极安慰。在那样的悟境中，我们的肉身似乎找到了脱离六道轮回之苦的捷径，我们漂泊无依的心灵似乎找到了可以安放的终极归宿，我们渴望回归自然的精神似乎找到了可以洗涤灵魂的清泉。

何为"禅境"？青原惟信禅师说："老僧三十年前未参禅时，见山是山，见水是水，及至后来，亲见知识，有个入处，见山不是山，见水不是水，而今得个休歇处，依前见山是山，见水只是水。"佛家参禅的层次大致可以分为 3 个境界：第一境界是寻找本体阶段，"三十年来寻剑客，几回落叶又抽枝"（唐代志勤《开悟诗》）；第二境界是初通佛理禅义阶段，"南台静坐一炉香，终日凝然万虑忘"（唐代守安《南台静坐》）；第三境界是体悟"自性"阶段，"默知神自明，观空境逾寂"（唐代寒山《碧润泉水清》）。由寻禅不得到以空观物，初明佛理，再到进入开悟后的空寂，在瞬间中获得永恒，这三个境界与诗人由意象的简单组合营造出想要传达的意境有异曲同工之妙。

若要探幽禅境，必论意境。王国维先生认为"所谓意境，实际上指外境与内情的融合"。意境中包含了诗人当时的所思所感。诗人通过意象将自己的所思所感寄托释放，所谓"登山则情满于山，观海则意溢于海"。我们可以理解为诗人通过意象的叠加与结合产生的特定意境，表达了自己此时此刻创作的目的与感情。喜诗者从诗析之，好佛者由佛论之。禅境是意境的终极追求与本质体现，意境为禅境的过渡与升华提供了先天条件。通过意象的叠加与结合，可以产生千变万化的意境，从而由"有我之境"升华至"无我之境"，由诗境通达禅境。

唐代皎然的《闻钟》云："古寺寒山上，远钟扬好风。声余月树动，响尽霜天空。永夜一禅子，冷然心境中。"古寺、寒山、钟声、远风、月树、霜天，一系列意象的叠加与结合，构造出一种冷寂清幽的意境。最后两句以禅子的主观心境与前面营造的一番意境对立，表明禅僧不被一切外物所困，冷然进入禅境的明净状态。我们可以通过禅子所闻"有我之境"的诗境，升华至佛家缘起性空"无我之境"的禅境中的过程中，体会诗中的妙谛。

宋代严羽《沧浪诗话·诗辨》云："诗者，吟咏情性也。盛唐诸人惟在兴趣，羚羊挂角，无迹可求。故其妙处透彻玲珑，不可凑泊，如空中之音，相中之色，水中之月，镜中之像，言有尽而意无穷。"这段话用来说明禅境的体悟十分恰当。禅境不可寻，而意境可觅，所以说意境是禅诗的灵魂，一首好的禅诗即使没有明述禅理佛法，也可以通过它所创造的意境通达禅境，带给人以美的享受与身心的净化。

第四节　诗以启智，通达禅理

美国诗人佛罗斯特说："诗始于喜悦，止于智慧。"用这句话来评述禅诗恐怕是再恰当不过了。无论是追求禅趣、禅意，还是追求禅境，我们最终的目的是要弄明白禅诗中的哲理智慧。禅诗中论述佛理的文字众多，"青青翠竹，尽是真如；郁郁黄花，无非般若"。世界上的万事万物皆具佛性，而参佛悟道就要靠自己。禅诗中所蕴含的深入透彻的佛理，是诗人通过佛家独特的视角观察世界、透视人间的参悟结果。这种结果可以启迪人的智慧，使人获得思想上的自由、精神上的超脱。

从禅诗的发展情况来说，最初禅诗的作用是宣扬佛法，融禅入诗刚好是一个非常好的宣传手段。像魏晋时期，僧人、居士与文人墨客相互酬唱，就于诗中谈佛说玄。慧远大师在《庐山东林杂诗》中就曾直陈佛法，曰："崇岩吐清气，幽岫栖神迹。希声奏群籁，响出山溜滴。有客独冥游，径然思所适，挥手抚云门，灵式安足辟。流心扣玄扃，感至理弗隔。孰是腾九霄，不奋冲天翮。妙同趣自均，一悟超三益。"该诗的前2句描写了庐山奇峰突起、山岚云气的东林胜迹，接下来的2句从静中写动，以大音希声、清泉涓滴暗喻佛法中的动静相宜。诗人以景述怀，借机谈玄。第5至10句描述诗人独行于崇岭翠微之中，神思冥冥、探幽索隐，体味佛法中的玄妙，通过神游无极而探骊得珠，虽身在此而神在彼，将眼前的万千美景当作激发自身佛性的媒介，由此而获得思想的解脱与精神的超悟。最后4句诗自问自答直陈佛法。自性能臻无上妙境，无论身在尘世，还是身在佛国净土，最终都能同归一极，豁然超脱。

从禅诗的写作用意来看，表现禅者自悟后的大彻或高僧用来启悟信众的诗，我们一般称作"偈"，或"偈颂"。这一类禅诗是为了让人体悟佛理，所以诗中多以寻常事物寓禅，我们也更容易从中体会佛法的精妙。这一类禅诗的语言并非像大家以往所认为的那样超尘脱俗或喻理于景，而是多了份烟火气息，显得婉转清丽。北宋法演禅师曾以"艳诗"启悟信众，其中两句为"频呼小玉元无事，只要檀郎认得声"。这两句诗看似写男女情事，实际上是为了提点即将归蜀的提刑官，可惜提刑官并未开悟，而一旁有心的侍奉克勤禅师闻后似有所得，便也写了一首"艳诗"相和，曰："金鸭香消锦绣帏，笙歌从里醉扶归。少年一段风流事，只许佳人独自知。"法演禅师阅后自是欣喜地赞："我侍者参得禅也。"对比这两首诗的深意，我们方能理解其中的妙义。法演禅师的诗提示：修行中我们不能遇到困难挫折时才想起求助于佛菩萨，而是要在平日就天天念诵佛经，通过此方法练习修正自己的心态，如此当遇到问题时，才能反应过来对照的是怎样的禅理，应该如何面对、处理之。只有常诵常读诗，才能逐渐参悟佛法。若要有所得的"认得声"，而达到心照不宣的"独自知"的顿悟境地则更为不易，克勤禅师自是明白了其中的境地，才能有此佳作，这岂不是与佛陀"拈花微笑"的典故有异曲同工之妙。

从禅诗的内容来看，有不少禅诗运用了佛典公案。运用这些公案一方面可以更简单明了地阐明佛法，并为诗中禅理提供有力论据，增强说服力，另一方面也可增加深邃玄妙的禅味，使语言生动活泼，充满感染力，以便于启迪参悟。像宋·陈与义《题小室》："暂脱朝衣不当闲，澶州梦断已多年。诸公自致青云上，病客长斋绣佛前。随意时为师子卧，安心懒作野狐禅。炉烟忽散无踪迹，屋上寒云自黯然。"其中"野狐禅"是禅宗十大公案之一，此处借以说明诗人散漫、无意于仕途的清闲自适的状态，甚为妙哉。

佛经中保留的许多美丽的传说，以及传入我国后历代高僧大德所留下的经典故事，也为诗词引经据典提供了方便，促进了禅诗的传承与发展。在诗词的创作过程中，僧人、居士往往自觉或不自觉地将佛典引入诗中，如白居易在《赠别宣上人》中云："似彼白莲花，在水不着水。性真悟泡幻，行洁离尘滓。修道未几时，身心俱到此。"其中的"白莲花""泡幻"皆是佛经中常常提及的，比较常见的还有"恒河沙""拈花""西来意""涅槃"等。

因为叙述佛理的禅诗对智慧与生命本源的探求超脱于其他诗歌之上，所以此类诗可以作为解救精神桎梏和安身立命的法宝，值得我们每个人深入地思索、研究。

在当下日新月异的世界中，一些发达国家物质丰富、人欲横流，"天下熙熙皆为利来，天下攘攘皆为利往"的状况不得不令我们反思，这就是我们一直追求的生命终极的愉悦么？人与社会、人与自然、人与内在自我的分裂，也已经成为人们不可逃避的问题。在当今这种条件下重新审视佛教"随缘任运，正念正觉"的人生观与诗歌调理性情、修身启智的功能，便具有了时代性、世界性的意义。

第六章　以花养颜

花是大自然中最美的生命之一，为我们的生活带来了无限的美好与生机，无论是作为平日里的一抹点缀，还是作为节日中的一种问候，花都让我们心旷神怡、心生欢喜。在佛医的"七明"中就有"花明"。"花明"主要是指通过观花品草使人回归本性，以提高生命的神韵。品味花草可以养心悦目，以花供佛可以积累功德，以花参禅可以证得果位。花香可以令人心旷神怡，以花为茶可以美容养颜，以花为药可以治病救人。花与我们是如此亲密无间，而人短暂的一生与花又何其相似。我们应该与花一样尽情绽放生命的色彩，发挥生命的极致，如此方能"花开莲现，花落莲成"。

花与佛之间的因缘更是深厚。莲花乃佛教的"教花"，从佛经中我们就可以寻到许多与花有关的典故与公案，如拈花微笑、花开见佛、借花献佛、一花开五叶、舌灿莲花、花果自成、花开莲现、一花一世界、九品莲花、天女散花、百鸟衔花、镜花水月、莲花藏世界等。花不仅装点了庄严圣洁的佛教世界，也将自己的妙用由物质提升到了精神的高度。

第一节　品味花草，养心悦目

当今社会大力倡导生态文明建设，不断提高城市的绿化水平，街市两旁青青草木、郁郁繁花令人心情舒畅；公园、风景区更是草木扶疏、花团锦簇，成为人们休闲娱乐的最佳去处。随着物质生活不断丰裕，人们逐渐开始重视精神生活。在阳台、院子种上几盆花，在办公桌上摆上几瓶绿植，在节日里送上一束花，这点点滴滴的小事，都为我们的生活增添了不少情趣与浪漫的回忆。拿破仑曾说："不生花的地方，人类无法生活。"花实在是美化环境、装点生活、富足精神不可或缺的东西。

"天下名山僧占多。"自古以来，很多寺院都建在山林郊野或名山大川之中，当然不乏花木繁茂的优雅景致。如《洛阳伽蓝记》云，法云寺"伽蓝之内花果蔚茂，芳草蔓合，嘉木被庭"。只这短短数字，我们仿佛看到了当时寺内花果相映、芳草如茵、树木森然的景象。僧人在这样的环境中参禅悟道，自然不容易被世俗中的嘈杂所打扰，而香客也可以在寺院中感受到宁静祥和的气氛。苏东坡也曾感叹于寺院中花木繁盛的景致，写下《惜花》一诗，该诗曰："吉祥寺中锦千堆……有僧闭门手自栽，千枝万叶巧剪裁。"该诗提到钱塘吉祥寺的花为第一，僧人兀自侍花弄草，寺中盛开的牡丹宛如锦缎般华丽、宁静、清幽。无论古今，花在人们的生活中都占有重要地位。古人平日赏花侍花、节日里举办花会，这些无不体现出花在丰富生活、陶冶情操方面的妙用。

除了人间，佛国净土也常常用花来装点，以美化环境。《无量寿经》记载："风吹散华遍满佛土，随色次第而不杂乱，柔软光泽，馨香芬烈，足履其上陷下四寸，随举足已还复如故。……随其时节，风吹散华，如是六反。又众宝莲华周满世界，一一宝华百千亿叶……一一华中出三十六百千亿光。"花瓣遍洒佛土，花的色彩递进且随季节变换，柔美不乱，馨香浓郁，人漫步其上，亦不会扰乱此等美景，这样美妙的景象怎不令人心驰神往。佛寺是僧人心中的佛国净土，又有"花宫""花界"的美誉。元稹在《与杨十二李三早入永寿寺看牡丹》中云："晓入白莲宫，琉璃花界净。"可见寺院是清净之地，远离喧闹市井，僧人每日于山水之间参禅修行，在闲暇之余莳花种草，以庄严道场、怡养性情。

某些特殊的花在佛教中具有特殊含义。佛教中有"五树六花"，"五树六花"是佛经里规定寺院内必须种植的五种树与六种花。"五树"指菩提树、贝叶棕、槟榔、糖棕、高榕；"六花"指荷花（也叫莲花）、地涌金莲、文殊兰、缅桂花、鸡蛋花、黄姜花。"六花"中不仅有草本及水生植物，还有乔木与灌木，可以说品种殊胜。"六花"中的花要么花色鲜艳令人赏心悦目，要么清香远溢令人心旷神怡，观赏价值极高，被东南亚佛教列为必用的供奉品之一。

一、荷花（也叫莲花）

莲花是佛教的"教花"，与佛教有着千丝万缕的联系。佛陀的一生都与莲花有着不解之缘。《释迦如来成道记》记载，佛陀诞生前，他的母亲摩耶夫人梦见一只雪白的大象衔着白莲花进入宫殿，绕卧榻3圈后钻入自己腹中，不久自己便有了身孕。佛陀在诞生时，下地向东西南北四方各走7步，步步皆生莲花，所以莲花就成了佛陀诞生的象征，且尤以青白莲花比喻佛陀出世之殊胜。佛陀在成道、说法时，坐姿常为莲花坐或吉祥坐，日后这两种坐姿就成为僧人打坐的典型坐姿，后世佛陀的塑像也常常是端坐于莲台之上的形象。

佛经里提到莲花有四德，一曰香，二曰净，三曰柔软，四曰可爱。其实很多花都有柔软馨香、干净可爱的特点，但只有莲花具有出淤泥而不染、出水上不着水、香远益清的美德，这刚好与佛教中"如是如来世间生世间长，出世间行不著世间法"（《中阿含经》卷二十三）的观念相一致，因此有"莲花藏世界"之说。佛教还用莲花来比喻人身难得、本性清净。《文殊师利净律经》云："人心本净，纵处秽浊则无瑕疵，犹如日明不与冥合，亦如莲花不为泥尘之所沾污。"佛教中的极乐世界也称"莲邦"，这是因为极乐世界的一切有情都是从莲花中化生而来的。《阿弥陀经》记载："极乐国土有七宝池，八功德水充满其中，池底纯以金沙有地……池中莲花大如车轮，青色青光，黄色黄光，赤色赤光，白色白光，微妙香洁。"在七宝池大片功德水面上绽放着朵朵莲花，这些莲花大如车轮，缤纷灿烂，清香远溢，令人赏心悦目。这样的景象才真是佛家妙境。莲花被古印度人视为圣花，在印度历来受到崇拜。正是因为以上诸多原因，莲花才承担了象征佛教的使命。

二、 地涌金莲

地涌金莲，又称"地金莲""地莲花""地涌莲""不倒金刚"，因为其形状如复瓣莲花，人们还给它取了一个圣洁的名字——"千瓣莲花"。佛陀讲经时，讲至精彩处便会天花乱坠、地涌金莲，所以地涌金莲名列"六花"之中。

三、 文殊兰

文殊兰在佛教中常作供奉之用。文殊为梵语"文殊师利"的简称，寓意吉祥。有人认为文殊兰之名源自佛教文殊菩萨，参照《文殊师利般涅槃经》中的观点。文殊菩萨是舍卫国多罗聚落梵德婆罗门之子，是智慧的化身。

四、 缅桂花

缅桂花，即白兰花。佛教对香味非常重视，供奉佛祖与菩萨时必须用香。缅桂花因花香浓郁，而作供奉之品。缅桂花中含有芳香性挥发油、抗氧化剂和杀菌素等多种物质，对美化环境、净化空气、香化禅室有很好的作用。

五、 鸡蛋花

鸡蛋花色彩艳丽、清香淡雅、造型独特，因此经常被栽植在寺庙旁边。当鸡蛋花盛开时，繁花满树，花叶相衬，流光溢彩，优雅别致。鸡蛋花还有一个非常特殊的地方，就是花开时香味经久不散，花落后清香也能保持数天。

六、 黄姜花

黄姜花深黄鲜艳、芬芳迷人，被采摘后直至夜晚都不会凋谢，是人们喜欢的宗教装饰花卉与必备的寺庙参拜供花。此外，用来染制袈裟的染料就是从黄姜花的根部提取出来的。黄姜花的颜色、香味、妙用，均与佛教密切相关，所以黄姜花也跻身于"六花"之列。

"心净，国土净。"花无论是与外在环境，还是与内在修行境界，都有密切关系。通过观花赏花，可以剔除内心的私欲杂念；通过品味花草，可以品味生活，修正人生道路。佛国净土是一个莲花遍布、百花盛开、令人神往的极乐世界。如果每个人心中常植慈悲、清净、欢喜的莲花，积极保护生态环境，与自然和谐相处，那我们居住的大环境必然鸟语花香，没有污秽脏乱，当下的婆娑世界也就如同庄严的佛国净土一般了。

第二节 以花供佛， 积累功德

佛教与花有着深厚的因缘，佛教"十供养"为香、花、灯、涂、果、茶、食、宝、珠、衣，其中以花和香最为普遍。此外，鲜花更是必备的重要供品之一。佛家也将花称为"华"，花华不二。在供花礼仪中，供养方式大致可分为两种。一种是手持鲜花或花鬘（即花环）献于佛菩萨前，称为"供花"；另一种是将花散布于坛场四周，称为"散花"。

花一直都是备受欢迎的供品。佛前供花象征着对佛法信仰的虔诚，具有无比殊胜的功德。关于以花供佛，一直都流传着许许多多美丽的故事。《撰集百缘经》记载，有位采花人用他所采的花编织成花鬘，供奉佛陀与佛塔，死后得以生天。《采花违王上佛授决号妙花经》记载，一名专门为国王采花的仆役，甘愿冒着被诛杀的危险，诚心以花供佛，蒙佛授记，未来成佛。《释氏六帖》中有关于花能续寿的记载。佛经还记载着很多以花供佛而得妙果的故事。虽然这些故事的真假有待考证，但其中以花供佛可以积累功德，在佛经中确是显而易见的。在巴利文经典中也有关于供花的记载："手持茉莉花，拜见大牟尼，清净欢喜心，捧花礼佛陀。依此花供养，九十四劫中，吾不知恶趣，供佛得此果。"（引自惟善论文《礼仪中的鲜花——试析佛教建筑中的花卉母题》）用茉莉花来供养佛陀，可以使人生清净欢喜心，免受劫难，这是供花所获得的功德。

随着佛教传入中国，供花的习俗也被传入中国。在此之前，中国祭祀多以牲畜、酒和食物为主，极少使用鲜花。据文献考证，早在南北朝时期，以花供佛的风俗便在宫廷里流行开来。《南史》记载，南齐武帝的第七子萧子懋非常孝顺，在他幼年时，其母病重，他就邀请僧人设斋祈福，其间有人献莲花来供养佛陀。萧子懋痛哭流涕，诚心拜佛，发愿如果母病可痊愈，愿诸佛令鲜花不枯萎。斋会7日，祈福法会结束后，原本早该凋零的莲花竟然没有枯萎，反而更加鲜艳，且长出些许根须，于是世人皆称赞萧子懋孝感诸佛。从以上记载可知，在南北朝时期，以花供佛已经成为一种表达虔诚信仰的方式，礼拜供养诸佛在那时成为一种人们期盼家人身体健康的美好寄托。我国四大石窟之一的龙门石窟中也有不少以花供佛的造像，如身姿曼妙的飞天手持鲜花，或者众人手持莲花依次奉献。以鲜花供养诸佛代表了人们对宗教虔诚的信仰，从过去苦难中解脱的希望，对未来美好的向往，以及对来世幸福的祈盼。对于普通信众来说，供养诸佛香花可以使人容貌端正、获得福报；对于佛教修行人来说，这就是一种修行的方式，可以使人远离人生八苦，摆脱生死轮回，最终开悟证得菩提。

中国传统的插花艺术起源于佛前供花，它融合了佛教的理念与精神，呈现出独有的禅意风格，而像清供插花、禅房插花等与佛教直接相关的插花艺术，则更精彩地展示出独特的佛家空灵和神韵。一般选择花色富丽、花形端庄、芬芳怡人的时令鲜花用作佛前"清供"，常用的鲜花有莲花、牡丹、百合等。因为人们都希望能以鲜花庄严佛身、道场，所以佛前供花经常采用色彩艳丽、花朵富贵的鲜花，浓郁的花香更会引发人们对佛陀的崇敬之心。禅房插花一般是为了体现主人的个人情趣和烘托室内的禅味，所以一般选用色彩淡雅、形态精巧、气味清香的四时鲜花，如山茶、兰花、小菊等。另外，在中国的传统文化中，牡丹象征富贵吉祥，百合代表和合，莲花与花瓶寓意平安连年，这些美好的寓意不仅适用于中国传统插花花艺，还适用于供佛插花花艺。

散花礼仪具有崇高性、庄严性，满天飞花所带来的祥瑞之感使这个礼仪别具特色。佛教中还有专以"散花"为名的佛——散花如来。在《贤愚经》中记载着这样一个故事：舍卫国中，有一家境富裕的长者家中诞生一位男婴，男婴出生时出现百花如雨一般缤纷散落的美丽景象，蔚为壮观，于是长者就给这个男婴起名叫"华天"。华天长大后跟随佛陀出家，"须发自堕，袈裟着身"，后修得罗汉果位，令人称奇。阿难问佛，华天有何福德得以如此？佛陀回答说，过去毗婆尸佛出世时，华天曾到野外采集花草诚心供养毗婆尸佛，所以华天这一世出生时出现了"天雨众花"的景象，其诚心可感才修得罗汉果位。这正应了佛教因果理论，华天得此善果，是因为往世诚心供养的善行。

用花供养佛、法、僧三宝所积累的功德，就像修行的路上所需要的重要物资。一般来说，积累的功德越多，所得的福报自然越好。对普通信众来说，积累功德则是希望在今生和来世能够获得好的福报，拥有幸福的生活。阿含部经典《分别善恶报应经》中记载了以花供佛或供奉佛塔所获得的十种福报，曰："若复有人于如来塔施花供养，功德有十。何等为十？一色相如花，二世间无比，三鼻根不坏，四身离臭秽，五妙香清净，六往生十方净土见佛，七戒香芬馥，八世间殷重得大法乐，九生天自在，十速证圆寂。如是功德，以花供养佛舍利塔获如斯果。"从这段记载中我们可以了解供花礼仪带给信众的种种善果，这或许也是供花礼仪千年盛行不衰的根本原因。

第三节　以花参禅，证得果位

"一花一世界，一叶一菩提。"禅无处不在，无一不显现。只是我们习惯于日常的匆忙，蒙蔽了自己的双眼，无法用心灵去感知禅境。花与佛的因缘从佛陀诞生时便已存在。春去秋来，花开花落，花用自己短暂的绚烂向我们每个人传达着佛法妙谛。

花可以被用来比喻禅机。《碧岩录》第三十六则中有一个关于长沙景岑禅师与首座的禅机妙语的公案，其云："长沙一日游山，归至门首，首座问：'和尚什么处去来？'沙云：'游山来。'首座云：'到什么处来？'沙云：'始随芳草去，又逐落花回。'座云：'大似春意。'沙云：'也胜秋露滴芙蕖。'"禅师借游山之态来隐喻对生活的态度。最初不过看芳草青翠可爱便追随而来，后见落花娇美可怜而思归，便安住于当下，逐花而回，这种于人于事毫无挂碍、云游天地之间的自然逍遥，不正是佛家空性的体现吗？首座或以为禅师只是追随春意来去，但无论是春景还是秋意，都不著于心、不执于象，禅师追随的不过都是自己的本性。

花在佛教中也常常代表妙法。大乘佛教的重要经典《妙法莲华经》的经名即以莲花的纯美洁白比喻妙法的无上精微，以莲花的出淤泥而不染比喻妙法的自性清净，以莲花花果同时显现的特殊现象比喻妙法的因果不二。《阿毗昙毗婆沙论》卷十三以"花果"来讲述十二因缘，曰："如树有根、有体、有花、有果。无明、行是其根；识、名色、六入、触、受是其体；爱、取、有是其花；生、老死是其果。此十二支缘，或有花有果，或无花无果。有花有果者，谓凡夫学人；无花无果者，谓阿罗汉。"这段经文以花来比喻有情众生对世间所执有的贪爱、染著、获取，实在是非常贴切。"此有故彼有，此生故彼生，此无故彼无，此灭故彼灭"，花开花谢，人世轮回，瞬息生灭，如梦幻泡影，镜花水月，不正是如此吗？

既然花代表禅机妙法，那么以花参禅，自然是可以证得果位的。《五灯会元》记载，佛陀在灵山法会上拿起梵王所献金色波罗花，以示众人，一时众人皆默然，无人能答，唯有迦叶尊者破颜微笑，佛陀于是说："吾有正法眼藏，涅槃妙心，实相无相，微妙法门，不立文字，教外别传，付嘱摩诃迦叶。"这就是著名的"世尊拈花，迦叶微笑"的公案，后人也以此为禅宗传法的开始。禅宗初祖菩提达摩由天竺来到中国，在嵩山面壁9年后，传法于慧可，"内传法印，以契证心；外付袈裟，以定宗旨"，并作偈一首，曰："吾本来兹土，传法救迷情，一花开五叶，结果自然成。"这个传法偈被称为"花偈"。二祖慧可的传法偈为："本来缘有地，因地种华生，本来无有种，华亦不曾生。"三祖僧璨的传法偈为："华种虽因地，从地种华生，若无人下种，华地尽无生。"四祖道信的传法偈为："华种有生性，因地华生生，大缘与性合，当生生不生。"五祖弘忍的传法偈为："有情来下种，因地果还生，无情既无种，无性亦无生。"六祖慧能的传法偈为："心地含诸种，普雨悉皆生，顿悟华情已，菩提果自成。"每一首传法偈都以花果的无常来比喻空性，没有花就不会结出果实，不种此因也不会有此缘，亦不会有此结果，一切的因果都把握在自己手中。

无论是禅机妙语、佛法隐喻，还是传法布道，花与佛的因缘已经难舍难分。花，自在地按照自己的时间和规律完成使命，原与人世毫不相干，却被人们赋予了众多含义。"人闲桂花落，夜静春山空"，四季轮回，鸟鸣春涧，花开花落，这无意似有意的自然，了结了太多烦恼，成就了太多顿悟，圆满了太多禅韵。花本就是真善美，本就是法，本就是果，本就是禅，它如如自在地为世界带来色彩香味，带来体悟，带来智慧。

第四节　得闻花香，心旷神怡

花香不仅带给人嗅觉上的享受，还带给人精神上的愉悦。在佛堂供上一束芬芳浓郁的花束，可以庄严佛像；在禅房摆一束清香淡雅的花插，可以烘托禅境；在家中插上一束温馨甜蜜的鲜花，可以装点家居，营造氛围。当我们置身于一片花海之中，闭上眼睛、呼吸着甜香之气时，更是轻易地被这样美好的味道所征服，从而陶醉其中。

佛教非常重视用香，因此在选择花材时也格外讲究，选择的花材大都花香比较悠远、持久。白玉兰花香浓郁，人们通常离几十米就能闻到其香气，宋朝杨万里曾在《白玉兰》诗里称赞其"清香何自遍人间"。茉莉花原产于印度，因其颜色纯洁、气味芬芳，故在印度一直被作为佛教用花，并且很早就随佛教传入我国。宋代王十朋《茉莉》云："茉莉名佳花亦佳，远从佛国到中华。老来耻逐蝇头利，故向禅房觅此花。"阿旃陀壁画中菩萨的宝冠上也有镂金的茉莉花。瑞香花也是佛教用花。根据宋代《清异录》的记载，早在1000多年前，瑞香花被僧人发现于庐山锦绣谷深林草莽中，且因香味独特，而被僧人引种栽培。由此可见，佛家并非单纯地选择好看的花材，而是常常选择香味芬芳、寓意吉祥的花材。

鲜花并非一年四季都有，为了满足日常的供奉需求，人们就将花草制成了香料。印度地处湿热地带，是香料的主要产区之一。香料随着佛教传入中国，并逐渐被中国人认识和使用。香料进入宗教生活的诸多层面，寺院中的僧人几乎每天都会焚香供奉。供养的对象不同，所选择的香也有所差异，如密教用沉香供养佛部、用丁香供养金刚部、用白檀香供养莲花部等。在浴佛节（即佛诞节，是佛教最隆重的一个节日），僧人们还会香汤浴佛，此为"诸供养中最为殊胜"者。香与精神活动有着密切的联系，禅师会借香做参悟佛理的启示；僧人在诵经念佛、打坐修行时也会燃香，以调节心境。

现代研究还发现，花香对疾病的治疗有一定益处。实验研究表明，薰衣草薰香疗法可以有效缓解维持性血液透析患者内瘘穿刺时的疼痛与焦虑情绪；用薰香疗法可以明显减轻前列腺切除术后的膀胱痉挛疼痛。薰香疗法是一种安全、简单且无毒副作用的治疗方法，值得进一步研究与开发。

第五节　以花为茶，美容养颜

佛教"禅茶一味"的文化源远流长。禅师、僧人闲暇之时喜欢泡上一杯茶，品味禅机。花茶即将茶叶与某些花配伍窨制，或单独使用某些花。花茶具有美容养颜、调理身体的功效。常见的花茶有以下几种。

一、茉莉花茶

茉莉花随佛教传入中国后可以说备受宠爱，不仅可用来观赏、插花、熏香，还可用来食用、作茶饮。茉莉花茶为中国十大名茶之一，因其口感清新、香甜，备受大家喜爱，有诗曾赞"窨得茉莉无上味，列作人间第一香"。常喝茉莉花茶益处多多。茉莉花中含有挥发油性物质，可以行气止痛、解郁散结，有效缓解胸腹胀痛、下痢里急后重等，是食疗中止痛的佳品。茉莉花茶对多种细菌可以起到抑制作用，故还可治疗目赤、疮疡、皮肤溃烂等病证。此外，茉莉花茶还可以滋润皮肤，排毒养颜。

二、荷花茶

荷花全身是宝，各部分皆可入药。夏日酷暑难耐，赏荷的同时还可以取鲜荷花煮茶，以祛湿消风、清心凉血、解热解毒。莲子心可泡茶喝，其虽然味清苦，但可清心祛热、涩精、止血、止渴，且还具有极好的降压去脂的功效。莲藕可以通便止泻、健脾开胃、益血生肌。

三、鸡蛋花茶

鸡蛋花茶可以清热解暑、润肺化痰，还可治疗咽喉疼痛等疾病。鸡蛋花略带甘苦味，可清热解暑，用于治疗夏季中暑，还可缓解夏季痢疾腹痛等症状。到了秋季，鸡蛋花茶也有妙用。秋天天气干燥，人容易咳嗽，可用鸡蛋花茶来治疗咳嗽。

四、白兰花茶

白兰花茶口感清香爽口，香味浓郁持久，工艺较茉莉花茶简单。有资料记载，白兰花茶"外形条索紧结重实，色泽墨绿尚润，香气鲜浓持久，滋味浓厚尚醇，汤色黄绿明亮，叶底嫩匀明亮"。此茶有芳香化湿、止咳化痰、利尿平喘之功效。取白兰花两朵洗净，与3g绿茶一同沸水冲泡，即可品赏香茗。

五、 菊花茶

菊花茶一般取茶叶、白菊花各2克，用沸水冲泡6分钟即可，每日饭后一杯，具有除热解毒、疏肝息风、明目聪耳和美容抗衰老等功效，尤其对干咳、咽痛、老年性眼疾有较好疗效。

饮茶的好处多多，因此，家家饮茶、以茶待客已经成为中华民族的传统习惯。同时，茶叶与花的结合也成为一门专门的学问。

第六节　以花为药，治病救人

佛陀被尊为"大医王"，他除了创立佛法医治众生心病外，还对众生身体上的疾病提出了自己的医疗观点，并总结出精湛的治疗方法。佛陀主张自然疗法，强调在治病时先找到病因，再对症下药。其所采用治疗的方法也有很多，如香疗法、牛奶疗法、盐疗法、花疗法等，一些疗法直到现在还在使用。佛经中有许多关于"花疗法"的记载。《悲华经》记载："或有莲华满百千由旬……众生之类或有盲者，闻此华香即得见色；聋者闻声，乃至一切诸根不具即得具足；若有众生四百四病，或动发时，闻此华香病即除愈；若有癫狂、放逸、狂痴、睡眠、心乱、失念，闻此华香皆得一心。"这段内容告诉我们，得闻花香即可治愈多种疾病。

《迦叶仙人说医女人经》记载莲花可以用作安胎药，曰："怀孕之人，第一月内胎藏不安者，当用栴檀香、莲华、优钵罗华（青莲华）入水同研，后入乳汁、乳糖同煎。温服此药，能令初怀孕者，无诸损恼而得安乐。"莲花全身是宝，花、莲蓬、莲子、莲叶、莲藕都可以入药。如莲花能清暑解热；莲蓬及莲心可以清心安神、清热止血，可降肝火、降血压；莲子含有丰富的淀粉、蛋白质和多种维生素，有清心养神、补脾益肾的功效；莲叶可清热解暑，升发清阳，凉血止血；莲藕可凉血散瘀，煮熟后可益胃补心。

郁金在印度是一种比较常见的花，有杀菌的作用。《大唐西域记》卷二记载："身涂诸香，所谓栴檀、郁金也。"从该记载可知，将郁金和栴檀叶研磨成泥状后涂在身上，可以预防皮肤病。此外，郁金还能治疗肝病，并有健胃、利尿和治脓疱的功效。

番红花原产于印度，在印度一般作为香药。番红花可治疗百日咳、气喘、妇科病，还可镇痛止泻。《大乘本生心地观经》记载："郁金华虽然萎悴，犹胜一切诸杂类华。"这里的"郁金华"就是指番红花。

还有一些经书中详细记载了如何用花组方配药。宋僧法贤译的《迦叶仙人说医女人经》中记载了孕妇的"随月保护之药"方，此方由尤钵罗花、莲花、蒺藜草等花草组成，每一味药均等分研末，再主用乳汁、乳糖、花蜜，辅以清水，与先前准备好的药末一同煎煮，等到汤药凉后才能服用。这些详细的记载为我们了解花药的组方应用与服用方法提供了可靠的依据。

《文殊师利问经》记载："尔时，文殊师利白佛言：'世尊，诸供养余花，用治众病或消恶毒，其法云何？若供养佛余花、般若波罗蜜花、佛足下花、菩提树花、转法轮处花、塔花、菩萨花、众僧花、佛像花，其法云何？世尊，用此花，有几种咒法？世尊，一切诸花云何入佛花中？世尊，用此花法，为有一种，为有多种？此咒为有一种，为有多种？'"佛陀听闻，很详细地讲述了各种花治病时所使用的咒语和其能治疗的疾病，以及如何受持、使用这些花等。"各各花各各咒。——花咒一百八遍。"这是在治疗的过程中，花与咒语一起使用的情况。

在2500多年前，佛陀就用花花草草帮助众生治愈许多疾病。这些古老且源远流长的治疗方法，这种以自然为理念、采用花草治病养生的方法，不应该被掩埋在历史的长河中，需要我们重视起来，不断发掘其中的精华，为人类造福。

在花对生活环境、情绪心境的美化中，我们可以品味到花的"极乐净土"；在花对佛像的虔诚庄严、神圣肃穆的装点中，我们可以感受到花的"清净佛心"；在花引发的精辟公案、禅语、妙法中，我们可以悟得花的"般若智慧"；在花散发的穿越千年、历久弥新的芬芳中，我们可以嗅到花的"淡然自在"；在花与茶的难舍难分、巧妙融合中，我们可以品尝到花的"禅心佛性"；在花对治病救人、养生保健的贡献中，我们可以体会到花的"慈悲布施"。以花养颜，养的不仅是我们的面孔，还是我们的心、我们的情、我们的真善美。

第七章 以香养灵

中国有个词语叫"明德惟馨","明德"谓美德,"惟"谓是,"馨"谓香之远闻者也,"明德惟馨"的意思是真正能够发出香气的是美德。此"香"已经超出物质意义,而上升到精神层面和道德层面上。"心香一瓣"则诠释了香的内涵——香养灵。

第一节 以香养灵的原理

植物的生长离不开光合作用,具有芳香气味的植物利用太阳释放的电磁能进行一系列的化学反应,产生具有芳香气味的有机物,即精油。

从植物根、茎、叶、花、种子、果皮中萃取而出的精油含有 100 多种成分,精油化学组成决定它的治疗特性。精油通过皮肤、口鼻进入血液、组织及分泌系统,帮助人体纾解身心、调理新陈代谢,促进身体健康、心情愉悦。国内著名心理咨询及压力管理专家郝滨先生在接受记者采访时曾介绍说:"恰当地使用精油可以达到消除紧张、焦虑情绪,建立乐观积极心态的作用。"

香药具有芳香开窍、镇静安神、驱邪避污的功效,历来都被大量用于临床药方中,如十香返魂丹、冠心苏合丸、苏合香丸等。十香返魂丹,可开窍镇惊,化痰安神。冠心苏合丸,可芳香开窍,理气止痛。苏合香丸,可芳香开窍,行气止痛。

芳香类物质气味芳香,可以开窍,镇惊,安神,愉悦心情,调节内分泌,提高免疫力,唤醒内在的功能,治疗身心疾病。

第二节　香修方案

一、以气养神

芳香类物质乃聚天地纯阳之气而生，在人类和大自然和平相处的几千年的历史长河中，香已成为人类沟通天地万物的信使。香事活动不仅丰富了人的物质生活、精神生活，还提高了人类生命的维度。

芳香类物质具有芳香开窍、镇惊安神、驱邪避污的功效。生活中常常可以见到的芳香类物质有端午节佩带的香囊、香包等，香薰以及厨房中的十三香、五香粉等调味品。

二、以香养性

历代文人墨客、风雅之士以诗咏香，以诗抒情。

香不仅能够陶冶情操，使人获得美感，还是众生本性的食粮，是修身养性、启迪智慧的妙物，同时又是祛疫辟秽、安神正魄的良药。黄庭坚说："隐几香一炷，灵台湛空明。"该句话说明香可以养性。学佛之人烧香不仅是为了供养及与佛、菩萨沟通，还是为了颐养自己的本性。烧香不是以香养人，而是以人养香，正如古人所言："物也者，所以养性也，非所以性养也。"佛家讲"明心见性"为佛，修行是为了"放下""无我""空"，回归纯真的本性自我，先贤们强调用真香也是为了更有效地实现这一目的。

香文化的传承和发扬在当代仍具有推动社会文明发展、助推健康中国的划时代历史意义。人们可借香抒情，借香达意，从而陶冶情操，修身养性。

三、以香养灵

不论是在佛教还是在民间，烧香祭拜都是一种文化，它与中华文明一样源远流长。烧香首先是心灵的寄托，其次是感格上天、与自然界万物生灵沟通的方式方法。

（一）在佛教

在佛教，香代表着净，也代表着敬，供香的过程也是修行的过程。

香在佛教被称为"佛使"。香在佛教中具有丰富的内涵。一方面，香可以通天、通神；另一方面，香也是神祇反馈给信众信息的重要渠道，是信众心中的精神寄托。《大藏经》中记载，在做大型佛事时要净身，抹香、涂香、焚香，供养鲜花。这样既可以表示对神灵的尊敬，又可以净化道场，还可以作为信使感格鬼神，与之进行信息沟通。

在做佛事前要洒净，使整个佛事场所一尘不染。人们要怀着一颗清净的心，在做佛事前沐浴、更衣，甚至断食来洁净身心，然后抹香、涂香、焚香，让香作为信息来沟通天地万物，在"香花迎，香花请"中和神灵沟通，传达自己的愿望和信息。

一般居士来到寺庙烧香拜佛，净手后，手捻香，恭敬敬上，表达自己的愿望。现我们来简单介绍一下供香仪轨。

（1）清净身心。在供香之前要洗手、漱口，端正衣冠，使身心寂静安定。

（2）供佛。在所奉养的佛菩萨、本尊圣像之前，恭敬合掌，眼中观察佛教光明圣像，思惟佛陀及一切圣众的功德巍巍，一心诚敬供养，就如同佛菩萨现在眼前一般。

（3）真言。拈起所供养之香，燃香持至胸前，持诵烧香真言。

（4）观想。供香者可以随自己的能力运心观想，一心观想所奉请诸圣众，放出广大光明，来到眼前，接受我们的供养，并欢喜受用。

（5）举香。用大拇指、食指将香夹住，余三指合拢，双手将香平举至眉齐，举香观想拜佛，观想佛菩萨显现在我们的眼前，接受香供养。

（6）供香偈。观想祈愿以此香供养十方一切诸佛贤圣，熏无边的世界中一切众生，证无上圆满菩提。供香偈：愿此香花云，遍满十方界；供养一切佛，尊法诸贤圣；无边佛土中，受用作佛事；普熏诸众生，皆共证菩提。

（7）上香。诸佛菩萨十方圣众，欢喜接受供养，一切有情也都安住于究竟安乐，然后欢喜地供香，将香置于香炉中。

（8）礼佛。一心恭敬顶礼佛陀三拜，努力观想佛菩萨如实在前，并且一心思惟忆念：能礼所礼性空寂，感应道交难思议，我此道场如帝珠，一切如来影现中。

我们思惟能礼的我，及所礼之圣者，都是自性本空寂，所以能产生佛入我，我入佛不可思议的感应道交的境界。我们心之道场宛如帝释天的摩尼宝珠能随外色映现其中，因此，一切如来皆能影现我们自心。

（9）祈愿。双手合十，一心祈愿，众愿自然成就。回向时我们可以念以下的偈诵：愿以此功德，普及于一切；我等与众生，皆共成佛道；祈愿所供之香，化为无量广大香云，普熏法界，上令十方诸佛欢喜，下能觉悟一切有情。

（二）在民间

在民间，人们一般在清明节、寒衣节，及过世亲人的忌日时烧香焚纸去祭拜，把对亲人的思念和对亲人的祝福送过去。人们借助香给隔世的亲人送去一些贡品，并传达一份祝福。帝王将相家借祭天祈求风调雨顺，国泰民安！

在供香的过程中要身心清净，心要专注于一件事上，精神要高度集中。观想可让供香人身、心、灵合一。人们经常共享修行，提升灵性，在机缘成熟时即可以进入禅定境界，证悟菩提。以香养灵可证菩提果。

四、心香一瓣

以心香供佛，让心香成为我们与佛菩萨之间沟通的信使。身心清净，无所住而生香。

《佛说戒香经》云："佛告阿难：'有风无风香遍十方者，世间若有近事男、近事女，持佛净戒行诸善法，谓不杀、不盗、不淫、不妄及不饮酒。是近事男、近事女，如是戒香遍闻十方，而彼十方咸皆称赞。'"

佛陀总结经文，并将世间各种上好妙香与戒香进行比较，指出在诸种奇花妙香中，唯有戒香最为至高无上，可以遍闻一切处所，受到诸天所爱敬。信众能够受持清净戒，广修诸种善法，故不仅世间的各种束缚能够化解，而且诸种魔障也因畏惧清净之戒尽皆远离，不敢相侵。

佛陀还强调了戒香的殊胜之处——持久清香，遍一切处，受人天的恭敬称赞。许多经典常用香来比喻修行者的持戒之德，如《首楞严三昧经》以"香光庄严"来比喻念佛的人染上如来功德庄严，就如同制香的人染上香气一般，正是"赠人玫瑰手留余香"。《尚书·君陈》云："至治馨香，感于神明。黍稷非馨，明德惟馨。"

无论是"以香养身""以香养性"，还是"以香养灵""心香一瓣"，"香"的意义和作用已远超"香"这一物质的作用。香能收摄心神，止于一处，观想妙景，净化身心，唤醒本我，开启慧明。香是精神的寄托，是文化的传递，是信使，是希望，是内心的呼唤。以香养灵，心香一瓣修菩提。

附：《佛说戒香经》（西天译经三藏朝散大夫试光禄卿明教大师臣法贤奉诏译）

如是我闻，一时，佛在舍卫国祇树给孤独园，与大比丘众俱。尔时，尊者阿难来诣佛所，到已头面礼足，合掌恭敬而白佛言："世尊，我有少疑欲当启问，唯愿世尊为我解说。我见世间有三种香，所谓根香、花香、子香，此三种香遍一切处，有风而闻，无风亦闻，其香云何？"

尔时，世尊告尊者阿难："勿作是言，谓此三种之香，遍一切处有风而闻，无风亦闻。此三种香有风无风遍一切处而非得闻。阿难，汝今欲闻普遍香者，应当谛听，为汝宣说。"阿难白佛言："世尊，我今乐闻，唯愿宣说。"

佛告阿难："有风无风香遍十方者，世间若有近事男、近事女，持佛净戒行诸善法，谓不杀、不盗、不淫、不妄及不饮酒。是近事男、近事女，如是戒香遍闻十方，而彼十方咸皆称赞，而作是言：'于某城中有如是近事男女，持佛净戒行诸善法，谓不杀、不盗、不淫、不妄及不饮酒等。'具此戒法，是人获如是之香，有风无风遍闻十方，咸皆称赞而得爱敬。"

尔时世尊，而说颂曰："世间所有诸花果，乃至沉檀龙麝香，如是等香非遍闻，唯闻戒香遍一切。栴檀、郁金与苏合，优钵罗并摩隶花，如是诸妙花香中，唯有戒香而最上。所有世间沉檀等，其香微少非遍闻，若人持佛净戒香，诸天普闻皆爱敬。如是具足清净戒，乃至常行诸善法，是人能解世间缚，所有诸魔常远离。"

尔时，尊者阿难及比丘众，闻佛语已，欢喜信受，礼佛而退。

第八章　其他修身方法

第一节　道德疗法

佛门重视道德修养在疾病治疗与预防中的作用。道德疗法既强调佛门之人的自我治疗作用，又强调高僧大德等的修为对患者所产生的治疗效果。佛门认为"业起故病"，过去和今生所造的宿业能引起疾病。印光大师云："凡属危险大病，多由宿世现生杀业而得。"又云："世人有病及危险灾难等，不知念佛修善，妄欲祈求鬼神，遂致杀害生命，业上加业，实为可怜。人生世间，凡有境缘，多由宿业。既有病苦，念佛修善，忏悔宿业，业消则病愈。"由此可见，修习佛法、提高自我道德修养在疾病治疗中具有重要作用。佛门强调"施人与善，广种福田"，种下患病的种子，就会收获疾病；反之，种下治病的种子，就会收获病愈。有了良好的道德修养才会有善念，继而才会有善行，有了善行善念才能种植自己的福田；反之，若不注重道德修养，心中善念泯灭，也就不会有善行，从而使福田不种，心灵饱受折磨，身体出现种种不适，甚至发生疾病。药王孙思邈在《备急千金要方》中说："故养性者，不但饵药餐霞，其在兼于百行；百行周备，虽绝药饵，足以遐年。德行不充，纵服玉液金丹，未能延寿。"道德修养有助于延年益寿，道德疗法乃重要的养生与治病法门。

一、提升个人品德

《法句经》曰："诸恶莫作，众善奉行，自净其意，是诸佛教。""自净其意"便是指改善人的德行。佛门认为"一切众生悉有佛性"，"佛性"指每个人内心最纯真、最真实的本性，但这份纯真之心被现世无明蒙蔽，不得显现。通过佛教修行提升个人觉悟，提升个人的德行，提升境界，便可回复本来清净心，佛教修行的过程也是改善人性的过程。通过修行戒定慧三学，进行布施、持戒、忍辱、精进、禅定、智慧等六度，修四无量心，提升个人心性，可帮助消除恶业，达到预防和治疗疾病的目的。

二、 医德

佛医强调僧医的医德在疾病治疗中的作用。古往今来，佛门涌现出不少医德高尚、医术精湛的僧医。如《续高僧传·那连提黎耶舍传》记载，北齐时期那连提黎耶舍法师"收养疠疾，男女别坊，四时供承，务令周给"；南朝陈时发生疫病，僧人慧达于建康大寺建"大药藏"，"须者便给，拯济弥隆"。《高僧传》记载晋武帝年间瘟疫盛行，竺法旷不顾个人安危，亲自前往灾区为患者诊治。孙思邈吸收佛家"慈悲观"，强调医生不仅要有高超的技术，还要有崇高的医德，如《大医精诚》云："凡大医治病，必当安神定志，无欲无求，先发大慈恻隐之心，誓愿普救含灵之苦。若有疾厄来求救者，不得问其贵贱贫富，长幼妍媸，怨亲善友，华夷愚智，普同一等，皆如至亲之想，亦不得瞻前顾后，自虑吉凶，护惜身命。见彼苦恼，若己有之，深心凄怆，勿避崄巇、昼夜、寒暑、饥渴、疲劳，一心赴救，无作功夫形迹之心。如此可为苍生大医，反此则是含灵巨贼。"

三、 饮食之三德六味

"三德六味"是指佛教置办饮食时应遵循"三德俱足，六位调和"的原则，如此才能体现对供养佛和僧的恭敬。"三德"是对置办斋厨之人的要求，即要求他们具有清净、柔软、如法三德。清净德是指厨中之人置办食物时应当将各种食材、餐具清洗干净，保持厨房卫生，否则便是不如法之行为；柔软德是指厨中之人应当以一颗柔软不嗔怒的心来置办饮食，置办的食物也应柔软可口，口味适中；如法德是指厨中之人应时合规置办饮食，以适当的方法制作食物，保持食物的清洁。六味指的是食物所具有的苦、酸、甘、辛、咸、淡6种味道。"三德六味"重在德而非吃，若能如法置办饮食，不仅能够积累无量功德，修行精进，还能令吃此斋食之人五脏调和、精神爽利，实为自利利他之举。

第二节　布　施

　　《净空法师讲了凡四训》中写道："佛门讲'菩萨行'，方法、手段无量无边，但是总归起来，不外乎'布施'。"何谓布施？《毗耶娑问经》解释道："何义布施？即布施已，自食自净，施已报转，故名布施。"《大智度论》卷第十一曰："檀名布施，心相应善思，是名为檀。有人言：'从善思起身、口业，亦命名为檀。'有人言：'有信、有福田、有财物，三事和合时，心生舍法，能破悭贪，是名为檀。'譬如慈法，观众生无乐，心生慈，布施心数法，亦复如是，三事和合，心生舍法，能破悭贪。"《佛学大词典》对布施的解释是："梵语曰檀那，译为布施，以福利施与人也。所施虽有种种，而以施与财物为本义，得大富乐之果。"布施就是以自己所有普施一切众生，心怀慈悲，给予他人福祉与利益，行此善举可得到善报。布施的财务需"自食自净"，也就是说所施财物应是自己的财物，而非他人的，所施财物并非自己不再需要的，而是自己也需要的，这样才符合布施的原意，有助于修"断舍离"。生起清净心是布施的目的，同时也是行布施的基础。在大乘佛法中，布施是六度之首，由此可见布施在佛教修行中的重大意义。

一、　布施乃对治贪心之良药

　　布施，也称"舍"，也就是舍弃，是对别人进行施舍的善行。布施是治疗我执悭贪之心的妙药。在佛教中，布施是修行法门之一，用以对治五毒之首——贪心，即"执我""执有""贪著"之心。如果仅仅认为布施就是一种助人为乐的行为，行布施只是为了获得心理上的自我满足和安慰，那就违背了布施的本意。获得无量清净心，断绝对"财物"的贪执，生起对众生的慈悲心，才是布施的目的。

　　在布施的过程中，不仅能帮助他人获得物质或精神上的财富，而且也能使自己的身心获得提升。布施是一种自利利他的善行。在布施过程中，"施""受"双方的身份是可以相互转换的，譬如说阿难向穷人行乞，穷人向阿难布施，穷人行善行，获得福报，而阿难为穷人创造了布施的机会，也是布施者，也得善报。

　　布施有两层含义。其一是每个人都会有贪心、吝啬心，执着于自己本身，执着于自己拥有的财、物，患得患失，造成人生无尽痛苦，当一个人行布施时，除了可以积攒福德，利益他人，还可以减少对财物的执着，从而使贪着之心越来越淡，逐渐消除人性里的贪欲，以获得欢喜和智慧。其二是受施者从施主处获得精神和物质上的帮助，施主帮助受施者摆脱人生困境和烦恼，施主的善心感染受施者，这善心便成为受施者的善因，受施者心存善念，在适当因缘条件下也行善业得善果，便可获得快乐和智慧。因此，布施是对治人心之贪吝的有效方法。

在大乘佛教看来，布施还是治疗消极厌世的一剂良药。虽然佛教认为我们认识的事物并非真实不虚，但现实确是众生修行的场所。中国的汉传佛教、藏传佛教都是大乘佛教，在面对人生问题方面，均主张放下、随缘和负责，并不主张放弃人生、得过且过和负担过重地去生活，要求面对现实，在生活中历事炼心，在实践中体悟佛法，认识世界"色即是空，空即是色"的真相。虽然布施过程中的施者、受者、财物、智慧变幻莫测，但其过程确是积累福德的过程。在修布施度中断除内心贪念，培育舍心，破除执着无明，可得解脱智慧；得智慧后又能在智慧的帮助下对万物生起慈悲心，证得佛法。布施是一种自利利他的行为，修行者最终会离苦得乐，去除烦恼，得大自在。

二、 布施分类

《发菩提心经论·檀波罗蜜品》云："菩萨为欲调伏众生令离苦恼，是故行施……一以法施，二无畏施，三财物施。"法施、无畏施属于内布施，财物施属于外布施。内布施就是给人以精神上的支持，从思想上解决众生的困惑；外布施就是给予他人物质上的支持。

（一） 财物施

财物施即以财物帮助他人。布施又分为两类：一类是内财物施，即以自己整个色身来布施众生，这在生活中少见，但也有，如见义勇为者、器官捐献者的行为都属于内财物施；另一类是外财物施，即以自己所拥有财物，包括衣食金钱等，使众生不受饥寒之苦，如《摩诃般若波罗蜜经·四摄品》云："何等财施摄取众生？须菩提，菩萨摩诃萨以金银、琉璃、颇梨、真珠、珂贝、珊瑚等诸宝物，或以饮食、衣服、卧具、房舍、灯烛、华香、璎珞，若男若女，若牛羊、象马、车乘，若以己身给施众生。"

（二） 法施

《大智度论》云："法施者，为道德故，语言、论议、诵读、讲说、除疑、问答、授人五戒，如是等种种，为佛道故施，是名法施。"布施者以清净心宣说如来正法，资长众生善根，使众生听闻佛法，不再受无明蒙心带来的苦楚。

（三）无畏施

《大智度论》云："一切众生皆畏于死，持戒不害，是则无畏施。"众生内心无明，对生命中的诸多灾难和生死没有正确的认识，便会有怖畏之心。无畏施便是布施者持戒以护佑众生，让众生免受生死之畏惧。

三、不如法布施

如法布施应秉持一颗清净心、慈心、常心、喜心。不如法布施又称"不净布施"，所谓"不净布施"就是指布施者有邪心，如此则虽布施却不得善果。不如法布施大致分为7类：第一类是随至施，即非自动发心行布施；第二类是怖施，即惧怕自己拥有的财、名失去而行布施；第三类是报恩施；第四类是求报施，即为了获得别人的报答而行布施；第五类是习先施，即布施只是世代相传的习惯，自己本无意布施；第六类是希天施，即期许通过布施获得上天庇佑；第七类是要名施，即为了博得美誉而行布施。此乃7类不如法布施。行布施时应自检是否有上述行为，若有应当立即改变，以纯净之心进行布施。

第三节 放生护生

放生是佛教活动之一。佛教寺庙中常有放生池，放养着鱼类、龟类等动物。佛教认为，放生可以消除业障，治疗疾病。《大智度论》云："诸余罪中，杀罪最重；诸功德中，不杀第一。"《梵网经》云："若佛子以慈心故行放生业，一切男子是我父，一切女子是我母，我生生无不从之受生，故六道众生皆是我父母。……若见世人杀畜牲时，应方便救护，解其苦难。"由此可以看出佛教非常重视放生、护生，反对杀生造业。佛法讲因缘、缘由、缘起，一切事情都是不同的条件结合产生的结果，也就是因果报应，疾病多半是前世或多世以前伤害别人、好杀生、做坏事、有淫恶等因缘造成的结果。佛教主张放生护生的目的就是要培育众生慈悲心，消除累世以来的业障。五戒之首便是不杀生，佛陀制定此戒就是希望众生能够"慈悲护生"，使有情生命获得解脱。

一、 放生的发展历程

我国古代早就有放生活动，但在佛教传入中国后，才形成了持久而广泛的放生习俗。南朝梁武帝曾颁布过《断酒肉文》，并令寺庙设放生池等。隋代智者大师曾自舍身衣，劝化众人多置放生池。唐肃宗在乾元二年曾下诏在多地设置放生池共 81 处。宋真宗也曾敕令天下重修放生池。明代莲池大师著有《戒杀放生文》，并制订了放生仪轨，使放生活动有规可循，此仪轨在民间广泛流传。明清时期佛教界积极提倡放生，云栖袾宏大师《云栖莲池宏大师塔铭》言"极意戒杀生，崇放尘，著文久行于世，海内多奉尊之"，对明清佛教界产生了巨大影响。云栖袾宏大师提出的"畜生有佛性""畜生有知觉""畜生能轮回往尘""畜生也会伤心痛苦"等思想，体现了佛教"戒杀护生"的生命观，期望众生能够多多护生，生起慈悲心。

二、 放生疗心原理

大慈悲心就是佛心，拥有慈悲心才具备学佛的基础。放生是因慈悲心而起的一种行为，不仅能够解除有情生命的苦难，还可以长养我们的慈悲心。放生的过程就是滋养慈悲心的过程。经常放生便会使慈悲心不断增长，与佛心更契合，且更易消除罪业，获得解脱，获得幸福。佛家讲"万法皆空，因果不空"。放生不仅可消减我们累世以来的罪孽，也可种下善因，结善缘。放生过程与累积福报、成佛资粮有密切的因果联系。净土宗九祖藕益大师说："欲即人心证佛心，转浊劫成净土，术莫过于放生。"放生可长养我们的慈悲心，是把一颗被无明蒙蔽的内心转变成慈悲佛心的最好办法。印光法师云："以佛视一切众生皆是佛，故不忍互相残杀，永沉恶道，乃为此种种惊人视听之示现，可不深长思乎。"因慈悲心而放生护生，既有利于摆脱现世的苦难，又有利于断除继续造杀业的恶因，还有助于降低身心的负罪感，使身心获得解脱。

明末高僧莲池大师曾说："疾病之由，多从杀生中来，故偏重放生也。"《药师琉璃光本愿功德经》说："放诸生命……病得除愈，众难解脱。"放生疗病的原理在于积福，积功德，积累生灵之力，因为疾病往往是由切断别人的生命造成的。现在尽量使动物生命延长，就是造了自己长寿的因。想要祛除疾病使身体健康，培养灵性是十分重要的。培养灵性有两个简单方法：一是拜观音以忏悔，二是放生以净化灵性。

对于佛教因果报应治病、远期伦理道德治病，从心理治疗的角度来看，佛教的缘起观使放生实践者认识到结果随因缘而变，诸事无常，若能以平等心对待身边的一切众生，拯救动物于不幸中，种此善因，他日会得如此善果。此外，实施放生会使部分有不幸遭遇的实践者释放情绪，调解自身的情感问题，减轻心理障碍，还可以帮助实践者感知到自己的慈悲、善良等内涵，认识到人存在的本质和意义。

三、 慈悲护生

《华严经》云："亡失菩提心，修诸善法，是为魔业。"放生活动是善举，是正确的行为。以慈悲心悲悯所有的众生可帮助更多需要帮助的生命。著名画家丰子恺先生的《护生画集》是按照弘一大师的护生理念所作，意在警示我们：放生护生要从日常生活做起，要以善心爱护一草一木、虫鱼禽兽，培养高尚的道德。在日常生活中我们至少可以做到护生，比如施舍给麻雀、鱼儿、小鸟等小动物一些食物，当看到饭桌上的肉食时，在心里默默为其称念三皈依。当然我们还可以适当劝诫身边人放生护生、多吃素等，碰到需要帮助的穷苦人时伸出援手。若有一颗慈悲心，发心要帮助他人，就会发现放生不在于形式。只要能够帮助无量众生摆脱困境，行无量善行，便能积累福德。

四、 合理放生

放生是以慈悲心和平等心为精神内核的善举。放生时应尽量避免有贪求功德的功利心，不顾放生的后果，使原本积功累德的行为变成新的杀业。在现代社会，放生已不再是个人或者团体的行为，它会牵扯到社会、环境等问题，因此放生时应当充分考虑各种因素，合理放生。放生时不仅要有慈悲心，还要有智慧和必要的知识，以避免放生行为造成新的生态环境问题，导致原来的生态环境遭到破坏或者被放生的生命因不适应环境而死去。最简单的放生护生行为就是从我做起，断杀茹素，不用动物制品，教育后代平等对待动物，积极参与到保护环境的活动中，为动物们创造一个真正可以生存的美好、安全的环境。

佛医针灸学

林昭庚　李良松／编著

吕宏蓬　梁玲君／整理

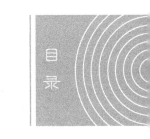

第一章　佛医针灸学概论　　343

　　第一节　佛教、佛医与佛医针灸　　343

　　第二节　佛医针灸学概述　　346

　　第三节　佛医针灸的类型与用法　　352

　　第四节　心针和法针　　358

　　第五节　佛医针灸学之经络循行　　361

第二章　佛陀时代的针灸学史料　　366

　　第一节　佛医针灸的创立和发展　　366

　　第二节　佛陀与针灸　　368

　　第三节　耆婆之针术　　369

　　第四节　佛针之针论　　372

第三章　汉传佛医针灸学的发展　　375

　　第一节　汉传佛针的特点　　375

　　第二节　汉传佛针的传承　　378

第四章　佛医针灸文献概述　　383

　　第一节　佛经中的针灸文献　　383

　　第二节　佛律中的针灸文献　　389

第三节　佛论中的针灸文献　　　392

第四节　汉传针灸文献　　　398

第五节　藏传佛医针灸文献　　　404

第五章　佛医针灸人物　　　410

第一节　佛陀时代　　　410

第二节　汉魏六朝时期　　　411

第三节　隋唐五代时期　　　414

第四节　宋金元时期　　　419

第五节　明清时期　　　421

第六章　佛医针灸的临床应用　　　428

第一节　内科佛针法门　　　428

第二节　外科佛针法门　　　430

第三节　妇科佛针法门　　　431

第四节　儿科佛针法门　　　433

第五节　眼科佛针法门　　　434

第七章　佛医针灸医案　　　438

第一节　佛经中的针灸医案　　　438

第二节　汉传佛医针灸医案　　　447

附录　经络循行　　　460

第一章　佛医针灸学概论

佛医针灸学，简称"佛针"，是指以佛医理论为指导的针灸学体系，具有独特的学术框架和诊疗方法。《大藏经》等佛教著作以及佛教人物的相关医学著作，记载了丰富的针灸医学史料，如针灸理论思想和临床实践经验等。通过研究《龙藏》《频伽藏》等不同版本的《大藏经》佛教经典以及其他相关的针灸学著作可以发现，针灸疗法是佛医学的一大特色。佛医针灸学最大的特色在于，除了有一般的针灸外，还有心针和法针的应用。历代僧医也不乏精通针灸之术者，如安世高、于法开、义净等，为弘扬佛医针灸学做出了不可磨灭的贡献。在临床诊疗特色上，佛针有五大特色，即针药结合，相得益彰；针咒结合，身心并治；特殊针法，疗效显著；佛针医案，特色鲜明；谨戒误诊，更防误治。佛教经典还常以针灸作为比喻，来阐明深奥的佛理，以教化人心，如"伐树得根，灸病得穴"等。由此可知当时针灸之盛行。佛医针灸学在发展过程中，不断吸收佛教本身的精华知识，不断借鉴其他医学，如中国的中医学、藏医学及古印度的吠陀医学，将禅定、气功、咒语、诵经、摄生保健习惯、瑜伽等吸收进来，演变出佛针的多种特色疗法，大大充实了佛医针灸学的宝库，使佛医针灸学成为佛医学不可缺少的一个分支。

第一节　佛教、佛医与佛医针灸

佛教起源于古印度，佛乃大医王，自诞生之日起，便与医学结下不解之缘。僧人在传播佛教的过程中，借医弘佛，佛经亦蕴含了丰富的医学内容，对医药学的发展产生了一定的影响。不知针，不足言良医，佛医针灸学是佛医学的重要组成部分，以治病救人为目的，兼弘扬佛法、以法度人。佛医针灸学借鉴了许多中国传统针灸的内容，在不断继承中国传统针灸的同时，又形成具有自身特色的佛医针灸体系。历经世世代代医僧的继承和发展，该体系逐步成熟，成为佛医学的一大特色。

一、佛教

佛教起源于公元前 6 世纪至公元前 5 世纪，两汉之际传入中国。从狭义来讲，佛教就是佛所说的言教，佛让人们止恶扬善、自净其意的教法，亦即佛的教化、教诲和教益。从广义来讲，佛教是一种宗教，必须有三宝，有基本教义，有组织与制度。

佛教主张慈悲平等、普度众生，用超越阶级、种族之情怀，指示和引导人类转迷开悟，以实现度脱苦海、净化社会之理想，这一思想观点在某种程度上与医学是相通的。佛教认为宇宙间的一切事情皆被它的理论所统摄、所包含，医药也不例外。此外，佛教徒在传播佛法的时候为应对恶劣的自然环境，须懂得相关医药知识。因此，佛教吸收了古印度医药，并加以宗教性的解说，形成了佛教医方明，医方明为佛教五明系统的重要组成部分之一。在佛教传入中国的时候，古印度医药知识随之被介绍进来，并在不断发展的过程中与中国传统医学相互结合，形成了独特的中国佛医学体系。

二、佛医

佛医学是以三学、四大、五蕴等佛学理论为指导，以悟证论治、调理心神、注重饮食为特征，以身、心、灵调理与诊治并重为特色，以启迪无上智慧、改善思想境界、开示药师法门、追求永恒真理为目标，最终使人体内外环境全面协调的医药学体系。从广义的中医学角度来说，佛医学是中医药文化的重要组成部分，由于特殊的因缘，佛医学与中医药学不断交织融合，在中国生根开花结果，成为中医学的一部分。从狭义来说，佛医学跟藏医学、蒙医学一样，是一个独具特色的医药学体系。用一句话来概括：佛医学就是佛门人士创造和传承的医药学。

佛医药学在形成和发展过程中对中医药学多有涉及并产生了一定的影响。相关统计资料显示，佛教医药文献资料中有论医佛经 85 部、涉医佛经 370 部、医僧著作 52 部、居士医著 342 部，且《大藏经》中涉及医药卫生方面的名词术语达 4600 多条，既有生理解剖、脏腑经络方面的名词，也有药学、心理、病名和医事杂论方面的术语。论医佛经，并不是专门的医典，只不过包含的医药相关的内容多一些；涉医佛经中有许多"以医为喻"类型的经文，其所述医理在阐述佛法义理时起到通俗易懂的比喻作用；还有一些佛经只列举病名而没有药名。这些佛经有上述特点的原因为：医术不是究竟之法，不是佛教徒追求的目标，它们只是用来辅助弘法的；佛教追求的是人心的解脱，佛教的一切理论与实践都是围绕着这个中心。传播佛教，使佛教能够在中国站稳脚跟，是佛教重视医药的根本目的，所以，医学其实是佛教世俗化的一条途径，但通过对佛教中的医学史料进行深入探讨，是可以整理发掘出有利于中医学发展的文献和史料的，并且佛教在发展过程中，不断与传统的中医药学相融合，为中医药文化走向世界、走向未来做出了应有的贡献。

佛教哲学是佛医学的认识论和方法论。换句话说，指导佛医学理论的基础是佛教哲学，包括缘起论①、三法印②、四谛说③、五蕴④这几项佛教哲学基本理论。佛医学的基本理论，就是以佛教的立场及观点、方法对人类疾病病因、病类、病相的认识和所采取的治疗、预防、养生、保健等措施的相关理论。佛医学中，既有对各种疾病治疗方案、方法的叙述，也有对各种药物使用、存贮等方面的规定与说明，更有对佛教教义的宣教和体现。佛教教义的四圣谛、因缘生起、四大和合、业报轮回等观念，被有机地融合到了佛医学之中。佛医学的相关内容反映了人的本性要求：关爱生命、征服疾病、实现自我。

中国佛医学包含了经藏医学、寺院医学和居士医学三大领域的内容。经藏医学是指佛经中的医药学史料和医药学思想；寺院医学是指寺院创造和传承的医药学，包括寺院的医方、医疗经验、诊疗方法和医僧的医药论著；居士医学是指居士和信奉佛教的医家等研究佛经，撰述的医药著作。上述三大领域内容在佛医学理论上、临床上占主要地位，从而形成了独具特色的佛医学派系。

三、 佛针

佛医针灸学，是指以佛医理论为指导的针灸学体系，具有独特的学术框架和诊疗方法。佛针在广义上泛指佛医针灸学，在狭义上则专指佛医针刺法，本书对其广义和狭义的指代均有表述，故读者需要结合具体内容分析其含义。《法华经疏》认为良医的

---

① 缘起，就是因缘生起。因缘，就是条件，或者说关系。因此说，缘起论就是关于世间一切事物和现象都是由种种条件和合而成的一种理论。换句话说，它就是说明任何事物都是因各种条件的相互依存而有所变化（无常）的理论。

② 三法印是缘起论所揭示的三条法则，是佛教检验各种说法是否是佛法的三条标准。其内容是诸行无常，诸法无我，涅槃寂静。

③ 四谛就是佛家说的苦、集、灭、道四种真理。

④ 佛教认为一切有情都是由色、受、想、行、识五蕴集聚成的。其中的色蕴是物质元素，其余四蕴都是精神作用，而且这四蕴又是以识蕴为主。

标准是"下针定瘥，投药必愈"。良医要做到"下针定瘥"，就要有较高的针灸水平。"不知针，不足言良医"，将是否精通针灸作为衡量医生水平的一个标准，也可说明针灸手法是一名医生的基本业务素养。

《正法华经·药草品第五》云："斯人之疾，凡药疗之，终不能愈。雪山有药，能疗四病：一曰显、二曰良、三曰明、四曰安，是药四名。于时，良医愍伤病人，为设方便，即入雪山，采四品药，咬咀搗合，以疗其盲，目便见明。又加针灸，消息补泻，斯人目睛，内外通彻，睹日月光，五色十方。"这里所讲的案例不仅用到了药物疗法，而且用到了针灸的消息补泻，是针药并用治疗疾病的典型案例。《针灸素难要旨》云："帝曰：余闻刺法，有余泻之，不足补之。岐伯曰：百病之生，皆有虚实，而补泻行焉。"《灵枢·经脉》曰："盛则泻之，虚则补之，热则疾之，寒则留之，陷下则灸之。"《针灸大成》亦有"返复玄机随法取，消息阴阳九六中"和"补自卯南转针高，泻从卯北莫辞劳"之说。由此可见，佛医针灸学与中医针灸学在理论和手法上有许多相通之处。

佛医针灸学既有物理的针法，又有心针和法针，这也是佛医针灸学的最大特色。"灸"字在佛经中出现的频率虽然只有"针"字的六分之一，但其作为一种特色疗法，在佛医学的发展史上仍具有较大的影响。在僧医针灸成就方面，也不乏对针灸领域的高僧大德针灸成就的记载，如《佛藏针灸史料探论》一文列举了33位僧人的针灸成就。在佛医学的临床应用中，佛针有其独特的诊疗特色，有时医者还会将针灸等外治疗法视为首选之法。佛医针灸学不仅对于指导临床有重要作用，而且对于佛教的手印、瑜伽和禅定等亦有重要影响。后世人常认为手印、瑜伽和禅定是佛针疗法的延伸，又进一步丰富了佛医针灸学的研究意义。

佛医学基于佛教理论而诞生，又在佛教的文化背景下不断发展；佛医针灸学是佛医学的重要组成部分，在结合了中国传统医学内容之后，更加丰富而鲜活。佛教、佛医学及佛医针灸学三者逐层递进，并互相影响，不断发展，才有了现今佛教文化及佛医学理论欣欣向荣的局面。

第二节　佛医针灸学概述

佛医针灸学是佛医学中的重要内容，在佛医的临床诊疗中，针灸治疗方法占有重要地位，是僧医临床实践中必不可少的治疗手段之一。例如，《量处轻重仪》记载："三治病所须（其例有三），初谓医术针灸刀角槌捍疗疾之具，二谓诸方本草明堂流注脉经药诀之书，三谓对病四药如上列名余之三药如上入重。尽形药中如后正断。"由此段文字我们可以看出，针灸等外治疗法在当时的环境下被视为首选之法，针灸在佛医学中占有重要地位。针和灸，在佛医学中是有所区别的，相关资料对二者的记载也是分离的。以下就佛医中的针和灸分别进行论述。

一、 佛针

《南海寄归内法传》在"先体病源"中记载了佛医学"八医"，针刺疗法属于其中的一种，其云："一论所有诸疮；二论针刺首疾；三论身患；四论鬼瘴；五论恶揭陀药；六论童子病；七论长年方；八论足身力。"该书指出针刺疗法治疗头面部疾病是佛医学中不容忽视的外治法。文中只是谈到头面疾病用针刺治疗，后世将针刺疗法扩展到临床各个方面，丰富了针法治疗疾病的范围。

（一）佛针的特点

佛医针刺是一门实用性非常强的临床诊疗技术，要求行针者不仅要有丰富的学识、超凡的智慧，而且要有登堂入室的路径和钥匙，这种路径和钥匙就是佛医针刺医案。佛针并不是神话传说，而是实实在在的临证经验之总结。现将佛医针刺的特点分作以下5个方面来论述。

1. 针药结合，相得益彰

佛医用针与用药往往是同时进行的，药借针之力而抵达四肢百骸，针借药之功而通达五脏六腑。《正法华经》和《添品妙法莲华经》同时记载了针药结合治愈生盲的案例。前者云："譬如人生盲，不见日月光，五色及十方，谓天下无此。良医探本端，见四病阴盖，慈哀怜愍之，入山为求药。所采药奇妙，名显良明安。咬咀而捣合，以疗生盲者。消息加针灸，病愈目睹明；见日月五色，乃知本淳愚。"后者载："所有药物世所行者，彼等不能疗治此病。唯雪山王，有四种药。何等为四？所谓：初名顺入诸色味处，二名解脱诸病，三名破坏诸毒，四名随所住处施与安乐。是为四种。时彼良医，于生盲所发生悲愍，兴起如是方便思惟。以彼方便诣雪山王，到已上顶，或下入或傍行，周遍观察，既观察已，得四种药。于中或以齿等咀嚼，作已与之；或以石磨，或复和别药物煮熟与之；或复和生药物作已与之；或针刺身与作孔穴；或有与火炙烧；或以别异药物相和；乃至饮食和而与之。时彼生盲，以方便相应故即时得眼。彼得眼已，内外远近、日月光明、星宿诸色，皆悉得见。"《修行道地经》记载了一例有关针药结合使人康复的病案。经云："其人适遇得一大医。饮药针灸，疾稍稍愈气力强健。"《治禅病秘要法》对针药结合治疗禅病乱心之法，作了十分精辟的论述。何谓禅病？禅病即修禅不得法而导致的心神受损的疾病，简而言之就是"走火入魔"。经中之"治阿练若乱心病七十二种法（尊者舍利弗所问出杂阿含阿练若事中）"载："第四节毗琉璃童子，持青色药，右手持之，散于发间，及遍身体一切毛孔，使青色药从薄皮入，乃至于髓，使心下赤。一一毛孔。各下一针，从于足下；上刺二针，心上作三莲花。三花之中，有三火珠，放赤色光，光照于心，令心下渐渐暖。然后两掌诸节，各下三针，随脉上下，调和诸气，生四百四脉，不触大肠，肾脉增长。复以五针，刺左肠脉。如是童子，调和诸针。以不思议熏，不思议修，挽出诸针，置五爪下。以手摩触，遍行者身。"

2. 针咒结合，身心并治

在用针的同时施咒，冀以增强疗效，这是佛针的特色之一。咒语、咒术既是一种心理疗法和精神疗法，又是一种音频疗法和信息疗法。咒借针而贯注到全身，针借咒而沁入心神。《不空罥索神变真言经》云："观世音菩萨梦觉现身，而为消灾除五无间罪。真言加持白芥子、火食灰，随心结界护身，逐诸鬼神。真言加持紫檀、木橛，系五色线、围针结界。"《圣虚空藏菩萨陀罗尼经》载："若为息除一切鬼魅、八千障难，当先澡浴，念诵此明满一七遍。若患恶疮，咒疮七遍。若患痈肿，加持铜针，念咒下针即得除愈。"《虚空藏菩萨问七佛陀罗尼咒经》亦载："若复有人身生恶疮者，以镔铁刀咒此病人，又取铜针咒之。然后针此疮上，即得除愈。"《陀罗尼杂集》谓："是名摩诃曼檀罗咒。一切国界、营邑、村落，若卒得风肿及时气热病，治不能差，针药不加，速诵此咒自然除愈。"

3. 特殊针法，疗效显著

在临床诊疗的过程中，根据病情的需要，可采用炎针、寒针、指针、铜针、骨针、石针等治疗手段。如《正法念处经》载："如烧炎针，遍于身中。"《根本说一切有部毗奈耶药事》云："时大目连，以神变力五指为针助缝。"运用针刀来治疗疾病，也为佛医之首创。佛医在应用针刀的同时，还在刀身上涂抹相关的药物，以增强针刀的临床疗效。《摩诃僧祇律》载："若刀药涂吐下堕胎刀者，大小刀乃至针。"《根本说一切有部毗奈耶破僧事》亦谓："佛说法已。侍缚迦白世尊曰：我于听法坐中治阿难陀疮，割截针决。"能割、能截、能针者，很显然就是针刀。

4. 佛针医案，特色鲜明

《杂宝藏经》云："昔如来在菩提树下……一切大地，无有针许。"针刺具有神奇之功用，疾病的治疗当然也包括在其中，这是佛陀在菩提树下所得的深深的感悟。在佛教经籍中，可以见及有关针灸的医案，且这些医案的佛学特色十分鲜明。如《根本说一切有部毗奈耶破僧事》载："阿难陀有病，卿等往治。诸医奉诏，适阿难陀所，便自选择得一好手，遂即下针，刺去恶血。王自执持千辐轮伞，盖阿难陀上。刺血了已，更傅好药。王自以帛缠阿难陀首，当日疮差。王遂礼拜，辞阿难陀去。"该案提出的针刺健侧手臂以治疗患侧之疾病、以刺血疗法治疗恶疮肿毒，直至今日在临床上仍具有积极的指导作用。

5. 谨戒误诊，更防误治

在任何一种医学体系中，误诊、误治都是难以避免的，针灸也不例外，如针刺出血、扎错穴位等在临床上都比较常见。佛医非常重视误诊、误治的纠偏与调适。《鼻奈耶》载："比丘和合吐下药，若灌鼻若从下灌，若针灸出血，若着眼散，持用杀人者，波罗移不受。"《佛说优婆塞五戒相经》亦载："为杀人故合诸毒药，若着眼耳鼻身上疮中，若着诸食中若被褥中车舆中。作如是念，令彼因死。彼因死者，犯不可悔罪。……又复堕胎者，与有胎女人吐下药，及灌一切处药，若针血脉乃至出眼泪药……。"

（二）佛针分类

以针具的有形与否为标准，佛针可分为有形佛针和无形佛针两大类。

1. 有形佛针

有形佛针依据使用工具的来源不同，分为物针和指针两种。物针是以外在的自然界的物质为针具材料进行的针刺手法，主要有金属针、植物针、石针、骨针等。指针则指的是以手指作为针具对疾病的治疗部位进行针刺的手法。《根本说一切有部毗奈耶药事》云："时大目连，以神变力五指为针。"指针是以五指为针的简称。指针主要应用在与按摩相关的手法中，如五代时期僧人智广擅长指针的应用，临床常用点穴法治疗疾病。《少林内劲一指禅》等著作中的按摩手法、少林相关的点穴手法，以及禅宗注重的针刺前腧穴的处理，通过按摩等手法，调理经气，对穴位施行手法加持，使腧穴能够充分发挥其效能。

2. 无形佛针

无形佛针在针具上，有别于有形佛针针具的物质性，更多地融合沁人肺腑、直指人心的佛教教义，用观想之针、意念之针或者是以佛法等无形的针具进行针刺的方法，主要治疗实质性或心理性创伤，故又称为心针、法针。

对于佛教针法的这两种分类，笔者认为佛医有形针法需要我们去研究，而无形针法更需要我们去感悟，用心去体会和倾听。事实上，佛家的针法十分宽泛和精深。如佛家的手印是指针疗法的延伸；金镍与针刀是金属针的延伸；瑜伽和禅定是心针疗法的延伸。故佛门针刺手法无论是有形针法还是无形针法，都有自己鲜明的特色，其博大精深，从身、心、灵等方面全方位进行身体的调节，丰富了医学的宝库。

二、 佛医灸学

在佛经中，灸有烤、烫、烧、灸、艾灸、热疗等多种含义。如《一切经音义》卷第十二曰："灸，燎（上征释反，火炙也。经作灸，音九，恐非也，书人误也。下辽铫反。燎，火炙燎也。经中作疗，力召反，疗病也，恐非此义也）。"又《一切经音义》卷第三十九亦云："灸瘢（上鸠友反，《说文》云：灸，灼也，从火久声。下伴镘反，《仓颉篇》云：瘢，痕也。《说文》：瘢，痍也，从疒般声，经作瘢，俗字也）。"《人天眼目》卷之五写道："毗婆沙论问曰：心意识有何差别？答曰：无有差别。即心是意，意即是识，皆同一义。如火灸，亦名焰亦名炽。"该处则将火灸与焰、炽等同。

在佛教著作中还有一些禅门公案、地狱之论涉及灸疮的问题，如在《云门匡真禅师广录》《黄龙慧南禅师语录》《大慧普觉禅师住育王广利禅寺语录》等文献中均可寻及相关的论述。由此可见，虽佛学中提到灸的文字不多，但灸在临床中的应用是不容忽视的。

（一）灸法分类

通过对佛学中灸字的相关释义可知，佛医灸学是以佛医学理论作为指导，借助一种热源达到温通作用以治疗疾病的方法。依据热源来源的不同，佛门之灸术，分为物理灸法和灸心之法，后者又可以分为心灸和法灸。

1. 物理灸法

历代僧医都曾运用艾叶等物质烧灼或熏烤治疗部位进行疾病的治疗。如《物异考》记载，沙门从北方赍火至，火赤于常火而小，能疗疾，称为圣火。《针灸资生经》记载，医僧因擅长使用灸法而被称为灸狂医僧。藏医学中的《四部医典》为我们展示了丰富的灸疗法，记载了火灸、艾绒灸、茜草灸、霍尔灸、金针艾灸等，且立专章论述了艾绒的采收、艾条的制作方法、艾法的适应证和禁忌证，以及艾灸、火灸、灸穴的利弊等内容。

2. 灸心之法

所谓心灸，就是以观想之火来治疗体寒之证。所谓法灸，就是以高僧和佛医之师的意念之火来救治众生的各种疾病，而不利用其他任何物品。佛医灸学将心灸和法灸统称为灸心之法。

以身为灯、以心为法，是灸心之法门。如《法苑珠林》卷第三十五曰："如《菩萨本行经》云，佛言：我昔无数劫来放舍身命，于阎浮提作大国王，便持刀授与左右，敕令剜身作千灯处。出其身肉深如大钱，以苏油灌中而作千灯。安炷已讫，语婆罗门言：先说经法，然后灸灯。而婆罗门为王说偈言：常者皆尽，高者亦堕；合会有离，生者有死。王闻偈已，欢喜踊跃。今为法故，以身为灯。不求世荣，亦不求二乘之证，持是功德愿求无上正真之道。发是愿已，即时大千世界六种震动。身灸千灯，一切诸天帝释梵王轮王等，皆来慰问：身灸千灯得无痛耶？颇有悔耶？王答天帝：不以为痛。亦无悔恨。若无悔恨，以何为证？王便誓言：而我千灯用求无上之道，审当成佛者，诸疮即愈。作是语已，身即平复无有疮瘢。帝释诸天王臣眷属无量庶民，异口同音悉赞欢喜，皆行十善。"

（二）灸法的特点

1. 针灸并用，相得益彰

佛医针灸学中，针灸之法被用于治疗各种疾病。《佛说长阿含经》卷第十三云："或为医方、针灸、药石，疗治众病。"在佛教经籍中，常以针灸为喻，《维摩经略疏》卷第九云："菩萨如是观身，见一切种即如来种。如人眼翳苦痛失明，若诸拙师针灸药涂，虽得痛止，而眼根毁坏，永不见色。无如来种。若人患眼不坏眼根，若遇幻师，禁咒痛愈，眼根清净。此喻凡夫虽具烦恼，犹有反复种义不坏。是故身为如来种也。"早在唐代，义净就将中医针灸之术传到了南亚诸国。《南海寄归内法传》卷第三载："自离故国，向二十余年。但以此疗身，颇无他疾。……针灸之医，诊脉之术，赡部洲中无以加也。长年之药，唯东夏焉。"由"针灸之医"的称呼可见佛医中针与灸并用。

2. 灸法治病，众法并举

在灸法的应用中，常配合其他的治疗方法，如智颉在《摩诃止观》卷之六上载："诸病苦痛，种种不同；诸药方治，种种不同；病差因缘，种种不同。汤饮、吐下、针灸、丸散，得差之缘，亦复非一。"因为疾病病因具有多元性，故采用灸法的时候常常配合其他的治疗手段，以达到内外同治、身心共调的目的。

3. 灸心之法，却病之门

《人天眼目》卷之五写道："《毗婆沙论》：'问曰：心意识有何差别？答曰：无有差别。即心是意，意即是识，皆同一义。如火灸，亦名焰亦名炽。'"灸心之法则是在灸疗的过程中，将病人自身对佛法的修为或者高僧大德的修行融入其中，发挥意念之火在治疗中的作用。灸心之法不可以直接治疗肉体本身的疾病，更适用于内心孤独、凄凉等心理情绪相关疾病的治疗，是身心同灸的一种疗法，将疾病从根源上扫除。

4. 僧传灸术，独具特色

《高僧传》《续传灯录》及其他典籍文献记载了不少善用灸法的高僧。灸术见长之僧医擅长灸膏肓、百会等穴位以治疗各种疾病，如宋代僧人仲开善用膏肓治疗虚劳证，宋代僧人慧禅师精于灸脊柱骨与脐平处之椎上治疗肠风脏毒等。甚至有僧医因使用灸法而以"灸"被后人尊称，如宋代医僧灸狂医僧、元代僧人灸膏肓僧等。藏医吸收了佛家灸疗的内容，不少藏医编著了灸疗方面的专门著作，如唐代藏医学家达玛热札著有《艾灸甘露滴》、东松岗哇著有《艾灸明灯》等。由此可见，佛门灸法在治疗疾病时有其自身的独到之处。

第三节 佛医针灸的类型与用法

一、佛针的类型及用法

在针具的使用上，佛针有其独特之处。针具种类多样化，自然界之石头、骨骼、木头、金属，以及医者之手，甚至意念观想之法皆可以作为针具来使用。佛医针灸学在发展过程中，丰富了传统中医的治疗手段，对中医针灸学的发展产生重要影响，与此同时，佛医针灸学也因传统中医学的影响而不断发展。

（一）佛针的类型

佛针按照不同的分类标准可分为不同类型，具体来说，按照质地分类，可分为外针与内针；按照特征分类，可分为用针（炎针、寒针、药针）与体针（锐针和刀针）。

1. 按照质地分

（1）外针。外针是指作用于体表的实物针具，主要包括石针、骨针、铜针、木针、指针、金属针。

石针，古代针灸用具。《礼记·内则》云："古者以石为针，所以为刺病。"砭石是在我国石器时代产生和应用的一种最古老的医疗工具。最初人们为了解除疾病痛苦，用普通石块在患病局部进行撞击。随着石器时代工具的产生，出现了医疗专用的石制工具，即砭石。砭石被广泛地用于剖开痈肿，排脓放血，还被用作刺激身体一定部位以消除病痛的工具。

骨针，广义是指以动物骨骼制成的针具；狭义是指取金乌贼内壳的海螵蛸末端突起的细长如针的部分制作的针具。据考，我国大约在山顶洞文化时期就已用石刀削制骨针，用来缝纫，这时就有可能将骨针应用于医疗方面。骨针主要用于破痈、放血。

铜针，指铜质的针具。我国在青铜器时代已开始应用铜针。铜针的主要用法是置于瘰疬、血肿破溃后的伤口中，以利于脓、血等病理产物的排出，具有通经活络、活血化瘀、抗炎消肿等作用。现代铜针多用于治疗血管瘤、腱鞘炎等疾病。《圣虚空藏菩萨陀罗尼经》载："若为息除一切鬼魅、八千障难，当先澡浴，念诵此明满一七遍。若患恶疮，咒疮七遍。若患痈肿，加持铜针，念咒下针即得除愈。"《虚空藏菩萨问七佛陀罗尼咒经》亦载："若复有人身生恶疮者，以镔铁刀咒此病人，又取铜针咒之。然后针此疮上，即得除愈。"由此可见，佛医将铜针与咒语结合以治疗痈疮。铜针的上述使用方法和现代医学发现铜元素具有杀菌作用是相符合的。

木针疗法，是以类似砭的木制工具和手法等作用于足部以对疾病进行诊治的一种方法，属中医外治法范畴。木针擅长治疗白癜风、天疱疹、疔、痈、蛇盘疮。木针具有适应证广、疗效显著、无毒副作用、操作简便、安全可靠、经济等优点，且较之毫针，对肌肤无损伤，不会使病人感到痛苦，因而易为病人及其家属所接受和坚持，对巩固和提高疗效具有积极意义。另外，木针可减轻医者体力的消耗，便于持久操作，降低医者发生腱鞘炎、骨质增生、劳损等职业病的可能性。

指针，是指以手指为针，多以食指或中指代替针具，模仿针刺刺激某些穴位。指针不仅方便易行、安全可靠，而且疗效肯定，更容易被病人接受。指针多用于痛证，如胃痉挛、胆石症、软组织急性损伤等；某些功能性疾病，如妊娠呕吐、颞下颌关节紊乱综合征等；在儿科则可用于治疗小儿消化不良、流行性腮腺炎等多种病证，并常用于急救。

随着金属冶炼技术的进步，古人不断制造出青铜针、铁针、金针、银针等针刺工具，出土文物中也有不少这类针具。金属针细小，操作方便、灵活，对人体的伤害较小，故在针灸临床上被广泛使用，逐渐取代了石针、骨针等较为原始的治疗工具，它的出现与使用，是刺疗工具发展史上的一次飞跃，之后出现的九针也是以此为基础的。

（2）内针。内针是指作用于心脑的无形针具，属意念导引，包括心针和法针。心针与法针是专属于佛医学的词汇，具有明显的佛教文化特色，其使用方法也独具特色。

心针，是心疗的一种，主要通过诵经修行、坐禅入定来治疗某些疾病，主要分为自心疗、他心疗、综合疗。心针疗法区别于其他心疗法，是施术者用和缓的言语叙述经络循行路径，受术者闭目跟随施术者引导，用意念导引气血，使周身经脉通畅的治疗方法。此疗法和导引通络有相似之处。

法针，是施术者以四大、三学等佛学理论为指导，登坛施法、念咒驱邪、消减业障，以悟证论治、调理心神为特征，结合心针疗法，使受术者身心得以调畅的疗法。法针不仅解除病人身体上的病痛，而且主要从心理上使病人摆脱对疾病的恐惧，使病人对疾病的预防诊治有一定的信心。

2. 按照特征分

（1）用针。用针是针对针具可发挥的治疗作用而言的，包括炎针、寒针和药针。

炎针，将针具加热到一定的温度（一般 40～50℃，温度过低达不到治疗的作用，温度过高则会损坏人体正常皮肤）再进行施针。此种针具多用来治疗寒证。"如烧炎针，遍于身中"的记载说明了其在临床中的应用。

寒针，在施针之前将针具放入冰水或冰块中，将针具的温度降低到一定程度时再进行施针。此种针具多用来治疗热证。由于受到古代技术水平的影响，一般情况下，寒针的温度不会低于0℃。

药针，将针具放入相应的药液中浸泡，治疗疾病时针对不同的病证选用不同药液浸泡后的针进行治疗。

（2）体针。体针是针对针体的形状差别而言的，分为锐针和刀针。

锐针即针头尖锐的针具，用来刺入皮下以刺激穴位、激发气的运动，或是刺破脓肿，以排出脓液。

针刀即针形似刀的针具，用来挑割结节、刺破痈疽、排除脓血等。在早期的佛经中，常以"金刀""刀"来表述之，如《佛说㮈女耆婆经》云："见有刺虫，大小相生，乃数百头，钻食其脑，脑尽故死。便以金刀，刳破其头悉出诸虫。封着罂中，以三种神膏涂疮。"《摩诃僧祇律》中记载的"若刀药涂吐下堕胎刀者，大小刀乃至针"，讲的应该是针刀的一种使用方法。运用针刀来治疗疾病，是对针具的一种发展，也为佛医之首创。佛医在应用针刀的同时，还在刀身上涂抹相关的药物，以增强针刀的临床疗效。针刀可以说是佛医学中的手术疗法，对今天针刀的盛行也有重要影响。

（二）佛针的储存问题

对于佛针的储存问题，《大藏经》中的诸多著作早就进行了论述，但由于当时社会发展条件、自然条件等的限制以及古代针灸制作材料的限制，当时的针具很容易出现生锈等问题。《根本萨婆多部律摄》《根本说一切有部毗奈耶杂事》等书对针具存储进行了详细论述。对佛针的储存亦是对佛针的保养，采用恰当的存储方式可以防止佛针生锈、针尖受损、针身弯曲和污染等问题。《大藏经》中所载佛针的储存方式主要涉及以下三种。

1. 以针匣作为存储工具箱

针匣是古代常用的储存针具的工具。在《大藏经》中有多篇关于针匣的记载。将针放于针匣之中，既有助于针具的携带，又在一定程度上有助于防止针具生锈；且针匣中会分多个小格，也便于临床操作中依据疾病的不同部位选择针具。

2. 毡的使用

毡是指用动物皮毛等制作成的片状物。毡具有很强的吸水性，可防潮，将针插于毡上，可避免针具暴露于空气中而氧化生锈的问题，并可防止针尖受损。

3. 炙黄蜡擦拭

一些个头较大的针具，如针刀，不方便使用针匣储存，此时可使用炙黄蜡对其刀面进行擦拭，然后用布帛进行包裹。使用这种方法储存针具一方面可对针具起到消毒和润滑作用；另一方面可避免针具在长期储存中生锈。这与现代药理对炙黄蜡作用的研究是相符的，由此亦可见古人的智慧。总之，炙黄蜡擦拭佛针既可以被视作存储中防止针具生锈的方式，又可被视作针刺治疗疾病时为防止感染和减轻疼痛所采取的措施。

（三）练针

医生在使用针灸治疗疾病时，应该有高超的技术，正如《诸经要集》的相关记载所言："以前世时坐为针灸医师，针人身体，不能差病，诳他取财，徒忧苦痛，令他苦恼，故获斯罪。"此案从因果的角度说明医生针刺水平的重要性，且表明，在佛医针灸中不主张直接以人为实验品进行针刺。综合这两点来看，佛家重视针刺的练习。

练针的方式主要有两大方面，即练物和练心。《根本说一切有部毗奈耶杂事》中有关于练物的记载，其云："佛不许我先是医人更畜医具。欲将何物而疗病耶。以缘白佛。佛言。我今听许诸苾刍辈。先是医人得持针刺物。"由此可知，在练针的方法上佛家主张先在物体上进行针刺，等技术熟练了方能在人体上进行，这也与佛家大慈大悲的情怀是一致的。相关资料虽未提及具体如何在物体上进行针刺练习，但提供了一个思路，即找寻与人体组织感觉类似的物质为针刺模板，采用恰当的针刺方法进行针刺，直到找到针刺的感觉并达到熟练的程度。对于初学者来说，可以制作有一定厚度并软硬适中的纸垫练习指力，也可以选取外紧内松的棉团，进行针刺的各种操作，如进、出针的手法练习等，待到针刺手法娴熟、动作协调、指力均匀时再在人体上进行操作。练心则更多的是强调在心针、法针针刺的时候所应具备的素养。对于练心来说，保持心平气和是最基本的条件，这要依靠修行等途径习得。在对实物进行操作的时候要配合意念的引导，主要是培养将意念集中于一个点上的能力。

（四）针具的规格

关于针具的规格问题，佛医经典提及的并不多，但在相关的资料中确有关于针具规格的问题，这说明佛医针灸也是注意针具规格的，只是现有的资料较少而已。《摩诃僧祇律》载："若刀药涂吐下堕胎刀者，大小刀乃至针。"该书对针刀用"大小刀乃至针"的表述，说明针刀本身是有不同规格的。《针灸资生经》记载："明代医僧坦然，精医术，尤擅针灸。其所用针纤细如毛，长不过寸许，每施针必效。一人患瘫疾，卧床已两载，坦然一再针之不效。他思之再三，忽然开朗，曰：此人皮肉肥厚，短针不足用也。于是更置金针，长五寸，一针而愈。"此文中反映出僧医在针刺过程中也关注针具大小的选择，合适的针具对于疗效有积极影响，因此，在临床操作时应因人而异地选择针具。

二、佛教灸疗的类型

灸疗是佛医的重要内容之一。灸字在佛经中出现的频率虽然只有针字的六分之一，但其作为一种特色疗法，在佛医学的发展史上亦具有较大的影响。

运用物理灸法治病时，佛教灸疗对所使用的材料有所讲究。针对不同的疾病，可采用不同的灸治材料。据《安乐集》中所述，被恶狗咬后，可用虎骨灸之。如无虎骨，可口中默念"虎来虎来"，然后以掌摩之；如患腿脚抽筋，可以木瓜枝灸之，如无木瓜枝，可口中默念"木瓜木瓜"，然后以热掌摩之。据传，用相应的材质灸疗疾病，往往可以收到较好的效果。这是为什么呢？《安乐集》说："何以故？以名即法故。有名异法者，如以指指月是也。"针对狗咬伤选用虎骨作为材料、针对抽筋则用木瓜枝施治，在某种程度上与中医同气相求的理论相一致，由此也可举一反三，以进行施灸材料的选取，求得较好的临床疗效。此外，佛医灸疗也采用艾作为灸治材料，如《黄龙慧南禅师语录》记载："药山与么来，早是无事起事，好肉上剜疮。遵公不见来病，却向灸疮瘢上更着艾焦。"藏医学将以艾为灸的治疗方法不断发展，如《艾灸明灯》《四部医典》等均有论述。

正如佛药有心药和法药一样，佛医灸疗也有心灸和法灸。佛教在传教过程中，借医弘佛，灸疗的道理也被作为以医喻佛的典范进行使用，《天台传佛心印记》云："初心修观必先内心，故于三科拣却界入，复于五阴又除前四。的取识阴为所观境，如去丈就尺、去尺就寸，是为总无明心。若就总明别即第六识，如伐树得根，灸病得穴，千枝百病自然消殒。"《四明十义书》卷上云："如止观去于丈尺，唯取于寸。乃是于事造中，去其所造。取能造以为所观之境，故云'伐树得根，灸病得穴'。乃是去其千枝百脉，唯取一根一穴。立所观境，故云先重明境，故扶宗云。以一念识心为境也。""良由灸病得穴故，百病自差，伐树得根故。……方名伐树灸病耶。""所以唯观心者，心为诸法之本故也。伐树除根，灸病得穴。由是即观一念识心，具造三千之法。"该书以"灸病得穴"的医学道理来阐述观内心在修行中的重要性，这是灸心之法的一种应用。灸心之法，以心为灸、以法为灸，用观想之火或意念之火，驱逐内心的阴霾，调畅人体的气机，达到治疗身体及心理疾病的目的。这些以医喻佛的故事从某个侧面反映出灸法在临床中应用之普遍。

此外，通过以上的概述我们可以看出，佛教经籍有关佛医灸疗的内容虽然比较简略，但也具有鲜明的特色，特别是心灸之法门，值得我们进一步研究和探讨。

第四节　心针和法针

心针和法针是佛医针灸有别于传统中医针灸学的最大特色，主要是以心灵之甘露为针灸之无形工具进行施治。但两者由于施术者主体上的差异而有所区别。心针偏重病人自身的主观能动性，尤其强调病人个人的修行，将自身内在的修持和行为作为针具，借助意念之法，将意念集中到一个点上，为自己进行调理或疾病的治疗。法针则更多的是依靠一种外在的佛法力量，即重视客观力量的使用，凭借高僧大德等的修行进行治疗，即由高僧大德实施佛教活动或者由高僧大德将意念集中到一个点上，为病人进行疾病的治疗。以下就心针、法针的相关内容进行论述。

（一）理论基础

心针、法针之理论依据主要是佛教教义。佛教认为一切事物都有因缘，"因此有彼，无此不彼，此生彼生，此灭彼灭"，故疾病的发生也有其因果关系，如《佛说三世因果经》论述了疾病的因果报应观。佛医学用业因，即身业、口业和意业，来概括这种因果致病观，认为业因是导致疾病发生的重要因素。《摩诃止观》云"若杀罪之业是肝眼病。饮酒罪业是心口病，淫罪业是肾、耳病，妄语罪业是脾舌病……业谢乃差"，论述了业因导致的相关疾病，并说明消除业障才能根治疾病。治疗业因导致的疾病，仅依靠药物、针灸，效果不尽如人意，只有解决引起疾病的根本因素方能使之痊愈。心针、法针针对业因问题，在针灸施治的过程中借助病人自身的修为或得道高僧的功德，使意念集中于疾病本身或病灶所在，并融入佛法，消除所犯之罪恶，从而治疗相关疾病。

（二）练习方法——修行是不二法门

心针和法针不是靠学习就可习得的，而是要靠领悟，故修行可以称得上是掌握心、法之针的不二法门。只有通过修行方能在治疗过程中取得类似有形针作用于机体的效果。心针、法针对施术者本身的修行程度有极高的要求，治疗效果的好坏与修习者修行程度呈正相关关系。

那么何谓修行？《佛教大辞典》对修行是这样定义的："修行含有实习、修养、实践之意。宗教生活中，欲实现生活上之统制、调节、规定等，则须藉修行以完成之。宗教本即有信仰与修行双重之要求，以佛教而言，行者自身欲实现佛陀体验之境界，而专心精研修养，故特别重视修行方面，亦因而发展成各种详细之戒律条文、生活规范与精神之修养方法。如戒、定、慧等三学，正见、正思维、正语、正业、正命、正精进、正念、正定等八正道，苦、集、灭、道等四谛。此外，四禅天、四念处等修行阶段相关理论亦极丰富。佛教有所谓'八万法门'之称，然其主要者，即上述分类之修行德目。至大乘佛教，虽特别强调信仰方面，然亦以禅定、观法，及其他密教修法作为教义与组织之基础。"修行以戒、定、慧为基本原理，通过放弃外在的贪、嗔、痴，进而摒弃内在的欲望，达到心念的绝对止息。

提到修行方法，不得不提禅定。坐禅是僧人日常生活所必不可少的内容。禅修主要是让僧人保持身心清净，从根本上摒弃贪欲、嗔恨和愚痴，进而求得智慧。贪、嗔、痴三毒的积聚导致人体气机紊乱、气血瘀滞，进而引发疾病。坐禅则可以从根本上消除这些致病因素，进而疏通气血，在一定程度上可避免疾病的发生。坐禅所达到的气血调畅的作用与使用实质性的针具作用于治疗部位的作用是一致的，甚至要超越有形之针的作用。正如《小止观》中所说："夫坐禅之法，若能善用心者，则四百四病自然除差。"坐禅的要领就在于对身、心、息三者的调节，坐禅可使身、心、息三者达到平衡状态。调身是对身体姿势的调节，做到安坐处，正脚，解宽衣带，安手，正身，正头颈、眼、舌等。对于调息，《大安般守意经》记载："息有四事：一为风、二为气、三为息、四为端，有声为风、无声为气、出入为息、气出入不尽为喘也。"调心，可分为三步，即"一入、二住、三出"。通过坐禅的方法，将意念导引到气血瘀滞之处，以意念为针具，针刺不通之处，可从根本上解决疾病病因问题。

佛教瑜伽也是修行的重要方法，主要通过肉体上的修行以求得精神的解脱。现在社会上盛行的瑜伽以健身操为主，与佛教瑜伽是两个不同的概念。佛教瑜伽是指调节呼吸，使心念归一的一种止观智慧，意译作"相应"；依调息（调呼吸）等方法，集中心念于一点，以修止观为主之观行。止息一切外境与妄念，而贯注于特定之对象（止），并生起正智慧，以观此一对象，内心历历分明（观），故称为止观。佛教瑜伽跟现在一些气功修习方法相似。《瑜伽经》是对瑜伽的修炼步骤进行描述的经书，其中用"八支分法"系统概述瑜伽的修行方法。佛门瑜伽侧重于冥想的方法，主要是通过将意念集中于一个点来进行。当肉体出现疾病时，会在相应的部位上出现气血流通不畅的表现，故借用瑜伽冥想的方法，将意念引到病变部位上以促进气血流通，这是对心针和法针进行应用的一种体现，也是习得心针、法针之法的重要途径。

心针、法针主要是借助无形之针，此种针则需要靠自己或得道高僧之修行的能力取得，换句话说，修行是获取无形之针具的必经之路。鉴于坐禅和瑜伽的可操作性和易操作性，本文以此二者为例讲述修行之法，以为心针、法针的临床应用奠定基础。

（三）临床应用

1. 心理治疗之心针、法针之法

针对业因导致的疾病，佛医针灸在治疗的时候，重视对病人内心的调摄，将佛法融入治疗当中，用语言等方式，让病人从内心深处明白自己的错误所在。高僧大德在禅修等过程中提高了智慧水平，领悟了佛法之真谛，亦可用其智慧去教导病人认识到自己的错误。心针、法针将针灸技术与佛法有机融合，使得病人领悟因果对疾病的作用，发自内心地进行悔过，从根本上戒除贪、嗔、痴，加速疾病痊愈的进程。

2. 子午流注心针、法针之法

佛医针灸的经脉系统的循行顺序主要是依据观想的顺序推导出来的，《禅秘要法经卷》记载的世尊修不净观时观想的顺序与中医十二经脉的循行顺序存在相似之处。由此可知，佛医针灸的经络系统一定程度上与传统中医针灸学的经络系统相似，可以理解为十二经脉系统。中医十二经脉系统的应用影响较广的当属子午流注。故佛医针灸学在发展过程中，融合并吸收了子午流注针法。

子午流注心针、法针之法是根据佛医学的理论，以坐禅、瑜伽等修行活动为基础，结合中医学中一日不同时辰人体气血流注情况，将意念或观想等心针、法针之法与时间医学相结合的一种针灸方法。基于子午流注的原理和心针、法针在治疗中具有的疏通经络、调节气血流通的作用，将两者有机融合，可增强对病变部位的刺激作用，对疾病的治疗效果起到加强作用。

子午流注针法是根据不同时间里人体阴阳气血运行状态的差异，按时间分别选取十二经肘膝关节以下之五输穴和原穴，共计六十六个穴位，以治疗疾病的古典针灸取穴方法。其主要基于天人相应的基础理论，认为人体气血受一日之内时间的变化而发生变化，主张按照时辰的不同而进行穴位的选取（图4）。

佛医针灸之心针和法针的应用结合子午流注在时间上的考虑，大大有助于临床效果的提高。修行者结合疾病病变部位进行针灸时间的选取，如肝病则考虑在一点到三

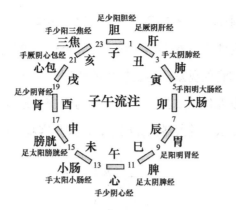

图 4　子午流注图

点的时候，用意念进行观想，将意念的作用发挥在相应经脉作用的时辰，使得能量场更加集中，以便于集中力量驱邪外出。此法在效果上远超单一疗法的使用，丰富了传统针灸子午流注的临床运用，拓展了佛门之心针、法针的使用方法。

心针和法针是佛医针灸的特色疗法，佛医针灸效果显著也与心针、法针的应用密切相关。可将有形针灸的所有应用方法与心针、法针相互结合，这种结合具有潜在的发展前途，尤其是在当今焦虑症、抑郁症等心理疾病多见的社会背景下，挖掘心、法之针的潜力，将大大提高临床疗效，从根本上治疗疾病。

第五节　佛医针灸学之经络循行

由于佛医学最初的诞生地是古印度，故佛医学吸收古印度医学的部分内容。后来佛教传入中国，又与中国本土医学所融合，故佛医针灸学在经络系统上主要有两大部分内容，即古印度之三脉七轮说和中医针灸学之十二经脉说。

一、　古印度医学之三脉七轮法

佛教在古印度诞生之后，吸收了古印度医学的内容。印度《吠陀》中就已有经脉方面的记载。古印度医学认为人体内有一个内在的能量系统，即灵性身体。其将经络系统看作能量系统，并将经络系统划分为三大部分，即灵量、三条经脉和七个轮穴，简而言之，即三脉七轮理论，这是藏传佛教文化的重要组成部分。

三脉七轮（图5）是人体重要的能量储存库，灵量就居住在其中。灵量主要潜藏在脊柱底部三角形的骶骨部位。人在胚胎状态下时，灵量便由头顶进入，以脊柱为通道，潜藏在三角骨处，卷曲为三圈半的形状。三脉七轮理论所述经络与中医经络很相似，其可以将生理现象和病理现象，甚至机体的心理、情绪反映于外，从而成为重要的诊断和治疗疾病时选取部位的依据。机体健康与否都可通过三脉七轮表现出来。其与中医的经络系统一样无法通过仪器检测出来，但又是客观存在的。

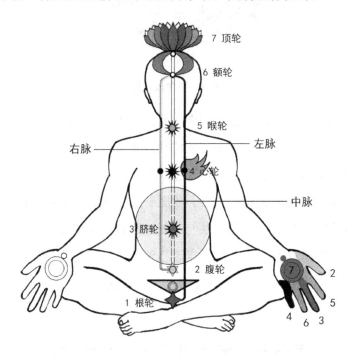

图5 三脉七轮示意

　　三脉是指中脉、左脉和右脉。中脉是人体之中最重要的一条经脉，中脉之法则是一切中观正见之法，不偏于有，不落于空，中道不立。《中黄督脊辨》曰："中者，中脉，无为法，表法身。依菩提心、中观见，修二无我空性及密宗果位方便所开发。由此脉开发，显现法身空性；与大乐相合，则证报身；与大悲相合，则证化身。惟佛家密宗所独有。"藏密将中脉称为"命脉"，认为其为一切众生之命根，是众生脱离苦海、成佛涅槃的唯一路径。《无上瑜伽成就法》描述中脉为"在人体中央有一条中脉，从会阴直达梵穴，可以观想它有五个特征：甲，像虫胶溶液那样红；乙，像麻油灯那样亮；丙，像芭蕉心那样直；丁，像纸卷的筒那样空；戊，像箭杆那样粗细"。印度瑜伽将中脉称为"宇宙持载者，解脱之路"，由其特征可见其在人体中的重要性。中脉居于脊髓之中。藏密认为修持密法的第一大成就就是开通中脉，正如《协巴多杰根本续》所云，"气不入中脉者，妄想证菩提，如若手捻沙，欲得酥油者"。

在中脉两侧分别为左脉和右脉。左脉又名月脉，是白色的，居于中脉的左边；从左侧鼻孔上行入脑中，于中脉左侧一直下行，下通右睾丸或子宫，直到脐下四指处和中脉会合；主要负责掌管欲望。当左脉虚弱时，便会出现情绪喜怒无常的表现。右脉，又名日脉，为红色；行于中脉的右侧，与左脉平行，下通左睾丸或子宫，到脐下四指处也与中脉会合；主要掌管人体行动的力量。当右脉薄弱时，人体的思考能力和注意力都将下降。只有三脉相互协调，各脏腑才能互相协调以维持正常的生命活动。三脉在机体中协调连通、滋润濡养各脏腑组织，并为机体物质交换提供通路。基于气脉循行的交叉性，右侧发生疾病时会出现左边痛。同理，左侧发生疾病时则会右边痛。三脉在人静定时，脉气通畅时，是可以内观的。

七轮是人体脊椎从百会一直到会阴之间的七个腧穴，又叫作七个脉冲轮。七轮中的轮穴都通过经脉相互连接，进而影响整个机体。现代医学研究发现，中脉七轮可对应人体脊椎上主要的神经丛。七轮自上而下分别为七个能量中心，依次为：根轮、腹轮、脐轮、心轮、喉轮、额轮和顶轮。其分别对应的腺体依次为：性腺、肾上腺、胰腺、胸腺、甲状腺、松果体、脑垂体。这七个能量中心因功能不同而显示出不同的色光，自下而上依次为：红、橙、黄、绿、蓝、靛、紫。当这些能量中心出现病变时，机体就会通过气轮的开阖大小、旋转的速度以及色光的强弱，表现出与其解剖部位相应的各种身体和心理的情况。三脉七轮的相关疾病在临床中的诊断可通过面诊（如面色苍白）、手诊（如手背部青筋纵横）、背诊（相应部位有压痛或结节）等来进行。佛门之人通过静坐数息、手印等方法打开三脉七轮，以提升人体的能量。

古印度医学三脉七轮说被藏密所吸收，成为藏医学的重要组成部分。藏医学认为，人体共有约72000条脉道，其中最重要的是左、中、右三条，中脉尤其重要，七轮则由中脉旁开横脉构成。

三脉七轮说对于疾病的诊断、治疗、预防等已形成系统的体系，同时也是通过修行获得解脱的重要途径，该学说提出通过提升潜在的灵性能量逐渐提升人的觉悟层次。

二、 十二经脉说

佛医针灸在中国得到全面发展。佛医学在传入中国后，逐渐吸收传统中医针灸相关知识而形成佛医针灸学。故佛医针灸学的历史渊源与中医针灸学在一定程度上有相同之处，但其经络和腧穴较中医针灸学的原始和单一。经络是运行气血，联系脏腑、体表及全身各部的通道，是人体功能的调控系统。经络早在《黄帝内经》《难经》中就有系统记载；此之前的古帛书和古简书《脉书》就载有"十一脉"等；之后的《针灸甲乙经》等书对经络腧穴作了全面的论述。中医针灸经络系统，包括十二经脉、奇经八脉、十二经别、十五络脉、十二经筋和十二皮部。

十二经脉的循行有一定的方向，其走向规律是：手三阴经从胸走手，手三阳经从手走头，足三阳经从头走足，足三阴经从足走腹（胸）。这就是《灵枢·逆顺肥瘦》所说的"手之三阴，从脏走手；手之三阳，从手走头；足之三阳，从头走足；足之三阴，从足走腹（胸）"。十二经脉按流注次序分别为手太阴肺经、手阳明大肠经、足阳明胃经、足太阴脾经、手少阴心经、手太阳小肠经、足太阳膀胱经、足少阴肾经、手厥阴心包经、手少阳三焦经、足少阳胆经和足厥阴肝经。十二经脉是经络系统的主要内容。《灵枢·海论》概括地指出了十二经脉的分布特点："十二经脉者，内属于腑脏。外络于肢节。"十二经脉，在内部，络属于脏腑；在外部，分布于四肢、头和躯干。如此，十二经脉构成六对表里属络关系：手太阴肺经与手阳明大肠经，手厥阴心包经与手少阳三焦经，手少阴心经与手太阳小肠经，足太阴脾经与足阳明胃经，足厥阴肝经与足少阳胆经，足少阴肾经与足太阳膀胱经。

佛医针灸学的十二经脉学说只有十二经脉，其主要是通过观想之法所得到的，如《禅秘要法经卷》记载的世尊教导修不净观中的观想的路线，此路线在一定程度上与《黄帝内经》描述的十二正经的循行和走向是相似的。世尊教导的一些从头部观想，或是从腹部观想等的路线，一定程度上与中医经络有相似之处。加之佛医针灸后来吸收和融合了中医学中的十二正经的学说，故从某个层次上可以将佛医针灸之经络理解为十二正经，但佛医针灸的经脉也与十二正经有所区别，不具有具体的腧穴和完整的循行路线，而是一种以立体的视角看待的人体经脉的网络状的结构。

佛医学不断吸收中国本土医学，在临床应用中也吸收了传统中医的腧穴定位等理论。想要了解关于十二正经的循行和腧穴定位、相关证候等知识可参照附录。

参考文献

［1］李良松，郭洪涛．出入命门：中医文化探津［M］．北京：中国人民大学出版社，2007：55．

［2］刘怡，李良松．《大藏经》中的医药学［J］．天津中医学院学报，2000（1）：48．

［3］陈明．印度佛教医学概说［J］．宗教学研究，2000（1）：36．

[4] 马忠庚. 试论佛教的医学科技观 [J]. 自然辩证法通讯, 2007 (4)：5.

[5] 黄建军. 经络腧穴学 [M]. 北京：中国中医药出版社, 2012：32.

[6] 肖雨. 佛教医学概论 [J]. 五台山研究, 2000 (1)：17-23.

[7] 陶晓华, 廖果. 佛医人物传略 [M]. 北京：学苑出版社, 2014：15.

[8] 耿刘同, 耿引循. 佛学与中医学 [M]. 福州：福建科学技术出版社, 1993：111.

[9] 李良松, 郭洪涛. 出入命门：中医文化探津 [M]. 北京：中国人民大学出版社, 2007：51.

[10] 漆浩, 董晔. 子午流注、灵龟飞腾八法大全 [M]. 北京：中国医药科技出版社, 1993：27.

第二章　佛陀时代的针灸学史料

第一节　佛医针灸的创立和发展

佛医针灸出现于佛经当中，是僧医治病救人的重要治疗手段之一。有佛医针灸内容的佛经是涉医佛教文献的重要组成部分。佛医针灸的发展最早可追溯到佛陀时代，该时期为后世佛医针灸的发展奠定了坚实的基础。

基于当时的历史条件，佛教徒要进行自身修行和佛教传播，就必须掌握一定的医药学知识为自身及他人疗疾，借助为人诊病宣扬佛法。针灸之术操作方法简单，器械携带方便，甚至只需意念之法或僧人的修为即可实行，故早在佛陀时代就将针灸之术融合到佛医学之中，并将佛法与针灸之术进行有机地融合，不断对佛医针灸之术进行发展。

佛陀本是大医王，乃佛医针灸的创立者。佛教在创立之初就不断吸收古印度医学内容，《大慈恩寺三藏法师传》曾就僧人学习内容进行介绍，曰："僧徒主客常有万人，并学大乘兼十八部，爰自俗典《吠陀》等书，因明、声明、医方、术数，亦并研习。"《大唐西域记》卷二记载："而开蒙诱进，先导十二章。七岁之后，渐授五明大论。一曰声明，释诂训字，诠目疏别；二工巧明，伎术机关，阴阳历数；三医方明，禁咒闲邪，药石针艾；四曰因明，考定正邪，研核真伪；五曰内明，究畅五乘因果妙理。"由此可知，佛陀时代医学来源于古印度的吠陀医学，佛陀将古印度之针灸内容与佛法相互融合。陈邦贤编著的《中国医学史》记载针灸疗法治疗外部器官疾病，特别是颈部以上鼻、耳、目等头面疾病，是古印度医学"八医"之一，并且古印度在外科上有较高的造诣。《儒道佛与中医药学》记载，公元前5世纪，古印度苏斯拉他编著《妙闻氏全集》，被称为外科之鼻祖，其使用的手术器材达125余种，其中刀、剪、锯、针等利器多达 20 种，镊、钩、管、套、探子等钝器有 105 种，主要用于切开排脓、划、穿刺、摘除异物、白内障手术、开腹、剖宫产、肠吻合、膀胱截石术等。[1] 这些手术器材为佛医学所吸收，对针刺器械的发展产生重要的作用。故佛医针灸学与古印度吠陀医学中有关针灸的内容有密切关系，在《大藏经》等佛教著作中可以看到吠陀医学的身影。佛陀时代的针灸学的资料，不仅包括佛陀本人对针灸的论述和应用，还包含佛陀同一历史时期其他医家的相关论述及其他方面的针灸史料。经考证，佛陀时代的针灸学的发展在很大程度上也吸收了中医学内容。《修行道地经》记载"调牛岐伯医彻扁鹊，如是等辈悉疗身病"，说明佛医针灸学受益于擅长针灸之术的岐伯和扁鹊的针灸思想。《不空胃索神变真言经》云："观世音菩萨梦觉现身，而为消灾除五无间罪。真言加持白芥子、火食灰，随心结界护身，逐诸鬼神。真言加持紫檀、木槵，系五色线、围针结界。"此经记载了观世音菩萨使用针咒结合的方法进行消灾的案例。

自佛陀创立佛医针灸之术后，该时期的僧人对此医术进行了传承和发展，其代表有耆婆和菩萨等。《佛说柰女耆婆经》曰："柰女后生得男儿。儿生之时，手中抱持针药囊出。梵志曰：'此国王之子，而执持医器，必是医王，名曰耆婆。'"针刀可以说是由佛门首创，是对金属针的延伸和发展。佛经中有精通佛理和医术的耆婆用金刀治疗疾病等的记载，如《佛说柰女耆婆经》记载"见有刺虫，大小相生，乃数百头，钻食其脑，脑尽故死。便以金刀，剐破其头悉出诸虫。封着罂中，以三种神膏涂疮"，这是早期的佛门手术疗法。《维摩经略疏》卷第九亦云："菩萨如是观身见一切种即如来种。如人眼翳苦痛失明，若诸拙师针灸药涂，虽得痛止，而眼根毁坏，永不见色。无如来种。若人患眼不坏眼根，若遇幻师，禁咒痛愈，眼根清净。此喻凡夫虽具烦恼，犹有反复种义不坏。是故身为如来种也。"虽然此文未正面描述菩萨如何使用针灸治疗疾病，但从对拙师针灸治疗产生的危害上可知菩萨通晓针灸之术，此文在一定程度上也可以视作是对针伤的一种记载。

佛陀时代的针灸之术取得了重大的发展，对后世针灸学的发展产生重要的影响。佛陀时代的针灸学从针具的储存、针灸材料的选取、针灸之术治疗疾病的方法，到针伤的防治等各个方面均已形成了自己的特色。

总之，佛陀时代，佛医针灸学在继承和发展方面，既受到古印度吠陀医学的影响，又受到《黄帝内经》等中国医学理论体系的影响，为后世佛医针灸医学的发展奠定了良好的基础。关于佛陀时代的针灸的论述，虽未在现有的资料中找到，但是从佛陀时代借医弘佛的资料中可以看到。佛经常以针灸作为比喻，表达佛学之深奥道理，而只有以百姓所熟悉的事物进行类比方可使其明他物之理，故从佛教以针喻佛的特点可窥见当时针灸技术的发展以及其应用的普遍性。

第二节　佛陀与针灸

佛陀，即佛教的创始人释迦牟尼，能治众生之一切苦疾。相传，佛陀因"四门游观"而出家。佛陀出城时，分别从东、南、西门看到老人、病人和死人，最终从北门看到出家人，因对人之生、老、病、死有所感悟而出家。人之生、老、病、死与医学密切相关，故佛陀在弘扬佛法的时候，对当时的医学内容进行了融合，这对佛医学的产生有重要的铺垫作用。要了解佛陀时代的针灸学，不可略过有"大医王"美称的佛陀。《杂阿含经》以大医王所具有的四法成就比喻佛佗之善疗众病。四法成就为：①善知病；②善知病源在；③善知对治疾病之法；④善治病已，令当来更不复发。《大藏经》中，有关佛陀针灸的论述有20多条，内容涵盖了针灸的概念、应用，以及其他相关知识等。由此可见，佛陀善于使用针灸之术治疗疾病。

佛陀最推崇的名医有4位，其中有我们最熟悉的岐伯和扁鹊。这里扁鹊指的是黄帝时代的名医，而非春秋战国时期的秦越人。《修行道地经》对二人有所记载。[2]该经为西晋时所译，时间上比较接近佛陀时代，一定程度上可以排除后人雕琢的痕迹。岐伯与扁鹊都是善用针灸疗法的著名医家，我们在《素问》和《灵枢》中可以看到许多岐伯对针灸的相关论述。佛陀时代的针灸之学，在很大的程度上得益于中医学。有人或许会问：《黄帝内经》成书于春秋战国之际，甚至晚于佛陀时代，怎么会对佛陀产生影响呢？对于这一问题，笔者早已有了明确的回答。笔者认为，《黄帝内经》是一部伟大的史诗，是从黄帝时代开始，经过历代的口传身授，经过历代的不断充实，最后在春秋战国至秦汉之际逐步形成的完整的理论和文献体系。因此，《黄帝内经》并非出自一时一人之手，它浓缩了上古时期医药文化之精华。

佛陀用针灸治疗疾病，除对《黄帝内经》等进行了借鉴外，还结合了佛教的因果报应等理论，具有鲜明的佛教特色，这在《大藏经》记载的有关佛陀运用针灸的案例中就有体现。如《菩萨本生鬘经》记载佛陀为一位因因果报应而患恶疮的比丘治疗疾病："世尊受已，右手注水灌比丘顶，复以左手按摩其身。时病比丘所染沉瘵，随如来手即平复。"佛陀用右手注水为比丘灌顶，以左手为其按摩的治疗方法就是佛陀佛医针灸指针治疗方法的临床应用，他将佛学与指针有效地融合在一起。佛陀的针灸水平应该很高，且认识到了相关疾病使用针灸的禁忌，如《四分律》卷四十二曾记载佛陀对耆婆使用针刀进行肛门、尿道和两腋窝的手术提出了警戒："尔时世尊在王舍城，时耆婆童子，刀治比丘大小便处、两腋下病。时世尊慈念告诸比丘：'此耆婆童子，刀治比丘大小便处及两腋下病，不应以刀治。何以故？刀利破肉深入故。'"

在医学方面，佛陀对耆婆有重要的影响。在针灸上，佛陀给予耆婆指导性的建议，如《十诵律》卷四十记载："佛在王舍城。有比丘病痈，往语耆婆：'治我此病。'耆婆答言：'膒令熟。'比丘言：'佛未听膒熟。'诸比丘是事白佛。佛言：'听膒令熟。'耆婆又言：'应破。'答言：'佛未听破痈。'是事白佛。佛言：'听破。'耆婆又言：'应揞去脓。'比丘言：'佛未听揞。'是事白佛。佛言：'听揞。'耆婆又言：'应着食脓物。'比丘言：'佛未听着。'是事白佛。佛言：'听着种种治脓药。'"对于治疗痈肿要挑破、挤出脓血等，佛陀对耆婆予以认可，允许耆婆大胆、放心地去处理，这一故事也从侧面反映出佛陀本人精通针灸之术在痈病上的处理方式。

第三节　耆婆之针术

耆婆不仅通晓佛理，而且精通医术，是印度佛陀时代最负盛名的医学家，在医药学领域做出了极其重要的贡献。基于其高超的医学技术，后世不少医术、方药以耆婆进行命名，如耆婆草、耆婆方等，由此亦可见其在医学发展中的重要地位。

一、耆婆生平

耆婆早年曾在当时希腊殖民地附近的德叉尸罗国学医，学成后归国，定居在印度摩羯陀国的首都——王舍城，曾救治居住于恒河中游巴特那市南侧的拉查基尔。玄奘《大唐西域记》卷九记载，王舍城有佛迹多处，有提婆达多入定修炼的石室遗址等。后来耆婆曾担任频婆娑罗王与阿阇世王的御医。耆婆也为僧人与民众诊病，因而在民间也很有影响，印度人民对耆婆的崇拜相当于中国人对药王的崇拜。印度的"杜鹃鸟斋戒"民俗等，就是人们纪念耆婆的悠久风俗，至今仍很隆重，一年一度，传承不断。

在汉文文献中，耆婆有耆婆伽、祇婆、时婆、湿婆、耆域、时缚迦、提婆达多等不同译名。耆婆生平富有神话色彩，不仅北传汉译佛典（《佛说㮈女耆婆经》《佛说㮈女耆域因缘经》《佛说温室洗浴众僧经》以及《摩诃僧祇律》《四分律》等部派律文）、南传巴利文佛典（律藏《大品》）以及藏译佛典记载了他的事迹，而且印度"生命吠陀"体系的医著也把一些药方挂在他的名下。齐思克在《印度古代的医疗与苦行：佛教僧团中的医药》一书中，对耆婆的医事活动进行了研究。从《四分律》《佛说㮈女耆婆经》等佛典中的故事来看，耆婆受到佛陀时代佛教僧团的尊重，有医王之称，成就涉及小儿方、治疗青腿（象皮病）和风病等方面，并有儿科妙手神医之称。其医方在4世纪初至11世纪还流传着。在世俗社会，耆婆是摩羯陀国频婆娑罗王的御医，亦是地位很高的医家。作为印度古典医学文化的化身，特别是通过汉译佛经，耆婆对中国古代医学文化有不小的影响，其在我国的名声甚至可媲美我国战国时代之扁鹊。

《佛说㮈女耆婆经》记载了耆婆的出生背景和行医经历。该经记载，维耶离国王赠予梵志居士㮈树一棵，梵志居士精心照料，树上生一女，梵志居士便将她抱回家中抚养，取名为㮈女。㮈女外表端庄秀丽，美貌天下无双，年至十五岁时，周围国家的国王都来提亲，㮈女最后与萍沙王共宿。后㮈女怀上了萍沙王的孩子。婴儿出生之时手中抱着针药，㮈女为他取名耆婆。后来耆婆8岁时去找他的生父萍沙王，其父将耆婆封为太子。耆婆要求学习医术，萍沙王便召集国内有名的医生指导耆婆学习医术，耆婆天生便精通医术，国内所有名医都为他的医术所折服。于是耆婆开始行医，所遇病人经他治疗无一例不愈，耆婆医术高超的名声因而传遍国内。

二、耆婆医案

《佛说㮈女耆婆经》记载了一些耆婆的病案，其中最为有名的一例是耆婆治愈了南方大国国王的宿疾。该经云："其王疾病，积年不瘥，恒苦嗔恚，瞋眄杀人，人举目视之亦杀，低头不仰亦杀，使人行迟亦杀，疾走亦杀。左右侍人，不知当何措手足。医师合药，辄嫌有毒亦杀之。前后所杀，宫女傍臣。及医师之辈，不可称数。病日增甚，毒热攻心，烦满短气，如火烧身。"国王请耆婆为他诊病，起初耆婆担心自己若有不妥会惹怒国王而丧命，便前去问佛祖，佛祖劝其履行自己当初的誓言，救护天下一切人的疾苦。于是耆婆前去为国王看病。耆婆为国王诊脉，"见王五脏及百脉之中，血气扰扰，悉是蛇虿之毒，周匝身体"，对国王说这个病可以治愈，但是请求单独与太后见面。耆婆问太后国王是否为其亲生，太后不得不说出实情："我昔曾于金柱殿中昼卧，忽有物来压我身上，我时恍惚若梦若觉，状如魇梦，遂与情通。忽然而寤，见有大虿长三尺余从我上去，则觉有胎，王实是此虿子也。"太后询问耆婆应该用什么药救治，耆婆说："唯有醍醐耳。"可是国王最讨厌醍醐的味道，耆婆便与太后达成一致，欺骗国王服下醍醐。耆婆害怕被国王识破，便找了个去采摘仙药的理由骑着白象迅速逃离南国。待国王意识到自己被骗服下醍醐后大怒，派遣乌神捉拿耆婆。后过 6 日，国王病情好转，遂知耆婆用心之良苦，便请耆婆回来希望可以好好感谢他。耆婆有些顾忌，担心自己的安危，佛祖又劝导他说："当成功德，何得中止？今应更往。汝已治其外病。我亦复当治其内病。"于是耆婆便随使者一同前去，对国王说外病已经除掉，但是内心的疾病还需佛祖来治愈。国王大喜，虔诚焚香，遥请佛来，佛祖悉心为其讲经说法，国王豁然开朗，发无上正真道心，全国上下都受持五戒。

三、耆婆针法

耆婆在佛医针灸术上有很深的造诣，经文记载："耆婆因白王曰：我初生时手持针药囊，是应当为医也……便取本草、药方、针脉诸经。"在耆婆时期针灸之法就已盛行，而耆婆是一位针灸大师，常以针药结合的方法治疗疾病。

《佛说㮈女耆婆经》记载了许多有关耆婆针法的医案。耆婆擅用针刀，并常同时使用外敷药，针药并用，可取得较好疗效。以下为从《佛说㮈女耆婆经》中选取的典型医案。

"尔时国中有迦罗越家女年十五，临当嫁日，忽头痛而死。耆婆闻之，往至其家问女父：'此女常有何病乃至致死？'父曰：'女小有头痛疾，日月增甚，今朝发作尤甚于常以致绝命。'耆婆便进，以药王照视头中。见有刺虫，大小相生，乃数百头，钻食其脑，脑尽故死。便以金刀，刳破其头悉出诸虫，封着罂中。以三种神膏涂疮，一种者补虫所食骨间之伤，一种生脑，一种治外刀疮。

"国中复有迦罗越家男儿好学武事，作一木马，高七尺余，日日习学，骗上初学，适得上马。久久益习，忽过去失踞，躄地而死。耆婆闻之，便往以药王照视腹中，见其肝，反戾向后，气结不通故死。复以金刀破腹，手探料理，还肝向前毕。以三种神膏涂之，其一种补手所攫持之处，一种通利气息，一种主合刀疮。毕嘱语其父曰：'慎莫令惊，三日当愈。'"

由此可见，耆婆不仅擅用针刀，而且深谙外敷用药治法，在治疗原发病的同时，还不忘兼顾针刀所造成的刀伤，对佛医针灸的发展做出重要贡献，是佛陀时代佛医针灸的代表人物。

第四节　佛针之针论

佛陀时代，佛针盛行，佛经在佛针理论知识和临床应用方面皆有论述。这一时期佛针发展已初具规模，在针具的选择、针刺的手法、临床治疗特点等方面都有独到之处，以下从几个方面对该时期佛针进行概括。

一、　针匣是医家出行必备的物品

在佛陀时代，针匣是医家出行必备的物品，冀以应急之用。《优波离问佛经》记载了"藏衣钵坐具针筒腰带""骨牙角作针筒"，《根本说一切有部尼陀那》记载"尔时佛在室罗伐城……又开诸苾刍畜盛针筒者……佛言：除宝，余皆应畜"。《根本萨婆多部律摄》（唐代三藏法师义净奉制译）亦载"医人听畜针箭及盛刀子袋"。"针筒""针箭""盛刀子袋"皆是针匣之同义词。由此可见，针刺之术在当时十分盛行。针匣不仅是储存针具的一种方式，还便于对针具进行不同型号的分类，便于临床操作，并具有防止针具生锈和被污染的作用。

二、　针药并用、针咒结合乃佛医之特色

佛陀时代就有僧医针药并用，发挥针灸和药物的协同作用，使疾病快速痊愈，为大众解除病苦，弘法利生。东汉安世高所译的《佛说柰女耆婆经》记载："耆婆因白王曰：我初生时，手持针药囊，是应当为医也……便取本草、药方、针脉诸经，具难问师，师穷无以答……于是耆婆便行治病，所治辄愈。"《佛说柰女耆域因缘经》（东汉安世高译）也有同样的记载。从上述记载可以看出，佛医往往针药并用，不知针不足以为良医。咒语是佛家一大特色，佛陀在创立佛医针灸之术时便将咒语与针灸进行了融合，如《虚空藏菩萨问七佛陀罗尼咒经》记载："若复有人身生恶疮者，以镔铁刀咒此

病人，又取铜针咒之。然后针此疮上，即得除愈。"可以说，针刺疗法已成为当时佛医的重要特征，针药并用也是僧医所应具备的业务素养。

三、 针疗为医家必用之法

《法华经疏》曰"下针定差，投药必愈，故曰良医"，不知针，不足为良医。由此可见，对针刺技术的掌握是当时医生所应具备的基本医学素养。《正法华经·药草品第五》云"又加针灸，消息补泻"，虽未提及如何斟酌针灸的补泻手法，但由此可知该时期针灸水平已经发展到一定的程度，针灸是医家治疗疾病的重要方法。

由于在佛陀时代的医疗用针没有现代针具这么纤细，有时过于粗钝，往往容易造成出血、感染或伤及筋脉、脏腑。因此，当时也有了针伤的防治与治疗方法，关于针伤的防治问题也从侧面反映出佛陀时代针疗应用之广。如唐代义净翻译的《金光明最胜王经疏》记载："复应知八术总摄诸医方。于此若明，闲可疗众生病：谓针刺伤破身疾……先观彼形色、语言及性行，然后问其梦，知风热"；"八术者，一疗被针刺法，二疗破伤法，三疗身疾……五中毒药，六疗孩童，七延寿，八养身。"

四、 五针为医家必知常识

佛陀时代，针灸相关知识就已经成为僧医所熟悉的常识，对于针灸所使用的针具，也已经有了记载。针具据质地可分为外针与内针；据特征可分为用针（炎针、寒针、药针）与体针（锐针和刀针）。因从特征分类来说，针具主要有五种，故以"五"来泛指针具类型。从"如烧炎针，遍于身中""时大目连，以神变力五指为针"等相关论述可以看到五针的影子。寒针就是把治病的针放在一些冰水里面去降温，借助冰水这一介质使针具有清热祛火的作用，这在某种程度上与传统针灸以泻法治疗热性疾病相似。温针是对针具进行加温，当今社会流行的温针灸就是对温针技术的发展。药针是把针放到药液里面浸泡，然后扎进人体，以针为传导，将药物作用于治疗部位，可以将其看作现代穴位注射的雏形。锐针是针头尖锐的针具，三棱针的治疗方法是对锐针的发展。

佛陀时代，就有关于"刀针"的记载，实际上现在比较流行的小针刀最早应当追溯到该历史时期。《佛说奈女耆婆经》记载了使用针刀进行的头颅手术和腹腔手术，并详细描述了针刀手术造成的创伤可使用药物外敷的方法进行处理，可见当时针刀技术水平之高。《百句譬喻经》记载了用刀把嘴割开的故事，云："时医言曰：'此病最重，以刀决之，可得差耳。'"虽是以此故事说明人要学会知错就改，但从其使用刀作为工具，可见刀在当时使用之广。通过《摩诃僧祇律》记载的"大小刀乃至针"，可知刀乃为针的雏形，针刀乃刀改制而成，由此可知，佛陀时代刀的使用广泛，这对后世针刀的发明产生了重大的影响。

综上可见，五针为医家必知之常识，为后来针灸的发展奠定了基础。

参考文献

[1] 薛公忱. 儒道佛与中医药学 [M]. 北京：中国书店，2002：515.

[2] 刘芳，长青. 耆婆医方钩沉 [J]. 陕西中医. 1997，18 (8)：378 – 379.

第三章 汉传佛医针灸学的发展

佛教在两汉之际传入中国。伴随佛学的传入及兴盛，大量的佛经被翻译，其中相关的医学内容也作为伴生物传入中国。佛医学的理论知识和临床应用等大量传入中国后，也不断被中国本土的僧人和医家所学习，并且他们将佛医学与中医学有机结合，使得佛医学成为中国医学宝库的重要组成部分。汉传的佛医学跟中医学结合更密切一些，现代的佛医针灸学得益于传统中医针灸学，跟中医针灸学共同发展，相得益彰。自汉魏以来，涌现出不少针灸之术高超且医德高尚的僧医，比如以针术见长的有于法开、释道丰、慧龙道人、义净等；以灸术见长的有圣火沙门、灸狂医僧、灸膏肓僧、泉州僧等；针灸并重的有僧坦、彻公、坦然、心禅等。还有不少崇佛医家在针灸上也有较高造诣，如孙思邈、汪机等。自佛医针灸传入中国后，在继承佛陀时代的佛医针灸成果的基础上，为适应中国的本土文化，历代高僧和医家不断努力，将佛医针灸之术与中国传统医学的针灸术有机地结合在一起，形成独具特色的针灸体系，并使其不断传承和发展。

第一节 汉传佛针的特点

佛医针灸学自两汉之际传入中国后，为适应中国的本土文化，与中国传统针灸学相结合。汉传佛医针灸学经过历代医僧与医家的继承与发展，形成了独具特色的针灸理论体系。汉传佛针既具有佛医针灸的特色，又兼具传统中医针灸的特点。《摩诃止观》卷六上记载："诸病苦痛，种种不同；诸药方治，种种不同；病差因缘，种种不同。汤饮、吐下、针灸、丸散，得差之缘，亦复非一。"针对多种病因，选择多种治疗方法同时施治，又何尝不可？故汉传佛针在治疗疾病时常常融合其他的治疗方法。现就汉传佛针的临床治疗特点作如下几个方面的概括。

1. 针与灸并用

佛医针灸传入后，常常将针和灸并用，以发挥两者的协同作用，增强疗效。多数僧医和医家常常对针刺之术与灸疗之法同时精通，如北魏僧人僧坦、北魏医家李亮和崔彧，隋代僧人彻公和僧匡，唐代僧人义净、唐代医家孙思邈，宋代僧人海渊，明代医家陈元赟等。尤其是孙思邈，在其著作中明确提出"针而不灸、灸而不针，皆非良医"的针灸须相互结合应用的观点，认为针灸并用乃良医所为。

2. 针与修并用

借助佛法行医治病乃僧医的一大特征，故僧医在施行针灸之术的时候往往融入佛法，修行乃佛教的特色，并且修行是治疗疾病的一种方法，正如《十住断结经》所云，"若使有人专心一意勤修正行，无他余念而顺其法，诸尘垢病自然消除"。在佛医针灸中，针与修并用成为汉传佛针最大的特色，并被历代医家不断吸收和发展。

佛家讲究缘起论，认为万物皆因因缘而有生有灭，正如《观无量寿经》所云，"招果为因，克获为果"。此佛理也同样适用于医学。人之所以得病，有因果在其中，正如《神农本草经疏》所云，"凡人疾病，皆由不惜众生身命，竭用人财，好杀禽兽昆虫，好捶楚下贱，甚则枉用毒刑，加诸无罪。种种业因，感此苦报业作"。故医家在治疗疾病时，不仅要解决病人肉体上的病痛，还要从佛法上让病人明白疾病的根源所在，以从根本上解除疾病的困扰。自佛教传入中国后，僧医或崇佛医家开始注重因果在疾病治疗中的作用，正如《摩诃止观》卷二上所记载，"如癞人身痹，针刺彻骨不知不觉，但以诸恶而自缠裹，以是义故"。

汉传佛医针灸在疾病治疗中将修行有机融合，是对心针、法针的一种临床实践，可从根本上消除导致疾病的因果因素。针与修并用的方式就是医家在为病人针灸治疗疾病的同时，通过语言或使意念集中，将修行融入治疗过程中。针与修并用中的修包括两层含义，即病人之修与医家之修。病人之修是指医生在治疗过程中，要让病人领悟因果报应，放下贪、嗔、痴，并遵守佛家戒律，做到拿得起、放得下、想得开。医家之修则主要是医者的医德和坐禅等修行。佛教讲究慈悲的济世观，如《大智度论》云："大慈与一切众生乐，大悲拨一切众生苦'大慈以喜乐因缘与众生，大悲以离苦因缘与众生。"孙思邈吸收了佛家这一思想精髓，在《备急千金要方》卷一专门写了《论大医精诚》，明确指出"凡大医治病，必当安神定志，无欲无求，先发大慈恻隐之心，誓愿普救含灵之苦"。孙思邈的医德观对后世医家产生了深远的影响。此外，禅定等是佛家的修行法门，僧医常进行坐禅等，以提高其意念的集中程度，意念的集中程度越高，在针刺中的作用越大。僧人在施行针灸的同时，借助针灸的穿透渗入的过程，将意念引导到病灶所在之处，使能量场高度集中在疾病部位，以化解病灶。

3. 针灸与药并用

佛医在诊治疾病时，常常以针灸和药物相互结合的方式来治疗疾病。药物通过内服的形式作用于机体，针灸则是通过经络系统进行治疗。针灸与药并用有效地避免了单一疗法的不足和缺陷，提高了临床的诊疗水平。

黄石屏提出的药灸就是将各种具有芳香作用的中草药掺入艾绒之中，来进行艾灸。"艾之能力终薄，而灸以掺妙药为功"，将灸法与药物有机结合，发挥协同治疗的作用，有很好的效果。清代的心禅大师在其编著的《一得集》中记载了针药并用治疗中风、喘咳、转筋、霍乱等疾病的案例。

4. 针灸与咒并用

针灸疗法侧重治身，咒语疗法更偏于疗心。通过对咒语的应用，将治疗从对身体层面的问题的解决延伸到了对心灵层面问题的治疗，将形体与心灵相结合，身心同治，扩大了针灸治疗应用领域，也提高了临床治疗的效果。针咒结合，借助对心理的调整治愈身体的病证，这也是汉传佛针有别于传统针灸的一大特色。

汉传佛针的相关书籍记载了针咒相施的方法的使用，如《千金翼方·齿病第七》记载了治疗牙齿疼痛的灸法与咒语结合的相关处方，如治齿痛方、灸牙疼方等。其云："夜向北斗手拓地灸指头地，咒曰：蝎虫所作，断木求风，虫所作，灸便休，疼痛疼痛，北斗收。即瘥""取桑东南引枝，长一尺余，大如匙柄齐两头，口中柱着痛牙上，以三姓火灸之。咒曰：南方赤帝子，教我治虫齿，三姓灸桑条，条断蝎虫死，急急如律令，大效。"

5. 重视局部的治疗作用

与传统针灸学相比较，佛医针灸更侧重于对局部的治疗。此处的局部有两层含义，即病灶局部和治疗的局部选穴。

（1）病灶局部的治疗。例如，崇佛医家孙思邈首次提出的阿是穴疗法，即针对局部病灶而提出的概念，以局部病灶周围的反应，如疼痛感、局部的结节、红肿等为依据进行局部治疗。在局部病灶周围进行选穴是更为直接、更有针对性的治疗，对于一些外伤性疾病等效果更迅速。汉传僧医常在病变局部使用针具切开皮肤以排出恶血，侧重于对局部病灶的处理。这种对局部病灶的处理适合外科疾病的相关治疗。

（2）治疗的局部选穴。在治疗上佛医针灸学重视局部穴位的选取，如选取膏肓、百会等特定腧穴施治。灸狂医僧三灸百会治愈狂证。僧医对选取膏肓治疗疾病颇有心得，常用膏肓灸法治疗各种病证，如宋代仲开灸膏肓治疗虚劳，元代灸膏肓僧善用膏肓治疗瘵疾。这些应用主要是借助腧穴特有的治疗作用而进行的，如膏肓具有补虚作用，可用于各种慢性虚损性疾病，并具有防病保健效果。这些应用提示我们在临床中要注意发挥穴位的特殊治疗作用。局部选穴多见于内科疾病的治疗。

6. 特殊针灸法

汉传佛医针灸在针法上也有其独特之处，常结合佛教常识，借助咒语、意念等力量，形成特有的心针、法针、灸心之法，以防治疾病，是佛医学所特有的疗法。汉传佛医针灸中的很多针法对后世针灸的发展产生重要影响。在佛医眼科中，金针拨内障可以说是皇冠上的一颗璀璨明珠，对中医眼科学的发展具有深远的影响。《释净土群疑论》记载："故经说言：以见佛故名念佛三昧也。如人患目不见众色，大医师善能疗眼，乃以金镶抉其眼膜，示以手指。彼言不见，故知疗眼其膜未除，后更为抉，复示其指，彼言是指针，师即知其眼得愈。"《摩诃止观》谓："金镶抉膜空色朗然，一指二指三指皆了。"

僧医或崇佛医家在针法上不断改进和发展，使其展现出独特的治疗作用。如《济宁州志》记载："释湛池，字还无，戒律精严，功行最高。尤其医术，证治不执古方，别有刀圭，于针灸痈疡，取效神速。"黄石屏的金针手法也别具一格，古往今来，未闻有第二家，其法为"将金针围绕在食指尖上，用大拇指缓缓地向皮肤里推进，深的打进去五六寸，浅的也有二三寸"。

自两汉之际佛学传入中国后，佛医学不断吸收中医学的理论体系和医疗技术等，并且僧医在临床实践过程中也将中医的针灸内容融合到佛医学之中，故在汉传佛医针灸中有大量的中医针灸的内容。

第二节　汉传佛针的传承

以针喻佛、借针弘佛乃是佛教传入中国后弘扬佛法的一个重要的方法，也是佛学与针灸结合的一种表现形式，可视作对针灸之术传播途径的一种创新，在针灸知识的普及上起到了重要的作用。正是这种传播方式使得汉传佛针不断被继承和发展。

佛针传入我国后，很快开始盛行，僧医编著了大量的针灸学著作，如释僧匡的《针灸经》《医心方》《僧深方》等，虽然这些著作很多已散失，但通过其他著作对这些著作的收录，仍可知其流行程度。经考证发现，医家中有很多是僧医或在家居士，他们在其医学著作当中宣扬了佛教的思想，将佛家理念融入医学理论和实践应用当中。自汉传以来，佛医针灸学在佛教经、律二藏中便有相关文献记载，如佛经记载了针具器械、针型分类以及刺灸放血疗法、针灸误诊误治的处理与预防等以及相关疾病的临床操作（如眼科、内科、外科、妇科相关疾病等），而且历代高僧和医家对上述内容进行了传承和发展。佛医针灸的传承讲究缘分和慧根，故在传承的方式和范围上较为局限，多以师承或私淑的形式进行。现将汉传佛针的传承主要分为三个方面，以下就这三方面分别进行论述。

（一）寺院传承

寺院传承主要是对寺院创造和传承的医药学，包括寺院的医方、医疗经验、诊疗方法和医僧的医药论著等进行寺院内部的纵向传承或者是寺院之间等横向交流的传承模式。由于古代交通条件等的限制，寺院传承多以寺院内部的纵向传承为主。

1. 竹林寺

佛门的首位妇产科专家，非东晋僧医于法开莫属。在针灸治疗妇科疾病的领域也当首推于法开。他应用针灸之术治疗妇科疾病的典型案例是以羊肉羹配合针刺解决难产案。从于法开始，南朝僧医开始形成诊治妇科疾病的传统，不少寺院开始兴办女科，其中萧山竹林寺对这一传统的继承和发扬卓有成就。萧山竹林寺于479—502年，建于南齐，距今已有1500多年的历史。该寺僧人擅长治疗妇科疾病，寺僧高昙"得异术而兴医业"，是竹林寺女科的创始人。该寺院僧人以医术相传授，积累了丰富的诊疗经验，并以"竹林"冠名编写女科专著。在清代之前该寺院编著的医学著作是秘而不传的，直到清代初期这些著作才陆续传出。《竹林女科证治》记载了针灸治疗妇科疾病的操作方法以及针灸在妇产科的禁忌证。如《竹林女科证治·安胎上》指出，妊娠月份不同，则所对应的养胎经脉亦不同，在针灸时要避开妊娠月份相对应的养胎经脉。《竹林女科证治》中有关针灸的记载在当今社会仍有借鉴价值。

2. 少林寺

少林寺位于河南省登封市嵩山五乳峰下，始建于北魏太和十九年（495）。由于僧人在长期的禅修过程中会出现身体的各种不适，如头脑昏沉、四肢无力等，或因自然社会条件的影响而受到野兽、强盗等的攻击而受伤，故少林寺发展医学有其现实意义。1217 年少林寺创建了专门的医疗机构——少林药局。少林寺在医学上不断传承和发展，其主要成就是形成了伤科治疗中有特色的一个流派。少林寺对针灸治疗疾病的传承也体现出其特色。针刺在少林著作中，又被称为少林捷针术，相关著作描述了以少林捷针十八法对相关疾病的治疗。《少林正宗嫡传骨伤秘籍禁方》《少林跌打内伤秘方》《少林寺跌打损伤奇验全方》《少林内劲一指禅》等著作中皆有针灸相关知识的记载。少林伤科中的"血头行走穴道"论吸收和借鉴了中医子午流注的知识，根据穴位的不同，按照十二大穴血头行走的不同时辰治疗伤科的相关病证。少林推拿按摩的手法也是对佛医针灸中指针的一种应用形式。相关著作记载了药物与针刺、艾灸结合应用治疗临床疾病的案例。少林寺的禅修方法在心、法之针的运用上有重要的作用，是习得心、法之针的重要途径。少林针灸将少林的功法特色与针灸相互结合，将功法的修炼应用于针灸过程当中，丰富了佛医针灸学的内容，是佛医针灸学研究不可缺少的重要部分。

少林医学著作记载了不少针灸内容，现试举一例说明其传承情况。清代医家陈瀚绣年轻的时候跟随少林禅师学习武术，并习得《正面背面穴道全图》秘本和《小手扣拿点穴秘法》。他曾用习得的医术治疗跌打损伤，并编写了相关的书籍，如《十二时辰血脉歌》《三十六椿歌》《小手扣拿点穴医方》《封血止痛秘诀》，但上述著作未见刊印。后来他将药方传授给其子陈孝钧，但并没有传授陈孝钧拳手和小手扣拿点穴法，自此此点穴法失传。

3. 其他寺院

在澄江（即今江苏江阴市），清代僧医智文精通外科，尤其擅长疬疡的治疗，曾给弟子传杰、寅白剃度，传疬疡丸散之方给僧人传杰。后传杰又师从金溪子宣林学习针刺之术，将针刺之法与外科的治疗之术相互融合，常常以针刺放血的方法排出恶血，再配合内服汤散之剂疏散邪风，内外同治以疗外科疾病。后来僧传杰在无锡陡门之万寿庵隐居，并毫无保留地将其毕生所学及累积下来的治疗疬疡的理法方针整理出来，于康熙己卯年（1699）编写成《明医诸风疬疡全书指掌》4 卷，公之于世。

（二）医家传承

医家传承是指居士医家或者信奉佛教的医家通过跟随僧人学习或者是研究佛医相关的著作，将佛教中的佛学道理或者医学思想融入其医学理念之中，并结合临床实践，将其相关佛医学思想撰述成医药著作的传承方式。医家传承主要包括两大部分，即僧人传授和医家私淑。

僧人传授主要是通过拜访僧医并追随其学习的途径实现。例如，《魏书》卷九十一记载，南北朝医家李亮，世祖时奔刘义隆于彭城，跟随僧医僧坦学习针灸方药之术，掌握了佛医学的一些知识并于临床应用时疗效显著。后李亮将此医术传于其子李修和李元孙。接下来李修又传于其子李天授。由此可知，李亮祖孙三代行医，得益于传自沙门僧坦之高超的医术。宋代医家东轩居士的相关记载表明其实有师承，通过其书中常托神仙隐士之名可知其医术也传自于佛门。清代医家梅子元在马湖山采药时巧遇一僧人，僧人见其有悟性，便赠以《针诀》一帙，其卒后，将《针诀》传给门人张本元。清代医僧圆觉精通针灸之术与武术，在机缘巧合之中，相中黄石屏，认为其有慧根，便将医书全盘传授于黄石屏，于是黄石屏经过数年学习，得到圆觉的真传，悬壶于上海，获得"神针黄"的美誉。黄石屏在针灸上有独到的见解，并编写了针灸专著《针灸诠述》。后黄石屏将其针灸之术传给女儿及门人魏庭兰、方慎庵，以及侄孙黄翼昌和侄曾孙黄伯康。方慎庵将黄石屏所传授的秘诀和历代针经的奥秘编写成著作《金针秘传》，并将所学传给赵痴佛。由此可知，黄石屏不仅在发扬佛医针灸的医学思想上有功劳，还在佛医针灸的传承上做出了重要贡献，使传自佛门之针灸术发扬光大。

医家私淑主要是医家研究佛门著作或是崇尚某些僧医的医学思想而专心研习的传承方式。唐代医家孙思邈精于佛学经义，且有资料记载其与当时之名僧道宣禅师交往密切。其在医学著作中吸收了佛医学的思想，在医德上吸收了佛家的慈悲观念，提出了"大医精诚"；在方药上，吸收了《大藏经》中耆婆的观点，提出了"天下物类皆是灵药，万物之中无一物而非药者"，并在相关著作中收集了以耆婆命名的多个处方，如耆婆汤、耆婆百病丸、耆婆治恶病方等；在针灸上，将传统中医针灸之术与佛门之针灸术相互融合，提出了"阿是穴"以及在针灸治疗时可配合咒语的医学观点。可见，佛门思想对孙思邈的医学观点有重要的影响。

（三）经藏传承

经藏传承是指以佛经作为参考资料，对佛经中的医药学史料和医药学思想进行不断传承和发展。以下以安世高和于法开为例进行说明。

东汉翻译家安世高在翻译佛经的时候传播了佛医学的内容，如其所翻译的《佛说奈女耆域因缘经》在讲述奈女与其子耆婆的前世因缘和耆婆的故事时，记载了耆婆的医学思想，如如何以针刀治疗疾病以及如何修复针刀所造成的创伤等。这些记载对后世医学有重要的影响。针刀是现代盛行之小针刀的雏形，刀伤创口的愈合方法又对当今医学等行业有借鉴作用。

《高僧传》卷四"于法开传"记载："祖述耆婆，妙通医法。"于法开是佛学"六宗七家"之一的识含义派的祖师，谙熟佛门典籍。其师从于法兰，祖述耆婆，后撰写了医学著作《议论备豫方》一卷，该书现已佚。通过其经历可知，其医学思想受佛教经典的影响，并传承了耆婆的治病思想。其著作虽已佚，但从《高僧传》的记载可知，其在传承佛医学思想上做出了贡献。

佛医针灸之术之所以能够保留下来，是因为佛医学传入中国后僧人和医家不断对其进行继承和发展。虽然有大量的佛医学原著亡佚，但基于僧医口耳相传或是相关著作对原著的收录等传承方式，不少佛医针灸之术得以保留，这些保留下来的佛医学内容对当今社会仍有重要的借鉴意义。

参考文献

［1］陈腾飞，马增斌，辛思源，等. 黄石屏金针源流［J］. 中国针灸，2013，33（8）：753－756.

第四章　佛医针灸文献概述

佛医针灸文献历史悠久，内容丰富，为后世医学以及相关文献的研究发展提供了依据，是佛医学的重要组成部分。"经""律""论"取自佛教经典总集《大藏经》，是《大藏经》的三个组成部分，总称"三藏"。"经"为《大藏经》之根本，即佛所说之经契。"律"是佛制定的戒律。"论"是菩萨或僧人依据佛经阐发的自己对佛法的观点的论述。故本章节对佛教经典中有关针灸学的文献从佛经、佛律、佛论三方面进行论述。佛教经典传入中国后，不断被僧人和医家所发挥，故本章又从汉传佛医针灸相关文献和藏传佛医针灸相关文献两个方面论述佛医针灸在中国的发展状况。

第一节　佛经中的针灸文献

"经"即"经典"之意，是佛一生的言教的汇编，是佛教教义的基本依据，上契诸佛之理，下契众生之机。有关佛陀教说之要义，皆属于经部类。佛经中有许多关于佛医学的记载，而其中也有一部分的经文记载佛医针灸学的内容。该时期没有佛医针灸学的专著，但在佛经之中有与佛医针灸相关的论述。这些经书涉及针具的类型、佛医针灸人物的介绍，以及佛针的特点等内容，为佛医针灸学的发展奠定了基础。现就佛经之中与佛医针灸密切相关的主要文献介绍如下。

一、《佛说㮈女耆婆经》

《佛说㮈女耆婆经》共一卷，是后汉安世高所译佛经，在内容上与《佛说㮈女耆域因缘经》大致相同，因内容较略，故可以看作《佛说㮈女耆域因缘经》的节略本。该经书主要介绍㮈女和其子耆婆的前世因缘，以及耆婆学医、行医的经历。从佛医针灸学的角度来看，此经主要讲述了佛医针灸的代表人物耆婆，记载了耆婆的神奇医术。

通过"耆婆生而把持针药"的记载可看出，在佛陀时代针灸之术就已盛行，而耆婆针灸技术高超。

该经记载了耆婆以针灸之法治疗疾病的两则医案。一则是耆婆治头痛案，用金刀破开头颅，取出诸虫，然后以三种神膏涂在疮口处，分别用来治虫所食骨间之伤、生脑、治外刀疮。另一则医案则是耆婆用金刀剖病人腹，用手深入其腹腔，以使肝脏回归原位，然后以三种神膏涂之，三种神膏分别有补手所获持之处、通利气息、愈合刀疮的作用。针刀乃佛门之首创，经中耆婆以针刀治愈疾病，足可见当时针刀技术之高超。该经所论针灸相关内容在佛医针灸学上的意义主要有以下几个方面。①善用针刀治疗疾病，一定程度上可以将其看作手术疗法的雏形。②重视针刀治疗所导致的疮口的修复。经中针刀治疗的两则病案均提到要以神膏涂抹疮口，以帮助刀疮的愈合。虽未提到修复疮口的具体药物，但却为我们提供一个加速针刀疮伤愈合的思路。③启示我们：针药并用，增强疗效。针刀手术治疗后，要配合外用药物的使用，使两者相互配合、相得益彰，以提高疗效。④上述内容亦体现了耆婆应用针刀治疗的严谨性。从问诊到针刀手术，再到手术后遗症的处理，环环相扣。该经书中有关耆婆用针刀开颅、剖腹及使用神膏的内容与《后汉书》中关于中国外科鼻祖名医华佗诊疗疾病的一些记载相似。

二、《佛说柰女耆域因缘经》

后汉安世高翻译的《佛说柰女耆域因缘经》，共一卷。耆域与耆婆乃同一个人。此书与《佛说柰女耆婆经》在内容上大致相同，两书只是论述的详略程度上略有差异，《佛说柰女耆域因缘经》更详细地记载了柰女和耆域的前世因缘，以及耆域的习医、行医的故事。该经在针灸学上的价值主要参考本节对《佛说柰女耆婆经》的论述。

三、《佛说大安般守意经》

后汉安世高所译的《佛说大安般守意经》，共分上、下二卷，又称《安般经》《安般守意经》《大安般经》，现收于《大正藏》第十五册。安般，指出入息念。守意，指将种种因缘条件作为观察的对象而不执着。该经主要讲述的是修持数息观的方法及相关的佛教义理。虽题为"经"，其形式体裁则属"论"，本章节在整理时则将该经书放在佛经中进行论述。

《佛说大安般守意经》之康僧会序言曰："有菩萨名安清，字世高，安息王嫡后之子。让国与叔，驰避本土。翔而后集，遂处京师。其为人也，博学多识，贯综神摹。七正盈缩，风气吉凶。山崩地动。针脉诸术，睹色知病。鸟兽鸣啼，无音不照。怀二仪之宏仁，愍黎庶之顽暗。"该序言的论述，说明安世高在精通佛学的同时，还通达医方异术，尤其是针术。该经书还宣扬数息、止观等坐禅方法，而禅修法是医家心针、法针操作时所应掌握的修行方法，故本经书对佛医针灸学有启发和借鉴作用。

四、《正法华经》

西晋时期竺法护翻译的《正法华经》，共计十卷，收于《大正藏》第九册，是《法华经》现存三译本中之最古老者，是一部早期大乘佛教经典。全经共有二十七品，与后出之罗什译本在内容上大致相同。其中"药草喻品"中有迦叶之问答及日月生盲之譬喻；"授五百弟子决品"中有入海取宝之譬喻；"药王如来品"中有宝盖王及千子善盖太子法供养之事，又诸咒皆翻梵文为汉，与"总持品"与"乐普贤品"中有关陀罗尼之汉译出入甚大；将"提婆达多品"与"见宝塔品"合为"七宝塔品"，将"嘱累品"列为最后一品。

《正法华经》涉及不少佛医学的内容，如其中的"药草品"，不仅论述佛门药草，还提及佛医学中的针灸内容。如经云"斯人之疾，凡药疗之，终不能愈。雪山有药，能疗四病。一曰显，二曰良，三曰明，四曰安，是药四名。于时，良医愍伤病人，为设方便，即入雪山，采四品药，咬咀捣合，以疗其盲，目便见明。又加针灸，消息补写，斯人目睛，内外通彻，睹日月光，五色十方"，强调在治疗过程中针药结合运用，突出了针灸的治疗作用，并且重视针灸补泻手法的应用。《正法华经》还对针药结合的临床运用以案例的形式进行举例（如针药结合治愈"生盲"的案例），说明针药结合治疗疾病的可行性与较好疗效。

五、《正法念处经》

北魏时期般若流支译的《正法念处经》一书，又叫作《正法念经》，共计七十卷，收于《大正藏》第十七卷，记载佛陀讲经说法的过程和内容。该经主要从十善业道品、生死品、地狱品、饿鬼品、畜生品、观天品等方面，阐述三界六道之因果关系。该经在"身念处品"中记载了在王舍城佛陀为诸比丘讲述身念处法门之事。身念处包含观身之自相不净之意，与医学内容密切相关。佛陀从发毛爪齿、薄皮脂血、筋肉骨髓、脏腑器官等方面论述人体组织结构以及生理病理现象。

在佛医针灸术方面，该经"身念处品"在描述刀风和针刺风时，借用烧炎针时的针刺感觉进行形象的比喻，以使读经之人能够更直观、形象地感知风所致病的感觉。其云"见有刀风……如千炎刀，而刺其身""见针刺风……如烧炎针，遍于身中，来逼人身，如百千炎针皆刺其身"，以炎刀、炎针在治疗时产生的温热感，甚至是烧灼样感觉来进行形象地描述。虽然经书未曾具体描述炎针的具体操作及治疗作用，但经中内容却从侧面反映出当时炎针盛行的情况以及其在生活中应用的普遍性。

六、《杂宝藏经》

北魏吉迦夜与昙曜共译的《杂宝藏经》，共计十卷（亦有八卷或十三卷者），现收于《大正藏》第四册。全书共分五篇，即孝养篇、诽谤篇、施行篇、教化篇、斗诤篇。该经以阿含藏教思想为主，通过讲述佛陀及其弟子相关的佛教故事，以一百二十一章因缘阐明因果关系。

在针灸方面，《杂宝藏经》记载佛陀在菩提树下获得深刻的感悟，云："昔如来在菩提树下……一切大地，无有针许。"针刺具有神奇之功用，包括疾病的治疗。

七、《大般涅槃经》

北凉昙无谶翻译的《大般涅槃经》一书，又叫作《大涅槃经》《涅槃经》《大经》，共计四十卷，现收于《大正藏》第十二册。该经主要阐述如来常住、众生悉有佛性、阐提成佛等佛教教义。全书共分十三品，分别为：①寿命品；②金刚身品；③名字功德品；④如来性品；⑤一切大众所问品；⑥现病品；⑦圣行品；⑧梵行品；⑨婴儿行品；⑩光明遍照高贵德王菩萨品；⑪狮子吼菩萨品；⑫迦叶菩萨品；⑬憍陈如品。

对于佛医学，该经"如来性品""现病品"等有所涉及。《大般涅槃经》在针灸方面的突出的贡献当属对金针拨障术的记载。《大般涅槃经》第八卷"如来性品"记载："佛言：'善男子，如百盲人为治目故造诣良医。是时良医即以金篦决其眼膜，以一指示问言见不。盲人答言："我犹未见。"后以二指、三指示之，乃言少见。'""金篦"为印度医生抉盲人眼膜所用之金锟，即一种针具。此文记载了金针拨障术治疗眼科疾病的故事，也反映出此方法治疗眼科疾病之疗效显著。大约也是在《大般涅槃经》被翻译的时代，金针拨障术传入中国，对中医眼科学的发展产生了重大的影响。金针的使用一定程度上说明了佛医针灸水平的发展，为针灸技术的发展奠定了良好的工具基础。

八、《佛说优婆塞五戒相经》

又称《五戒相经》《优婆塞五戒略论》，一卷，为南朝宋求那跋摩译，现收于《大正藏》第二十四册。其主要内容是释尊依净饭王之请，对五戒（即杀戒、盗戒、淫戒、妄语戒、酒戒）进行举例说明，并依据各种罪恶的轻重程度，把罪恶分为不可悔罪和可忏悔罪，进而达到灭罪的目的。该经是修行解脱的基础。

该经也讲述了医学相关内容，如毒药的使用、针刺伤人等罪恶。其中涉及针刺伤人的内容主要有以下两处，即"酒食着中。以针刺衣角头。寻还拔出。心念口说读咒术言。如此针出彼命随出。是名断命""又复堕胎者。与有胎女人吐下药。及灌一切处药。若针血脉。乃至出眼泪药。作是念。以是因缘令女人死。死者。犯不可悔罪"。在任何一种医学体系中，误诊误治都是难以避免的，佛医也不例外。此两条则是从针伤致人丧命的角度论述，这说明当时已经认识到了针既可以治疗疾病，也可以导致疾病的发生，有助于引起医者对针伤预防的重视和培养正确的治疗理念。这两个案例亦从侧面反映出医生需要具备较高的医德和高超的医术，做到"大医精诚"，以真正为病人解除病痛。

九、《添品妙法莲华经》

隋代阇那崛多与达摩笈多共译的《添品妙法莲华经》，隋仁寿元年（601）译成。该经又作《添品法华经》，共七卷，现收于《大正藏》第九册。依据经录所载，该经共有六译，然仅存《添品妙法莲华经》及《妙法华》《正法华》三本。其涉及佛医学的内容主要在《添品妙法莲华经·药草喻品第五》，其中也不乏有关针灸的论述。如其云："所有药物世所行者，彼等不能疗治此病。唯雪山王，有四种药。何等为四？所谓初名顺入诸色味处，二名解脱诸病，三名破坏诸毒，四名随所住处施与安乐。是为四种。时彼良医，于生盲所发生悲愍，兴起如是方便思惟。以彼方便诣雪山王，到已上顶，或下入或傍行，周遍观察，既观察已，得四种药。于中或以齿等咀嚼，作已与之；或以石磨，或复和别药物煮熟与之；或复和生药物作已与之；或针刺身与作孔穴；或有与火炙烧；或以别异药物相和；乃至饮食和而与之。时彼生盲，以方便相应故即时得眼。彼得眼已，内外远近、日月光明、星宿诸色，皆悉得见。"该文主要讲述针药结合治疗生盲的案例，可见针药结合也是当时常用的一种组合疗病法。

十、《不空罥索神变真言经》

唐代菩提流志翻译的《不空罥索神变真言经》，又作《不空罥索经》，共计三十卷，现收于《大正藏》第二十册。经书分七十八品，主要阐释了不空罥索观世音菩萨之秘密修行法门和修持功德。《不空罥索咒经》（隋代阇那崛多译）、《不空罥索神咒心经》（唐代玄奘译）、《不空罥索咒心经》（唐代菩提流志译）、《圣观自在菩萨不空王秘密心陀罗尼经》（宋代施护译）等，皆出自该经卷一"母陀罗尼真言序品"。《不空罥索陀罗尼仪轨经》二卷（唐代阿目佉译），则出自该经之"母陀罗尼真言序品""秘密心真品""秘密成就真言品"等。

该经在讲述修行法门的同时，借医弘佛，也涉及医学相关的内容。经中医学相关的内容既有药物学的相关内容，也有针灸领域的知识，体现出将咒语与针、药相互融合以身心并调的治疗理念。在针灸学的方面，该经记载："观世音菩萨梦觉现身，而为消灾除五无间罪。真言加持白芥子、火食灰，随心结界护身，逐诸鬼神。真言加持紫檀、木槵，系五色线、围针结界。"针咒结合、身心并治是佛医针灸治疗疾病的一大特色，该经侧重于对心理疾病的治疗，针灸侧重于对肉体疾病的治疗，针咒相互配合，可达到身、心并治的目的。"围针结界"，即施行一种针刺的方法，限制疾病区域范围以使疾病得到控制，这种针法在一定程度上类似于传统针灸之围刺法。

十一、《圣虚空藏菩萨陀罗尼经》

《圣虚空藏菩萨陀罗尼经》为宋代释法贤所译，共一卷，其主要内容是以咒语治疗疾病，在使用咒语的时候，也融入了针灸的内容。该经云："若为息除一切鬼魅、八千障难，当先澡浴，念诵此明满一七遍。若患恶疮，咒疮七遍。若患痈肿，加持铜针，念咒下针即得除愈。"

当病痈肿时，在咒语的基础上，借助针之切开排脓的作用，可增强疗效。该经中有关于针具类型的记载。该经所用针具即铜针，针对痈肿治疗时，以铜为针，突出了铜的解毒作用，强调了针具材质在治疗中的作用，也说明了针具质地选择的重要性，有助于启发人们在针刺时依据疾病本身所具有的特点和类型选择不同材质的针具。

十二、《优波离问佛经》

《优波离问佛经》为宋代元嘉年间求那跋摩所翻译，共一卷，收录于《大正藏》第二十四册。该经也涉及医学的相关内容，如记载了"骨牙角作针筒"。"针筒"是针匣之同义词，是古代储存针具的工具。用骨牙角制作针筒，可见对针具的重视程度，这也反映出针灸技术在当时的地位。"藏衣钵、坐具、针筒、腰带"的描述，将针筒与衣钵、坐具、腰带等并列，说明针灸在日常生活中应用的普遍性，在一定程度上可以将针具视作生活的必需品之一。

十三、《虚空藏菩萨问七佛陀罗尼咒经》

失译人名，共一卷，是一部与咒语相关的经书，但其中有不少涉及佛医学的内容。该经谈及诸多疾病的治疗，如癖病、湿病、眼病、小儿昼夜惊等的治疗；所涉及药物也很丰富，如苏曼木、乌盐、茴香须、酥酪、胡麻等。将咒语与药物、针灸等方法有机结合是该经治疗疾病的特色所在。其中以针咒结合的方法治疗的疾病主要是恶疮，经云："若复有人身生恶疮者。以镔铁刀咒此病人。又取铜针咒之。然后针此疮上即得除愈。"用施有咒语的铜针直接针刺疮痈，借助针具切开排脓的作用，并融合咒语，可加强治疗作用。

第二节　佛律中的针灸文献

"律"是佛所制定之律仪，能制众生之恶，调伏众生之心性。有关佛所制定的教团之生活规则，皆属于律部类。在佛医针灸的内容方面，关于针具类型的论述，《摩诃僧祇律》《根本说一切有部毗奈耶药事》《根本说一切有部毗奈耶破僧事》等佛律均有涉及；关于针伤的问题，《根本说一切有部毗奈耶破僧事》《根本说一切有部毗奈耶杂事》《鼻奈耶》等佛律有谈及；关于针匣的问题，《根本说一切有部毗奈耶杂事》《根本萨婆多部律摄》等佛律有较为详细的论述。此外，佛律还涉及针灸的禁忌、针灸的练习方法等内容。现就佛律中的主要针灸文献简介如下。

一、《摩诃僧祇律》

《摩诃僧祇律》简称《僧祇律》，意译《大众律》，共四十卷，是东晋佛陀跋陀罗与法显共同翻译，属于佛教戒律书，收于《大正藏》第二十二册。全书分比丘戒法和比丘尼戒法两部分进行论述。比丘戒法的内容在卷一至卷三十五，比丘尼戒法的内容则在卷三十六至卷四十。

该书也涉及佛医针灸相关内容。该书云："若刀、药、涂、吐、下、堕胎、刀者，大、小刀乃至针。"该内容提到佛门针法的一种重要针型——针刀，佛医在应用针刀的同时，还在刀身上涂抹相关的药物，以增强针刀的临床疗效。运用针刀来治疗疾病，乃佛医之首创。当今社会针刀应用广泛，常被认为是中医针灸学与西医解剖学相结合的产物，实质上早在佛陀时代的佛经中就已经被提及，并不断发展。该书提到，不应以刀治"爱处"，故在使用针刀的时候应注意此问题。如《摩诃僧祇律》卷三十二记载："佛言：'比丘，汝云何用刀治爱处？从今已后，不听用刀治爱处。爱处者，离谷道边各四指。若有痈痤疖，听嚼小麦鸡屎涂上使熟。当令同和上阿阇梨擿破。若余处有痈痤疖等诸病，须刀治者听用。用刀治爱处者，偷兰罪。"

二、《根本说一切有部毗奈耶药事》

唐代义净翻译的《根本说一切有部毗奈耶药事》，共计十八卷。该书是佛医药学的重要研究书目，其论述了大量的佛药学和方剂学等的相关内容。该书认为一切之食物皆为药物，并对药物进行了分类，将药物分为四大类，即时药、更药、七日药和尽寿命药，且分别进行了论述。在针灸方面，该经提出了"时大目连，以神变力五指为针"。以五指为针可简称为指针，指针是针具的一种类型。按摩可以视作是以指为针的手法的延伸，而指针尤其体现在禅宗中的少林一指禅和点穴的应用。以指为针的提出丰富了佛针针具的类型，使得治疗疾病不再受针具的限制，大大方便了临床治疗。

三、《根本说一切有部毗奈耶破僧事》

唐代义净译的《根本说一切有部毗奈耶破僧事》，共计二十卷。该书主要论述提婆破僧的故事。该书提到不少针灸学的内容。现从以下几个方面阐述该书对佛医针灸学的贡献。

（1）提出针刺具有排出瘀血、疏通经络的作用。该书卷十三记载："阿难陀有病，卿等往治。诸医奉诏，适阿难陀所。便自选择得一好手，遂即下针刺去恶血。""下针刺去恶血"是对针刺放血治疗疾病的描写，体现出针刺具有排瘀的作用。卷十五也有类似的记载，其云："告诸医人，于我身上五处下针刺取其血。诸医白王：'病人卑下，王是贵胜，我今不敢于王身上而辄下针。'佛告诸苾刍：'一切菩萨善解世间种种事业。'尔时国王起慈悲心，即自下针五处出血令器皆满，便付医人。"现代针灸学中用三棱针刺络放血治疗疾病可看作对此方法的应用和发展。

（2）指出针刀的具体运用。经云："佛说法已，侍缚迦白世尊曰：'我于听法坐中治阿难陀疮，割截针决。'"能割能截能针者，很显然就是针刀。以针刀来切开排脓，可治疗疮疾。

（3）提出针可伤人。卷十五云："'我今应可刺兄目睛，持珠独还。'作是念已，先盗取宝，便以棘针刺兄目睛，弃之而去。"使用棘针刺眼睛导致眼睛失明，说明针刺的不适当使用是可以引起严重后果的，这提醒医者要心存善念，并精于针灸之术，切实为病人考虑。

（4）提出针具之———木针。卷第十五中提到"便以棘针刺兄目睛"，棘乃有刺的苗木，棘针即木针，这丰富了针灸的治疗工具。

四、《根本说一切有部毗奈耶杂事》

《根本说一切有部毗奈耶杂事》属喻小乘律部经典，由唐代义净翻译，共计四十卷，现收于《大正藏》第二十四册。该书主要叙述一切有部所辑有关制戒的种种因缘以及佛陀与其弟子之间的佛教故事。该书所述也不乏佛医针灸学的相关内容，现就该书在针灸方面的论述作如下概括。

（1）阐述针可致病的观念。卷四记载："未久之顷面上生痈，就不善医师以为救疗，彼以针刺，其口便喎。"本想以针刺的方法治疗痈疮，结果因医生技术水平不高而出现面瘫。这说明针灸的不合理使用，不仅不能治疗疾病，还会引发他病。故医生应当刻苦研究针灸之术。

（2）叙述练针的方法。卷二十九有论述："佛不许我先是医人更畜医具，欲将何物而疗病耶？以缘白佛。佛言：'我今听许诸苾刍辈，先是医人得持针刺物。'"医生在将针刺之术施于人体之前，当先针刺物体，以练习针法。这则故事说明了练习在习得针灸之术中的重要地位，熟练的手法是针刺治病的重要条件。这就要求初学者必须先以物体作为对象进行手法和指法的相关练习。该书关于练针的论述，为初学者提供了很好的学习方法。

五、《根本萨婆多部律摄》

唐代僧医义净翻译的《根本萨婆多部律摄》，共计十四卷。该书是一本集萨婆多部之戒律藏，属于佛律部的佛教经典。

（1）提出有关针刺禁忌的内容。该书卷三记载："以刀、以针决开非过。先不善医不应针刺。若治口疾行刀刺者，窣吐罗罪。无医可求刺之无犯。患痔之人不应割截。"此文明确指出针刺的三个禁忌，即不善医者不可针刺，患口疾者不可针刺以及患痔之人不可割截。

（2）有关针匣的论述。卷八提到"若先是医人听畜针筒及盛刀子袋"，卷十三专门写了一个标题，即"用牙角作针筒学处第八十四"，此处的"针筒""盛刀子袋"均是针匣之意。"用牙角作针筒学处第八十四"一篇中则论述了针具材质的选择以及针具的储存措施。由此可见当时之人对针具的重视程度，这也折射出针灸在当时的重要地位和价值。

六、《鼻奈耶》

姚秦凉州沙门竺佛念译的《鼻奈耶》，共计十卷，现收藏于《大正藏》第二十四卷中。其内容主要是阐述佛门戒律，且在论述戒律的同时也涉及针灸学的相关内容。其云："比丘和合吐下药，若灌鼻若从下灌，若针灸出血，若着眼散，持用杀人者，波罗移不受。"由此可见，针刺出血、扎错穴位等在临床上都比较常见，佛医非常重视误诊误治的纠偏与调适。《鼻奈耶》还谈及针匣问题，如其云："诸比丘以象牙骨角作针筒，诸长者见自相谓言：'此沙门释子不贪好，云何持象牙骨角用作针筒。'"

第三节　佛论中的针灸文献

"论"是对经、律等佛典中教义的解释或对重要思想的阐述。它在佛教中一般被认为是菩萨或各派的论师所作。[1]佛论也从各种角度谈论佛医针灸。《治禅病秘要法》《金光明最胜王经疏》《成实论》《安乐集》《一切经音义》《摩诃止观》等，虽不是针灸专著，但对针灸腧穴理论的发展做出了重要的贡献。

一、《治禅病秘要法》

南朝宋时沮渠京声译的《治禅病秘要法》一书，又叫作《治禅病秘要经》《禅要秘密治病经》《治禅病秘要法经》《治禅病秘要》，现收于《大正藏》第十五册。该书共分为上、下两卷，详细阐述了修禅者于阿练若处修禅时对治身心病魔之方法。该书共列举了十二种对治法，分别为：①对治阿练若乱心病之七十二种法；②对治噎之法；③对治行者贪淫患之法；④对治利养疮之法；⑤对治犯戒之法；⑥对治喜乐音乐之法；⑦对治喜好歌呗偈赞之法；⑧对治因水大猛盛而患下之法；⑨对治因火大而头痛、眼痛、耳聋之法；⑩对治入地三昧见不祥事而惊怖失心之法；⑪对治风大之法；⑫对治初学坐禅者为鬼魅所著而致种种不安、不能得定之法。

禅病是指在禅修过程中因不得法而引起的心神受损的疾病，简而言之就是"走火入魔"。该书既然是讲述一种疾病的治疗法门的书，则必然是佛医学的组成部分。在关于"禅病乱心"的治疗方面，该书对针药结合治疗疾病的方法作了十分精辟的论述。该经"治阿练若乱心病七十二种法（尊者舍利弗所问出杂阿含阿练若事中）"记载："第四节毗琉璃童子，持青色药，右手持之，散于发间，及遍身体一切毛孔，使青色药从薄皮入，乃至于髓，使心下赤。一一毛孔，各下一针，从于足下，上刺二针，心上作三莲花。三花之中，有三火珠，放赤色光，光照于心，令心下渐渐暖。然后两掌诸节，各下三针，随脉上下，调和诸气，生四百四脉，不触大肠，肾脉增长。复以五针，刺左肠脉。如是，童子调和诸针，以不思议熏，不思议修，挽出诸针，置五爪下。以手摩触，遍行者身。"此文记载的针刺方法的使用，有助于针灸在心理学疾病治疗上的延伸和发展，其具体的操作方法有待我们继续挖掘。

二、《金光明最胜王经疏》

又作《金光明疏》。该书由唐代三藏法师义净译，翻经沙门慧沼撰，十卷，现收于《大正藏》第三十九册。该书旨在阐释《金光明经》之起因、名称、宗、体，以及《金光明经》之说法时间、受持本经之利益，并逐一依文会释。该书共分为三十一品，其中"除病品第二十四"与佛医学的关系非常密切。该品中有关针灸的内容主要是针伤的问题。在当时的历史条件下，医疗用针没有现代针具这么纤细，过于粗钝的金属针具往往容易造成出血、感染或伤及筋脉、脏腑。因此，也就有了针伤的相关内容。该书记载"复应知八术总摄诸医方。于此若明，闲可疗众生病：谓针刺伤破身疾……先观彼形色、语言及性行，然后问其梦，知风热"；"八术者，一疗被针刺法，二疗破伤法，三疗身疾……五中毒药，六疗孩童，七延寿，八养身"。可见，针能治病，也能致病，用针者不可不慎焉！

三、《成实论》

《成实论》共十六卷，诃梨跋摩著，后秦鸠摩罗什译。本论共有二百零二品，成实是指成就苦、集、灭、道四谛，主张"人法二空"的思想，弘扬四谛之理。

该论中有关于针灸的论述，云："问曰：'若令他得乐名为福者，令他得苦应当有罪。如良医针灸令他生苦，是应得罪。'答曰：'良医针灸为与乐故，不得罪也。''若怜愍心为利益故苦言无罪；如无事加恼，是则有罪。依方针灸，虽苦非罪。'"这说明针灸在治疗过程中给病人带来痛苦是不可避免的。

四、《四明十义书》

《四明十义书》又称《十义书》，宋代四明知礼（960—1028）著，现收于《大正藏》第四十六册。该书中关于针灸的内容主要是在以佛喻医的内容。该书在"第二不识所观之心""第四不辨事理二造"中讲述了"伐树得根，灸病得穴"的医学道理。该书对此医学道理的阐述主要有如下两处："具如止观去于丈尺，唯取于寸，乃是于事造中，去其所造，取能造以为所观之境。故云：'伐树得根，灸病得穴。'乃是去其千枝百脉，唯取一根一穴，立所观境，故云：'先重明境。'故扶宗云：'以一念识心为境也。'……应知，于能造识心，观具三千。此之三千，是灸病之火，是伐树之斧。""良由灸病得穴故，百病自差；伐树得根故，千枝自枯"。

五、《安乐集》

《安乐集》是隋唐时期道绰（562—645）所撰，分为上、下二卷，现收在《大正藏》第四十七册。该书是净土宗要典，主要汇集往生安乐国之要文。本书分为十二大门，每门有一番至九番料简，共三十八番料简，各番料简皆引经论证明以劝信往生。本书的主要宗旨在于破除异义，显示净土法门，以及彰显自宗方面较突出的几个思想，即圣净二门、十念成就、末法思想等。

《安乐集》对灸法治疗疾病进行了精辟的论述。卷上记载："又如有人被狗所啮，灸虎骨熨之，病人即愈。或时无骨，好撼掌摩之，口中唤言：'虎来！虎来！'病人亦愈。或复有人患脚转筋，灸木瓜枝熨之，病人即愈。或无木瓜，灸手磨之，口唤：'木瓜！木瓜！'病人亦愈。吾身得其效也，何以故？以名即法故。有名异法者，如以指指月是也。"其对佛门灸疗的主要贡献在于提出"针对不同的疾病，可采用不同的灸治材料"的观点，突出了灸材在治疗中的重要作用，大大丰富了灸材的选择范围。某种程度上这种对灸材的选择类似于中医学"同气相求"的思想，有助于增强疾病治疗的效果。

六、《一切经音义》

又作《大藏音义》，共计一百卷，是唐代慧琳于建中末年至元和二年（783—807）所撰，现收于《大正藏》第五十四册。本书共一千二百二十五部，六十万言，分大乘经、大乘律、释经论、集义论、小乘经、小乘律、小乘论、集传、集录等九科。该书主要注释梵音对译过来的难以理解的名相、字句等。在针灸学上，该书的主要贡献在于对"灸"一词进行了解释。《一切经音义》卷第十二曰："灸，燎（上征释反，火灸也。经作灸，音九，恐非也，书人误也。下辽铫反。燎，火灸燎也。经中作疗，力召反，疗病也，恐非此义也）。"《一切经音义》卷第三十九亦云："灸瘢（上鸠友反，《说文》云：灸，灼也，从火久声。下伴镁反，《仓颉篇》云：瘢，痕也。《说文》：瘢，痍也，从广般声，经作瘢，俗字也）。"

七、《陀罗尼杂集》

《陀罗尼杂集》共计十卷，撰者未详，附于梁录，现收于《大正藏》第二十一册。该书主要搜集各种各样的咒语。

该书在咒语治疗疾病的案例中，亦论述和比较针灸和药物的作用，如"是名摩诃曼檀罗咒。一切国界、营邑、村落，若卒得风肿及时气热病，治不能差，针药不加，速诵此咒自然除愈"。此条重在突出咒语的治疗作用和与针、药相比较的优越性，这也从侧面反映出针药结合是治疗风肿和热病的常规方法，说明了针灸在当时应用的普遍性，并反映了针灸发展的状况。

八、《摩诃止观》

《摩诃止观》是隋代开皇十四年（594），天台大师智颙在荆州玉泉寺讲说，其弟子章安灌顶笔录而成之书。该佛论又称《天台摩诃止观》，略称《止观》，现收于《大正藏》第四十六册，同《法华玄义》《法华文句》一起合称法华三大部。该书主要阐述智颙独特的宗教体验与宗教实践，详细论述圆顿止观法门。此书共十卷，或者二十卷，将具体的实践法分为总论略说和别论广说，前者包括发大心、修大行、感大果、裂大网、归大处等五部分；后者则分作十章，即大意、释名、体相、摄法、偏圆、方便、正观、果报、起教、旨归。

《摩诃止观》一书蕴含了丰富的佛医学内容，涉及的疾病种类多样，并从疾病的病因、病机、诊断等多个方面进行阐述。其中关于佛医针灸的内容也很丰富。该书对针灸之术有着较为精辟的论述，现就其对佛医针灸学的贡献进行如下几个方面的论述。

（1）因果疾病，以针喻之。《摩诃止观》卷二上载："如癞人身痹，针刺彻骨不知不觉，但以诸恶而自缠裹，以是义故。"《摩诃止观》卷六上载："诸病苦痛，种种不同；诸药方治，种种不同；病差因缘，种种不同。汤饮、吐下、针灸、丸散，得差之缘，亦复非一。"

（2）临床诊疗，以针为喻。《摩诃止观》中的针灸医案，并非智颙亲手治疗疾病的总结，而是智颙说明高深的佛法时所举的例证。如《摩诃止观》卷八载："若言无四大病者。医方一向作汤药治有时得差。有一国王鬼病在空处。屡被针杀。鬼王自来住在心上。针者拱手。故知亦有鬼病矣。……四假想治者。前气息中兼带用想。今专以假想为治。如辩师治瘿法。如患症人用针法。如阿含中用暖苏治劳损法。"

（3）业因致病，针刺取效。智颙认为，业障是致病之根源，只有消除罪业，才能获得健康。《摩诃止观》卷八下载："若善修四三昧调和得所，以道力故必无众病。设小违返冥刀扶持，自当销愈。假令众障峰起，当推死殉命残生余息，誓毕道场舍心决定，何罪不灭，何业不转。陈针开善（云云）。岂有四大五藏而不调差。"

九、《释净土群疑论》

共七卷，西都千福寺大德怀感所撰，现收于《大正藏》第四十七册。

在佛医眼科中，金针拨障术可以说是皇冠上的一颗璀璨明珠，千百年来为我们留下了许多传奇的故事。《释净土群疑论》记载了金针拨障术治疗眼科疾病的故事，云："故经说言：以见佛故名念佛三昧也。如人患目不见众色，大医师善能疗眼，乃以金锟抉其眼膜，示以手指。彼言不见，故知疗眼其膜未除，后更为抉，复示其指，彼言是指针，师即知其眼得愈。"

十、《云门匡真禅师广录》

又称《云门广录》《云门和尚广录》《云门文偃禅师广录》《大慈云匡真弘明禅师语录》，为宋代守坚集，分为上、中、下三卷，现收于《大正藏》第四十七册。其主要收录云门文偃的法语、偈颂、诗歌等，诠显超宗越格之宗风。

该书记载了灸疮痛的相关内容，云："上堂云：'为众竭力，祸出私问。'代云：'众祸已除。'或云：'照尽一句作么生道。'代云：'某甲不欲开虾蟆口。'师在糊饼寮吃茶云：'不向汝道罪过。'无对。复云：'第一须忌火。'便起去。代云：'大众不得辜负和尚。'师或云：'佛法大杀有。秖是灸疮痛。'代云：'灸疮痛犹可。'一日云：'临坑不损人。'代云：'也是。'"

十一、《诸经要集》

又称《善恶业报论》，共计二十卷，唐代道世所撰，现收于《大正藏》第五十四册。该书主要摘录经、律、论中关于善恶业报的要文，并将之分类编辑。全书共分为三十部，分别为：三宝、敬塔、摄念、入道、呗赞、香灯、受请、受斋、破斋、富贵、贫贱、奖道、报恩、放生、兴福、择交、思慎、六度、业因、欲盖、四生、受报、十恶、诈伪、堕慢、酒肉、占相、地狱、送终、杂要。该书在阐述善恶业报的同时，融入了佛医学内容，其在针灸学上的贡献主要体现在以下两方面。①对针伤问题的记载。如卷第九载："此儿若大当摄家业，我唐勤苦聚积何益，不如杀之。即取铁针刺儿囟上，后遂命终。"②对良医精通针灸之术的论述。卷第十八云："以前世时，坐为针灸医师，针人身体，不能差病，诳他取财，徒忧苦痛，令他苦恼，故获斯罪。"卷第十九记载："夫人有四支五脏，一觉一寐，呼吸吐纳，精气往来，流而为荣卫，畅而为气色，发而为音声，此人之常数也。阳用其精，阴用其形，人人所同也。及其失也，蒸则生热，否则生寒，结而为瘤赘，陷而为痈疽，奔而为喘，竭而为焦。故良医导之以针石，救之以药济；圣人和之以至德，盖之以人事。故体有可愈之病，天地有可消之灾也。"这两处皆论述良医与针灸术之间的密切关系，前者是从反面论述，从因果报应的角度说明针灸技术的精通与否对一个医生的重要性；后者则是从正面阐述良医需谙熟于针灸之术。

十二、《南海寄归内法传》

《南海寄归内法传》全称为《大唐南海寄归内法传》，简称则为《南海寄归传》，共四卷，现收于《大正藏》第五十四册。该书名是因唐代咸亨二年（671），僧医义净从印度学成归国途中在南海尸利佛逝国撰写此书而得。该书是研究印度、南海诸国与佛教教团组织、戒律的宝贵资料。该书收集了古印度医学的相关内容，对于研究佛医学有重要的学术价值。

该书提到了医学分科的问题，针刺被作为单独一科，由此可见针法在佛医学治病中的重要地位。该书卷三记载："言八医者，一论所有诸疮，二论针刺首疾，三论身患，四论鬼瘴，五论恶揭陀药，六论童子病，七论长年方，八论足身力。言疮事兼内外，首疾但目在头。"该书还提及"针灸之医诊脉之术，赡部洲中无以加也"，将针灸与诊脉并称，由此亦可见针灸在医学中的地位。

第四节　汉传针灸文献

自两汉以来，佛医针灸学在中国开始传播并不断发展，因诸多的针灸学著作现已亡佚，故只能在现有的书籍中搜集汉传佛医针灸文献。此外，也有不少僧医的针灸经验或著作被收录在其医学著作当中。本节收集的针灸书籍主要是与僧医、居士医家及崇佛医嗣相关的针灸书籍，主要从综合类医书和针灸专著两方面进行整理。

一、综合性医籍中的针灸文献

1.《备急千金要方》与《千金翼方》

《备急千金要方》（约成书于652年）与《千金翼方》（约成书于682年），是孙思邈所作。两书均分三十卷，主要论述了唐代以前的医学著作中的医论、医方、诊断和相关治疗方法，以及孙思邈本人的医疗经验，是我国第一部医学百科全书。其在针灸方面的学术贡献主要有以下几个方面。

（1）防病早灸。孙思邈说"上工医未病之病""神工则深究萌芽"，并首次提出预防疾病的保健灸法，谓："凡入吴蜀地游官，体上常须三两处灸之，勿令疮暂差。则瘴病湿疟毒气不能著人也。故吴蜀多行灸法。"在《备急千金要方》卷十二"中风"条下，他提出灸百会、风池、大椎、肩井、曲池、间使、足三里七穴预防中风。患病之后，孙思邈主张及时治疗，曰："凡脚气初得脚弱，使速灸之，并服竹沥汤，灸讫可服八风散，无不差者，惟急速治之。"他还谆谆告诫："此病轻者，登时虽不即恶，治之不当，根源不除，久久期于杀人，不可不精以为意。"

（2）看脉刺灸。孙思邈说："夫脉者，医之大业也，既不深究其道，何以为医者哉！"由此可见其对脉诊的重视程度。他在《备急千金要方》和《千金翼方》中，各以一卷的篇幅阐述脉诊，也正是其重视脉诊的证明。在治疗中，孙思邈主张"凡欲针灸，必先看脉"，还专门指出"脉恶勿乱下针也"。他对针灸禁忌等也有所论述，如"凡微数之脉，慎不可灸""脉浮热甚，勿灸""脉好乃下针"。《备急千金要方》卷二十八"平脉三关主对法第六"记载"关上脉缓，不欲食，此脾胃气不足，宜服平胃丸、补脾汤，又针章门补之""尺脉紧，脐下痛，宜服当归汤，灸天枢，针关元补之"，突出了孙思邈以脉诊为指导的看脉刺灸的学术思想。

（3）针药并重。《备急千金要方》和《千金翼方》两书，都体现了孙思邈针药并重的学术思想。孙思邈在其书中讲道："若针而不灸，灸而不针，皆非良医也；针灸不药，药不针灸，尤非良医也。……知针知药，固是良医。"孙思邈在其著作中记述的众多医案也均是针药兼施。

在针、灸、药的具体应用上，孙思邈认为，"其有须针者，即针刺以补泻之，不宜针者，直尔灸之"。根据针、灸、药的不同治疗特点，按病人不同情况而取舍应用，既可以充分发挥针、灸、药各自的优势，又符合中医个性化治疗的特点，对提高临床疗效具有重要意义。

（4）灸宜权变。孙思邈在《备急千金要方》中，提出了艾灶大小与灸之生熟法，谓："头、面、目、咽，灸之最欲生少；手臂四肢，灸之欲须小熟，亦不宜多；胸背腹灸之尤宜大熟，其腰脊欲须少生。"其中对于孙思邈提出的生熟的程度，相关段落进行了解释："大体皆须以意商量，临时迁改，应机千变万化。难以一准。……凡言壮数者，若丁壮遇病，病根深笃者，可倍多于方数；其人老小羸弱者，可复减半……仍须准病轻重以行之，不可胶柱守株。"由此可见，虽然孙思邈对于灸法的生熟程度有一定的要求，但是在临床当中他认为要依据病人具体的病情、体质具体分析，这就要求医者机灵以应，知常达变。

此外，对于隔物灸，孙思邈在其书中也进行了论述，如隔蒜、盐、豆豉、荸荠子、附子、商陆灸等。其更论述了一些特殊的灸法，如麻花艾灸、苇筒灸等。

（5）重奇穴，说阿是。经外奇穴，是针灸腧穴的重要组成部分，孙思邈将经外奇穴分为以下两类：一类是有穴名、有部位及取穴法者；另一类为仅有部位及取穴法记载，而无名称者。例如，《备急千金要方》中记述的"小儿暴痫，灸顶上旋毛中"，此类穴位在孙思邈书中共载有70余个。这其中有些穴位，在孙思邈的文献中有记载，但未有名称，孙思邈为其命名；也有些穴位在《备急千金要方》和《千金翼方》两书中有记载但未被命名，后世医家为其命名，如《千金翼方》中称"十指头"的穴位，后世医家命名为十宣穴。

阿是穴最早由孙思邈命名，《备急千金要方》卷二十九"灸例第六"记载："有阿是之法，言人有病痛，即令捏其上，若里当其处，不问孔穴，即得便快成痛处，即云阿是，灸刺皆验。"孙思邈提出的阿是穴，不仅包含了以痛为腧的概念，而且包含了经络诊察时的诊断之义，较之《黄帝内经》又有所发展，对后世产生了巨大的影响，直到今天，人们仍然高度认可其疗效。

孙思邈在中国医学史上有着极高的地位，其学术思想丰富，为后世医家提供了丰富的理论指导和临床经验，对中医学的不断发展和创新起到了承上启下的重要作用。

2.《外台秘要》

《外台秘要》由唐代王焘编著，共四十卷，涉及内、外、妇、儿及五官等科目，并讲述了药物的采集、制剂以及针灸方面的腧穴和灸法等内容。该书保存了很多失传的古书的内容，包括佛医学的著作，如《僧深集方》。《外台秘要》在针灸学上，重灸而轻针，正如书中所记载，"针能杀生人，不能起死人，若欲录之，恐伤性命"。经统计，书中灸疗处方共计422个，散布于各个疾病之中。该书还论述了灸疗的方法、禁忌证以及灸材的选取，明确提出了十二正经的经络循行并对腧穴进行了归类，对针灸学的发展起到了重要的作用。

3.《卫济宝书》

《卫济宝书》原撰人佚名，由宋代东轩居士增注，是外科学专著。原书为一卷，二十二篇，已佚。现存本是《四库全书》的辑佚本，分为上、下两卷。卷上论治和痈疽五发，卷下则是关于治疗大法和方药的内容。该书对针灸宜忌以及针灸治疗外科疾病的操作方法等均记述详细，并记载了骑竹马量灸法的适应证和操作方法。

4.《医门法律》

《医门法律》为明清时期喻昌所著，成书于1658年，共六卷。该书以阐述内科疾病为主。第一卷为总论，阐述了四诊的内容，后五卷分别论述了多种常见疾病。"以律戒医"是该著作的一大佛教特色，"医门法律"这一书名的内涵是将佛家对僧侣的戒律作用应用于医生诊治疾病当中，取为医门立法之意。在编写体例上，该著作也参考了佛家著作之经、律、论的形式。在内容上，该书也深受佛学的影响，强调"四大归阴说"。

对于针灸学，该书论述了针灸的理论基础及常见的十多种疾病的相关治疗，如中风、疟疾等的针灸治疗。该书强调灸法通阳的作用和针法引动阳气的作用。如书中治疗少阴病附子汤证，结合灸法，以外灸内温、内外结合求得消阴复阳。该书还提到，治疗热、暑、湿三种外邪所致的疾病，应当禁忌针灸，以防引动火热之气。

5.《秘传眼科龙木论》

《秘传眼科龙木论》共十卷，大约是宋元间人所编集，是我国现存最早的眼科专著，提出了眼病的三因论治，创立了五轮、八廓学说，把眼病分为内、外障共七十二证，并对许多眼科疑难病有详细记载，至今仍指导着眼科临床。《秘传眼科龙木论》一书，首次全面系统地论述了古代眼科手术的内容，从术前检查、术前准备、手术方法、手术器械的选择、适应证、禁忌证到围手术期治疗，包括手术前后的药物、心理疗法，药物的外治、内服方法，针灸、按摩等，内容全面，充分反映了唐代后期眼科医家的手术治疗经验。该书表明在唐代我国眼科手术治疗学的学术体系已经形成。该书在卷八"针灸经"中专门论述针灸在眼科上的贡献，辑录了眼科常用的针灸穴位和针灸法，尤其对金针拨障术治疗白内障进行了发挥。

6.《医心方》

《医心方》为丹波康赖于984年所作，共三十卷，保存了诸多中国失传的珍贵医学文献，是中日医学交流史上的一座丰碑。隋代僧人释僧匡撰写的《释僧匡针灸经》虽已佚，但部分内容被《医心方》所收录。《医心方·诸家取背俞法》载有"僧匡及彻公二家"。《医心方》中还收录了《僧深方》中的针灸治疗方，如咳嗽灸方、治风着人面方、恶核肿方、代指方等，既有单独使用灸法的，也有灸药并用者；收录了《小品方》中记载的"卒狂言鬼方"等佛医学的针灸内容，但以灸法内容为主。

7. 少林针灸文献

少林针灸是佛医针灸学的重要组成部分，据现存的诸多相关文献，可以看出针灸疗法是少林传承中的重要内容，是佛医针灸学研究不可缺少的重要部分。

少林针灸文献资料主要为《少林正宗嫡传骨伤秘籍禁方》《少林跌打内伤秘方》《少林寺跌打损伤奇验全方》《少林内劲一指禅》等著作。这些文献资料涉及针灸治疗疾病的各种方法，所治疾病尤以伤科疾病为主。少林针刺以"少林捷针十八法"著名，其对穴位的命名和定位与传统中医学之穴位的命名和定位有差异，出现了一些传统针灸中没有的穴位，并对这些穴位进行了定位和命名，如距百劳六寸的难心、离锁骨四寸六分的泰山、离京门下二寸五分的五定等。

二、针灸专著

1.《针灸问对》

《针灸问对》成书于嘉靖庚寅（1530），是汪机针灸学术思想的代表作。全书共分三卷，上、中两卷主要论述了针灸的基本理论和针法，下卷专门论述灸法和经络腧穴。全书用问对的形式阐明了作者的针灸学术观点，有独到的见解，是一部难得的针灸专著，几百年来一直为后世医家所推崇。全书共有 85 问，上卷 60 问，中卷 15 问，下卷为 10 问。

（1）主张"用针必先诊脉"。

此书强调"用针必先诊脉"，突出诊脉在针刺治疗中的重要性，认为"切脉、观色，医之大要"，并明确指出先诊脉后针刺的思想，即"先定五脏之脉，备循九候之诊，而有太过不及者，然后乃存意于用针之法"。此书还阐明应谨守病机，依据病机选择恰当的穴位，反对"医者不究病因、不察传变，惟守某穴主某病之说"。

（2）阐述宜灸病证，反对无病施灸。

汪机在《针灸问对》中提出了灸法适应证。在灸法适应证上，汪机认为："大抵不可刺者，宜灸之。一则沉寒痼冷；二则无脉，知阳绝也；三则腹皮急而阳陷也。"由此可见，寒邪伤阳、素体阳虚、阳气下陷，或阳绝欲脱等阴证为灸法的适应证，可运用灸法温经散寒、扶阳固脱。对于不宜使用灸法的症状，汪机也作了相应的论述，即"设脉浮者，阳气散于肌表者，皆不宜灸"。在临床治疗中行灸法还要考虑病人自身情况、季节气候变换等因素。

汪机在《针灸问对》中明确反对"无病而灸，以防生病"的观点，认为："针灸治病，乃不得已而用之。无病而灸，如破船添钉……夫一穴受灸，则一处肌肉为之坚硬，果如船之有钉，血气到此则涩滞不能行矣。"此处是汪机针对瘢痕灸所言，不无道理。汪机虽赞同瘢痕灸可以强身健体、防病治病，但认为瘢痕灸造成的皮损愈合后会影响气血的运行，如果在关节处形成瘢痕，还会影响肢体活动[3]。汪机《针灸问对》中的针灸学术思想个性鲜明，颇有见地，为后世医家继承发展针灸学树立了楷模。

（3）转述《子午流注针经》。

《针灸问对》收集了大量针灸方面的文献资料，其中记载的关于养子时刻注穴法的内容对于佛医针灸心针、法针的发展有启示作用，强调了时间医学在针灸治疗疾病中的重要性。

2.《针灸资生经》

《针灸资生经》作者是宋代王执中，刊于 1220 年，共七卷。该书在广泛收集前人针灸内容的基础上，融合了作者自己的临床经验进行融合，主要从腧穴的定位、主治和针灸的方法以及各种疾病的相关治疗等方面进行论述。

虽然《针灸资生经》的原作者自称不是佛门人士，但该书与佛医学有深厚的渊源。在佛医针灸方面则记载了灸狂医僧用三灸百会的方式治愈狂证的案例。

3.《针灸四书》

《针灸四书》是针灸丛书，由元代窦桂芳辑，并于 1311 年刊行。该丛书是《子午流注针经》《针经指南》《黄帝明堂灸经》和《灸膏肓腧穴法》四书的合集，对针灸的理论、手法、禁忌等进行了总结。

该丛书收集了佛医针灸的相关内容。《针灸四书》记载了僧医灸膏肓治疗瘵疾的案例。有叶余庆字元善者，平江（今属江苏苏州市）人，曾患瘵疾，其住所对着桥，然因病不能度。有僧为其灸膏肓穴百壮，后两日即能行数里，登降皆不倦，自是转康强。叶余庆转为人灸，用此法亦见良效。《针灸四书》中的"灸膏肓腧穴法"记载，泉州僧在邵玉年少时为其灸膏肓而治愈其瘵。该丛书对灸膏肓穴治疗肺结核提供了重要的思路。

4.《针灸诠述》

《针灸诠述》作者是黄石屏，刊于 1915 年。该书主要论述了针灸的理论，中风、咳证、痹证、霍乱等疾病的治疗方法，黄石屏的医话以及急救针穴等。该书字数不多，却蕴含了黄石屏丰富的针灸学术思想。

黄石屏临证专以金针针刺和艾灸，其对于针具之材质、灸法之材质、医家之修养、进针之方式，均有特殊要求。该书指出针灸之三善："性纯而入肉无毒，一善也；质软而中窍无苦，二善也；体韧而经年无折，三善也。"该书还提倡使用药灸，并指出了使用药灸有三大益处，即"培元可助兴奋也，一益也；宣滞可助疏通力，二益也；攻坚可助排泄力，三益也"。"取穴宜识变通"，是黄石屏穴法学说的精髓。黄石屏的穴法交通说，一指取穴原则可以变通，二指具体用穴可变通而不必固守原有理论。黄石屏还认为针灸相得益彰，各有优势，应将二者配合使用，使临床疗效最大化。该著作使佛医针灸之术得以不断发展。

第五节　藏传佛医针灸文献

藏医药学是藏族传统文化的重要组成部分，在我国传统医药文化中举足轻重，是有自己系统理论的民族医药。藏医药受佛教文化影响，特别是受藏传佛教文化影响较深，结合了青藏高原的疾病防治经验和药物资源，是藏族人民在高原特定的自然和人文环境条件下，在长期与疾病做斗争的过程中，形成的独具特色的民族医药体系。藏医药学很大程度上吸收了佛医药学的内容。

一、《四部医典》

《四部医典》又称《医方四续》，藏名简称《据悉》，共一百五十六章，二十四万余字。作者宇妥·元丹贡布是著名的藏医学家，他出生于藏医世家，自小接触医学，饱览群书，远赴印度向智达·湆德罗天等名师求教，并且在学医的同时学习佛经《甘珠尔》中的六种品德（即要有洞察力和深邃的知识，有博爱思想，牢记六戒，以恩报恩，勤奋履行自己的职责，要有娴熟的技巧）。

全书分四部：第一部"根本医典"，阐述人体生理、病理、诊断及治疗；第二部"论说医典"说明生理解剖、病证类型和治疗原则；第三部"秘诀医典"，论述临床各科疾病的诊断和治疗；第四部"后续医典"，主要论述脉诊和尿诊，以及各种方剂中药物的配伍，药物的炮制、功能、给药途径及外治法（放血、艾灸、火灸、外敷、拔罐）等。

（一）理论体系

藏医学理论以《四部医典》为主体，主要阐述五源、三邪、三因以及药物的味、性、效等内容，独具特色。它的基础理论大概可以分为：隆－赤巴－培根学说；五行学说；气理论学说；气质性格学说。现主要介绍隆－赤巴－培根学说、气理论学说及气质性格学说。

1. 隆－赤巴－培根学说

藏医学认为，人体的三大因素（即隆、赤巴、培根）支配着七种物质和三种排泄物，进而维持人体正常的生理功能，三种排泄物则是生理活动的代谢产物。三大因素、七大物质及三种排泄物，在人体内保持着相对的动态平衡，一旦内外因素发生变化，平衡遭到破坏，则会引起疾病的发生。

三大因素即隆、赤巴、培根。人体由这三大因素支配，三大因素如果相互协调配合，则人体正常而健康，否则就会生病。隆，译成汉语是"气"，其主要功能是主呼吸、肢体的活动、血液循环、五官的感觉、大小便的排泄，以及帮助分解饮食物精微等。赤巴，在汉语中的意思是"水"，其主要功能是产生热能并维持体温，增强脾胃功能，帮助消化，使人知饥饿，长气色，调节智慧，壮大胆量。培根，在汉语中的意思是"水"和"土"，其功能为产生胃液，磨碎食物，促进消化，促进新陈代谢，主持味觉，调节水分，增长肌肉，润泽皮肤，增加皮肤弹性，使饮食得当并调节胖瘦。正常情况下，隆、赤巴、培根协调统一地进行活动，一旦这种协调统一的活动失去平衡，就会导致疾病发生。

这三大因素支配着饮食精微、血、肉、脂肪、骨、骨髓、精七大物质基础和三种排泄物即大便、小便、汗的运动变化。七大物质基础也有不同的功用，其中饮食精微最为重要，其余六种物质均由其转变而成。血能维持生命、滋润身体；肉似护身围墙；脂肪能悦气色，柔润身体；骨为人体支架；骨髓能生精子；精可生殖。隆、赤巴、培根在一定条件下相互协调，达到相对平衡的状态，维持着人体的正常生理功能。

2. 气理论学说

在藏医学中，气的定义是：气是不断运动着的物质。"人体管道中循环着气与血。气血在人的全身无处不到"，气是具有很强活力的精微物质，是构成人体和维持人体生命活动的最基本的物质。藏医学认为人体内主要有五种气：①索金吉隆，帮助呼吸的气；②近米隆，协助说话的气；③嘉杰隆，协助肌肉活动的气；④梅年隆，协助消化的气；⑤土色隆，协助排泄的气。这五种气有以下功能。一是索金吉隆。它是人体中最重要的一种气，位于肺部，协助呼吸、四肢的运动，对肌体的各种生理活动、体内血液运行有激发和推动作用，还可使视力敏锐，协助身体排出大便和小便。二是近米隆。它主要位于胸部，有温煦作用，是人力量的源泉，能使人体保持恒定的体温，维持机体组织器官生理活动正常，维持体内液态物质的正常循环运动，使人面有华色、记忆力增强、有恒心。三是嘉杰隆。它主要位于心脏，可游走全身，具有防止外来病邪侵犯人体的作用。四是梅年隆。它主要在腹部，可游走于肠胃的各个部位，具有气化作用，其场所在三焦。气化的过程就是体内物质代谢的过程，是物质转化和能量转化的过程，梅年隆有助于消化，使人从食物中吸收营养，并使之变为血液。五是土色隆。它主要在臀部区域，但可行走肠、上部和下部膀胱、男性器官和大腿处，在人体内有固摄作用，可固摄血液、尿液、胃液等，控制它们的分泌、排泄量，防止其无效流失。土色隆的固摄作用还在于使人有性欲，并调节精液的分泌。

3. 气质性格学说

藏医学认为，人的气质是由三大因素、七大物质和最小分子的相互对立性的影响而产生的属性。一个人属于何种气质，就是哪一种物质处于优势地位，处于优势地位的物质直接影响到人的面容、肤色、体型、性格、情绪、习惯和心理状态等人类气质的最基本的内容。藏医中的隆、赤巴、培根三大因素既被用来解释人的生理活动，又被用于区分人的气质与性格特征。藏医学把人的气质和性格类型分为隆型、赤巴型、培根型和其他混合型。人的气质又与人体的气、胆汁、黏液有关。

藏医学认为，隆型气质的人，身材窈窕，肤色微黑，性情活泼、多愁善感、话多、喜爱娱乐、爱笑、爱吵、好斗，易失眠，性欲旺盛，性格兼有绮鹰、乌鸦和狐狸的特征；赤巴型气质的人，身材适中，肤色微黄，多汗，性情急躁、易怒、嫉妒心强、喜好争斗，有才智，较聪明，性格兼有虎、猴、猫的特征；培根型气质的人，身材魁梧，肤色白润，性情温和、不爱活动、喜好安静、胸有成竹、举止稳重，性格兼有狮、黄牛、象、鲲鹏的特征。

（二）经络系统

著名的藏医学家宇妥·元丹贡布等所著的藏医药学巨著——《四部医典》不以经络统穴，也无十四经络概念，而是以类似于现代医学的神经、血管系统的白脉、黑脉系统（两者合称连接脉系统）为确定刺灸点的基准。《四部医典》记载，可针刺放血之穴位、脉道约262处，有的以某某穴为名，如都果穴、兴浪穴，有的却以某某脉或部位命名。

（三）刺灸方法

《四部医典·后续医典》详细地论述了放血疗法、灸疗法等外治方法。它所述刺灸法总计有金针、温针、热针、冷针、刀针、针刺放血、铜针刮剔眼臀、火灸、艾绒灸、茜草灸、霍尔的灸法、火罐拔出血等十几种。在针刺工具上，其还据工具的形状和长度进行详细的分类，有针头、探针、空针等。作者认为，不同器械适应的病证、部位也不同。藏医针法又分为金针艾灸、针刺角吸疗法及火针疗法，其中火针疗法适用范围较为广泛。在藏医学的针刺放血疗法中，割刺疗法、穿刺疗法是其特色疗法。

刀针的使用则是建立在藏医解剖学基础上的，是对针灸术的发展。目前风行全国不少地区的小针刀疗法，虽建立在现代解剖学基础之上，但其治疗范围较之藏医刀针尚有不及。冷针在《四部医典》中用于治疗关节风湿病之偏热性者，如黑风湿病。此技法为藏医针灸又一特色，但《四部医典》并未述及其具体操作。此技法的形成与藏地气候及病种特点有关。

艾灸在《四部医典》中受到特别的重视，有专章论述。关于火艾灸法，该书从艾条的制作、灸法的适应证和禁忌证、艾灸、火灸、灸穴、火灸法、火灸的利弊七个方面进行了简要的讲述。藏医学高度肯定火灸的疗效，认为在其他治术穷尽时，还可采用火灸施治。藏医灸法能治疗的疾病很多，其中最有特色的是对外科、伤科等疾病的治疗。藏医学强调对外伤伤口及出血处进行灸治，这与中医学强调对针灸穴位进行灸治大不相同。

（四）刺血疗法

关于针刺放血法，《四部医典》从工具、诊断、用法、利弊四个方面叙述。其所治病种涉及内、外、妇、儿等科，对于临床常见症几乎无所不治，甚至"凡是体腔出血危及五腑，流血过多而不止者"，也"可以在疾病的初期及时放血施治"。藏医学的放血疗法在放血部位上与其他民族医学有所不同，而且尤其注重操作方法，如辨血色、控制放血量、辅助治疗及术后处理等。《四部医典》述及的放血部位由颜面、四肢至胸腹，遍及全身，其部位的选择亦有局部与远取的不同，如治疗足心与足背肿胀、黄水病等，在颜面等处针刺放血。放血量有大小，其量大者远非中医放血法所能比拟。至于具体放血量，是据放血的颜色（辨好血、坏血）来决定的，同时还须顾及病者的体质与病种等。对放血的禁忌证，该书亦高度重视。此外，该书还对误放导致的坏证予以专门研究。藏医学的针刺放血是最具有民族和地方特色的方法，同时也是治疗方法中的精髓之一。

二、《月王药诊》

《月王药诊》，成书于8世纪中期，共一百一十四章。它是我国现存最早的藏医学古典名著，是藏医学的奠基之作。相传，该书的作者是唐代医僧马哈也那。该书的内容十分广泛，主要介绍西藏以及邻近国家和地区的医学知识（包括人体的生理、病理知识，疾病的诊断方法以及329种药物的性味功用），甚至已经对现代一些疾病有了认识，如绦虫病、白内障、雪盲、炭疽等。在针灸方面，该书论述了放血、火灸、针拨白内障等治疗方法的使用。[3] 该书第一百一十一章和第一百一十二章则专门介绍剖刺放血疗法和灸法，是研究针灸的重要参考资料。

三、藏医灸法残卷

在敦煌莫高窟发现了两卷藏医灸法的残卷，学者通过对残卷的内容、语法、书法等方面进行研究，确定其是八九世纪的著作。残卷未提及作者。这些残卷中并没有关于经络的理论，穴位主要是以部位进行命名的，该残卷中也没有关于针法的论述，灸法的计量单位为"次"。卷中灸法主要用于治疗温热性的疾病。[4]

四、《中国藏医学》

蔡景峰主编。该书分为上、下两篇，上篇为藏医学，分别从悠久的历史、理论体系、诊断方法、临床学、治疗、医学教育、医家医著、医德以及国外研究等方面进行论述；下篇为藏药学，从药学发展史、理论体系、名著、药物分类、具体的药物介绍、加工炮制以及成药等方面进行讲解。该书是我国第一部以汉文写成的、全面概括介绍藏医药学的专著。该书上篇涉及较多的藏医学针灸的内容，尤其是在第六章丰富多彩的治疗中单独设立"放血疗法"和"火灸疗法"两节介绍藏医学的特色针灸疗法。该书为我们研究藏传针灸学提供了宝贵的资料。

藏传针灸学的文献除上述提到的，还有《艾灸明灯》《放血铁莲》《艾灸甘露滴》《穿刺技巧》《放血法》等。这些书籍为研究藏传针灸提供了丰富的资料。

参考文献

[1] 韩红. 医家孙思邈对针灸学的贡献. [J] 辽宁中医药学院学报. 2003, 5（1）：42 – 43.

[2] 梅青田.《外台秘要》对针灸医学的贡献 [J]. 内蒙古师大学报（自然科学版），1983 (2)：82 – 88.

[3] 陶晓华，廖果. 佛医人物传略 [M]. 北京：学苑出版社，2014：27 – 28.

[4] 蔡景峰. 中国藏医学 [M]. 北京：科学出版社，1996：225 – 226.

第五章 佛医针灸人物

佛医针灸自诞生以来，经过对历代医家针灸相关的医学经验和理论知识的借鉴和吸收，不断发展，在此过程中涌现出一大批精通针灸之术的仁人志士，他们不仅为佛医针灸的发展奠定了坚实的基础，而且也为中医针灸学增添了更加丰富的色彩。其中有不少卓有建树的代表人物，包括佛典医贤、佛门医僧和崇佛医嗣。佛医针灸的代表人物在针灸学领域提出了自己独到的见解，展现出佛医针灸丰富的临床诊疗特色。本章搜集、整理了与佛医针灸的代表人物相关的内容，以不同的历史时期为标准进行分类，对针灸人物的生平、学术思想以及其在针灸上的贡献进行阐述，并进一步探求佛医针灸学术和临床经验产生的历史背景，以帮助大家理解针灸相关的理论体系。佛医学在传入中国后，大致经历了以下几个阶段：萌发和奠基阶段——汉魏六朝时期；形成阶段——隋唐五代时期；发展阶段——宋金元时期；兴盛阶段——明清时期。故本章大致按照这些阶段的先后顺序论述佛医针灸代表人物。

第一节 佛陀时代

佛陀时代是佛医学的产生时期，故佛医针灸学最早当追溯到佛陀时代。在《大藏经》中就已经有关于佛陀时代针灸的记载，高僧大德在宣传佛法的时候常借医弘佛，故佛医针灸人物当从佛陀时代开始算起。该时代与针灸相关的佛家代表人物当属佛陀和耆婆。

1. 佛陀

佛陀法力无边，能治众生之一切疾苦，故有"大医王"之美称，后该美称泛指诸佛和十方菩萨，佛、菩萨善于分别病相、晓了药性、治疗众病，故以"大医王"喻称之。在针灸方面，佛陀推崇岐伯和扁鹊等的学说，将佛法与针灸之术有机结合，常常以针喻佛，阐述佛教之理，如《大藏经》就收集了佛陀与针灸的相关佛教故事。《大藏经》还列举了佛陀使用针灸治疗疾病的故事，可见佛陀通晓针灸之术，可以说是佛医针灸的鼻祖。

2. 耆婆

耆婆是一位杰出的佛医药大师，不仅精通佛理，在佛学上具有精深的造诣，而且精通医术，在医药领域也做出了极其重要的贡献。耆婆，又作耆婆伽、祇婆、时婆、耆域、时缚迦，为佛陀时代之名医。他曾至希腊殖民地附近之德叉尸罗国学医，后返王舍城，担任频婆娑罗王与阿阇世王之御医，曾引导弑父之阿阇世王至佛陀面前忏悔。他虔诚信仰佛教，屡次治愈佛弟子之病，其名声可媲美我国战国时期的扁鹊。因此，有不少的医书、方药都托名于耆婆。如耆婆草，为产于印度的一种药草，也是印度所传八种要药之一。

经书记载："耆婆因白王曰：我初生时手持针药囊，是应当为医也……便取本草、药方、针脉诸经。"可见，耆婆是针灸方面的大家。耆婆还重视针刀的使用，如"见有刺虫，大小相生，乃数百头，钻食其脑，脑尽故死。便以金刀，剖破其头悉出诸虫。封着罂中，以三种神膏涂疮"。

3. 观音

观音原作观世音，源出于古印度神话传说。观世音是梵文的意译，又可译作"光世音""观自在""观世自在"等。唐太宗李世民时避太宗之讳，改称"观世音"为"观音"。

《大藏经》记载了不少观音菩萨运用针灸之术治疗疾病的案例。如《不空胃索神变真言经》记载："观世音菩萨梦觉现身，而为消灾除五无间罪。真言加持白芥子、火食灰，随心结界护身，逐诸鬼神。真言加持紫檀、木橛，系五色线、围针结界。"《虚空藏菩萨问七佛陀罗尼咒经》记载："若复有人身生恶疮者，以镔铁刀咒此病人，又取铜针咒之。然后针此疮上，即得除愈。"由此可见，观世音菩萨亦通晓针灸，是佛医针灸的代表人物。

第二节　汉魏六朝时期

汉魏六朝时期，由于思想上的重大变革，战争连绵，社会局面动荡，民族文化交流融合，不仅给予医家更为广阔的思维空间，而且为医家创造了更多的实践机会。就佛教而言，虽然汉魏时期佛教已传入中原，但此时期相关的佛教史料并不多见；到了两晋南北朝时，南朝宋、齐、梁、陈各代帝王大都崇信佛教，寺庙与僧尼数量剧增，虽在北魏世祖太武帝与北周武帝时发生过禁佛事件，但这也并未破坏掉两晋南北朝时期佛教昌盛的局面。两晋时期僧医也不断涌现，僧医用他们精湛的医术与仁厚的心地为饱受战争疾苦的百姓们带来帮助。自两晋开始，佛医学在中原这片土地上生根发芽，并结合当时中医学理论体系的内容，针药并用，不断发展，逐步形成具有佛教思想特色的佛医学。

该时期精通针灸之术的医者主要有安世高、于法开、释道丰、僧坦、慧龙道人等僧医，他们针灸之术精湛，为百姓解除疾苦，为后世所敬仰。在宋代之前，有时也将高僧称作"道人"，当时将"觉"译为"道"，"道人"即"大觉大悟之高僧"也。直至元代的佛道大辩论后，"道人"才作为指代道教出家人的专有名词，专指道教的道士。以下介绍几位汉魏六朝时期的"道人"。

1. 安世高

生卒于 2 世纪前后，本名为清，字世高，出家前为安息国（亚洲西部的古国）的太子。自小聪明仁孝，刻苦好学，博览国内外典籍，通晓天文、地理、占卜、推步等术，尤精于医学，名声远播。西域各国对他都很敬重。他是佛经汉译的创始人，首先译介了印度小乘佛教禅类的经典。他在中原弘法译经约 20 年，其所译之经典共 35 种，四十一卷；现存 22 种，二十六卷。他对汉传佛教的发展做出了重大贡献。《佛说大安般守意经》之康僧会序言曰："有菩萨名安清，字世高，安息王嫡后之子。让国与叔，驰避本土。翔而后集，遂处京师。其为人也，博学多识，贯综神摹。七正盈缩，风气吉凶。山崩地动。针脉诸术，睹色知病。鸟兽鸣啼，无音不照。怀二仪之宏仁，愍黎庶之顽暗。"

2. 于法开

东晋僧医，剡县（今浙江嵊州市）人，为佛学"六宗七家"之一的识含义派祖师，深思孤发，才辩纵横，师事于法兰，祖述耆婆，妙通医法。升平五年（361），以诊东晋穆帝司马聃之疾而闻名。其时帝有疾，"开视脉，知不起，不肯复入。康献后令曰：'帝小不佳，昨呼于公视脉，但到门不前，种种辞惮，宜收乎廷尉。'俄尔帝崩，获免。"可见，于法开能诊病，预知死期。据《高僧传》载，于法开曾用针刺之法治一妇人难产，盖羊膜、羊水即出于此。其于旅途中投宿一民家，正值主家妻难产，数日胎儿不下，举家惊慌。于法开命产妇食羊肉而后针之，须臾儿即产下。于法开弟子于法威问及医术，于法开曰："明六度以除四魔之病，调九候以疗风寒之疾，自利利人，不亦可乎！"这说明其医术以佛医为主，结合了中医诊法和汤液疗法。时人称"以数术弘教，其在开公"。于法开撰有《议论备豫方》一卷，今佚。

3. 僧坦

北魏时僧人，又称沙门僧坦。李惰的父亲李亮，曾跟随沙门僧坦研习众方、针灸术，从而精通医术，治病皆有效，由此亦可见其师僧坦医术的高超。

4. 慧龙道人

南北朝梁代僧人，姓名、贯履无考，以精治目疾闻名。时鄱阳忠烈王萧恢母费太妃有目疾，盲无所见，慧龙为她下针，太妃豁然痊愈，则慧龙精于针拨内障术无可疑。这也是医学史上有记载的最早的针拨术治白内障之实例。

5. 圣火沙门

南北朝时期僧人，佚其姓名、贯履。据《物异考》记载，齐武帝永明（483—493）中，有僧人带着火从北方来，此火比一般的火红、小，被称为圣火，能疗疾，病者取火以灸，灸至7炷病即能痊愈。

6. 李亮

南北朝北魏医家，阳平馆陶（今属河北）人。年少时学习医术，但未能精究。太武帝时期奔走于宋，拜沙门僧坦为师，略尽其医术、针灸并药，学有所成，其医术远近闻名。李亮对待病人多所救恤。凡病人有疾苦，不远千里，他均亲自前往诊疗。此外，他还专门修建大厅，为病人提供住宿的地方；在屋外停放车辆，专门用来运送死者棺材，甚至在病人死后每每亲自吊唁。李亮师承沙门僧坦，遵循佛学慈悲为怀的宗旨，其仁厚之心世人可见。之后李亮多次迁升，终至府参军，督护本郡。其子李修和孙子李天授继承他的医术，继续将之发扬光大。

7. 崔彧

南北朝时期北魏医家，字文若，清河东武城（今属河北故城县）人。父亲名崔勋之，字宁国，为大司马外兵郎，皇帝追封其为通直郎。崔彧年少时曾到访青州，偶遇隐逸僧人，隐逸僧人教崔彧以《素问》《九卷》及《针灸甲乙经》等医学经典著作，于是崔彧得以精通医术。崔彧入魏，恰逢中山王英之子生病，名医王显等人都无计可施，崔彧采用针灸之法治疗，使其痊愈。之后崔彧被任命为冀州别驾，并多次升迁，官至宁远将军。崔彧仁厚善良，宽以待人，遇见他人承受疾病之苦时均乐意为其诊治；广收弟子、教授医术，并让弟子多去救死扶伤。其弟子赵约、郝文法等人均负医名。崔彧之子崔景哲，亦以医术精湛而扬名。

第三节　隋唐五代时期

隋唐五代时期是我国封建社会的繁荣时期，尤其是唐代，被誉为中国封建社会的鼎盛时期，此时期出现了为后世所赞誉的"贞观之治"与"开元盛世"。这一时期医药文化亦绚丽纷呈。医家们思维活跃，内外医学交流频繁，医药文化出现空前昌盛的局面。该时期精通针灸之僧人主要有智𫖮、彻公、僧匡、义净、马哈也那等。此外，此时期还有一些崇信佛教的医家，在他们的著作中吸收并融合了佛家思想，如孙思邈等。在这一历史时期中，佛医针灸在中原地区和西藏都得到了长足的发展，特别是中医针灸正式传到西藏之后，与藏传佛教相得益彰，在西藏不断发展，形成独具特色的藏传佛医针灸之学。

1. 智𫖮

即天台宗的开山祖师智𫖮大和尚（538—597）。俗姓陈，字德安，荆州华容（今湖北潜江市西南）人。17 岁时，值梁末兵乱，家人分散，颠沛流离，遂在荆州长沙寺佛像前发愿为僧。18 岁投湘州（今湖南长沙市）果愿寺法绪正式出家，法绪授之以十戒；其师让他去慧旷律师处学律，20 岁受具足戒。这时他已精研律学，深好禅观。智𫖮广弘教法，创五时八教的判教方法及一念三千、三谛圆融的思想，确立天台宗的思想体系。他成为中国佛教宗派史上第一个宗派——天台宗的始祖，也是实际的创始者。其所创宗派因其晚年居住天台山，称为天台宗；因以《法华经》为主要教义根据，又称为法华宗。他强调止观双修的原则，发明一心三观、圆融三谛、一念三千的思想。智𫖮不仅是一位高僧，而且是一位名医，他在《摩诃止观》中对针灸之术有着较为精辟的论述。

2. 彻公

隋代僧人。据《医心方》之记载，僧匡及彻公二家，留有与《黄帝明堂经》等四经不同者别书。由上述记载可知，彻公不仅精通针灸之术，且有针灸专著流传后世。

3. 僧匡

隋代僧人，又称释僧匡。僧匡擅长针灸，著有《释僧匡针灸经》，今佚。其书部分内容保留于《医心方》中。

4. 义净

唐代僧人，齐州（今山东济南市）人。14 岁受戒，师从慧智禅师，备受玄奘法师影响，曾远赴印度求学，在那烂陀寺参研佛法，后回国，受到武则天等人的盛大欢迎。后义净讲经说法，翻译佛经、佛律。其所译《曼殊室利菩萨咒藏中一字咒王经》《佛说疗痔病经》等书记载了丰富的医药内容。

义净著有《南海寄归内法传》一书，该书记载了大量的医药与针灸的基础理论，其中包括印度古代医学之"八医"的内容。该书在"进药方法"章中介绍绝食疗法、药物疗法及万应药之使用；在其他章节中还介绍了印度僧人食前洗手、揩齿刮舌、淋浴、散步等生活习惯。在该书中义净还向印度人介绍了中国医药学，书中写道："自离故国，向二十余年。但以此疗身，颇无他疾。且如神州药石根茎之类，……针灸之医，脉诊之术，瞻部州中无加也。长年之药，惟东夏焉。"由此书内容可见，义净对中印医学交流做出了巨大贡献。

5. 马哈也那

为唐代医僧，精通藏文，在西藏传授佛经、普及医学多年，将众多中医书籍翻译成藏文，并对金城公主带入西藏的医书进行系统整理，著为《月王药诊》一书。《月王药诊》是我国现存最早的藏医学名著。该书全面介绍了西藏及其周边地区的医疗发展情况及医学知识，包括生理、病理、诊疗方法等内容。《月王药诊》记载了1000多种单药、方剂，并将它们归为寒性与热性两大类；在疾病起因方面，阐明了内在因素是三大因素的失调，外因是起居不适、生活不当、邪魔作祟。《月王药诊》之香针芳香扶正、通泰活络、辟恶邪，可熏治生活方式不健康所致现代都市亚健康表现以及外邪所致寒证，其所用香是一款保健珍品藏药。另外，对炭疽、天花、绦虫病、雪盲、白内障等疾病，该书已有颇为全面的认识，其中记载的导尿、灌肠、放血、火灸、针拨白内障等治疗方法沿用至今。此书还对包括散剂、膏剂、汤剂、酥油药剂等十余种剂型作了详细的记述。此外，该书还提出了食物营养疗法，并对食物和药物的中毒反应及相关预防也作了论述。马哈也那的医学理论体系融合了佛教思想及藏、汉医学理论，反映出藏、汉医学各自的悠久历史和二者之间的密切联系。

6. 谢道人

唐初僧人，又称陇上道人。俗姓谢，住齐州（在今山东济南市）。于西国胡僧处习得眼科术，遂精眼科。著有《天竺经论眼》。该书叙述眼之生理、病理及眼疾的不同分类等。其理论结合了印度佛医学之四大说，其说如眼外托三光、内因神识、妙绝通神、语其六根等，与佛学一致。《外台秘要》收录了金针拨障术，据《外台秘要》中"天竺经论眼序"的注文"陇上道人撰，俗姓谢，住齐州，于西国胡僧处授"考证，"胡僧"乃印度僧人，故可推测金针拨障疗法是印度传来的一种眼科手术方法，谢道人对金针拨障术的传播做出了重要贡献。

7. 宇妥·元丹贡布

唐代藏医学家。宇妥·元丹贡布从小受家庭熏陶，开始接触医学知识，10 岁时被选进布达拉宫。从那时起他便跟随高僧大德学习佛法与医学。

他医学知识渊博，常与多位著名医家辩论。宇妥·元丹贡布到各地游学，在五台山、康定、印度等地历经 20 余年学习和实践，积累了许多经验，而这也为其编写被誉为藏医学奠基之作的《四部医典》奠定了深厚的基础。宇妥·元丹贡布认为，各种医学都具有其特点，例如，中医学注重疾病预后，暹罗擅长治疗烧伤、烫伤，达西拉医擅长治疗中毒，象雄医擅长使用泻药，格萨尔医多利用咒文治病，乌仗医擅用吐法治病，各种医学应该发挥其自身特长，互相结合。

宇妥·元丹贡布因《四部医典》被藏族人民誉为"医圣"。其医术的精湛表现在以下几个方面：不仅擅长脉诊，还擅长尿诊；重视情志对身体的影响，擅用情志疗法治疗疾病；精于颅脑外伤及骨科手术；常常针药并用，全方位治疗疾病。宇妥·元丹贡布不仅在这些方面有着突出的成就，而且还很注重医德，他要求他的学生们学习《甘珠尔》中的六种品德。

宇妥·元丹贡布对藏医学的形成和发展起到了奠基作用，对藏汉医学之交流做出了重大贡献。

8. 东松岗哇

唐代医学家，受聘到西藏传授医学，相传藏王赤松德赞在执政期间（754—797），曾授予东松岗哇以御医之职。赤松德赞患病，由东松岗哇诊疗，并很快痊愈。赤松德赞为表彰东松岗哇医技，赐予其"塔西·东松岗哇"之名。东松岗哇的弟子遍布西藏，其中就有被尊为藏医之"医圣"的《四部医典》的作者——宇妥·元丹贡布。东松岗哇擅灸术，著有《艾灸明灯》等书。

9. 神素

唐代僧人。《外台秘要》记载了神素灸治骨蒸咳法的医案，其云："神素师灸骨蒸咳法：当头耳孔横量，相离三寸许，相当灸有穴，日灸三壮，至第八日灸二七了，第三椎上，第二椎下……复五日，日灸各十五壮。胫取系鞋横大纹，量至膝髂（口亚切）下中分，当胫骨外，日灸一七壮，满第八日，日灸满三十五日了。当臂上皆男左女右，取头指从腕纹当指当头灸，日七壮，至第八日满百壮。"神素重视灸法，为骨蒸咳嗽之病证的治疗提供了很好的方法。

10. 达玛热札

唐代藏医学家。为赤德祖赞从天竺所请之医生，精通佛学、医学、梵文等。曾和汉族医僧善恕及比吉·赞巴希拉一起编著藏文医著多部，如《医学总纲》《医学广释》《尿诊金鉴》《医药禁忌》《汉地脉诊妙诀》《珍贵甘露秘方》《药性金灯》《养生晶珠》《药物详解》《草药述描》《滴耳药方》《催吐玉钩》《利泻银瓶》《烈性灌肠药》《放血铁莲》《艾灸甘露滴》《穿刺巧技》《消肿神方》《珍宝如山》《五蕴病治疗》《甘露珍宝秘诀明灯》《三因失调诸病解》《胸病黑论》等，对藏医学的发展和中外文化交流做出了重大贡献。

11. 觉古鲁·路伊坚赞

唐代藏族译师。曾和藏族译师嘎瓦白兹等一起，将赤松德赞从天竺、大食等地请来的9位名医带来的医学著作译成藏文，对藏医学颇多贡献。他们的译著主要有《紫色温病经》《五种医则》《解剖测量妙诀》《杂病治疗》《尿诊》《艾灸明灯》《外治明灯》《伤科治疗全书》《三部黑色医经》《生死征象》《切脉法》《放血法》《草药生态》等，促进了藏医学的发展和各民族之间的文化交流。

12. 释道丰

唐代得道高僧。《续高僧传》记载："世称得道之流，与弟子三人居相州鼓山中……时石窟寺有一坐禅僧……眼精已赤，叫呼无常。合寺知是惊禅，及未发前舆诣丰所……丰曰：此风动失心耳，若不早治或狂走难制。便以针针三处，因即不发。"此处的"针针"，前为名词，后为动词，即"用针以针之"之意。

13. 五代前蜀僧人、骨伤外科医家

又称释智广。俗姓崔，籍贯不详，初居雅州（今四川雅安市）开元寺。精于治疗伤科，熟谙人体经脉，善点穴治病。凡筋脉拘挛、跌踬之类及损伤之疾，其皆以竹片为杖，指病者痛处，或兼施药液外搽、丸散内服，常获立愈之效。920年，其被蜀主王衍延至成都宝历寺，名闻于时，病者竞往不绝，日数百人。他行医，对贫者不索资，且将所得尽行捐出，在该寺造"天王阁"，时人呼之为"圣僧"。

14. 孙思邈

唐代著名医学家。孙思邈知识渊博，医术精湛，曾被唐太宗、唐高宗征召，授予要职，但是他均推辞。他著有《备急千金要方》《千金翼方》《福禄论》《枕中素书》《摄生真录》《千金髓方》等书。

《备急千金要方》和《千金翼方》两书内容丰富，在中医药发展过程中均占有重要的地位。它们代表了孙思邈的学术思想以及医学成就。在两本书中，孙思邈总结了很多唐代之前的中医药知识。在中药方面，他总结唐代之前本草学著作，提倡道地药材，同时还介绍了道地药物的栽培、采集、炮制、保管和贮藏等内容。在中医方面，他重视妇幼保健，总结前朝对妇科、儿科疾病的医治与预防；对伤寒论条文加以梳理，倡导辨证论治需以脏腑虚实寒热为纲。在针灸方面，他重整针灸明堂，创立阿是穴法。孙思邈在书中提出许多先进的观点，如他提出霍乱是由饮食引起的，治疗消渴病要防痈疽。在外科方面，孙思邈创立葱管导尿法，这比西医外科学对导尿法的应用要早许多年。

《备急千金要方》与《千金翼方》中的很多内容都体现出孙思邈的佛医学思想。《备急千金要方》介绍的"天竺国按摩法"属于婆罗门法，是一种自我导引按摩之法，属于佛医学养生的范畴。因果报应思想在《备急千金要方》中也有所体现，如孙思邈引有"人行阳德，人自报之；人行阴德，鬼神报之"之论断，这明显体现出佛教思想对其的影响。同时，这种思想也促使医家行善避恶，约束自己的行医行为。《千金翼方》中也有佛医学相关内容。例如，卷三十所载之"禁令家和法：南无伽帝伽帝腻，伽帝收溜避，南无阿乾陀罗呵，弥陀罗灌陀沙婆呵"即佛医学中的咒禁法。孙思邈受佛医学影响颇大，是我国医学史上比较典型的宣扬佛医学思想的医学家。因孙思邈在医药方面的成就颇大，后人尊称他为"药王"。佛教中有药王菩萨，称孙思邈为"药王"与佛教或有一定渊源。

《备急千金要方》与《千金翼方》两书中不仅反映了孙思邈的医学成就，同时也反映出其佛医学的思想。其中有些内容对于其后医家行医道德标准的形成起到了重要的作用。如孙思邈提倡"人命至重，有贵千金，一方济之，德逾于此"，这不仅要求医家医术精湛，更要求医家要有一颗仁心。他还提倡要"先发大慈恻隐之心，誓愿普救含灵之苦"以及"杀生求生去生更远"等，这均体现出佛教当中救苦救难、普度众生的精神。不仅书中包含的有关医德的内容可以体现出其佛教思想，书中部分其他内容也可以体现出其佛医学思想，例如，书中的"天下物类皆是灵药，万物之中无一物而非药者"的思想就来自佛教著名医学家耆婆的论断，而且孙思邈的著作收集了很多以耆婆命名的方剂，如耆婆汤、耆婆大士补益长生不老方、耆婆百病丸、耆婆治恶病方等。除此之外，孙思邈著作收录的菖蒲丸、阿伽陀圆等印度处方，与佛医学也有着密切的关联。

第四节　宋金元时期

这一时期有许多精通针灸的医僧，他们在临床治病救人的同时，也留下了很多具有推动作用和见证意义的著作。这一时期的医书《针灸资生经》，记载了许多医僧的针灸之事，如卖药僧等事迹，是一部对佛医针灸学发展有很大意义的著作。《大智度论》曰："正命者，一切资生（资生，资助生命之物）活命之具，悉正不邪。"《法华经·法师功德品》亦有"资生业等，皆顺正法"之论。由此可见，医针等医疗工具和食物、衣物一样，属资生之列。这一时期的代表人物海渊、卖药僧等，往往都怀有仁爱之心，乐善好施，行走民间，救贫苦百姓于危难，并且医术高超，善于应对民间疑难杂症。其事迹虽久远，但在民间被广为传颂，且其人其事都对今世医者有激励和引导作用。

1. 海渊

生年不详，系四川人士，卒于 1065 年，是擅长针灸之术的宋代僧人。据记载，天禧年间，海渊驻锡相国寺期间，只下一针就使得时任中书令的张世逊之旧疾痊愈，从此闻名。海渊针砭之术高超，同时乐善好施，常常救人于贫苦危难，真是医者仁心的典范。

2. 仲开

生卒年不详，宋代僧人，姓名佚。唐代盛行以膏肓穴灸法治疗虚劳，而在仲开生活时代，膏肓穴是新发现之穴位，有很多种取法。据《灸膏肓腧穴法》记载，仲开参透其中三法。可见，仲开临床治病方法独到，思路开阔，不拘泥于古方古法。其创新对针灸学的发展起到了推动作用。

3. 灸狂医僧

生平不详，为宋代医僧，姓名佚。擅长针灸之术。据《针灸资生经》记载，他曾经用三针灸百会接连治愈了两位患狂躁的病人。其医术高超为民间所传颂。

4. 东轩居士

姓名不详，宋代医家。他能十分准确地描述癌肿的形状特征，对癌肿之病有独到的见解，并且首先以"癌"字命名该病。他收集、整理家中收藏的痈疽方论共二十二篇，辑成《（家藏）卫济宝书》一卷。《（家藏）卫济宝书》借托隐士神仙之名，论证翔实，议方精微，实有师承，在药物炮制、针灸宜忌等方面均论述详细，而且附有外科图说，对后世的外科学发展有很大作用。其原书佚，存《永乐大典》辑本，《永乐大典》辑本共两卷。

5. 泉州僧

宋代僧人，驻锡于泉州，姓名不详，据记载约生活在 12 世纪到 13 世纪。据《灸膏肓腧穴法》记载，邵玉年少时患瘵（相当于现代医学之结核病），在泉州僧为他灸膏肓后痊愈。泉州僧也因善治难证而被记载。

6. 慧禅师

宋代僧人，生平不可考。据《名医类案》，慧禅师最善于以灼艾之法治疗肠风脏毒，具体方法为：平立，量取脊柱骨与脐平处之椎，在其上灸七壮；病情迁延时间较长，失于治疗的，在椎骨两旁灸 7 壮，就能完全根除疾病。可见，慧禅师对人体经络、骨骼非常熟悉，其对于针刺技术的应用亦十分巧妙。

7. 灸膏肓僧

姓名、生平不详，元代僧人。据《针灸四书》，平江人叶余庆因患有瘵疾而难以行走，在僧人为他灸膏肓穴百壮之后两日就能行走很远，爬山上下不觉得疲倦，且从此身体健康强壮，此僧人被称为"灸膏肓僧"。叶余庆又为他人用这个方法灸，依然有很好的效果。

第五节　明清时期

这一时期有记录的擅长针灸之术的医僧较多，其中有汉传佛教的医僧，也有藏传佛教的医僧，其民族有汉族、藏族、蒙古族。可见明清时期佛医针灸传播广泛、发展兴盛、疗效可靠，被普遍认可，这一时期可谓佛医针灸的重要发展时期。大元禅师、安加智桑、坦然、湛池、博开哇·米盘格勒南杰、传杰、本圆、马湖山寺老僧、圆觉、德恒、心禅、温布、丹僧等僧医留下了丰富的针灸、藏医学著作，极大地推动了明清时期佛医针灸学的发展和传承，对现代针灸学的发展也有很大的指导意义。他们不仅仅是医道的践行者，也为中国民族文化的交流融合做出了很大贡献。另外，崇佛医嗣黄石屏等对针灸之术提出了自己独特的见解，在针灸学的发展史上做出了重要的贡献。

1. 大元禅师

明代僧人。大元禅师对《素问》《难经》颇有研究，擅长针灸，善治伤寒和胎产，名声较著，在宫廷、世族中颇有影响。

2. 安加智桑

明代藏医学北方学派的代表人物。安加智桑长期在高寒地区从事医疗活动，在高原地区的药物应用、针灸、方剂方面有很多心得，更对针灸穴位和脏腑躯体病理学有独到见解。其著作颇丰，具有代表性的有《药诊案纪》。另外，他还著有《三百六十种疗法识》《论述医典义了明灯》《药诊八支精要如意》《论述医典释解甘露长河》《后继医典释解必备》《医典释难明灯》等。

3. 坦然

明代医僧。坦然精于医术，尤其擅长针灸之术。他所用的针有严格标准，纤细如毛，长不过寸许，他施针必然有疗效。他在施针治疗一个瘫痪病人而一再没有效果后进行了思考，认为是因为此人身材肥大、皮肉肥厚，用短针不能达到功效，于是更换为长 5 寸的金针，一针就将此病人治愈。又有太平县的胡振生，中风后僵死两日，家人正为他准备后事，坦然路过其家门，观察后，针刺他的手，他的手就能动了；坦然再次施针，胡振生就吐出很多浓痰，竟然马上能坐起来，次日中午就能步行到 5 里外参加宴席。他的医术就是如此神奇。

4. 湛池

明代僧医，字还无。湛池精于医术，治病时不依赖于古法古方，尤其擅长针灸之术和外科手术。其因治疗疽疡见效非常快，效果好，被医家称道。他的创新思维也值得今世医者学习。

5. 周禅师

明代僧人。《历代无名医家验案》云："金山周禅师得正胃散方于异人。凡反胃吐食，药物不下，结肠三五日至七八日大便不通，如此者必死，用此方十痊八九。方用白水牛喉一条，去两头节并筋膜脂肉，煎如阿胶黑片收之。临时旋炙，用醋一盏，再焠再炙，醋尽为度。研末，食前陈米饮调下，每服一钱。轻者一服立效。"

6. 博开哇·米盘格勒南杰

清初的藏医学家。博开哇·米盘格勒南杰名字中的"博开哇"在藏语中就是学者、学识渊博之人的意思。他不仅精通佛经，擅长医学，同时善作诗歌，学识渊博。其著作《人体上身针灸穴位》《上体病理逐解和针砭原理逐解》等，颇有影响。

7. 传杰

清代僧人。号子木，俗姓成，浙江上虞兰亭（今属浙江绍兴市）人。10 岁时父母双亡，依兄习学，稍长嗜经文，遇师归戒。顺治二年（1645）战乱频繁，家人流离失散，传杰漂泊至江南，后来虽与家人间或有音讯往来，然入空门之心已决，乃投澄江（江苏江阴）智文师剃度，得师传治疬疡诸方。后智文去世，传杰与师兄寅白相依为伴。然不久师兄亦谢世，传杰备尝艰辛。因思好生之德，无过于医，他搜罗医典，咨访同道，复又师从金溪子宣林先生学针刺之法，医术渐臻佳境，尤以治疬疡为擅长。他诊脉察色，以知人之表里虚实；审音核证，以悉病之寒热、经络。他用针刺去其毒血，用施汤散导其邪风，内以拔脏腑之根源，外以敷疮疡之肿溃，直至气血和通，肤肉完好，病根尽除，永不复发，无碍生育，不留疤痕。后来传杰于无锡陡门之万寿庵隐居，将生平累用累验治疬疡之法与方，公诸海内，为《明医诸风疬疡全书指掌》六卷，时在康熙己卯年（1699）。

8. 本圆超

清代僧人（生于 1772 年，卒年不详）。擅长医术，尤其精于仲景之术，同时擅长针灸之法。他认为，对于治病诸法，如攻下、滋阴润燥、救逆回阳、泻火清热等，不能偏重一样而忽视其他，在临床中应该权衡方法努力地避免偏重，全面地综合各种方法进行诊治，不一直使用一种方法。他选取内科、外科验方集成《汇集金鉴》一册，后进一步增添妇科、儿科、五官科的内容，分门列部，成《汇集金鉴》二卷；另著有《同人针法》（又名《同人针灸》）。

9. 马湖山寺老僧

清代僧人，姓名、贯履失考。当时，犍为县医生梅子元和徒弟张本元在马湖山中采药，晚上在寺院投宿。遇到该寺院的一位年近百岁的老僧，老僧后将针诀之书传授给张子元。张子元死后，该书传给了他的女婿沈氏。张本元从沈氏那里得到这本书，自称能医治疾病，擅长针法。起初人们不相信，后来，张本元使用针法治疗难产成功，之后人们开始相信他的医术。张本元又通过针腓治愈疟病头痛，针脊治愈痨瘵，于是名声大震，有了"神针张本元"的称号。张本元死后，该书也亡佚了，针术也随之失传。

10. 圆觉

清代僧人。精通针灸，在武术方面亦颇有成就。圆觉传其术于江西黄石屏，黄氏数年后尽得其医术，被称为"神针黄"，可见圆觉本人医术之高超。

11. 治大瘤僧

清代僧人。《续金陵琐事》记载了其事迹。有名奇峰者生两瘤，大如拳，有僧人传给他一方：用竹刺将瘤顶稍拨开油皮，勿令出血；细研铜绿少许，放于拨开处，以膏药贴之。数日即溃出粉而愈。由上述记载可知，僧人中有精于外治法者。此处对于竹刺的使用即对木针应用的发展。

12. 德恒

清代僧人。据《中国医学大成提要》我们可以知道，其曾重新修订徐凤之所作《针灸大全》。由此可断定此人善于针灸之术。

13. 心禅

又被称为心禅大师，清代僧人。年少出家，同时修读《黄帝内经》等中医经典著作，广读医书。从李梦舟处习得针灸术，从此在临床中结合运用针灸术和中药，疗效显著。其撰有《一得集》。该书共有三卷，第一卷历数庸医之过，并且列举医论17条；后两卷为病案，记载汤药、针灸等方法。他认为诊病应该结合临床实际，强调将各种方法融会贯通，不能执着于使用古方古法，而应该有发展创新。

14. 温布

清代的蒙古族医僧。在瑞应寺医学部修习期间，因嗜酒而被寺院驱逐，后还俗行医。瑞应寺活佛染病，众医无策，温布以放血疗法治愈其病。活佛宽恕了他之前的犯戒行为，还任命温布为"道布切额木奇"，即活佛的保健医。温布为穷人诊病分文不收，为富人诊病则必须收费。他的门人铁柱也以针刺放血术而出名，而且还用由沉香、丁香、阿魏、荜茇、广枣等 13 味药组成的药引子配合针刺放血。

15. 少林寺僧

泛指河南嵩山少林寺僧人。目前流传之《少林寺伤科秘方》《少林寺军阵跌打秘方》《少林寺真传伤科秘方》《伤科秘本》等均为历代少林寺僧人所撰，但均佚失作者名。少林寺伤科为伤科治疗中一个有特色的流派。其特点在于治伤注重因部位论治，注重通过经络穴位治疗损伤，并详辨气血、脏腑。其所创加减通治跌打损伤的十三味跌损方以及落马气厥急救方、少林行军散方，在临床中有较好疗效，其中由技击卸骨发展而成的正骨手法及一指禅点穴按摩等，在骨伤科应用广泛。

16. 丹僧

喇嘛，原名单素伦，内蒙古人。丹僧擅长以针术治病，曾经用一针治好失明的妇人，然而这个妇人为了不交付酬金，撒谎不承认其针刺治疗有效果，丹僧又施一针，让妇人再度失明。虽一定程度上可见丹僧作为僧侣缺少仁爱宽容，但这亦反映了其针灸术之高超，其真正是达到了对针灸应用自如的地步。

17. 伊希巴拉珠尔

清代蒙古族医僧，青海人。伊希巴拉珠尔自幼跟随五世达赖的太医学习《四部医典》及临床疗法。其后，他游医远至山西五台山，曾被清政府封为扎那格堪布。他精通大小五明，因此得"班智达学位"，更担任过青海藏族大活佛托旺之经师。其著作"四部甘露"（《甘露之泉》《白露医法从新》《甘露点滴》《甘露汇集》）提出了新颖的"六基学说"，深化了对寒热病的研究认识，同时其著作保留了蒙医学一些传统的医疗技术，如蒙古正脑术、饮食疗法等。其著作《认药水晶鉴》实为蒙药学专著，内容翔实，不仅阐述药物多达 799 种，更附有药引、针灸穴位图等，也体现了他本人针药并重的一大特点。

18. 罗布桑苏勒和木

蒙古族僧医。生于原察哈尔盟镶白旗查汗诺尔西岸。罗布桑苏勒和木自小聪颖伶俐，7 岁便出家，法名为罗布桑苏勒和木，学习医学和佛经，一生行医。其自撰医学著作、翻译中外医著达百余种。现存介绍治疗疟疾和接种天花疫苗事迹的《油剂制法》；论述脉诊、介绍针刺和放血诸法的《脉诊概要》等。其药学著作包括《珠宝、土、石类认药学》《木、田野、滋补类认药学》《草类认药学》以及《盐、灰、动物产品类认药学》各 1 卷，一共记载了 678 种药物。

19. 汪机

明代著名医学家，名医汪渭之子，幼年参读儒家经典，而后跟随父亲学医，广读医书。他认为人体应保持阴阳平衡和气血调畅。他强调四诊合参，认为单凭脉象、舌象或者只用一种方法来判断一个人的生死凶吉和健康状况，是在自欺欺人。他博采众长，发明新感温病之说，以补"伏气温病"之不足，这促进了当时温病学说的发展。在针灸方面，汪机也有一定成就，但是他认为针只能泻有余，而不能补不足，不如汤液。另外，在外科方面，他认为治疗疾病时应重视补元气，不能擅用寒凉攻下药。其著作颇多，著有《痘治理辨》、《运气易览》、《针灸问对》、《伤寒选录》（汪氏撰初稿，陈桷、程镐增益补辑）、《医读》、《内经补注》（已佚）等，辑有《诊脉早晏法》。其门人陈桷辑其医案而成《石山医案》一书，影响亦广。

20. 何溥

明代医生，生于弘治五年（1492），卒于嘉靖五年（1526），字宗德，号东郊居士，丹徒（今属江苏镇江市）人。其家世以医名。何溥幼业儒，精于理学，于是"本儒理以穷医道，探源《灵》《素》，下逮刘、张、李、朱诸家，靡不融释其义蕴。视人之疾，不啻在己，少不得当，蚤夜沉思，至废寝食。当代以医名者，游桂、杨天民，君与鼎足而三，而恻怛慈惠之心过之。视墨守方书，萦情利害者，不可同年语。尝言医者意也，世人生质异禀，兼以天时异候，地气异宜，虽前哲治法备具，而执经泥古，何与病情。故君之治疾，审慎之至，遂擅精能，其识解独超，而又绝去趋避之见，乃臻神妙若此。有因无嗣，饵方士药，热攻于背者，君辨为蛇毒，针出脓血，化为蛇形，其疾顿愈。有患股漏数十年不治者，君辨为虫疽，以槐皮覆漏处，灼艾灸之，出一虫长尺余，疾寻愈"（《中国历代医家传录》转引《何氏名医类汇》所引马一龙文）。

21. 阴秉旸

明代医家。自号卫涯居士。《读书敏求记》云："秉旸，自号卫涯居人，谓：原病有式，针灸有经，医疗有方，诊视有诀，运气则全书，药性则本草，独始生之说所未及闻。因诠次《内经》，条疏图列，收四时、敛万化以成章，其用心亦良苦矣。"其著有《内经类考》（又作《内经始生考》）十卷。

22. 悔迟居士

清代居士，生平不详。精于针灸之术，著有《灸法纂要》一书。

23. 陈元赟

明末医家。名珣，字义都。自幼聪颖，27岁在河南少林寺学艺，主管陶器、药材，并得以诵习少林寺中丰富藏书，通晓医药、针灸、气功之术，并参透养生食疗之法。万历四十七年（1619），陈元赟东渡日本，居住在江户国昌寺。在定居日本的52年间，他传播中国医学、文化，在日本医界颇有地位。他十分崇尚丹溪之术，时于日本多宣传丹溪学说，使丹溪学说一度于日本盛行。他一生于中国医学和中日文化医学交流上贡献颇丰，被日本人尊称为"介绍中国文化之功劳者"。

24. 梅子元

清代医家。梅子元带徒弟在马湖山采药时投宿到山中一个寺庙之中，老僧问他们要去往哪里，而后又拜托他在返回时捎带一些物品。梅子元按照老僧的请求购回物品，老僧十分感动，为感谢他，赠予他《针诀》一帙。回家后梅子元把它藏了起来。后来，其门人张本元在梅子元死后得到那本书，针术大增，从此闻名。

25. 陈瀚绣

清代医家。字福绅，丰城（今属江西宜春市）人。性好游侠，弱冠时学武于少林禅师，并得授《正面背面穴道全图》秘本及《小手扣拿点穴秘法》。道光、咸丰之际（约1851）曾被长发军掳执，逃脱后不再作游侠行为。有时医治跌打损伤，但不收报酬。其著有《十二时辰血脉歌》《三十六椿歌》《小手扣拿点穴医方》《封血止痛秘诀》等，未见刊印。

26. 黄石屏

清末医家。在他年幼时，他的父亲瘫痪在床，始终没有医生能治好这怪病。某日突然有一个老僧来访，说他可以治好此病。老僧施用针刺术之后不足十天，黄父竟然能起床行走了。老僧法名圆觉，精通针灸，对拳法和气功很有研究。圆觉收年少的黄石屏为徒，每日只教他打拳、气功和读书，偏偏不谈针灸。3年后，黄石屏已经深深地理解了经典奥义，并且运气功力深厚。老僧此时才开始教他在泥墙上练习指力，一直练到他能把极细的针刺入墙中。这个时候黄石屏的指力已经非常深厚，老僧才正式教他针灸。又过几年，黄石屏完全掌握了老僧的医术。后来，他在上海治病救人，用两针就治好了袁世凯的头风病。还有一个被其治好的德国人一改对中医学的不屑，想要拜他为师学习针灸术。黄石屏强调，针灸术应该以吸取《黄帝内经》奥旨为第一要义，认为针灸易学而难精。其著作《针灸诠述》，是对佛医针灸的非常好的阐述和记录，完整地体现了他本人的行医思路和方法，对今天的针灸临床仍然有很大的指导意义。此书也再一次说明了明清时期佛医针灸学发展繁盛。

第六章　佛医针灸的临床应用

《南海寄归内法传》卷三"先体病源"云："言八医者。一论所有诸疮。二论针刺首疾。三论身患。四论鬼瘴。五论恶揭陀药。六论童子病。七论长年方。八论足身力。言疮事兼内外。首疾但目在头……。"由此可见佛医学治疗疾病范围之广。作为治疗疾病的重要方法之一，佛医针灸在内科、外科、妇科、儿科、眼科等方面均可应用且具有自己的特色。在相关的医学著作中也可以看到医家使用佛医针灸治疗疾病的丰富案例与临床经验。佛家强调因果报应，重视业因对疾病的影响，主张慈悲为怀、利乐众生，这一佛学思想观念贯穿于针灸医师临床的整个过程之中。佛医针灸在临床应用中不仅对身体本身的疾病有显著疗效，而且对精神、心理层面的疾病亦有显著的疗效。

第一节　内科佛针法门

佛医针灸在内科上应用得较多，涉及佛医针灸治疗内科疾病的著作也较多。自佛陀时代开始，至佛教传入中国，以针灸之法治疗内科疾病的案例越来越丰富。例如，孙思邈在其著作中专设针灸一卷进行阐述；喻昌在其《医门法律》中从理论和临床方面按具体的内科疾病对针灸治疗进行了论述；清代的心禅大师编著的《一得集》亦涉及内科疾病的治疗。佛医针灸临床上所治疗的内科疾病种类较多，如肺结核、中风、痹证、厥证、哮喘、水肿、霍乱、头痛等。以下就佛医针灸在内科上的应用略作说明。

一、以四大学说论述疾病病因

确定疾病病因对其治疗起着至关重要的作用。佛医针灸的治疗以分析疾病病因为前提条件。佛医学在疾病病因观上有别于传统中医学，其中最有特色的当属四大致病说。

《佛说佛医经》云："人身中本有四病，一者地，二者水，三者火，四者风，风增气起，火增热起，水增寒起，土增力盛。本从是四病，起四百四病。"《佛说五王经》则明确指出人是由四大构成的，四大不调可导致疾病发生。其云："人有四大，和合而成其身……一大不调，百一病生，四大不调，四百四病同时俱作。"四大学说传入中国后，不断被医家发挥，如孙思邈曾用四大解释人的生理、病理现象，云："地水火风和合成人"；"凡人火气不调，举身蒸热；风气不调，全身强直，诸毛孔闭塞；水气不调，身体浮肿，气满喘粗；土气不调，四肢不举，言无音声。火去则身冷，风止则气绝，水竭则无血，土散则身裂。"他不仅以四大说明疾病病因，而且为临床提供了诊断依据。

二、治疗特色

（一）针灸之法各有不同

佛医针灸学重视针灸之法并用其治疗疾病，且在治疗时强调针、灸各自不同的治疗作用，以使治疗最优化。如《千金翼方·针灸上》记载："神庭一穴在于额上，刺之主发狂，灸之则愈癫疾。"孙思邈提出"针而不灸、灸而不针，皆非良医"的针灸须相互结合应用的观点，但此记载却让我们看到针与灸在治疗上的差异性，提供给我们一穴两治的治疗思想，故临床治疗时要注意治疗方法的选取，以求得简、便、廉、效的治疗效果。心、法之针乃佛医针灸学的特色，虽相关案例记载较少，但其在临床实践中尤其在内科疾病的治疗中有重要的作用。心、法之针借助病人和僧医主客双方的较高的修为祛除致病因素。

（二）擅用灸法

佛医针灸学重视灸法的使用，在历代僧医中有不少以灸法闻名的僧医。在灸法的使用上，佛门医家注重单个穴位的特殊治疗作用。如《针灸资生经》记载，灸狂医僧为两名狂证病人三灸百会穴，而使之痊愈。元代灸膏肓僧善用膏肓穴治疗瘵疾。狂证多以热证为主，此处却使用灸法对狂证进行治疗。肺结核在人们的印象中多是由阴虚内热引起，而僧医却用灸法进行治疗。由这两个案例可知，佛门重视灸法就是重视阳气，强调阳气在机体中的作用，这与当今火神派的理论有异曲同工之处。由此可联想到佛门中重视禅修等修行方式，这些修行在一定程度上亦是在养阳气，阳气充足则人体抗病能力强。擅长使用灸法治疗内科疾病亦是佛家重视阳气的一种体现。

（三）针药结合

由于内科疾病病位在里，针药结合的方法可增强疗效。如《少林寺跌打损伤奇验全方》记载的治新久哮证方："先灸项颈下大枢穴一壮，用银针挑出，细筋断为主。羊乳一杯，人乳一杯，淡竹油一杯，烧酒一杯，赤金箔二十贴，黑元枣三两。先将上五味放入细碗内，再使细碗盖好，用青泥封口塞紧，放入炭火炉内煅，青烟出为度。完二炷香，出火气，冷完取出，听用。再加黑枣水一大碗，煎半碗服下。将渣取出，蜜丸分作二十丸，每日一丸，生姜灯心汤送下。"

第二节　外科佛针法门

在外科疾病治疗方面，佛医学的记载很多。佛陀早就对外科疾病，如痈疮、疥疮等，提出了自己的认识和治疗方法。早在佛陀时代，佛医家就已经开始运用佛医针灸之术进行外科治疗。之后，针灸的治疗手段更是常常被应用于外科疾病的治疗上。佛医针灸学在外科治疗上涉及的疾病病种也较多，如红线疗、痈疽发背、破伤风、颈漏、乳痈、癫狗咬伤等，在临床治疗外科疾病上也形成了自己的特色。

一、针咒结合

佛门医家多认为外科疾病由业因引起，正如《佛说七处三观经》所云："疮有八辈，一为疑疮，二为爱疮，三为贪疮，四为嗔恚疮，五为痴疮，六为憍慢疮，七为邪疮，八为生死疮。"故在治疗上采用针咒结合的方式，以消除业因。《虚空藏菩萨问七佛陀罗尼咒经》谓："若复有人身生恶疮者。以镔铁刀咒此病人。又取铜针咒之。然后针此疮上即得除愈。"

二、针刀的应用

在佛医针灸学中，针刀应用广泛，既可以作为外科手术的工具，还可以用于切开排脓。

（一）外科手术工具

佛医针灸学在外科手术上主要以针刀为手术器械。《佛说柰女耆域因缘经》《佛说柰女耆婆经》早就已经记载了采用针刀进行的头颅手术和腹腔手术。该书讲，用金刀进行手术治疗后针对刀口形成的刀疮要涂以神膏，以帮助刀口的愈合，使用神膏类似于现代西医外科手术后使用药物进行消炎等，可见当时针刀使用水平之高。佛医学相关的著作还记载了针刀用于外科手术的禁忌证，如《四分律》记载，"尔时世尊在王舍城，时耆婆童子，刀治比丘大小便处、两腋下病。时世尊慈念告诸比丘：'此耆婆童子，刀治比丘大小便处及两腋下病，不应以刀治。何以故？刀利破肉深入故'"。

（二）切开排脓、刺出恶血

针刀因刀面锋利，故在外科中常用于切开排脓、刺出恶血。《根本说一切有部毗奈耶破僧事》记载："佛说法已，侍缚迦白世尊曰：'我于听法坐中治阿难陀疮，割截针决。'""割截针决"乃针刀所为，此是用针刀治疗疮病的记载。《四分律》卷四十二记载了针刀用于治疗疮痈的案例，云："听刀破出血，以药涂之，亦听畜铍刀。"用刀刺破痈疽，排除脓血，释放毒液，并涂抹药物，可治疗疮痈。清代著作《少林寺跌打损伤奇验全方》论述了使用三棱针刺血法治疗红线疔和井灶两边疔的案例，三棱针即针刀的衍生物。

三、灸法治疗癫狗咬伤

佛医针灸学善用灸法治疗癫狗咬伤。《安乐集》记载，"又如有人被狗所啮，灸虎骨厰之，病人即愈。或时无骨，好撅掌摩之，口中唤言虎来虎来，病人亦愈"。《少林寺跌打损伤奇验全方》亦记载，"灸法：治破伤风及癫狗咬伤，此方取易而神效。用核桃壳半逆内填调人粪满，仍用槐白皮，衬扣伤处，用艾灸核桃壳上灸之，若遍身汗出，其人即愈；若年远，只在疮上灸之，立愈"。

第三节　妇科佛针法门

佛医针灸在妇科治疗上的应用由来已久。佛医妇产科首位专家当为东晋僧医于法开。《高僧传》卷四记载："于法开……尝乞食投主人家，值妇人在草危急，众治不验，举家遑扰。开曰：'此易治耳。'主人正宰羊，欲为淫祀。开令先取少肉为羹，进竟。因气针之。须臾羊膜里儿而出。"自此之后佛门著作中有不少有关妇科疾病的记载，如

《中阿含林品优陀罗经》云："正智所知，正智所见，正智所觉，复次三事合会入于母胎。父母聚集一处，母满精堪耐香阴已至，此三事合会入于母胎。母胎或持九月十月更生，生已以血长养。血者于圣法中，谓是母乳也。"这是对怀胎过程和母乳形成的描述，论述了母乳即血的医理。这为针灸医生治疗妇人产科相关疾病提供了调血、养血的思路。

自于法开以来，佛医女科通过不断传承与发展，逐渐形成寺院兴办女科的传统，其中著名的有浙江萧山竹林寺女科、南京风井寺女科、陕西扶风县法门寺女科等，尤以浙江萧山竹林寺女科最为著名。该寺院女科自南齐创建，传承至今已有一百多代，僧医中最为著名的是南宋僧人静暹。《萧山县志》记载："有僧静暹，字晓庵，南宋竹林寺僧。幼敏悟，读书明理，工诗能文章，师传妇科，尤殚精极研，用药如神。南宋绍定六年（1233），宋理宗之谢皇后病势危笃，召静暹入禁中治疗，竟一剂而愈，理宗大喜，即封为医王，追封四世，袭封五代，故有十世医王之说，并赐寺名惠济。"[2]自此事件以后，该寺院女科名声远扬，期间虽因战乱而几度中落，但在道光年间又开始振兴。竹林寺女科的相关著作也于清朝初年开始逐渐流传于民间。该寺著作显现出该寺女科在妇女经、带、胎、产上的独到见解。其中影响力较大的著作有《竹林女科证治》《竹林女科秘传》《竹林寺三禅师女科三种》等。竹林寺女科在针灸上提出了不同妊娠月份有不同经脉养胎，故在针刺的时候应该避开当月养胎经脉的观点。以下为《竹林女科证治》关于妊娠月份与养胎经脉的对应关系的描述表（表12）。

表12　《竹林女科证治》关于妊娠月份与养胎经脉的对应关系的描述

妊娠月份	相应的养胎经脉	对应该经脉的原因
妊娠一月	足厥阴肝脉养胎	肝主筋及血，一月之时血行否涩不为力事
妊娠二月	足少阳胆脉养胎	胆主精，二月之时儿精成于胞里
妊娠三月	手厥阴心包脉养胎	
妊娠四月	手少阳三焦脉养胎	内输三焦，此时儿六腑顺成
妊娠五月	足太阴脾脉养胎	脾主四肢，此时儿四肢皆成
妊娠六月	足阳明胃脉养胎	胃主口目，此时儿口目皆成
妊娠七月	手太阴肺脉养胎	肺主皮毛，此时儿皮毛已成
妊娠八月	手阳明大肠脉养胎	大肠主九窍，此时儿九窍皆成
妊娠九月	足少阴肾脉养胎	肾主续缕，此时儿脉络续缕皆成
妊娠十月	足太阴膀胱脉养胎	

此外，还有一些医家的著作论述了佛医针灸在妇科的应用，如孙思邈的著作记载

了妇女断绪、胞落、带下、遗尿等疾病的针灸取穴及施治方法以及孕妇针灸的宜忌。

第四节　儿科佛针法门

有关佛医针灸在儿科疾病治疗上的论述并不多，但在一些著作中可以看到佛医针灸治疗儿科疾病的案例。在儿科方面，佛医针灸可治疗马牙、赤游丹毒、脐风、噤口、木疳等诸多疾病。

一、灸咒相施

对于儿科疾病，常使用灸咒结合的方法进行治疗。如孙思邈《千金翼方》记载："夜向北斗，手拓地，灸指头地，咒曰：蝎虫所作，断木求风，虫所作，灸便休，疼痛疼痛北斗收。即瘥"；"取桑东南引枝，长一尺余，大如匙柄齐两头，口中柱着痛牙上，以三姓火灸之。咒曰：南方赤帝子，教我治虫齿，三姓灸桑条，条断蝎虫死，急急如律令。大效。"

二、针刺的使用

佛医家常常针对一些儿科特殊疾病，利用针刺的挑刺法以帮助排邪。《竹林女科证治》卷四记载了使用银针挑刺治疗马牙的案例，以及使用细针随血晕周遭刺出恶血治疗赤游丹毒的案例。

三、重视灸法

《竹林女科证治》所记载的儿科疾病的治疗案例中，对灸法的使用多于对针法的使用，如用灸法治疗脐风、木疳、噤口等疾病。清代心禅大师编写的《一得集》提出使用灸法治疗小儿丹毒。艾灸通过温和的热力，疏通经络，温化饮邪，祛邪外出，达到治疗的目的。

第五节　眼科佛针法门

对于眼科疾病，佛家特别重视。据记载，东晋僧人竺昙无兰翻译的《佛说咒目经》是最早传入中国的眼科学著作。佛医以四大理论解释眼睛的生理结构，阐述眼科疾病相关的病因、症状和治疗方法，并对眼障进行分类，提出相应的治疗方法。佛医学眼科治疗方法有咒语治疗、药物治疗、针刺治疗等，佛医家尤其重视佛医针灸之法的应用，在诸多典籍中论述了佛医针灸疗法治疗眼疾的案例，佛医针灸治疗眼科疾病有其独特之处。

一、以四大学说认识眼科

佛医学认为四大是构成人体的基本单元，眼也不例外。《大宝积经卷第六十九》记载："彼眼入者是谁入？谓苦入。何者是眼，谓清净四大所造色名为眼。"《外台秘要》中的"叙眼生起一首"条以四大为基础理论论述眼睛的生理构造，曰："夫眼者，六神之主也。身者，四大所成也。地水火风，阴阳气候……四种假合以成人身。父母精血，实斯增长而精成者也。其眼根寻无他物，直是水耳，轻膜裹水，圆满精微，皎洁明净，状如宝珠，称为眼珠。"该书"出眼疾候一首"条记载："且身禀四大，性各不同，是以治者，证候非一，冷热风损，病生不同，伤劳虚实，其方各异，宜应察其元起，寻究本根，按法依源，以行疗救，不得谬滥措方。以干姜疗热毒之眼，以冷水疗风寒之目，非直冷热无效，盖亦致患俄顷。"此文则从四大治疗学角度认识眼科疾病。因四大各自的特点不同，故应针对地、火、风、水不同病因导致的疾病采取与之相应的治疗原则和治疗方法。

二、治疗方法丰富多样

（一）金针拨障术

佛医针灸治疗眼科疾病非常有效，其中最具有特色的当数金针拨障术。

中医眼科学认为金针拨障术是治疗白内障的重要手段之一，并认为此术最早见于唐代王焘所著《外台秘要》之"出眼疾候一首"，其云："脑流青盲眼……此宜用金篦决，一针之后，豁若开云而见白日。针讫，宜服大黄丸，不宜大泄。"但其实早在《外台秘要》之前，翻译的佛学著作中就有金针拨障术的相关记载了。北魏时期翻译的《大般涅槃经》卷八"如来性品"记载："百盲人为治目，故造诣良医。是时，良医即以金篦决其眼膜，以一指示向言：'见不？'盲人答言：'我犹未见。'后以二指、三指示之，乃言少见。"金篦即是金针之意，在《佛学大辞典》中被解释为"为印度医生抉盲人眼膜所用之金筹。《涅槃经》八云：'如目盲人为治目，故造诣良医，是时良医即以金篦决其眼膜。'"这是佛针中重要的针刺方法。南北朝时期梁国有位著名的僧医，名慧龙道人，其以治疗眼疾之术高明而著称于世。有医案记载，当时鄱阳忠烈王萧恢的母亲费妃得了眼盲，慧龙道人为其使用"金针拨障法"进行治疗，病人双眼马上就能看见了。这也是医学史上最早的针拨术治白内障之实例。由此可知，金针拨障术是佛医针灸之术中的重要医术。

隋唐时期翻译的《龙树菩萨眼论》，被认为是我国关于眼科疾病的最早的专著。该书论述的眼科疾病共有 72 种之多，其从病因、治疗方法等方面进行阐述，并专设一节"开内障眼用针法第五"详细论述金针拨障术的术前准备、操作方法以及注意事项，且提到"若翼状已成，非汤药所及，徒施千方，亦无一效，唯用金针拨之，如拨云见日"。《眼科龙木论》则是以歌诀的形式对金针拨障术进行描写，并指出"灵药这回难得效，金针一拨日当空"，其中有"内障根源歌""针内障眼法歌"以及"针内障后法歌"。此外，《银海精微》《审视瑶函》《证治准绳》《张氏医通》以及《医宗金鉴》等著作都不同程度地对金针拨障术进行了介绍。到 18 世纪时，该技术已经相当成熟，并被中医眼科医生不断发挥。如黄庭镜撰写的《目经大成》将金针拨障术的具体操作方法概括为"八法"，即审机、点睛、射复、探骊、扰海、卷帘、圆镜和完璧。

18 世纪后，由于西医学知识的大量传入，金针拨障治疗眼科疾病的方法几乎绝迹。但中华人民共和国成立后，学者又开始对相关的资料进行收集和整理。1975 年 8 月中旬，以唐由之氏为首的医疗组，以针拨套出术为毛泽东同志做了白内障手术。中医研究院广安门中医院唐由之于 1977 年对金针拨障术进行了改进，将白内障摘除术与之进行融合，提出了"针拨白内障套出术"，在临床操作中将针拨后的晶状体于特殊的套出器中捣烂后去除，一定程度上避免了金针拨障术并发症的发生。这一创新使得金针拨障术进入一个新的发展阶段。

虽然在当今社会，眼科手术基本采用西医的手术疗法，金针拨障术已基本不用，但唐由之用金针拨障术治疗白内障的临床实践告诉我们，金针拨障术有巨大的发展潜力，其在眼科的发展中所起的作用是不可磨灭的，其临床实用价值有待我们继续挖掘。

（二）钩割及针镰法治疗胬肉

佛医针灸之术治疗眼科疾病，除了用于治疗白内障的金针拨障术外，还有其他的治疗技术。例如，《龙树菩萨眼论·钩割及针镰法》提到了以钩割、针镰法治疗眼科疾病。该书论述了对翼状胬肉采用钩割法治疗，并在割后使用"火针熨之"以防止胬肉再生之事。《外台秘要》也记载了同样的治疗胬肉的方法，云："若因病后生肉者，此为肤障也，此是风热所作，宜服汤丸，钩割除之。"《医心方·治目肤翳方》也对此方法进行了记载。

（三）针灸与药物并用

佛经和相关的医学著作记载了大量的关于针灸与药物并用治疗眼科疾病的方法。《正法华经》还对针药结合的临床运用以案例的形式进行举例，如其云："譬如人生盲，见日月光，五色及十方，谓天下无此。良医探本端，见四病阴盖；慈哀怜愍之。入山为求药。所采药奇妙，名显良明安。哺咀而捣合，以疗生盲者。消息加针灸，病愈目睹明；见日月五色，乃知本淳愚。"《中阿含林品优陀罗经》卷三十八记载："犹生盲人，有诸亲亲为彼慈愍，求利及饶益，求安隐快乐故，为求眼医。彼眼医者与种种治，或吐或下，或灌于鼻，或复灌下，或刺其脉，或令泪出。"可见，眼科疾病的治疗常常是多种方式配合使用。针灸与药物并用也是佛医针灸治疗眼科疾病的常用方法。唐代王焘《外台秘要》收录了谢道人运用针灸和药物配合的方式治疗眼障的案例，记载了针刺、服药结合治疗黑盲，以及汤、丸、散、煎结合针灸治疗绿翳青盲等案例。该书还记载，金针拨障术治疗白内障可适当配合药物以疏散风热，云："此宜用金篦决，一针之后，豁然开云而见白日。针讫，宜服大黄丸，不宜大泄。此疾皆由虚热兼风所作也。"《秘传眼科龙木论》辑录了眼病常用穴位和相关的针灸治疗方法，并记载了针灸并用、针药并用等治疗眼科疾病的方法。

综上所述，佛医针灸在眼科疾病的治疗上有其特色之处，并且对中医眼科学的发展产生重要影响。研究佛医针灸的这些临床诊疗特色，有助于启迪我们治疗眼科疾病的思路，更好地指导临床实践。

参考文献

[1] 薛公忱. 论医中儒道佛 [M]. 北京：中医古籍出版社, 1999：625.

[2] 陈光盛. 竹林寺女科流派传承及学术特色 [J]. 中华中医药杂志, 2014 (2)：353.

[3] 牟洪林. 金针拨障术史略 [J]. 天津中医学院学报, 1992 (2)：38.

第七章　佛医针灸医案

医案是探寻医学发展状况的重要的文献资料。佛医相关的著作，常常以医案的形式论述针灸的方法、疗效等。佛医针灸医案涉及内科、外科、妇科、儿科、眼科、耳鼻喉科、骨伤科等多个方面，由此可见佛医针灸临床应用范围之广。僧医编著了大量的针灸学著作，如《针灸经》《医心方》《僧深方》等，虽然这些著作很多已散失，但通过对其有收录的其他著作，如《针灸资生经》《针灸四书》《高僧传》《千金方》《外台秘要》等，皆可窥探到其中有关佛医针灸疗法的病案。这些记载体现了佛医针灸诊治疾病的独特之处，为后世提供了丰富的诊疗经验。虽然心针和法针的相关医案内容非常精彩，但本章暂不列举，本章涉及的主要是以有形针具为操作工具的相关医案。

第一节　佛经中的针灸医案

1. 耆婆治脑刺虫病案

【原文】尔时国中有迦罗越家女年十五，临当嫁日，忽头痛而死。耆婆闻之，往至其家问女父："此女常有何病，乃至致死？"父曰："女小有头痛疾，日月增甚，今朝发作尤甚于常，以致绝命。"耆婆便进，以药王照视头中，见有刺虫，大小相生，乃数百头，钻食其脑，脑尽故死。便以金刀，刳破其头悉出诸虫，封着罂中，以三种神膏涂疮。一种者补虫所食骨间之伤，一种生脑，一种治外刀疮。告女父曰："好令安静，慎莫使惊，七日当愈，平复如故。到其日，我当复来。"耆婆适去，女母便啼哭曰："我子为再死也，岂有刳破头医脑当复活者？父何忍命他人取子那尔？"父止之曰："耆婆生而把持针药，弃国尊位，行作医师，但为一切人命故耳，此乃天之医王，岂当妄耶？嘱语汝言，慎莫使惊，而汝今反啼哭，以惊动之，将令此儿不复得生耶！"母闻父言，止不复哭，供养护之。寂静七日，七日晨明，女便吹气而寤，如从卧觉曰："我今者了不复头痛，身体皆安，谁护我者，使得如是?"父曰："汝前已死，医王耆婆，故来护汝。破头出虫，以得更生。"便开罂出虫示之，女见便大惊怖，深自侥幸曰："耆婆神乃如是! 我以何报其恩?"父曰："耆婆与我期言，今日当来。"于是须臾耆婆便来，女大欢喜，出门奉迎，头面礼足，长跪叉手曰："愿为耆婆作婢，终身供养，以报更生之恩!"耆婆曰："我为医师，周行治病，居无常处，何用婢为? 汝必欲报恩者，与我五百两金。我亦不用此金，所以求者，凡人学道，法当谢师。师虽无以教我，我现曾为弟子，今得汝金当以与之。"女便奉五百两金，以上耆婆。耆婆便受以与师，因白王："暂归省母。"到维耶离国。

(选自《佛说奈女耆婆经》，标点与标题为笔者所加。)

【释要】针刀作为佛医针灸的特色治疗方法之一，广泛应用在佛医学外科的治疗上。人称"医圣"的耆婆不仅善于配制药物，而且擅长使用针刀。耆婆以"药王照视"而见病人脑中之刺虫，遂行针刀，剜其虫，存罂中，后涂药膏以生脑敛疮。针药并用，突出了佛医学外科手术的治疗特点。医案结尾提到病人欲为其婢以报答耆婆，耆婆拒绝，而告之必欲报答则与黄金五百两，用以报答耆婆之师，可见耆婆尊师重道，不忘师恩，同时也给病人散财布施的机会，以助其培福田、消罪业。

2. 耆婆治跌仆肝移位案

【原文】国中复有迦罗越家男儿好学武事，作一木马，高七尺余，日日习学，骗上初学。适得上马，久久益习，忽过去失跱，躄地而死。耆婆闻之，便往以药王照视腹中，见其肝反戾向后，气结不通，故死。复以金刀破腹，手探料理，还肝向前。毕以三种神膏涂之，其一种补手所擭持之处，一种通利气息，一种主合刀疮。毕嘱语其父曰："慎莫令惊，三日当愈。"父承教敕，寂静养视，至于三日，儿便吐气而寤，状如卧觉，即便起坐。须臾耆婆亦来，儿欢喜出门迎，头面作礼，长跪白言："愿为耆婆作奴，终身供养，以报再活之恩!"耆婆曰："我为医师，周行治病，病者之家，争为我使，何用奴为? 我母养我勤苦，我未有供养之恩报母，卿若欲谢我恩者，可与我五百两金，以报我母恩。"于是取金以上奈女，还归罗阅祇国。

(选自《佛说奈女耆婆经》，标点与标题为笔者所加。)

【释要】本医案采用针药并用的方法治疗骑马跌地所致休克。病人家属以为其子已经亡故，耆婆通过透视人体，看到病人因跌仆而导致肝脏的位置发生变化，从而出现休克，遂利用针刀打开腹腔，用手将肝脏的位置调整正确，并以疏肝理气、敛疮生肌之外敷药涂之，遂治愈之。医案结尾提到病人欲为奴以报答耆婆，耆婆拒绝，而告之必欲报答则与黄金五百两，用以报答耆婆之母的养育之恩，可见耆婆孝亲敬亲，不忘母恩，同时给了病人布施的机会，以助其培福田。

3. 佛陀心针治阿练若乱心病案

【原文】（佛曰：）"复次，舍利弗，既去外声已，当去内声。内声者，因于外声，动六情根，心脉颠倒。五种恶风从心脉入，风动心故，或歌或舞，作种种变，汝当教洗心观。洗心观者，先自观心，令渐渐明，犹如火珠，四百四脉，如毗琉璃，黄金芭蕉，直至心边。火珠出气，不冷不热，不粗不细，用熏诸脉想，一梵王持摩尼镜，照行者胸。尔时行者自观胸如如意珠王，明净可爱火珠为心，大梵天王掌中，有转轮印，转轮印中有白莲花，白莲华上有天童子，手擎乳涅，从如意珠王出，以灌诸脉，乳渐渐下，至于心端。童子手持二针，一黄金色，二青色，从心两边安二金花，以针钻之。七钻之后，心还柔软，如前复以乳还洗于心。乳滴流注入大肠中，大肠满已，入小肠中，小肠满已，流出诸乳，滴滴不绝，入八万户虫口中，诸虫饱满，遍于身内，流注诸骨三百三十六节，皆令周遍。然后想一乳池，有白莲花，在乳池中生，行者坐上，以乳澡浴，想兜罗绵，如白莲华，绕身七匝。行者处中，梵王自执己身乳，令行者嗽，行者嗽已，梵王执盖，覆行者上，于梵王盖，普见一切诸胜境界，还得本心，无有错乱。"佛说此语时，五百释子比丘，随顺佛语，一一行之。心即清凉，观色、受、想、行、识，无常苦空无我，不贪世间，达解空法，豁然还得本心，破八十亿炯然之结，成须陀洹。渐渐修学，得阿罗汉、三明、六通，具八解脱。时诸比丘，闻佛所说，欢喜奉行（此名柔软治四大内风法）。

…………

（佛曰：）"有一童子，随梵王后，从初莲华出。其身白色，如白玉人，手执白瓶。瓶内醍醐，梵王髻上，如意珠中，出众色药，置醍醐中，童子灌之，从顶而入，入于脑脉，直下流注，至于左脚大拇指半节，半节满已，津润具足，乃至薄皮，复至一节。如是，渐渐遍满半身，满半身已。复满全身，满全身已，四百四脉，众药流注，观身三百三十六节，皆悉盈满。尔时行者还取头骨，安置头上，童子复以青色之药，布其头上，此药滴滴，从毛孔入，恐外风入，梵王复教作雪山酥，皆令鲜白。醍醐流注，如颇梨壁，持用拥身，七七四十九遍。复更广大作醍醐池，白酥为华，行者坐上酥盖酥窟，梵王慈药布散酥间。如是谛观九百九十九遍，然后复当想第二节，莲华中有一红色童子，持赤色药，散于发间及遍身体一切毛孔，使赤色药从薄皮入，乃至于髓，使心下明，遍体渐渐软。第三节中，莲华复敷，金色童子，持黄色药，散于发间，及遍身体一切毛孔，使黄色药从薄皮入，乃至于髓，使心下青，遍体渐渐增长，复更增长软。第四节，毗琉璃童子，持青色药，右手持之，散于发间，及遍身体一切毛孔，使青色药从薄皮入，乃至于髓，使心下赤。一一毛孔，各下一针，从于足下，上刺二针，心上作三莲花。三花之中，有三火珠，放赤色光，光照于心，令心下渐渐暖。然后两掌诸节，各下三针，随脉上下，调和诸气，生四百四脉，不触大肠，肾脉增长。复以五针，刺左肠脉。如是，童子调和诸针，以不思议熏，不思议修，挽出诸针，置五爪下，以手摩触，遍行者身。第五节，绿色童子，手捉玉瓶，从于粪门灌绿色药，遍大小肠五脏诸脉，还从粪门流出此水，杂秽诸虫随水而流，不损醍醐，虫止水尽，复散绿色干药，从于发间及遍身体一切毛孔，使绿色干药从薄皮入，乃至于髓，使心下白，遍体渐增柔软。第六节，紫色童子，捉玫瑰珠瓶，盛玫瑰水，遍洗诸脉，令玫瑰水从一切毛孔出，毛下诸虫皆从水出。复以一琥珀色干药，散于发间，及遍身体一切毛孔，使琥珀色干药从薄皮入，乃至于髓，使心下转明，如白雪光，遍体渐增柔软。第七节，黄色童子，捉金刚钻，钻两脚下，钻两掌，钻心两边，然后持如意珠王，摩拭六根，诸根开受最上禅味乐，诸皮脉间如涂白膏，一切柔软。第八节，金刚色童子，手持二瓶，以金刚色药，灌两耳中及一切毛孔，如按摩法，停调诸节，身如钩锁，游诸节间。第九节，摩尼珠色童子，从瓶口出，至行者所，内五指，置行者口中，其五指端流五色药，行者饮已，观身及心，乃至诸脉，净若明镜，颇梨摩尼色不得譬。童子授莲花茎令行者啖，啖时如啖藕法，滴滴之中流注甘露，食此茎已，唯九华在。一一华中有一梵王，持梵王床，授与行者，令行者坐，坐此床已，七宝大盖覆行者上，梵王各各说慈法门以教行者。梵王力故，十方诸佛住行者前，为说慈悲喜舍，随根授药，柔软四大。"告舍利弗："汝好持此柔软四大，伏九十八使，身内身外，一切诸病，梵王灌顶拥酥灌法，为四众说。"尔时舍利弗、尊者阿难等闻佛所说，欢喜奉行。

（选自《治禅病秘要法经·治阿练若乱心病七十二种法》，

宋代居士沮渠京声译，标点与标题为笔者所加。）

【释要】 这是一则以药针调治众比丘疾病的案例。外界环境的干扰可导致内心环境安静被迫坏，而引起所谓"动六情根，心脉颠倒"之"五恶风"疾，佛祖劝众比丘以观想之法降服心病。本则医案详尽记载了药针治疗众比丘心疾的过程。"童子手持二针，一黄金色，二青色""第四节毗琉璃童子，持青色药……一一毛孔，各下一针，从于足下，上刺二针，心上作三莲花"等均为使用药针治病的记载。

4. 拘楼孙佛说针咒结合治病案

【原文】 尔时拘楼孙佛在于空中，为一切众生除一切病故，除一切恶鬼障难故，而说咒曰：

"南无佛陀耶 南无达摩耶 南无僧伽耶 南无拘楼孙 多咃伽多耶 阿罗呵提三藐三佛陀耶 唵 伽吒伽吒伽吒伽吒 吉帝吉帝吉帝吉帝 南无萨婆多 咃伽帝毗逾 阿罗呵谛三藐三佛陀毗耶 娑波呵。"

尔时拘楼孙佛说此咒已，告虚空藏菩萨摩诃萨言："此咒是恒河沙同名拘楼孙佛已说，我今说之，我亦赞叹此咒不可思议无量功德。汝今至心受持，若未来世有人受持此咒者，于三宝中至心敬信者，香汤洗浴，着新净衣，以香华供养佛像，在于像前胡跪合掌，诵咒一百八遍，于七百身中自知宿命。若欲生天中诸天之王，若生人中则为转轮圣王，若能日日受持，其人命终则往生无量寿国，不生人中；若人昼夜读诵此咒者，所有一切横病不着其身；若欲食时先当咒之七遍，然后乃食，身中一切疾病自然除愈；若有人被一切恶鬼所打，或为恶鬼所著者，作好香汤，以此咒咒之一千八遍，然后用此汤与病人洗浴，仍以此咒咒此病人一千八遍，其病即得除愈；若复有人身生恶疮者，以镔铁刀咒此病人，又取铜针咒之，然后针此疮上即得除愈。

若复有人被一切牢狱系缚，用此咒咒其手七遍以自摩面，一切官事自然解脱；若人恒受持此咒者，一切财物自然充足无所乏少，一切障难即得消灭；若人欲求见佛者，净持房舍香泥涂地，安置佛像悬缯幡盖，香华供养，香汤浴身着净衣服。烧沉水香，在于像前胡跪面正向东，其像面向西，诵咒一千八遍，诵讫即于像前，头向东眠，于其梦中即得见佛，心里所有忆念尔时即见，或念其命长短尔时即得自知，或念其身有病无病尔时亦见，或有怨家斗净胜负，皆知如是等。心所念者尔时皆知，感是梦已，身中一切障难疾病，悉自消除无复遗余。

（选自《虚空藏菩萨问七佛陀罗尼咒经》，标点与标题为笔者所加。）

【释要】 本段主要叙述了念咒对治疗疾病的功效，并阐述了针咒结合治疗恶疮之

中国佛医学研究 临床卷

术。咒语在佛教经律中占有重要的地位，持咒不仅如本段经文所述是治疗疾病的一种方法，还是一种修行的方式。

咒指不能以言语说明的，有特殊灵力之秘密语。持咒是对同一种特定的语句反复地持诵，会产生咒的力量。持诵者的心念集中之力，可达到禅定的效果。

咒有善咒、恶咒之别。善咒，如为人治病，或用于护身之咒；恶咒，如咒诅他人，使之遭受灾害之咒。《法华经》卷七"普门品"、《旧华严经》卷五十七、《十地经》卷四等，皆述及恶现语句；《药师如来本愿经》等言，必须远离恶咒，使用恶咒之恶鬼有毗陀罗（起尸鬼）等。世尊禁止弟子修习咒术、以咒术谋生，仅允许以咒治病或护身。

本咒是虚空藏菩萨为救护众生所问，由拘楼孙佛所说。"若复有人身生恶疮者，以镔铁刀咒此病人，又取铜针咒之，然后针此疮上即得除愈"这句话记述了患有恶疮的病人通过针刀、针刺与咒语的结合治疗，便可痊愈。针咒结合，发挥针和咒语的协调作用，可增强疗效。

5. 佛陀治恶疮痈肿案

【原文】是时羯矩忖那如来说是明已，告虚空藏菩萨摩诃萨言："汝今谛听，我此心印大陀罗尼，殑伽沙等诸佛世尊同共宣说。若有受持供养听闻随喜此陀罗尼者，当知是人获得闻持远离疾病、饮食无患、系缚解脱。后时后分若有比丘、比丘尼、优婆塞、优婆夷，香华涂香供养三宝，沐浴世尊，发心念诵此陀罗尼，满八百遍得宿命通，七生天上作诸天子，下生人间为转轮王。若不依法随缘念诵，常生人中，人中命终生安乐刹。若得种种饮食加持七遍，一切疾病悉皆远离。若为息除一切鬼魅八千障难，当先澡浴念诵此明满一七遍。若患恶疮，咒疮七遍；若患痈肿，加持铜针，念咒下针即得除愈。一切斗诤念诵此明，满一七遍即得除散；一切系缚念诵此明，满一七遍便得解脱，财宝增长。念陀罗尼恒无间断，尾曩野迦一切障难，诵陀罗尼满一七遍即得远离。若人要知心之所求事，于清净处若佛塔前，严结坛场烧沉水香，诵念此明满八千遍。头东欹卧梦见如来，寿命修短好恶胜劣彼一切见。

尔时羯曩迦牟尼如来，为欲利益一切众生，消除疾病祛遣部多，随喜宣说陀罗尼曰："曩谟（引） 没驮（引） 野（一） 曩谟（引） 达哩么（二合引） 野（二） 曩莫僧伽（引） 野（三） 曩莫迦曩迦母曩曳（引四） 怛他（引） 誐哆野（引五） 啰贺（二合）谛（引六） 三弭野（二合） 三没驮（引） 野（七） 唵（引八） 娑啰娑啰（九） 娑啰娑啰

（十） 悉哩悉哩（十一） 悉哩悉哩（十二） 悉啰（引） 野（十三） 驮摩驮摩（十四） 驮摩驮摩（十五） 度母度母（十六） 度母度母（十七） 度摩（引） 野（十八） 曩谟（引）曩莫（十九） 迦曩迦母曩曳（引二十） 怛他（引） 誐哆（引） 野（引） 啰贺（二合） 谛（引二十一） 三弭野（二合） 三没驮（引） 野（二十二） 娑嚩（二合引） 贺（引二十三）。"

（选自《圣虚空藏菩萨陀罗尼经》，标点与标题为笔者所加。）

【释要】 本段为佛陀说针咒结合治疗恶疮痛肿之案。其中提到用咒加持铜针，念咒下针，病人便可得愈。铜针作为佛医针灸的重要工具，在本书的第一章中已详细论述，其强调铜针因材质的原因，还具有抗炎消肿的功效，加上咒语的加持后，针和咒语协调作用，可增强临床疗效。

6. 缚迦治阿难陀背疮案

【原文】 尔时世尊，从劫比罗城，往王舍城竹林园中，时阿难陀背上生一小疮。佛令侍缚迦治之，即依佛教，为阿难陀治。是时世尊坐狮子座，为诸大众广说法要，具寿阿难陀亦在此会听法，侍缚迦作是念云："我治阿难陀疮，今正是时，何以故？听法心至，割截不知痛故。"作是念已，便取妙药傅其疮上，疮既熟已，以刀割之出其脓血，复以妙膏傅上，因即除差。然作此法时，阿难陀以听法故，了然不觉。佛说法已，侍缚迦白世尊曰："我于听法坐中治阿难陀疮，割截针决，阿难陀以听法故，皆不觉知。"具寿阿难陀报曰："我为听佛法故，假令割截我身碎如油麻，都不觉痛。"是时能治医王，见斯事已生希有心，时诸苾刍咸皆有疑，请世尊曰："大德，尊者欢喜曾作何业，遂于背上生痈疮耶？"佛告诸苾刍："欢喜先业汝今应听，广说如前。"乃至说伽他曰：

"假令经百劫，所作业不亡；
因缘会遇时，果报还自受。"

（选自《根本说一切有部毗奈耶破僧事》卷第十三，唐代释义净译。
标点与标题均为笔者所加。）

【释要】 这是一则针药并用治疗外科疾病的案例。本医案记述了阿难陀背部生痈疮，缚迦使用割截针决的方法为其治疗。缚迦在佛陀为众比丘讲法之时为阿难疗背疮，因阿难听闻讲法，所有注意力都在佛陀所讲经文中不会感觉很疼痛。缚迦使用针具将其背部的痈疮割破，使蕴积在其中的恶血排尽，再敷上药膏以生肌敛疮。本则医案借助针、药各自的治疗作用进行治疗。此处针的使用主要是为了切开排脓，药膏则是直接渗透于治疗部位以发挥其治疗作用。

在此治疗的过程中，阿难陀并未感到一丝疼痛。可见佛陀讲法时众人都极为专注，这从侧面反映出佛陀讲法时的感召力之强。

7. 于法开治妇人难产案

【原文】于法开，不知何许人，事兰公为弟子。深思孤发独见言表，善《放光》及《法华》，又祖述耆婆妙通医法。尝乞食投主人家，值妇人在草危急，众治不验，举家遑扰。开曰："此易治耳。"主人正宰羊，欲为淫祀。开令先取少肉为羹，进竟，因气针之。须臾，羊膜裹儿而出。晋升平五年，孝宗有疾。开视之，知不起，不肯复入。康献后令曰："帝小不佳，昨呼于公视脉，但到门不前，种种辞惮，宜收付廷尉。"俄而帝崩，获免……谢安、王文度悉皆友善。或问："法师高明刚简，何以医术经怀？"答曰："明六度以除四魔之病，调九候以疗风寒之疾。自利利人，不亦可乎！"年六十卒于山寺。孙绰为之目曰："才辩纵横，以数术弘教，其在开乎！"

（选自《高僧传》，梁代慧皎著，标点与标题均为笔者所加。）

【释要】本医案记述了于法开针刺治疗妇人难产的过程。通常产妇在生产过程中耗费过多的体力，气血不足，一般在此时直接针刺，针下经气不足以至，很难得气，很难达到治疗和助产的目的。僧医于法开在针刺前让产妇喝羊肉汤，意在充其胃气，令脾胃转，水谷精微化为经气，从而使其更易得气，气至病所，方可有疗效。

僧医于法开在本则医案中提到"明六度以除四魔之病，调九候以疗风寒之疾"，引用了佛教"六度"与"四魔"的概念。"度"为渡生死海，到彼岸之义；到彼岸为到涅槃岸之义。"六度"即六波罗蜜，旧称波罗蜜，即其行法有六种：一布施，二持戒，三忍辱，四精进，五禅定，六智慧。"四魔"指恼害众生而夺其身命或慧命的四种魔类，即烦恼魔、蕴魔、死魔、天子魔四种。"烦恼魔"指恼害众生身心的贪、嗔、痴等烦恼；"蕴魔"指起种种障害而构成众生生命的色、受、想、行、识五蕴；"死魔"指能断众生命根的死；"他化自在天子魔"即欲界第六天的魔王及其眷属，以其憎嫉贤圣的无漏法，做出种种扰乱，妨害众生行善事，令其无法成就出世间善根。由此可见，了解"六度"便可驱除"四魔"，如同熟悉四诊便可诊断明确而知道如何治疗六淫之疾。此则医案虽然篇幅不长，对治疗过程记述并不详尽，但可以体现出僧医于法开的医学思想，他将佛教与医学紧密结合，丰富了佛医学的内容。

其次，于法开是"以数术弘教"的典型。他既为民间百姓治疗疾病，又与达官显贵来往，甚至为皇帝直接服务，这体现出佛教的"我发平等""高下同揆"的思想。

8. 法灸治狗啮转筋法

【原文】又如有人被狗所啮，灸虎骨熨之，病人即愈。或时无骨，好撅掌摩之，口中唤言："虎来！虎来！"病人亦愈。或复有人患脚转筋，灸木瓜枝熨之，病人即愈；或无木瓜，灸手磨之，口唤："木瓜！木瓜！"病人亦愈。吾身得其效也，何以故？以名即法故，有名异法者，如以指指月是也。

（选自《安乐集》卷上，唐代释道绰著，标题与标点均为笔者所加。）

【释要】此文主要是讲述使用灸虎骨治疗狗咬伤和灸木瓜枝治疗脚抽筋的方法。

虎骨，被中国传统医学列为名贵药材之一，具有固肾益精、强筋健骨、舒筋活血、益智延年、通经活络等功效，味甘、辛，性温，归肝、肾经。虎骨在佛家伤科著作中多次出现，频繁为僧医们所使用，大多用于内服，也用于外用的药酒，如明代意远和尚所著的《秘传打损扑伤奇方》上卷的"秘传打损扑跌药方"记录了许多应用虎骨治疗跌打损伤的方剂，如内服的回生再造丹、接骨丹、加替力等及外用的全身跌打药酒方等均有含有虎骨。又如，在少林寺智善禅师所传的《跌打良方》也记载了含有虎骨的内服、外用的经验方，如内服的跌打伤上中下三部方、金砂二血汤等，外用的跌打内伤药酒方等。同时此书还记录了含虎骨的用于穴位贴敷的药方。其他佛家伤科的书亦多记载有包含虎骨的方药，但是将虎骨用于灸疗的却寥寥无几。《安乐集》将虎骨用于灸法治疗狗咬伤，取其活血散瘀、通经生肌之效。

木瓜枝，首次在《名医别录》中出现，其功效为"主湿痹邪气，霍乱大吐下，转筋不止"。木瓜枝通常内服，本段采用木瓜枝灸法治疗转筋不止之疾，取其舒筋活络之功效。

特别需要提到的是，本段虽论述了以虎骨与木瓜灸疗可治"被狗所啮"及"患脚转筋"两种疾病，但强调，即使没有虎骨与木瓜，在治疗的过程中只要口中念着"虎骨虎骨"或"木瓜木瓜"亦可以取得治疗效果，这体现出佛家灸法的特色。

第二节　汉传佛医针灸医案

1. 心禅大师针药并用急救中风瘫痪案

【原文】杨慎斋年四十许，素耽酒。一日正午饮，忽杯落于地。家人急扶进床，急召余诊。目合神昏，面赤如朱，牙关紧闭，鼻息如雷，痰涎上壅，脉洪大而数。急用针刺百会及眉心、颊车，挖开牙关，连灌以至宝丹三粒。方用羚羊角、石菖蒲、胆南星、天竺黄、橘红、钩藤、桑叶、僵蚕、菊花、薄荷、郁金、全蝎等，至酉刻而稍苏。次日复诊，脉仍数大，仿资寿解语汤例，服三剂而始能言，舌本仍硬，大便不通，脉仍洪大，以防风通圣散每服五钱，更加大黄三钱，百沸汤和服，一日三次。至次日而便通，二足痿软无力，两手关节皆痛，如历节白虎风症，乃遵古法针、灸、熨、摩、熏、蒸、汤、丸，诸法并施，调理月余始痊。

（选自《一得集·中风瘫痪治验》，清代心禅大师著，标题为笔者所加。）

【释要】这是一则心禅大师针药并用急救中风瘫痪的医案。本医案详细记录了从中风急性发作时针药并用到中风恢复期用针灸、按摩、汤丸等多种方法的治疗过程。杨慎斋平素喜饮酒，一日中午饮酒时忽然中风，症见双眼紧闭，神志不清，面红如朱，牙齿紧闭，鼻息音如雷鸣，脉象洪大而数。针刺百会、印堂、颊车穴以急救。百会为"三阳五会"，为百脉皆交会之处，具有开窍醒脑、回阳固脱的功效；印堂名称首见于《扁鹊神应针灸玉龙经》，针刺之可清头明目，通鼻开窍；针刺颊车穴可使胃经精微物质上乘，以濡养头面。至宝丹为开窍剂，与安宫牛黄丸和紫雪丹共称为"中医三宝"，组成为犀角、玳瑁、琥珀、朱砂、雄黄、牛黄、龙脑、麝香、安息香、金箔和银箔，具有化浊开窍、清热解毒之功效。针刺百会等穴后灌入3粒至宝丹，针药并用以急救，可加强开窍醒脑之功效。予资寿解语汤3剂后病人恢复语言功能，但是仍言语不利，于是予病人防风通圣散加大黄与百沸汤。第二天病人大便通，但两脚痿软无力，两手指关节疼痛，似白虎历节之症（痹证），于是依照古人之法为其治疗，调理几个月才将之治愈。在本案中，虽然心禅大师为佛门弟子，但其用药并未规避动物药，而是根据病人具体病情而对症下药。可见佛门僧医之慈悲大爱并非仅体现在世人眼中狭隘的

"不杀生"方面，更体现在救死扶伤、以病人为本上。

2. 心禅大师治暑闭卒厥案

【原文】 武林吴子翁女，陆点翁孙媳也。丁亥冬患伏暑症，卒然厥逆，目瞪神昏，点翁急柬召余。余往诊之，脉沉数有力，确系暑邪内闭，以夜分不能用针，急刺十指出血及曲池、人中。方用石菖蒲、郁金、竹沥、石膏、藿香、槟榔等。先调紫雪丹八分。次早复诊，症复如前，乃用针从印堂刺入，沿皮透两率谷，开目知痛，余即告以无妨。凡治卒厥，及小儿急惊风症，全视此穴，针入得气、与不得气，以及顶门入针之知痛与否，决其生死，如印堂针入无气，针下空虚，如插豆腐，及顶门针入不知痛苦，虽华、扁亦难再生！此症针毕，即能开言，而方则仍主芳香利窍通神之品，数剂即愈。

（选自《一得集·吴姓女暑闭卒厥治验》，清朝心禅大师著，标题为笔者所加。）

【释要】 本则医案为心禅大师治暑闭卒厥之案。武林县的老人吴子的女儿是陆点的孙媳妇。丁亥年的冬天陆点的孙媳妇得了伏暑（由暑湿之邪引起而发于秋冬季节的急性热病。发病急骤，病势既重又缠绵难愈。初起寒热不规则，以发热、心烦、口渴、脘痞、苔腻等暑湿之邪内蕴外发的证候表现为主要特点），突然昏倒，双眼瞪大，不省人事，四肢逆冷。陆点连忙请心禅大师来为其诊病。心禅大师为其诊脉，其脉沉数而有力，确定其所患属于暑邪内闭之证。因为半夜不能施用针法，所以急忙刺十宣穴，和曲池、人中穴，中药方用石菖蒲、郁金、竹沥、石膏、藿香、槟榔等，并服用紫雪丹。第二日早晨复诊时病人症状反复，如刚开始发病一样，于是用针从印堂刺入，经皮肤刺透两侧率谷，病人睁开眼睛时就有痛觉，心禅大师便判断病人之病有救治的希望。但凡治疗厥证以及小儿的急惊风，都要注意观察针刺上述穴位是否得气、针刺后病人的反应以及针刺囟门病人是否有痛觉，通过这些可以判断病人之生死预后。例如，针刺印堂穴而毫无气感，针下空洞虚无，似插入豆腐中一般毫无阻力，及针刺囟门而没有痛感等情况，即使是华佗、扁鹊再世，也难以将其治愈。暑闭卒厥之证，如果针刺之后马上可以张口说话，仍应选择以芳香通窍为主的药物，几剂之后便可治愈。

3. 道丰治癫狂案

【原文】释道丰，未详氏族，世称得道之流。与弟子三人居相州鼓山中，不求利养，或云："练丹黄白医疗占相，世之术艺无所不解。"齐高往来并邺，常过问之，应对不思，随事标举。帝曾命酒并蒸肫，敕置丰前令遣食之。丰聊无辞让，极意饱啖，帝大笑，亦不与言。驾去后谓弟子曰："除却床头物，及发撤床。"见向者蒸肫犹在都不似啖嚼处。时石窟寺有一坐禅僧，每日至西则东望山巅有丈八金像现，此僧私喜谓睹灵瑞，日日礼拜，如此可经两月。后在房卧，忽闻枕间有语谓之曰："天下更何处有佛？汝今道成，即是佛也！尔当好作佛身，莫自轻脱。"此僧闻已便起特重，傍视群僧犹如草芥，于大众前侧手指胸云："尔辈颇识真佛不？泥龛画像语不能出唇，智虑何如？尔见真佛不知礼敬，犹作本日欺我，悉堕阿鼻。"又眼精已赤，叫呼无常，合寺知是惊禅，及未发前舆诣丰所，径即谓曰："汝两月已来常见东山上现金像耶？"答曰："实见。"曰："汝闻枕间遣作佛耶？"答曰："实然。"丰曰："此风动失心耳，若不早治或狂走难制。"便以针针三处，因即不发。及丰临终谓弟子曰："吾在山久，令汝等有谷汲之劳，今去无以相遗，当留一泉与汝，既无陟降辛苦，努力勤修道业。"便指窖旁去一方石，遂有玄泉澄映，不盈不减，于今见存。

（选自《续高僧传·诚祈高僧护佑众生吉祥之五八五：释道丰祖师篇》，唐代道宣著，标题为笔者所加。）

【释要】本则医案记载了僧医道丰针刺治疗癫狂的经过。一位禅僧日日打坐，突然之间精神错乱，道丰为其针刺治疗，使其痊愈。释道丰辨证明确，治疗精准，仅用三针便治愈禅僧多日来的癫狂之证，可见其针术非同一般。

4. 心禅大师灸治寒饮喘病案

【原文】郭姓年四十许，素有痰饮，每值严寒，病必举发，喘咳不卧，十余年来，大为所苦。甲申冬，因感寒而病复作，背上觉冷者如掌大，喉间作水鸡声，寸口脉浮而紧，与小青龙汤，二剂即安。至冬乃灸肺俞、大椎、中脘等穴，以后不复发矣。凡饮邪深伏脏腑之俞，逢病发作，用灸法必能除根，惜人多不信，致延终身之疾，可慨也！

（选自《一得集·寒邪挟饮喘咳治验》，清代心禅大师著，标题为笔者所加。）

【释要】本则为心禅大师用灸法治疗寒饮喘病的医案。此病例又强调了灸法治疗哮喘的显著效果，灸法不仅可以缓解症状，还可以根治哮喘。灸法不仅可温经通络，亦可提升阳气，对于本案中因寒得喘的病人疗效颇佳。灸肺俞穴可温肺化饮，降气平喘；灸大椎穴可散寒解表，回阳固脱；灸中脘穴可降逆利水，补中益气。三穴合灸，使饮邪趋外，即可根治哮喘。医案结尾心禅大师慨叹世人不信灸法可根治哮喘，而多受此疾病拖累，这体现出其欲救世人于苦难的迫切之情。"医者父母心"，佛门僧医往往更有慈悲大爱。

5. 心禅大师针治足肚转筋案

【原文】 筋抽则足肚坚硬，痛苦欲绝。诊之浮、中二部无脉，重按至骨，细如蛛丝，然其往来之势，坚劲搏指。先以三棱针刺委中出血，血黑不流，用力挤之，血出甚少；再针昆仑、承山。针刺毕，腿筋觉松。再用食盐、艾绒炒热，用布包裹，熨摩委中及足肚上下。方用三棱、莪术、归须、红花、桃仁、僵蚕、山甲、地龙、牛膝、薏苡、木瓜。服下一时许，筋乃不抽，而吐泻亦止。次日改用丝瓜络、莱菔子、桃仁、竹茹、薏苡、滑石、蚕沙、木瓜、刺蒺藜、山栀皮等清暑湿而宣通脉络。后以西洋参、麦冬、石斛、橘皮、竹茹、薏苡、丝瓜络、茯苓等出入加减，调理旬余始痊。

（选自《一得集·霍乱症治验八条》，清代心禅大师著，标题为笔者所加。）

【释要】 这是一则治疗小腿抽筋不得缓解之症的病案。心禅大师通过诊脉察气血而选穴针刺，又配合药物外敷与内服之法全面治疗，最终治愈病人之疾。心禅大师采用局部取穴的方法，选用委中。根据病人脉象可知此病为血瘀闭阻经络所致，更适合放血，故在委中穴用三棱针点刺放血以通经活络、活血化瘀。方用活血化瘀、理气通络之药，可使症状明显缓解。

6. 心禅大师放血治霍乱案

【原文】 丙戌秋，定海霍乱盛行，有用雷公散纳脐灸者，百有一活。鲍姓妇年三十许，亦患是症，泻五六次，即目眶陷而大肉脱，大渴索饮，频饮频吐，烦躁反复，肢厥脉伏，舌苔微白而燥，舌尖有小红点。余曰：此暑秽之邪，伏于募原，乃霍乱之热者，勿误作寒治，而灸以雷公散等药也。盖暑秽之邪，从口鼻吸受，直趋中道，伏于募原，脏腑经络皆为壅塞。故上下格拒，而上吐下泻，如分两截，此即误。又可所云疫毒伏于募原也。夫募原乃人身之脂募，内近胃腑，外通经脉，热毒之邪，壅塞于里，则外之经络血脉皆为凝塞。故肢冷脉伏，内真热而外假寒也。当先用针按入法流注之刺法，以开其外之关窍，其头面之印堂、人中，手弯之曲池，脚弯之委中，及十指少商、商阳、中冲、少冲，皆刺出血，以宣泄其毒。服以芳香通神利窍之汤丸，方用黄连、黄芩、藿香、郁金、石菖蒲、花粉、竹茹、陈皮、枳实、木瓜、木香汁、蚕矢等，调服紫雪丹。一剂而吐泻止，肢和脉起，诸恙皆安。

（选自《一得集·霍乱症治验八条属性》，清代心禅大师著，标题为笔者所加。）

【释要】本则为心禅大师放血治疗霍乱的医案。鲍姓妇女患霍乱，心禅大师为其诊治。心禅大师提出"霍乱之热者，勿误作寒治，而灸以雷公散等药"，应在印堂、人中、曲池等穴及十指放血清郁热，配合芳香化湿、通神利窍之药内服。辨证明确，针灸与药并用，临床效果显著。

7. 心禅大师治奔豚气案

【原文】吴山水陆财神殿，三师太患贲豚，气上冲腹，即大痛，坚硬一块从小腹上攻，呕吐不能食，形常伛偻不堪，与以桂枝、吴萸、东洋参、归、芍、半夏、茯苓、小茴香、黄连、乌梅、木香、川楝子、干姜、炙草等，从少阴、厥阴、阳明主治。每早空心，令吞肾气丸三钱，更灸中脘、石门、关元穴，其患遂愈，惜其烟瘾甚大，体又怯弱，精血耗尽，后至次年患春温暴脱。

（选自《一得集·贲豚气治验》，清代心禅大师著，标题为笔者所加。）

【释要】通过此则医案我们可以看出奔豚一病症状急迫，病人非常痛苦；灸药并用，可使疾病好转。此案述"惜其烟瘾甚大，体又怯弱，精血耗尽，后至次年患春温暴脱"，可见精气绝则命不保，非艾灸所能治。

8. 心禅大师治损伤奇脉下血案

【原文】钱塘张调梅先生，年四十余，下血有年，丁亥九月，在吴山太岁庙斗坛召诊，神气委顿，诊其脉弦细芤迟，正仲景所云革脉也。男子则亡血失精，妇人为半产漏下。余曰："察脉审症，当主腹痛亡血。"曰："然。"余曰："此症乃木强土弱，盖肝主藏血，脾主统血，今肝木之疏泄太过，则血不内藏而下泄矣。"伊芳云："下血数年，一日数行，气若注下，后重难忍，超时便又溏泄，腰尻酸疼，少腹胀急，行动气逆，坐卧必竖足方快，形如伛偻。"余曰："此奇脉为病也。小腹两傍名曰少腹，乃冲脉之所循行，督脉行于背脊，其一道络于腰尻，挟脊贯臀，入中；而带脉又横束于腰间。夫冲脉为病，逆气里急；督脉为病，腰溶溶若坐水中；又督脉虚则脊不能挺，尻以代踵，脊以代头。"诸病形状如绘。凡奇经之脉，皆丽于肝肾，方用归、芍、川断、山药、枸杞、鹿角胶、熟地、龟版、牡蛎、寄生、小茴、木香、防风，煎送济生乌梅丸三钱，数剂血止，后重亦减。乃去木香、防风、乌梅丸，加血肉之品，以峻固奇经，或为汤，或为膏。多方图治，诸恙渐安，惟肾气从小腹上冲，如贲豚状，后灸中脘、关元、石门，调理两月而愈。凡奇脉亏损，必多用血肉有情，乃克有效。《内经》云：精不足者，补之以味是也。至于灸法，则尤宜三致意焉。

（选自《一得集·损伤奇脉下血治验》，清代心禅大师著，标题为笔者所加。）

【释要】 本则医案为心禅大师治损伤奇脉下血的案例。张调梅先生常年腹痛失血，心禅大师在太岁庙为其诊脉便知其所患疾病。由此医案可知，血证辨证复杂，涉及多个脏腑，治疗原则难以把握。施用灸法，补任脉之气，温阳行气，补血填精，方可奏效。

9. 心禅大师治头风抽掣血案

【原文】 赵忠翁，年近八旬，前任镇海教谕。常患头风，发则日夜无度，左颊上额及巅，经络不时抽掣。自觉如放烟火冲状，通夜不能寐。脉虚滑流利，有时弦劲而大。余谓风阳上扰，阳明、少阳之火挟痰而逆冲于上。额旁及耳前后、两颊，现青络甚多，法当尽刺出血。《灵枢》云："诸络现者尽泻之。"乃刺两颊及眉心出血，复针颊车、地仓、承浆、率谷、百合、迎香等穴。行六阴数，凡针四次，筋不抽掣矣，方用僵蚕、桑叶、麦冬、山栀、石斛、丹皮、竹茹、青黛、丝瓜络、牡蛎、阿胶等品，养血和络，调理数剂而安。次年立春后复发，但不如前之甚也。时值六出纷飞，不能用针，改用推法，以指代针，推后痛稍缓。雪消天霁，复针率谷、风府，方药如前法，服数剂而又愈。以后每少发，投前方辄效。徐洄溪云，凡经络之病，不用针而徒用药，多不见效，其信然矣。

（选自《一得集·卷中医案之赵忠翁头风抽掣治验》，清代心禅大师著，标题为笔者所加。）

【释要】 此医案对于针刺的禁忌十分讲究，《素问·八正神明论》道："是故天温日明，则人血淖液而卫气浮，故血易泻，气易行；天寒日阴，则人血凝泣而卫气沉。……是以天寒无刺，天温无疑。"此医案载，恰逢大雪之日，天寒日阴不宜针刺，遂选用推拿按摩之法代替，可见心禅大师不仅针刺技术高超精湛，且关注针刺禁忌，以提升临床疗效。

10. 清代僧人传杰治疬疡法

【原文】余本上虞兰亭成氏，十龄而失怙恃，依兄习学，稍长而嗜经文，遇师归戒……而空门之愿，失誓已决，遂投澄江智文师，为余削除……因思好生之德，无过于医，而疬疡一证，备诸疾苦，早年即留心此学，搜罗医典，咨访同术。窃以博而不精，不若卑而取效，既得丸散之方于智文先师，复得针刺之法于金溪子宣林先生，朝夕研思，揣今订古，心手相随，渐臻神境。意者如来之启迪，俾余得展布心神，遐通慧愿，以迄有成，未可知也。岁月既久，积稿成编，大抵诊脉察色，以知其人之表里虚实；审音核证，以悉其病之寒热经络。用针刺以去其毒血，施汤散以导其邪风。内以拔脏腑之根原，则剂有先后；外以敷疮疡之肿溃，则法分轻重。直至气血和通，肤肉完好，病根书除，永不复发，无碍生育，不留斑痕，咸称美善。庶几疬疡一证，不致医者畏难而束手，病人苟安而殒命，亦觉王救世之一快事也。

（选自《明医诸风疬疡全书指掌》卷六，清代释传杰著，标题为笔者所加。）

【释要】本段记述了僧医释传杰对疬疡及其治疗的认识。僧医释传杰师承于智文先师与金溪子宣林先生，分别向二者学习了"丸散之方"与"针刺之法"，对疬疡病理解得尤其深刻。他运用各种方法诊断，明确病人的脏腑阴阳虚实和经络寒热，并据此采用内服中药、外用敷药、针灸等方法进行治疗。内服外用、针药并用等治疗方式的多样性也保证了其临床的疗效。

11. 灸膏肓僧灸膏肓治瘵疾案

【原文】有叶余庆字元善者，平江人。曾患瘵疾，其住所对着桥，然因病不能度。有僧为之灸膏肓穴百壮，后两日即能行数里，登降皆不倦，自是转康强。叶余庆转为人灸，用此法亦见良效。

（选自《针灸资生经》，宋代王执中著，标题为笔者所加。）

【释要】本医案为元代僧人灸膏肓僧灸膏肓治疗瘵疾的案例。瘵疾，指疫病，亦指瘰病，在这里应指瘰病。灸膏肓僧擅长利用灸膏肓穴治疗疾病。其艾灸膏肓百壮，治愈叶余庆的瘰病，随后叶余庆依照此法为他人医治瘰病亦得显著效果，由此瘰病的艾灸膏肓疗法广泛传播于世。

12. 医僧坦然治瘫痪案

【原文】明代医僧坦然，精医术，尤擅针灸。其所用针纤细如毛，长不过寸许，每施针必效。一人患瘫疾，卧床已两载，坦然一再针之不效。他思之再三，忽然开朗，曰：此人皮肉肥厚，短针不足用也。于是更置金针，长五寸，一针而愈。又太平县胡振声中风，僵卧两日，家人已为其准备后事。适坦然过其家门，延视之，针其手，手动；再针，泻痰斗余，即崛然起坐。次日午刻，即能赴五里外赴席。其奇验皆类此。

（选自《针灸资生经》，宋代王执中著，标题为笔者所加。）

【释要】明代的僧医坦然精通针灸，其所用针具如毛发般纤细，且长度仅一寸多一点，每次施针治疗均有效果。一位病人瘫痪卧床已两年，坦然多次施针治疗均无效果。他思索再三，豁然开朗：这位病人体型肥胖，自己所用短针达不到施治所需深度，于是更换为五寸的针具，结果一针奏效，病人就痊愈了。太平县有位叫胡振声的人得了中风，两日卧床不能动，其家人已经为他准备后事了。坦然路过胡振声的家门，被邀请进来看病。坦然选取胡振声手上的穴位针刺，针后病人的手就可以动了。坦然再针刺，病人排出来一斗多的痰，马上就坐起来了。病人第二天的中午便能到五里以外的地方去赴宴席。坦然针灸之神奇效验均似这两例案例。

13. 黄石屏治袁世凯头风案

【原文】袁总统身体素来甚好，其思想与记忆力亦远过常人。冬日不怕寒，头更不畏冷，在小站练兵时，于朔风凛冽之中，常光头出外。初不以为意，后因受风过久，时觉头痛，一遇思想太过即发。民国初年，遇有不如意事更甚，但不过数日即瘥。三年之春，因某项事逆意，而痛增剧至三十余日不愈。南通张季直先生电保石屏先师，力言可愈此疾。

得京电复时，适慎庵在沪，师嘱随行。其病系前后脑痛，第一日针百会，第二日针风池、风府，皆以泄风泄热为主。每一针刺入，袁即感觉脑中发有大声冲墙倒壁而出，再针如服巴豆、大黄直抉肠胃而下。

师曰："此即风散热降之象。"应手而愈。袁总统称奇不置，厚谢而归。

（选自《金针秘传·针验摘录·头风》，清代方慎庵著，标题为笔者所加。）

【释要】本则医案记录了黄石屏为袁世凯治疗头风的经过。黄石屏辨证明确，取穴精简，施药得当，针药并用，取得了很好的临床疗效。针刺百会可清热泻火，针刺风池、风府则具有祛风散邪、泻热除烦之功效。医案提及"每一针刺入，袁即感觉脑中发有大声冲墙倒壁而出"，这体现出其针刺指力之强，同时也体现出佛医针灸学强调医家着重练针的学术特色。

14. 黄石屏治疗阳痿案

【原文】南通张涩老，中年即痿而不兴，其时尚未生子。病原由于幼年用脑过度，可见性与脑最有关系，不尽由于性病也。耳石屏师名，情托请治。其时石屏师为富安场盐大使，情不可却。为针肾俞、关元、气海、中极数穴，即日见效。后每觉疲劳时，必延往治。石屏师罢官后，常驻于通，皆涩老为东道主也。一次随师往，见其仅针关元一穴。因询一针足乎？师曰："此补精而活其气，不宜太过，过之则兴奋，过甚反于年老阳强阴弱之体不宜。"予亦承赐一联（能以金针引疴起，曾从黄石受书来），并长跋于侧，今尚什袭藏之耳。

（选自《金针秘传·针验摘录·阳痿》，清代方慎庵著，标题为笔者所加。）

【释要】本则医案记述了黄石屏治疗阳痿的经过，治疗次日即见效。病人因年轻时用脑过度，髓海空虚，终致宗筋弛纵，不可举起。针刺肾俞、关元、气海、中极等穴位可益肾填精。针刺之后，气至病所，次日即愈。后来方慎庵随黄石屏去南通为其复诊，黄石屏只刺关元一穴，方慎庵问其原因，黄石屏则解释道，病人年龄较老而体虚，为其补益精气不宜过多，否则适得其反。由此可见黄石屏的医学学术思想体现着佛教思想。佛家要求戒除五毒，五毒即贪、嗔、痴、慢、疑。黄石屏所提倡的补益精气当适可而止便体现出"不贪"的佛家思想。

15. 方慎庵治疗盲肠炎案

【原文】庚午冬，余受苏州朱姓之请，频行有竺氏者来延治盲肠炎，有急不待缓之势。而朱姓之中风又不能略迟，不得已允以当夜归来。夜返申时，在站为其迎往。病患年三十许，服务于沪宁铁路。道其家人曾患盲肠炎剖腹而死。其父羲庵先生年七十有八，见其子病而焦灼、惶急之象溢于言表。病象在右少腹奇痛，右足不能伸。予只针归来、三里、气海数穴，其痛立时即止，足亦能直。三次后即行走如常，来寓就诊。五日其病如失。羲庵先生仁和旺族，善绘事而能诗。因其子鹿奇先生之疾，即写竹屏四幅，中有一诗，"横截风烟竹两竿，黄山白岳出群看，金针度尽人间厄，太乙真传不用丹"之句，乃见其子大病之愈出乎意外，极其高兴，故诗画皆生气勃勃也。

（选自《金针秘传·针验摘录·盲肠炎》，清代方慎庵著，标题为笔者所加。）

【释要】 本则为方慎庵针刺治疗盲肠炎的病案。本案记载，方慎庵因两位病人病情较急，不得不连夜前往为其诊治。方慎庵采用针刺的治疗方法，选择归来、足三里、气海等具有通经活络、理气止痛之功效的穴位治疗盲肠炎，临床效果显著。五日之后病人的盲肠炎即愈。病人为表达对方慎庵的感激之情，题写竹屏风四幅，特别称赞方慎庵"金针度尽人间厄，太乙真传不用丹"，我们也可以从侧面看出方慎庵医术的高超。

16. 方慎庵治疗脚面毒瘀案

【原文】 甲戌春，往上海某医院，为某姓治第四期之梅毒入络。因其心脏衰弱，该院无法疗治，而由某君求余针之，是以间日必一往。一日闻女病室中，有北方口音之女子，嘤嘤作泣。余问故，某君谓："此是警局董队长之妻，今将锯腿，是以悲泣。"询其病状，则云："脚面红肿而痛，已住院六月不瘳。"某君怂恿予为之设法，余怜此妇，如无足几等于死，即往详询病情，始知由郁热而兼外感，邪留经络，中西杂治，药石乱投，断以温补之剂，邪不能出，下注于足，以致红肿大痛，气上冲心，日夜不安，寝食俱废者数月。余谓："此病无需锯腿，可用别法以救之。"而该院之某医谓："君能愈此病乎？"余云："中西医皆能愈，独君不识此症耳。"先以提毒散瘀外治之法，即在委中放毒血盈升，针三里、悬钟、三阴交等穴，次日即安，十日大愈。节至中天，惠我角黍金丸，夫妻同来，叩谢再生之恩也。

（选自《金针秘传·针验摘录·脚面毒瘀》，清代方慎庵著，标题为笔者所加。）

【释要】 本则医案记录了方慎庵治疗脚面毒瘀之事。病人因脚面红肿住院治疗半年无效，西医建议截肢，方慎庵因体恤病人，认为截肢后病人生不如死，便为其诊治。方慎庵采用放血与针刺结合的方法，先于委中穴放血以通络祛瘀，后针刺足三里以通经活络，清热凉血；针刺悬钟和三阴交以调动局部经气，清热泻火，活血散瘀。治疗后病人在医院6个月未愈的疾病次日即明显好转，可见方慎庵医术之高超。

不得不提的是，方慎庵在得知病人即将截肢之时"怜此妇如无足几等于死，即往详询病情"，可见其慈悲之心。方慎庵视陌生病人为己，感同身受，体现出佛医家大慈大悲之心与崇高的医德，这些是值得我们称赞和学习的。

17. 方慎庵治疗蛇蛊案

【原文】蛊症江浙不多见，余随宦在川滇，及游历两广，曾有闻见放蛊害人之说。谓由五毒蛊合而为一，饮食起居坐卧之地，皆能传毒，此齐东野语，不见经传之谈。然亦有受山岚瘴气，腹中便尔成形，或水土不宜，初到水远山遥之地，体质与风土不合，亦易发生此病。庚午，奥人陈姓，肢痛治愈后，其家一区姓妪云有胃疾，余以为普通胃病，嘱其来寓针之可也。越日妪来求治，自云病已七年，而中脘坟起，腹饥则痛，多吃不易消化之物则安。七年来，日渐加重，人则奇瘦，其脉大小不一，顷刻异状，其舌满布红白相间，杂之小点，而如蒙以一层灰白之薄苔，断为蛊症无疑，试针数处。次日再来，云不针尚可，针后虽多食而痛不能止。即为再针中脘，不十分钟而狂呼大痛，欲自拔其针，禁之则云要吐，口即喷出奇臭之水，随出一物，类似蛇形，长逾一尺，蠕蠕而动。同时诊室中之病者，皆带针而逃，一时秩序大乱，而区妪晕矣。顷刻即苏，七年痼疾，经此一针，病根全去，良深快慰。怜其贫困，乃以药物助其调理，不久即平复如常。

（选自《金针秘传·针验摘录·蛇蛊》，清代方慎庵著，标题与标点为笔者所加）

【释要】本则为方慎庵针刺治疗蛇蛊的医案。"蛇蛊"即蛊毒病，见心腹内似有虫行者。《诸病源候论·蛊毒病诸候》记载："着蛊毒，面色青黄者，是蛇蛊。其脉洪壮，病发之时，腹内热闷，胃胁支满，舌本胀强，不喜言语，身体恒痛。又心腹似如虫行，颜色赤，唇口干燥，经年不治，肝膈烂而死。"相传我国川滇之地的少数民族中仍遗留制造蛊毒的方法。本文中病人所患为蛇蛊。病人表现为胃痛，起初方慎庵以为是普通的胃痛，病人自诉胃痛已历七年，不但未见好转，且每况愈下。后来方慎庵通过仔细地检查，判断出其所患疾病是蛇蛊。针刺第一次后病人腹痛加剧。第二天为其针刺中脘后病人呼痛，通过吐法将蛊毒排出体外，就痊愈了。由此可见，方慎庵的针刺效果非同一般。此外，本案也体现出佛医针灸医家们精于针术并竭尽全力为大众解除痛苦。

18. 周师达、石公集姑侄金针拨障术治眼翳障病案

【原文】文宗皇帝改号初年，某为御史分察东都，颛为镇海军幕府吏。至二年间，颛疾眼，暗无所睹，故殿中侍御史韦楚老曰："同州有眼医石公集，剑南少尹姜沔丧明，亲见石生针之，不一刻而愈，其神医也。"某迎石生至洛，告满百日，与石生俱东下，见病弟于扬州禅智寺。石曰："是状也，脑积毒热，脂融流下，盖塞瞳子，名曰内障。法以针旁入白睛穴上，斜拨去之，如蜡塞管，蜡去管明，然今未可也。后一周岁，脂当老硬，如白玉色，始可攻之。某世攻此疾，自祖及父，某所愈者，不下二百人，此不足忧。"其年秋末，某载病弟与石生自扬州南渡，入宣州幕。至三年多，某除补阙，石生自曰明年春眼可针矣，视瞳子中，脂色玉白，果符初言。堂兄慆守浔阳，泝流不远，刺史之力也，复可以饱石生所欲，令其尽心，此即家也，京中无一亩田，岂可同归，遂如浔阳。四年二月，某于浔阳北渡赴官，与弟颛决，执手哭曰："我家世德，汝复无罪，其疾也岂遂痼乎，然有石生，慎无自挠。"其年四月石生施针，九月再施针，俱不效。五年冬，某为膳部员外郎，乞假往浔阳取颛西归，颛固曰："归不可议，俟兄慆所之而随之。"

会昌元年四月，兄慆自江守蕲，某与颛同舟至蕲。某其年七月却归京师。明年七月，出守黄州，在京时诣今虢州庾使君，问庾使君眼状，庾云："同州有二眼医，石公集是一也，复有周师达者，即石之姑子，所得当同，周老石少，有术甚妙，似石不及。某常病内障，愈于周手，岂少老间工拙有异。"某至黄州，以重币卑词，致周至蕲。周见弟眼曰："嗟乎！眼有赤脉。凡内障脂凝有赤脉缀之者，针拨不能去赤脉，赤脉不除，针不可施，除赤脉必有良药，某未知之。"是石生业浅，不达此理，妄再施针，周不针而去。

（选自《樊川文集》，唐代杜牧著，标题为笔者所加。）

【释要】在唐代，不仅外来僧医，中国医家也学会了使用金针拨障术。本则医案便记载了杜牧之弟杜颛因患眼翳障病求治于同州眼医周师达、石公集二人。开始有石公集为其诊断，提出这是"脑积毒热，脂融流下，盖塞瞳子，名曰内障"，"法以针旁入白睛穴上，斜拨去之，如蜡塞管，蜡去管明，然今未可也。后一周岁，脂当老硬，如白玉色，始可攻之。某世攻此疾，自祖及父，某所愈者，不下二百人，此不足忧"。由此可以看出，其对白内障成因及治法的认识已较为清楚准确。但是周师达诊断后指出："嗟乎！眼有赤脉。凡内障脂凝有赤脉缀之者，针拨不能去赤脉，赤脉不除，针不可施，除赤脉必有良药，某未知之。"即白内障现"赤脉"（虹膜炎等）时，不宜针拨。

可见当时对白内障的认识已达到相当高的水平。佛医针灸中的金针拨障术传入中国，对中国本土医家治疗眼疾的方法产生了巨大的影响，中国本土医学吸收佛医针灸的内容，为更多的百姓解除疾病之苦。

19. 周汉卿针疗诸病

【原文】 周汉卿，松阳人。医兼内、外科，针尤神。乡人蒋仲良，左目为马所踶，睛突出如桃。他医谓系络已损，不可治。汉卿封以神膏，越三日复故。华州陈明远瞽十年。汉卿视之，曰："可针也。"为翻睛刮翳，焱然辨五色。武城人病胃痛，奋掷乞死。汉卿纳药于鼻，俄喷赤虫寸许，口眼悉具，痛旋止。马氏妇有娠，十四月不产，尪且黑。汉卿曰："此中蛊，非娠也。"下之，有物如金鱼，病良已。永康人腹疾，佝偻行。汉卿解衣视之，气冲起腹间者二，其大如臂。刺其一，者然鸣，又刺其一亦如之，加以按摩，疾遂愈。长山徐妪病疾，手足颤掉，裸而走，或歌或笑。汉卿刺其十指端，出血而瘥。钱塘王氏女生瘰疬，环头及脐，凡十九窍。窍破白沈出，将死矣。汉卿为剔窍母深二寸，其余烙以火，数日结痂愈。山阴杨翁项有疣如瓜大，醉仆阶下，溃血不能止。疣溃者必死。汉卿以药糁其穴，血即止。义乌陈氏子腹有块，扪之如罂。汉卿曰："此肠痈也。"用大针灼而刺之，入三寸许，脓随针进出有声，愈。诸暨黄生背曲，须杖行。他医皆以风治之，汉卿曰："血涩也。"刺两足昆仑穴，顷之投杖去。其捷效如此。

（选自《明史·二百九十九卷·周汉卿传》，清代张廷玉等著，标题为笔者所加。）

【释要】 本段记载了周汉卿采用针刺、针割等方法治疗诸多疾病的案例。其中，周汉卿为"华州陈明远"治疗失明时所用的就是佛医眼科中最具特色的治疗方法——金针拨障术，可见当时佛医针灸对中国本土针灸的影响之大。此段文字还记载了周汉卿通过针刺、针割、火针治疗其他疾病的事例，如火针治疗肠痈、针刺治疗风湿等，也都取得了很好的临床效果。

附录　经络循行

《灵枢·经脉》云："肺手太阴之脉，起于中焦，下络大肠，还循胃口，上膈属肺，从肺系横出腋下，下循臑内，行少阴、心主之前，下肘中，循臂内上骨下廉，入寸口，上鱼，循鱼际，出大指之端；其支者，从腕后直出次指内廉，出其端。"（图6）

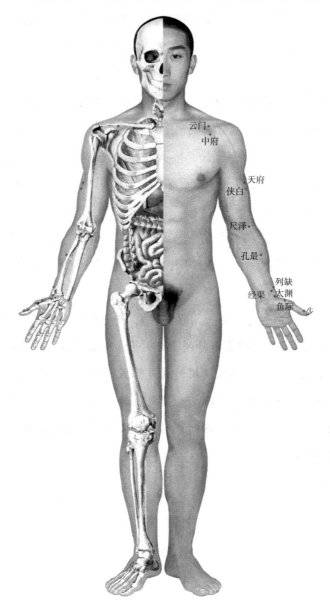

云门
中府

天府
侠白
尺泽
孔最
列缺
经渠　太渊
鱼际　少

图6　手太阴肺经

《灵枢·经脉》云："大肠手阳明之脉，起于大指次指之端，循指上廉，出合谷两骨之间，上入两筋之中，循臂上廉，入肘外廉，上臑外前廉，上肩，出髃骨之前廉，上出于柱骨之会上，下入缺盆，络肺，下膈，属大肠；其支者，从缺盆上颈，贯颊，入下齿中，还出挟口，交人中，左之右，右之左，上挟鼻孔。"（图7）

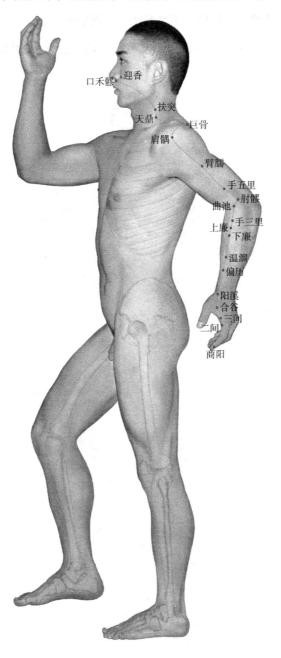

图7　手阳明大肠经

《灵枢·经脉》云："胃足阳明之脉，起于鼻，交颏中，旁纳太阳之脉，下循鼻外，入上齿中，还出挟口环唇，下交承浆，却循颐后下廉，出大迎，循颊车，上耳前，过客主人，循发际，至额颅；其支者，从大迎前下人迎，循喉咙，入缺盆，下膈，属胃络脾；其直者，从缺盆下乳内廉，下挟脐，入气街中；其支者，起于胃口，下循腹里，下至气街中而合，以下髀关，抵伏兔，下膝膑中，下循胫外廉，下足跗，入中指内间；其支者，下膝三寸而别，下入中指外间；其支者，别跗上，入大指间，出其端。"（图8）

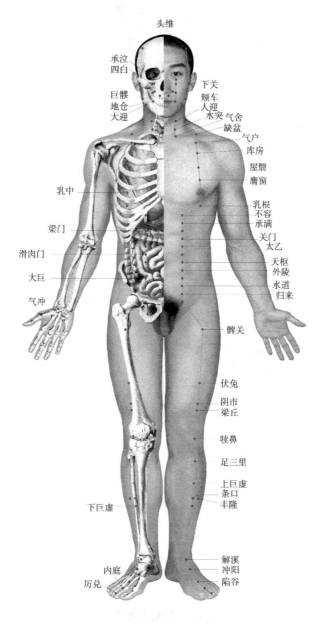

图8 足阳明胃经

《灵枢·经脉》云："脾足太阴之脉，起于大指之端，循指内侧白肉际，过核骨后，上内踝前廉，上踹内，循胫骨后，交出厥阴之前，上膝股内前廉，入腹，属脾络胃，上膈，挟咽，连舌本，散舌下；其支者，复从胃别上膈，注心中。"（图9）

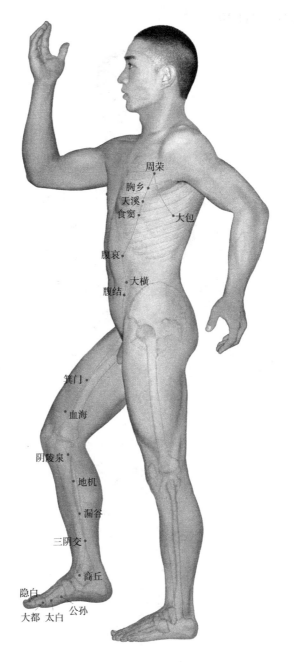

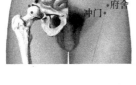

图9　足太阴脾经

《灵枢·经脉》云："心手少阴之脉，起于心中，出属心系，下膈，络小肠；其支者，从心系上挟咽，系目系；其直者，复从心系却上肺，下出腋下，下循臑内后廉，行太阴、心主之后，下肘内，循臂内后廉，抵掌后锐骨之端，入掌内后廉，循小指之内出其端。"（图10）

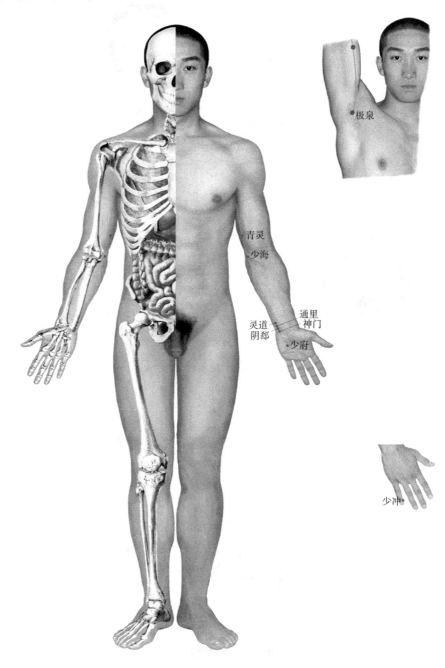

图10 手少阴心经

《灵枢·经脉》云："小肠手太阳之脉，起于小指之端，循手外侧上腕，出踝中，直上循臂骨下廉，出肘内侧两筋之间，上循臑外后廉，出肩解，绕肩胛，交肩上，入缺盆络心，循咽下膈，抵胃，属小肠；其支者，从缺盆循颈上颊，至目锐眦，却入耳中；其支者，别颊上䪼抵鼻，至目内眦，斜络于颧。"（图11）

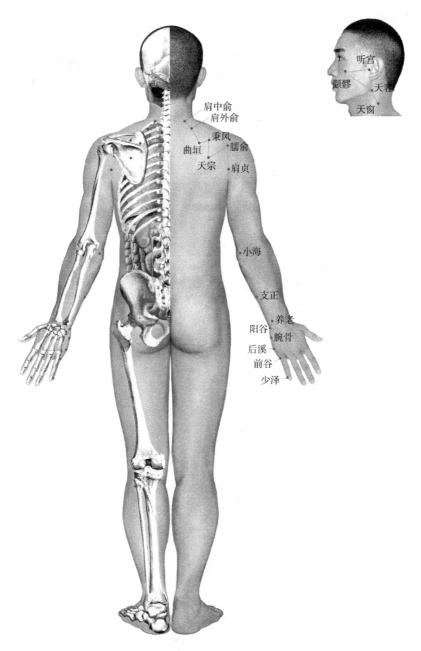

图11　手太阳小肠经

《灵枢·经脉》云："膀胱足太阳之脉，起于目内眦，上额交巅；其支者，从巅至耳上角；其直者，从巅入络脑，还出别下项，循肩髆内，挟脊抵腰中，入循膂，络肾属膀胱；其支者，从腰中下挟脊，贯臀，入腘中；其支者，从髆内左右，别下贯胛，挟脊内，过髀枢，循髀外，从后廉下合腘中，以下贯踹内，出外踝之后，循京骨，至小指外侧。"（图 12）

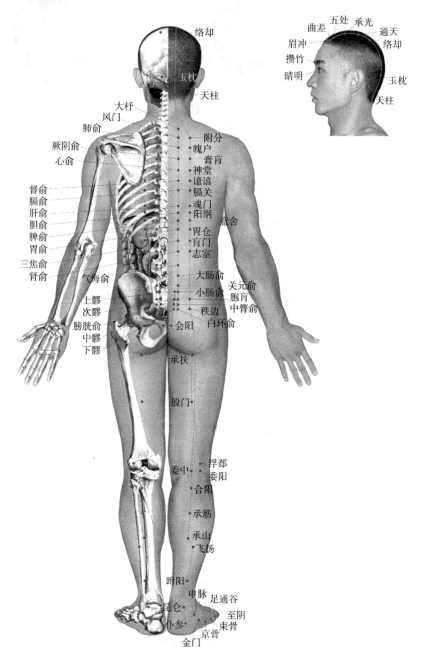

图 12　足太阳膀胱经

中国佛医学研究　临床卷

《灵枢·经脉》云："肾足少阴之脉，起于小指之下，邪走足心，出于然谷之下，循内踝之后，别入跟中，以上踹内，出腘内廉，上股内后廉，贯脊，属肾络膀胱；其直者，从肾上贯肝膈，入肺中，循喉咙，挟舌本；其支者，从肺出络心，注胸中。"（图13）

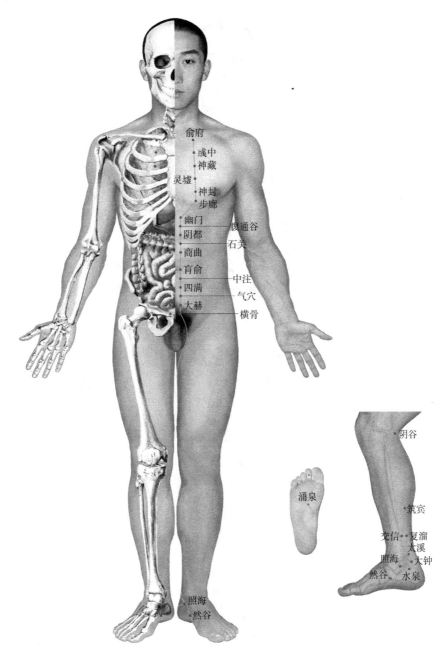

俞府
彧中
神藏
灵墟
神封
步廊
幽门
阴都
商曲
肓俞
四满
大赫

腹通谷
石关
中注
气穴
横骨

阴谷
筑宾
交信　复溜
太溪
照海　大钟
然谷　水泉

涌泉

照海
然谷

图13　足少阴肾经

《灵枢·经脉》云："心主手厥阴心包络之脉，起于胸中，出属心包络，下膈，历络三焦；其支者，循胸出胁，下腋三寸，上抵腋，下循臑内，行太阴、少阴之间，入肘中，下臂，行两筋之间，入掌中，循中指出其端；其支者，别掌中，循小指次指出其端。"（图14）

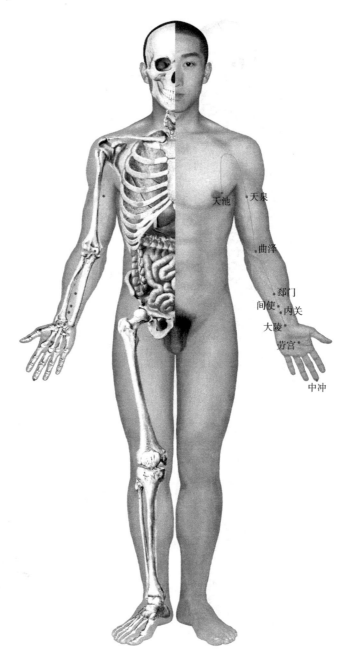

图14 手厥阴心包经

《灵枢·经脉》云："三焦手少阳之脉，起于小指、次指之端，上出两指之间，循手表腕，出臂外两骨之间，上贯肘，循臑外上肩，而交出足少阳之后，入缺盆，布膻中，散络心包，下膈，循属三焦；其支者，从膻中上出缺盆，上项，系耳后直上，出耳上角，以屈下颊至䪼；其支者，从耳后入耳中，出走耳前，过客主人前，交颊，至目锐眦。"（图 15）

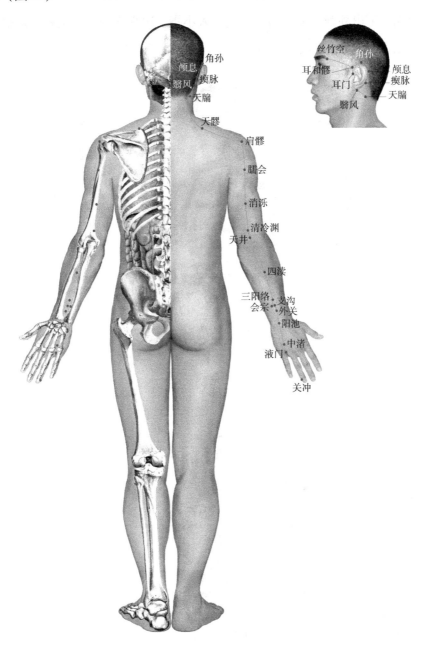

图 15　手少阳三焦经

《灵枢·经脉》云："胆足少阳之脉，起于目锐眦，上抵头角，下耳后，循颈，行手少阳之前，至肩上，却交出手少阳之后，入缺盆；其支者，从耳后入耳中，出走耳前，至目锐眦后；其支者，别锐眦，下大迎，合于手少阳，抵于頔，下加颊车，下颈合缺盆，以下胸中，贯膈，络肝属胆，循胁里，出气街，绕毛际，横入髀厌中；其直者，从缺盆下腋，循胸过季胁，下合髀厌中，以下循髀阳，出膝外廉，下外辅骨之前，直下抵绝骨之端，下出外踝之前，循足跗上，入小指、次指之间；其支者，别跗上，入大指之间，循大指歧骨内出其端，还贯爪甲，出三毛。"（图16）

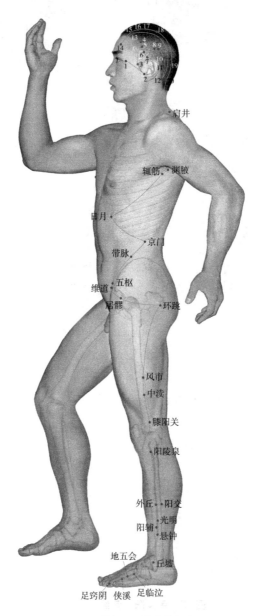

1 瞳子髎
2 听会
3 上关
4 颔厌
5 悬颅
6 悬厘
7 曲鬓
8 率谷
9 天冲
10 浮白
11 头窍阴
12 完骨
13 本神
14 阳白
15 头临泣
16 目窗
17 正营
18 承灵
19 脑空
20 风池

肩井
辄筋·渊腋
日月
带脉 京门
维道 五枢
居髎 环跳
风市
中渎
膝阳关
阳陵泉
外丘 阳交
光明
阳辅 悬钟
地五会 丘墟
足窍阴 侠溪 足临泣

图16 足少阳胆经

中国佛医学研究 临床卷

《灵枢·经脉》云："肝足厥阴之脉，起于大趾丛毛之际，上循足跗上廉，去内踝一寸，上踝八寸，交出太阴之后，上腘内廉，循股阴，入毛中，过阴器，抵小腹，挟胃，属肝络胆，上贯膈，布胁肋，循喉咙之后，上入颃颡，连目系，上出额，与督脉会于巅；其支者，从目系下颊里，环唇内；其支者，复从肝别贯膈，上注肺。"（图17）

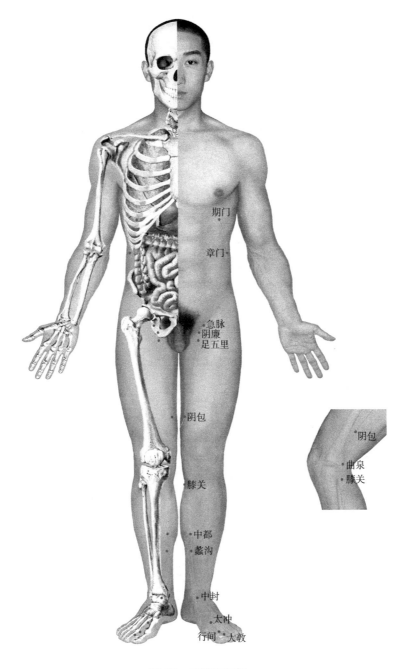

图17 足厥阴肝经

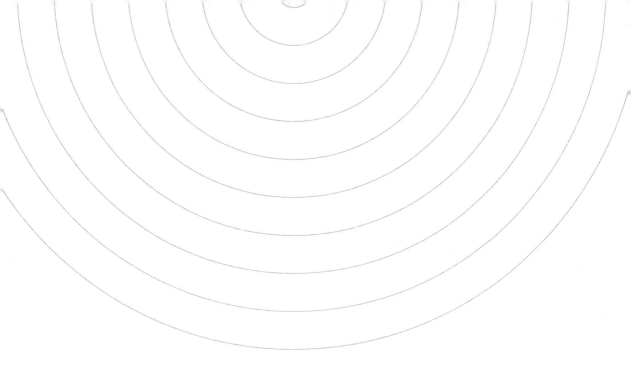

佛经医案

李良松／著释

序 言

医案是诊治疾病的档案记录，是窥探古代医学发展与进步的重要文献资料。在医案发展史上，最早的医案记录为甲骨文，其共载录了各科医案 300 多则，涉及疾病 46 种，详细内容可参阅拙作《中国甲骨病案释要》。在上古时期，数量最多、病种最多、范围最广、影响最大者，非佛经莫属。佛经中记载了各类医案共 2189 则，内容丰富。佛经中除却心药、法药、咒药之医案，有时间、有地点、有人物、有处方、有用药、有治法的医案就有 200 多则。

本书所选之佛经医案，为佛陀本人所讲述的医案、佛陀弟子所记述的佛陀医案、佛教经律所记载的佛陀时代的医案。对于佛论各部和历代各类佛学著作中的医案，则不在本书采撷之列。因此，可以说这些医案都有 2500 多年的历史，是人类医学发展史上的重要宝藏。对于本书之外的佛经医案文献，笔者已将其全部收录在《中国佛教医药全书》（笔者与释永信大和尚共同主编）中。

在佛经医案中，最精彩的当数心药和法药之医案，其相当于现代的心理疾病诊疗医案。这部分医案不仅数量众多、内容丰富，而且所涉疾病范围广、治法独特，特征十分鲜明。但其中咒语、法术之类的说辞较多。这些咒语的声音长短、声调高低、抑扬顿挫、说唱方法等有着太多的讲究，同时在使用时还必须与修炼、时辰、饮食、沐浴、环境等相结合。 由于古音变改、传承断缺，这些方法今天已很难为人所操作和掌控，再加上这些方法和技术与现代人的思维有着很大的差异，为了避免人们的误解和误用，只好忍痛割爱，暂且将这方面的医案全部略去。

本书所选之医案，大都为有方、有药、具备现代医案核心要素、符合现代医案基本要求的佛经医案。 对于以方药治疗为主，心药、法药、咒药嵌入其中的医案，笔者原则上全面采录；对于身药与心药、方药与法药、方药与咒药同时使用的医案，笔者也有少量的采录；对于没有使用方药，仅用心药、法药和咒药者，虽然内容十分精彩、分析十分中肯，笔者暂不采录。 诚然，用现代人的眼光来苛求2500多年前的佛陀时代，是非常不公平的，但这对避免误解、减少疑义或许会有一定的裨益。 笔者认为，佛医应与时代的潮流相适应，应为广大民众开启方便之法门，也应借鉴人类文明的一切成果。 若站在这一层次来分析和理解，我们从方药的视角来诠释和阐述佛经医案，藉以发扬光大佛教经籍中的医学史料和医学思想，亦不失为发扬佛医学的重要的途径和方法。

本书所有佛经医案，全部依照其在《中国佛教医药全书》中出现的先后次序排列，并以《大正新修大藏经》和《频伽精舍大藏经》作为校本。 本书所列标题、原文中的标点符号为笔者所加。 对一些文字较长或有些暂时无法理解的内容，笔者做了适当的删减。

由于历史条件的限制、文化背景的差异、思维方法的不同，有些医案的诊断、治法和语言表述与现代医学有较大的差异性，我们本着百花齐放、百家争鸣的原则予以采录。 正所谓"他山之石，可以攻玉"。 笔者对有些佛经医案的理解还不够深入，认识还比较局限，甚至有些地方还可能误解了佛陀的本意。 因此，诚望诸大德不吝赐教、指正。

李良松　谨识

2012 年 1 月 31 日于北京

1. 除却众生疾病案 481

2. 太子舍己救治众生案 483

3. 佛为病比丘灌顶获安案 486

4. 菩萨在胎医治众生案 488

5. 佛陀临终关怀案 489

6. 佛说骨节烦疼因缘案 491

7. 佛愈为病所困案 493

8. 佛救济度病缘案 495

9. 呻号身体生疮缘案 497

10. 比丘治汉地王子眼疾案 499

11. 良医治国王疾病案 502

12. 比丘病危顿悟案 504

13. 国王割肉愈疾案 505

14. 医治国王疾病案 506

15. 无病当知足案 508

16. 仁良虫治众病案 510

17. 治众生三种热病案 511

18. 愿力持身而为良药案 513

19. 聚药为形除病案　　　　　　　　　　　516

20. 药声正法灭疾案　　　　　　　　　　　517

21. 佛治哀悔疾患案　　　　　　　　　　　519

22. 观星宿知疾患案　　　　　　　　　　　521

23. 光明眼药方应用案　　　　　　　　　　525

24. 延年方药应用案　　　　　　　　　　　526

25. 净眼药方应用案　　　　　　　　　　　527

26. 清净宝光明日藏王油应用案　　　　　　529

27. 自身解脱方应用案　　　　　　　　　　530

28. 益智延年方应用案　　　　　　　　　　531

29. 烧香方应用案　　　　　　　　　　　　532

30. 金刚心中心速摄光聚香王方应用案　　　533

31. 观音治盲案　　　　　　　　　　　　　534

32. 观音疗恶痤案　　　　　　　　　　　　535

33. 观音治偏风案　　　　　　　　　　　　536

34. 观音治难产案　　　　　　　　　　　　537

35. 观音治心痛案　　　　　　　　　　　　538

36. 观音治大烧疮案　　　　　　　　　　　539

37. 观音治蛔痛案　　　　　　　　　　　　540

38. 观音治丁案　　　　　　　　　　　　　541

39. 观音治腹痛案　　　　　　　　　　　　542

40. 观音治诸肿案　　　　　　　　　　　　543

41. 观音治恶肿入腹案　　　　　　　　　　544

42. 观音治鼻衄案　　　　　　　　　　　　545

43. 观音治血痢案　　　　　　　　　　　　546

44. 观音止咳案　　　　　　　　　　　　　547

45. 观音治肛门痒案　　　　　　　　　　　548

46. 观音治便秘案　　　　　　　　　　　　549

47. 观音治小便不通案　　　　　　　　　　550

48. 观音治小便频数案　　　　　　　　　　551

49. 观音治孕妇病案　　　　　　　　　　　552

50. 观音治倒产案　　　　　　　　　　　　553

51. 观音治小儿头疮案 554

52. 观音治婴儿舌肿案 555

53. 观音治小儿口疮案 556

54. 除差热病案 557

55. 真言红盐汤应用案 559

56. 真言黄土泥应用案 560

57. 治眼疼案 561

58. 治耳鸣热风案 562

59. 治诸破疮案 563

60. 治妇人乳坚肿案 564

61. 观音治头痛案 565

62. 观音洗眼方应用案 566

63. 观音疗痔案 567

64. 观音疗癖下案 568

65. 观音治冷病案 569

66. 文殊治耳病案 570

67. 文殊治难产案 571

68. 除疟病案 572

69. 止恐怖案 573

70. 除诸病案 574

71. 消除自病他病案 575

72. 风疾食疗案 576

73. 比丘疾病用药案 577

74. 调和比丘疾病案 579

75. 耆婆身世与行医案 581

76. 耆婆医治便血案 584

77. 耆婆行颅脑手术案 586

78. 耆婆行腹腔手术案 588

79. 耆婆治国王头痛案 590

80. 佛与耆婆医缘案 593

81. 佛治比丘秋月得病案 595

82. 比丘患风用药案 597

83. 佛言消疮断毒案 598

84. 浴除冷风热疾案 600

85. 佛治痈疮案 602

86. 比丘患病不治案 604

87. 佛治比丘目痛案 606

88. 佛治比丘病疥案 607

89. 佛陀论午后不食案 608

90. 佛治风冷病案 609

91. 佛治热血病案 610

92. 耆婆治痈案 611

93. 身患风疾用药案 612

94. 身患疮疥用药案 614

95. 眼科疾患用药案 616

96. 疗治风瘴案 618

97. 风病服药案 620

98. 涩药止风病案 622

99. 果药除渴疾案 624

100. 药浴灌鼻疗病案 626

101. 疗治痔病案 628

102. 除却重病所逼案 630

103. 身婴重病用药案 632

104. 滥用泻药致死案 634

105. 药物灌肠治疗案 636

106. 用药服粥愈疾案 637

107. 酥油合药治病案 639

1. 除却众生疾病案

原文：

爾时如来，说是正真微妙语时……毗舍离国病尽除差。……我今以此正真之行，除去一切众生身病并除意病。佛言："我为尸毗王时，为一鸽故割其身肉，兴立誓愿，除去一切众生危岭。摩诃萨埵太子时，为饿虎故放舍身命。舍尸王时，自以身肉供养病人经十二年。阿弥陀加良王时，病自合药而欲服之。时有辟支佛病与王同来从乞药，王自不服，即便持药施辟支佛，自作誓愿，使一切病皆悉除愈。修陀素弥王时，百王临死而济其命，令迦摩沙飚王使入正见，十二年恶誓使得销除。须大拏太子时，二儿及妇持用布施。摩休沙陀太子时，以药除众生病，复入大海得摩尼珠，复除众生贫困。摩诃婆利王时，二十四日自以身肉以供病人。屛提婆罗仙人时，割截手足不起恚意。迦尸王时，人民疫病，王受八关斋，起大慈心念于众生，人民病者皆悉除差。毗婆浮为解咒师时，人民疫病，以身血肉持用解除与鬼唼之，人民众病皆悉除差。梵天王时，为一偈故自剥身皮而用写经。毗楞竭梨王时，为一偈故于其身上而啄千钉。优多梨仙人时，为一偈故剥身皮为纸、折骨为笔、血用和墨。跋弥王时，国中人民尽有疮病，王自行见毒树，此毒树叶堕于水中，人饮此水令人有病，即拔毒树根株尽随以火烧之，人民疮病半得除差。其中故有不差者，王问医言：'众生疮病，何以不差？'医答王言：'此疮病重，当得鱼肉食之乃差。'王闻其言，即到水边上树求愿作鱼：'今我以身除众生病。持此功德用求佛道，普除一切众生无量身病、意病，审如所愿，其有众生食我肉者病尽除差。'即从树上投身水中，便化成鱼而有声言：'其有病者来取我肉唼，病当除差。'人民闻声，皆来取鱼肉食之，病尽除愈。"于是世尊自说："前世宿行所作，结于誓愿，今皆得之。今我以此正真之教，除去一切众生灾祸。"

（选自《佛说菩萨本行经》卷下，失译人名今附东晋录，标题为笔者所加）

释要：

本案实质上，强调的是一种精神疗法。本案介绍了佛陀前世为王时，以无上的慈悲情怀，用自身的血肉为众生治病的事迹。辟支佛，指无有他闻，自觉而悟得大道者。随着社会的发展和科技的进步，虽然我们现在不提倡以戕残自体方式救助他人，但捐小躯而修得大报、舍小身而救赎万民的精神还是值得人们永远称赞的。本则医案强调的是一种至高无上的愿力，这种精神境界能够令山川动容、万病却步。因此，只要我们有一颗无私无畏、纯朴善良、慈怀济世的菩萨之心，我们就能够让一切疾病远离这个世界。

2. 太子舍己救治众生案

原文:

佛告诸比丘:"我不但今除众生病饥渴之患,过去世时亦复如是。乃往过去无数世时,此阎浮提有大国王名曰梵天,典阎浮提八万四千诸小国王,有二万夫人,婇女一万,无有太子。昼夜愁忧,祷祠神祇梵天、天帝、摩诃霸梨天诸大神,日月天地,因乃得儿。时子生,皆端正殊好,有大人相,名大自在天。为人慈仁,聪明智慧。世之典籍、星宿变运、日月博蚀,一切技术,莫不通达。复学医术,和合诸药,宣令国中:'诸有病者悉来诣我,当给医药、饮食、占视。'人民闻令,诸有病者尽诣太子。国中大小,皆悉欢喜,莫不叹德,更不向余医,轻慢余医。诸医师辈尽皆嗔恚妒忌太子。当于是时,举阎浮提人民疫病,加复谷贵,集诸医药不能令差,人民死者日日甚多。王大愁忧,命召诸医,问其方药。时有一医妒王太子者,心自念言:'今此太子是我怨家,今乃得便。'即白王言:'更有一方,试尽推觅。'王便可之。即时便去,明日乃还,前白王言:'推得一方,若使大王得服之者,众病必除。'王即告言:'须何等药,便试说之。'医答王言:'当得从生以来仁慈愍众生、未曾起于嗔恚意者,当用其血和药服之,得其两眼用解遣鬼众,病乃差。'王即答言:'从生以来不起嗔恚,此实难有。此事甚难,不可得也。'太子闻之,白父王言:'此事易耳,不为难得。'太子白王言:'我是父王之子。我从生以来,不曾恚嗔加害于人,常慈愍一切,初无恶相。我身非常,而无坚固,不久会亦当死。唯愿大王听我为药,除众生病。'王便答言:'我无子息。祷祠诸天、日月星辰、四山五岳,因乃得子。今宁亡身失国,终不听汝。'太子便白父王言:'我求佛道,今我以血施与众生,持此功德,佛诸经法尽当解了。我今以此肉眼施与众生,以此功德,当得如来智慧之眼,当为一切而作正导。大王虽无太子,故得为王。若使国土无有人民,为谁作王。使诸人民众病悉除,亦使父王无有忧愁。'王复悲泣,答太子言:'今我宁弃国王位,可哀之子实不能舍。'于是太子长跪叉手,白父王言:'今我求于无上正真之道。若使爱惜臭秽之身,云何得解如来智慧深妙之法？云何当得一切慧眼？唯愿父王莫得却我无上道心．'父王默然，更无所说。医白王言：'我试取血，持用和药，与诸病人，若便得差，乃出其眼；若不差者，不须出眼．'于是太子刺臂出血，作誓愿言：'我以此血除众生病，持此功德用成无上正真之道。审成佛者，一切众生服此药者，病当除差．'便以血和药，与诸病人，病皆除愈。医便白王：'其有病人服此药者，皆悉除差。目前现事，可不信也！'时阎浮提八万四千诸小王臣民，闻大王太子自出其眼，愍救一切，莫不悲泣，皆悉来集，长跪叉手，白太子言：'唯愿大王太子。我曹宁自放舍身命，不使太子毁其眼目。汝之慈愍一切众生，不久成佛。愿莫自毁坏其眼目．'于是太子谏谢诸王臣民：'今我以此血肉之眼除众生病，持此功德用求佛道。我成佛时，当除汝等身病、意病。莫得却我无上道心！'尔时诸王一切臣民，闻是语已，默然而住。于是太子便敕左右设施解具，欲挑其眼。语左右人言：'谁能挑我眼者？'左右人民皆辞不能。时医妒太子者答言：'我能．'太子欢喜，报言：'甚快！'持刀授之。语医者言：'挑眼着我掌中．'便挑一眼着太子掌中。于是太子便立誓言：'今我以此肉眼施与众生。不求转轮圣王，不求魔王，不求梵王、色声香味细滑之乐，持此功德用求无上正真之道，使我得成一切智眼，普为十方无量众生作大医王，除去一切众生身病、意病，施众生智慧之眼．'作是语已，即便持眼着于案上。'审如我心所愿者，一切众生病皆除愈．'父母见之，即便闷绝，良久乃苏。诸王臣民举声啼哭，动于天地，宛转自扑，或有迷闷绝者。适欲举刀更挑一眼，应时三千大千世界为大震动，三界诸天皆悉来下。见于菩萨为众生故自挑其眼而血流出，无数诸天皆悉悲泣，泪如盛雨。时天帝释到太子前，问太子言：'汝今慈愍为众生故，不惜身命出其肉眼。如是勤苦，实为甚难，所作功德，欲求何等？求转轮王、天帝、魔王、梵天，王子求何等愿耶？'太子答言：'不求圣王、天帝、魔王、梵天王也，不求三界色声香味细滑之乐，持此功德用求无上正真之道，为十方一切众生作大医王，普除一切众生身病、意病，施与众生智慧之眼，普离生死一切诸患．'时天帝释、一切诸天赞言：'善哉善哉，甚快难及。如汝所愿，成佛不久．'时天帝释即取其眼，还用持着太子眼中。于时太子眼即平复，绝更明好，逾倍于前。无量诸天即以天花而散其上，莫不欢喜。父王及母、夫人、婇女、诸王臣民，皆大欢喜，踊跃无量。时天帝释敕比婆芥（丹唶）摩大将军，逐诸疫鬼尽还大海。一切病者，皆悉除愈。天帝便雨种种饮食，次雨谷米，次雨衣服，次雨七宝。一切众生，病尽除差，皆悉饱满，无饥渴者。人民欢喜，国遂兴隆。却后数年，父王命终，便登王位，坐于正殿，七宝自至，为转轮王，主四天下，莫不蒙庆。所作功德，现世获之。"

佛告诸比丘："尔时太子大自在天者，则我身是。尔时父王梵天者，则今父王白净是。尔时母者，今我母摩耶是。尔时医挑我眼者，今调达是。尔时阎浮提人民者，今毗舍离国、摩竭国人民是。而我尔时亦除其病饥渴之困，我今亦复除去众生身病、意病，亦使众生普得慧眼立于道证。菩萨行檀波罗蜜，勤苦如是。"

时诸比丘闻佛所说，皆大欢喜，为佛作礼。

（选自《佛说菩萨本行经》卷下，失译人名今附东晋录，标题为笔者所加）

释要：

本案使人悲喜交加，感慨万分。这个故事告诉人们：只有敢为天下苍生献身的人，才有可能成为普天之下的人们共同景仰的圣人。佛是什么？佛就是大觉大悟的圣人。佛陀的伟大，在于有一颗悲悯天下众人疾苦的心，在于有一种让人永远崇敬不已的人格魅力。相比之下，那位心怀嫉妒、恶意相害的医者，显得是那么渺小、那么猥琐。害人者终将害己，心怀天下者必将在天地间得到永生。太子勤奋好学、医术精湛，又有一颗纯洁善良的心，同时还能无怨无悔地将自己的血肉、自己心爱的眼睛都奉献给黎民百姓，这种悲壮足以惊天地、泣鬼神。同时，本案也说明了邪不胜正。在天帝的护佑下，太子获得了更大的智慧、更明亮的双眸。太子是谁？太子就是释迦牟尼自己。我们可以从本案中得到这样的启示：一个伟大的人，一定有一颗善良的、慈爱的和充满智慧的心。医为仁术，医者必须像大医之王——佛陀那样，舍身为民、利济苍生。

3. 佛为病比丘灌顶获安案

原文：

尔时，世尊住王舍城竹林精舍。有一比丘身患恶疮，形体周遍，脓血交流，众所恶见，人不亲近，移置疏弊低小房下。世尊知已，即以神力蔽诸大众，令无知者。如来独往病比丘所，善言慰喻："须水洗之。"时帝释天主与诸天子，在善法堂评议政事，佛以威神加被令知，即以无量百千眷属，作天妓乐前后围绕，从空而下，来诣佛所。问讯慰劳，头面礼足，手持众宝，所成澡瓶贮满香水，奉迎世尊，伫立一面。

尔时，如来即舒百福相、庄严臂，于五指端放大光明，远召诸天皆悉云集，及于顶门复放净光照病比丘。蒙光触身，所苦即愈，疮溃脓血悉得清净，合掌归命，求哀发露，愿佛慈愍灭我重罪。时天帝释以前宝瓶，长跪奉献。世尊受已，右手注水灌比丘顶，复以左手按摩其身。时病比丘所染沉瘵，随如来手即得平复。得平复已，欢喜无量，志心称念："南无释迦牟尼，南无大慈悲父，南无最胜医王，令我今日身病得瘥。唯愿如来以本愿力哀怜摄受，施与法药祛我心病，所有重障消灭无余。"

尔时佛告彼比丘曰："我今为报汝昔深恩，复为开演苦、集、灭、道四圣谛法，示相劝修。作证圆满，即时获得阿罗汉道，三明六通具八解脱。"时天帝释及诸大众，闻是说已，皆堕疑网："今者如来，枉劳神德，洗病比丘疮溃脓血，复言'我今为报汝昔深恩'，愿为时会分别解说。"

佛言："天主，乃往古昔无量世时，有一聚落名曰增广，地唯沃壤，民多富乐，其中所止皆上种姓，尊一耆年为断事者。未久，有一老优婆塞，忽为恶人横相谋害，将付囚执。众念无辜，诣断事前，明察释放。当其危难，即得免脱。是故我今作如是说。天帝当知，昔断事者，岂异人乎？病比丘也。彼优婆塞临难获免，今此会中我身是也。是故菩萨经无量世，而于小恩常思大报，乃至成佛未曾废忘。"

时天帝释闻佛说已，心大欢喜。诸来大众作天妓乐，各还所止，礼佛而退。

（选自《菩萨本生鬘论》第四卷，圣勇菩萨等造，宋朝散大夫试鸿胪少卿同译经梵

才大师绍德慧询等奉诏译，标题为笔者所加）

释要：

"于小恩常思大报"，是佛与菩萨的伟大情怀。佛教讲因果、讲轮回、讲报应，认为这些是任何人也逃脱不了的天地之道。善因结善果，恶因结恶果。有的人前世做了一点好事，现世得到了丰厚的回报；有的人今生干了一点坏事，来世将受到诸般地狱的折磨。某比丘患恶疮遍布全身，腐烂溃败，脓血横流，众人唯恐避之不及。在这种情况下，佛陀以右手注水为其灌顶清洗，用左手按摩其身，并以法力使之平复如初。当众天人感到困惑不解时，佛陀告诉大家：我曾受他恩惠，须思回报，即便成佛，也不能够忘记。

4. 菩萨在胎医治众生案

原文：

菩萨在胎，不惊不怖，得大无畏，恶物不染。所有不净，涕唾脓血、黄白痰癃，不能秽污。自余众生，在母胎时，种种不净，如琉璃宝，以天衣裹，置不净处，亦不染污。如是如是。菩萨在胎，一切不净不污不染，此是菩萨未曾有法。如来得成于佛道已，于一切法不染不着，此是往昔于先瑞相。

…………

菩萨在胎，其菩萨母，所见众生，若男若女……若体旧有诸余杂病，或痿黄病，或风癫病，或痰癃病，或等分病，或余诸病，所谓白癞、疔疮、恶肿疥癞、消瘦痈疽、癣瘘瘿肿、寒热，眼、耳、鼻、舌、咽喉及头，一切诸病所侵恼者，彼等众生，来至摩耶大夫人边，其大夫人，右手摩顶，摩其顶已，皆得安乐，诸病悉除。若有重病，不能来见摩耶夫人，摩耶夫人或取草叶，或取树叶，或取草茎，右手摩捋，送彼病人，其病人得此等诸物，或食或触，或置身上，即得断除一切诸病，便受安乐，身体轻便。菩萨在胎，有如是等，无量无边威神德力，未曾有法。

（选自《佛本行集经》第七卷，隋天竺三藏阇那崛多译，标题为笔者所加）

释要：

这是佛陀治疗众生疾病的第一案。如来在母胎之时，由于自身的业力和母亲的胎教，在未出生之前便具有"无量无边威神德力"。其母亲摩耶大夫人能够借用这种神力来救治一切染病的众生。如来母亲摩耶大夫人治病的方法有摩顶、施药、送食等，只要其发心触摸的物品，都具有"断除一切诸病"的神奇功效。其所治疗的疾病有内、外、五官等科的各种疑难杂症。

5. 佛陀临终关怀案

原文：

尔时世尊从彼差梨尼迦林出，安庠还至菩提树下。时彼国内若男若女，困笃着床，萎黄重病，不可疗治，难得差者。其人不久，欲取命终，然气未断，即送林中，以之为葬。而菩萨在苦行之时，于彼林内，有一妇女，名罗娑耶，气犹未断，对菩提树，相去不远，而其眷属，弃舍委地。而彼妇女，遥见菩萨在道树下修行苦行，见已内心生大敬信。生敬信已，从身脱衣，置于一边，白菩萨言："大圣尊者，若仁从此苦行而起，得渡烦恼海之彼岸，满足自愿。彼时脱，恐身无衣服，可收取我此粪扫衣，随意所用，慈愍我故。"时彼妇女，经历时日，其命始终，以向菩萨生正信故，气断之后，藉彼善根，即得上生三十三天，作天玉女，威德甚大，光相炳然，得成天身，神通自在。生彼天已，自发此念："我何业果，令我如是成就此身。"而彼思念自识宿命："我于往昔，在人间时，作妇女身，以粪扫衣，布施世尊，随意所用。藉彼善业，我今成就如是果报。"彼复更念："世尊今既未受于我粪扫衣用，我犹尚得如是果报神通之力，况复世尊纳我衣用，岂可不得胜此果报！"

（选自《佛本行集经·梵天劝请品》第三十二卷，隋天竺三藏阇那崛多译，标题为笔者所加）

释要：

佛陀治病，并非是让所有的人都能活过百岁，而是要让病人能够生得快乐、死得安心。让活着的人远离疾病的痛苦的人，乃大医之王；让天年已尽的人有尊严地、快乐地离去的人，也是大医之王。本案讲的是佛陀在修菩萨道之时，见一濒死的妇女被家属遗弃在树林里。在该妇女绝望的时候，佛陀的出现让她看到了彼岸世界的美好希望。她的最后一丝纯洁善念，使她在刹那间修成了佛国世界的玉女，远离了六道轮回之苦。

这个故事告诉人们：修行不分先后，行善没有大小，只要一心向佛，必定能够修成正果。放下屠刀的人都能立地成佛，何况世俗中没有大恶的芸芸众生！因此，只要虔诚向往西方极乐世界、东方净琉璃世界，就必定能够在佛国的世界中得到永生。

6. 佛说骨节烦疼因缘案

原文：

闻如是：一时佛在阿耨大泉，与大比丘众五百人俱。皆是阿罗汉，六通神足，唯除一比丘阿难也。……佛语舍利弗："往昔久远世，于罗阅祇城中，有一长者子，得热病甚困。其城中有一大医子，别识诸药，能治众病。长者子，呼此医子曰：'为我治病愈，大与卿财宝。'医子即治，长者子病得差。既差之后，不报其功。长者子，于后复病，复命治之，差不答劳。如此至三，不报如前。后复得病，续唤治之。医子念曰：'前已三差，而不见报。'长者子曰：'卿前后治我，未得相报；今好治我，差当并报。'医子念曰：'见欺如此至三，如诳小儿。我今治此，当令命断。'即便与非药，病遂增剧，便致无常。"佛语舍利弗："汝知尔时医子不？则我身是。尔时病长者子者，地婆达兜是也。"佛语舍利弗："我尔时与此长者子非药，致令无常。以是因缘，数千岁受地狱烧煮及畜生、饿鬼。由是残缘，今虽得作佛，故有骨节烦疼病生。"于是佛说宿缘颂曰：

> "我往为医子，治于长者儿；
>
> 嗔恚与非药，由此致无常；
>
> 以是宿因缘，久受地狱苦；
>
> 尔时余因缘，故致烦疼患；
>
> 因缘终不灭，亦不着虚空；
>
> 以是三因缘，尽护身口意；
>
> 我自成尊佛，得为三界将；
>
> 故说先世缘，阿耨大泉中。"

佛语舍利弗："汝见如来，众恶已尽，诸善普具，欲使天龙、鬼神、帝王、臣民皆念其善，犹有此缘，况复愚冥未得道者。"佛语舍利弗："汝当学是，及五百罗汉、一切众生，皆当学是。"佛语舍利弗："汝当护身三、口四、意三。舍利弗，汝当学是。"

佛说是已，舍利弗及五百罗汉、阿耨大龙王、天龙、鬼神、干沓和、阿须伦、迦楼罗、甄陀罗、摩休勒。闻佛所说，欢喜受行。

（选自《佛说兴起行经》卷上（一名《严诚宿缘经》，出《杂藏》），后汉外国三藏康孟详译，标题为笔者所加）

释要：

本案讲的是佛陀自己的业病。在佛教中，有一种病因被称为"业因"，即前世或今生宿根孽债之果报。在《佛说兴起行经》中，有"佛说头痛宿缘经""佛说骨节烦疼因缘经""佛说背痛宿缘经""佛说木枪刺脚因缘经"4部分讲佛陀自己的业病的经文。业病能减而不能消，即使是修成菩萨或佛的果位，仍然无法逃避业病的影响。在本案中，佛陀在往昔远久世中，因为一念之误，导致业病，乃至成佛之后仍患有骨节烦疼之疾。那么，真的得了业病该怎么办？业是消不了也化不掉的。好比说，放下屠刀可以成佛，但往昔死在屠刀下的生命就可以一笔勾销吗？不能！这些孽债（也就是所造的业）还得通过各种形式慢慢去偿还。因此，业可缓而不可逃、可减而不可灭。连佛陀自己都没有办法逃避，何况我们这些大千世界中的芸芸众生呢！当然，佛陀是不会逃避的，他将为自己许久以前的过失承担相应的责任，这也是佛陀伟大的一个表现。因此，本案警示我们：千万不要去造业！

7. 佛愈为病所困案

原文：

佛在舍卫国祇树给孤独园。时彼城中有一长者，字婆持加，甚大恶性，喜生嗔恚，无有一类与共亲善，然于六师生信敬心。于后时间，遇疾困病，无人瞻视饮食医药。余命无几，作是念言："我今困苦，理极正尔。谁能救济我所寿命，我当终身善好奉事。"思惟是已，唯佛世尊能救我命。即于佛所，生殷重心，渴仰欲见。尔时世尊，常以大悲，昼夜六时，观察众生。谁受苦恼，我当往彼而拔济之。软语说法，令彼心悦。若堕恶道，为设方便，而拔济之。安置人天，使得道果。尔时如来即便观察，见彼长者为病所困，憔悴巨济，无人瞻养。即放光明，照病者身，令得清凉。心即惺悟，喜不自胜，五体投地，归命于佛。尔时世尊，知婆持加善根已熟，应受我化，即便往诣彼长者家。忽然惊起，合掌奉迎："善来世尊。"敷座而坐。佛问婆持加："汝今患苦，何者最剧？"答曰："我今身心俱受苦恼。"佛自念言："我于旷劫，所修慈悲，誓疗众生身心俱病。"时天帝释，知佛所念，即诣香山，采拾药草名曰白乳，以奉世尊。佛得此药，授与婆持加，令使服尽，病悉除愈，身心快乐。即于佛所，倍生信敬，即便为佛及比丘僧设诸肴膳。供养已讫，复以上妙好衣价直百千两金，奉上佛僧，发大誓愿："以此供养善根功德，如今世尊治我身心一切众病，快得安乐，使我来世治诸众生身心俱病，使得安乐。"发是愿已，佛便微笑。从其面门，出五色光，绕佛三匝，还从顶入。

尔时阿难前白佛言："如来尊重，不妄有笑，有何因缘，今者微笑。唯愿世尊，敷演解说。"佛告阿难："汝今颇见彼长者，子以其病差设供请我及比丘僧不？"阿难白言："唯然已见。""于将来世，得成为佛，号释迦牟尼，广度众生，不可限量，是故笑耳。"

尔时诸比丘闻佛所说，欢喜奉行。

（选自《撰集百缘经》第一卷，吴月支优婆塞支谦译，标题为笔者所加）

释要：

佛陀笑了。为什么笑呢？因为佛陀用智慧、法力和爱心，让有"甚大恶性"的婆持加弃恶从善、潜心修佛。为什么笑呢？因为佛陀"广度众生，不可限量"。

这则医案告诉人们，为人处事必须善良、宽容，严于律己，诚以待人，千万不要像婆持加那样有"甚大恶性，喜生嗔恚"，最后落得无人瞻视、众叛亲离的下场。好在婆持加一心向佛，在危困的时刻能够幡然醒悟。面对婆持加强烈的求生欲望，佛陀为其施法授药，使其病退体安、身心俱得安乐。

8. 佛救济度病缘案

原文：

　　佛在王舍城迦兰陀竹林。时那罗聚落，多诸疫鬼杀害民众。各竞求请塞天善神，悕望疫病渐得除降。如是数跪，病无降愈。时聚落中，有一优婆塞语众人言："如来在世利安众生，我等当共一心称南无佛陀，以求救济病苦之患。"时诸人等闻是语已，咸各同时称："南无佛陀，唯愿世尊大慈怜愍，覆荫我等疾疫病苦。"尔时世尊常以大悲，昼夜六时，观察众生，谁受苦厄，寻往化度，使修善法，永拔诸苦。见此疫病，诸人民等同时一心，称佛名号，以救疫病。尔时如来将诸比丘往彼聚落，以大慈悲，熏诸民众，劝令修善，疫鬼同时皆悉退散，无复众患。时聚落人，见于如来利安民众，各作是言："我等今者，蒙佛遗恩，得济躯命，明当设会请佛世尊。"作是语已，各诣佛所，前礼佛足，长跪请佛："唯愿世尊，受我等请。"佛即然可。时诸民众，知佛许已，还归家中，平治道路，除去瓦石污秽不净，竖立幢幡，悬诸宝铃，香水洒地，散诸妙华，安置床榻，备办肴膳，往白世尊："食具已办，唯圣知时。"尔时世尊着衣持钵，将诸比丘来入聚落，受其供已。时诸民众渴仰闻法，佛即为其种种说法，心开意解，有得须陀洹者、斯陀含者、阿那含者，乃至发于无上菩提心者。时诸比丘见是事已，而白佛言："如来世尊，宿殖何福，乃感民众置斯供养及除疫病？"

　　尔时佛告诸比丘众："汝等谛听，吾当为汝分别解说。乃往过去，波罗㮈国有佛出世，号日月光，将诸比丘至梵摩王国，受王供已，长跪白佛：'愿见救济此诸民众灾疫疾患。'尔时世尊寻持所着僧伽梨衣，授与彼王，系于幢头，各共供养，疫鬼同时自然退散，无复灾患。王大欢喜，发菩提心，佛授王记：'汝于来世，当得作佛，号释迦牟尼，广度众生，不可限量。'"佛告诸比丘："欲知彼时梵摩王者，则我身是。彼时群臣者，今诸比丘是。皆由彼时供养佛故，无量世中不堕恶趣，天上人中常受快乐，是故今者致得成佛，故有人天来供养我。"

尔时诸比丘闻佛所说，欢喜奉行。

（选自《撰集百缘经》第二卷，吴月支优婆塞支谦译，标题为笔者所加）

释要：

上古时期，瘟疫、战争和自然灾害是戕害生命的三大因素。其中尤以瘟疫最令人感到恐惧和无奈，故有瘟神或疫鬼之说。佛医认为，瘟疫发生与自然、心理和因果等多种因缘相关，瘟疫是可控的，也是可治的，关键是要有信心和愿力。遇到瘟疫之时，除了一心向佛、修行善法之外，还应平治道路、除却污秽、竖幡悬铃、香水洒地、布施僧众，用佛陀开示的各种方法来祛除瘟疫。治疗瘟疫时以"南无佛陀，唯愿世尊大慈怜愍，覆荫我等疾疫病苦"为重要的祈祷用语，以香药煎汤洒地为重要的防治方法，以竖幡悬铃为战胜疾疫的重要法宝，以对佛陀的无上信仰为战胜疾疫的法力。通过以上的种种努力，疾疫必将得到控制或被消除。

9. 呻号身体生疮缘案

原文：

佛在舍卫国祇树给孤独园。时彼城中，有一长者，财宝无量，不可称计，选择高门，娉以为妇，种种音乐，以娱乐之。足满十月，产一男儿。身体有疮，甚患苦痛，呻号叫唤，未曾休息。年渐长大，疮皆溃烂，脓血横流，常患疼痛。因为立字，名曰呻号。父母怜愍，设诸方药。虽加疗治，疮无除愈。年渐长大，闻诸人语："祇桓精舍，有好良医，善疗众病，能令除愈。"寻即往至，诣祇桓中，见佛世尊。三十二相、八十种好，光明晖曜，如百千日。心怀喜悦，前礼佛足，却坐一面。佛即为说五盛阴苦，是疮是痛，如毒箭入心伤害于人，皆是众病之根本也。时呻号子，闻佛世尊说是语已，深自咎啧，向佛世尊，忏悔罪咎，疮寻除差。心怀欢喜，求索出家。佛即告言："善来比丘。"须发自落，法服着身，便成沙门。精勤修道，得阿罗汉果。

时诸比丘，见是事已，白佛言："世尊，今此呻号比丘，宿造何业，初产之时，身有恶疮，脓血横流，甚可恶见？复以何缘出家得道？"尔时世尊，告诸比丘："汝等谛听，吾当为汝分别解说。乃往过去无量世时，波罗奈国有二长者，各悉巨富，资财无量。因相忿诤，其一长者，大赍珍宝，贡奉与王，王纳受已，谮彼长者：'彼人恶心，常怀轩谋，规欲害我，唯愿大王听我任意治彼长者。'王即然可，寻至其家，执彼长者，系缚搒笞，楚毒无量，举身伤破，脓血横流，痛不可言。时彼长者，既得免已，深自思惟：'有身皆苦，众恶所集，多诸灾祸，甚可厌患。我于彼人，无大怨仇，横见伤毁，乃至如此。'即自思惟，诣山林中，观察有为皆是无常，深悟解空，成辟支佛。视诸怨亲，心皆平等。念：'彼长者，加恶于我，将来之世，堕于地狱，受大苦痛。我今当往为现神变，令彼开悟。'作是念已，诣长者前，踊身虚空，作十八变。时彼长者，见是变已，深怀渴仰，倍生信敬。即请令坐，为设肴膳种种供养，向辟支佛忏悔先罪。"佛告诸比丘："欲知彼时向彼国王谮其长者考掠搒笞者，今呻号比丘是。"

尔时诸比丘，闻佛所说，欢喜奉行。

（选自《撰集百缘经》第十卷，吴月支优婆塞支谦译，标题为笔者所加）

释要：

本案之病是典型的业因所致之疾病。身患恶疮，脓血横流，经久不愈，这是何等痛苦的事！为什么呻号从出生就遭受这样的痛苦？究其缘由，乃因果报应。因为在"过去无量世时"，某长者陷害另一长者，导致其被拘禁拷打，"举身伤破，脓血横流，痛不可言"。对此，某长者（即后世之呻号）在轮回中应有此报，这是任何人都无法逃脱的业因。

对于我们今生在身体上所遭受的种种痛苦、在心理上所遭受的种种折磨，都要去寻找其宿根和孽债，并坦然地去面对它，只有这样才能得到佛与菩萨的垂怜与关爱，才能在六道轮回中得到好的果报。

10. 比丘治汉地王子眼疾案

原文：

复次，治身心病，唯有佛语。是故，应勤听于说法。

我昔曾闻，汉地王子眼中生瞙，遍覆其目，遂至闇冥无所睹见，种种疗治不能瘳除。时竺叉尸罗国有诸商估来诣汉土，时汉国王问估客言："我子患目，尔等远来颇能治不？"估客答言："外国有一比丘名曰瞿沙，唯彼能治。"时王闻已，即大资严，便送其子向竺叉尸罗国。到彼国已，至尊者瞿沙所，而作是言："吾从远方故来疗目，唯愿哀愍，为我治眼。"尔时尊者许为治眼，多作铜盏赋与大众。语诸人言："闻我说法有流泪者，置此碗中。"因即为说《十二缘经》。众会闻已，啼泣流泪，以碗承取，聚集众泪向王子所。尊者瞿沙即取众泪置右掌中，而说偈言：

> "我今已宣说，甚深十二缘。
>
> 能除无明闇，闻者皆流泪。
>
> 此语若实者，当集众人泪。
>
> 人天夜叉中，诸水所不及。
>
> 以洗王子眼，离障得明净。
>
> 寻即以泪洗，肤翳得消除。"

尔时尊者瞿沙，以泪洗王子眼，得明净已。为欲增长大众信心，而说偈言：

> "佛法极真实，能速除翳障。
>
> 此泪亦能除，如日消冰雪。"

是诸大众见是事已，合掌恭敬，倍生信心。得未曾有身毛惊竖，即说偈言：

> "汝所作希有，犹如现神足。
>
> 医药所不疗，泪洗能除患。"

时诸比丘，闻法情感，悲泣雨泪。尊者瞿沙告诸众会："虽为是事，此不为难。如来往昔亿千劫中修行苦行，以是功德集此十二因缘法药，能令闻者悲感垂泪。婆须之龙吐大恶毒、夜叉恶鬼遍满舍宅、吉毗坻陀罗根本厌道，此泪悉能消灭无遗。是乃为难。况斯翳障，犹如蚊翅而除灭之，何足为难！设大云雾，幽闇晦冥，恶风暴雨，此泪亦能消灭。是时狂醉象军及以步兵铠仗自严，以泪洒之，军阵退散。一切种智所修集法，其谁闻者而不雨泪？然以此泪能禳灾患，唯除宿业。"彼时王子既得眼已，欢喜踊跃。又闻说法厌患生死，得须陀洹果生希有想，即说偈言：

> "谁得闻佛法，而不生欢喜？
>
> 我已深敬信，至心听说法。
>
> 耳闻希有事，目患亦消除。
>
> 慧眼与肉眼，俱悉得清净。
>
> 治眼中最上，无过于大仙。
>
> 我今稽首礼，众医中最胜。
>
> 以一智宝药，开我二眼净。
>
> 世间有心人，谁不敬信者？
>
> 若设有少智，云何不生信？
>
> 释迦牟尼尊，众生之慈父。
>
> 言说甚美妙，柔和可爱乐。
>
> 济拔事已竟，得达于彼岸。
>
> 意根法微细，作意当解了。
>
> 乃至边地人，亦能得开悟。"

（选自《大庄严论经》第八卷，马鸣菩萨造，后秦三藏鸠摩罗什译，标题为笔者所加）

释要：

这是一则由马鸣菩萨记述下来的佛医名案，始见于《大庄严论经》。本经为马鸣菩萨所造，后秦三藏鸠摩罗什译。马鸣菩萨为中天竺国人，被禅宗尊为天竺第十二祖，与迦腻色迦王同时代，约为公元 1 世纪的人（相当于中国的东汉中期）。他是位佛教诗人和哲学家，《佛所行赞》是他最重要的梵文诗歌作品。他可以说是古典时期梵语文学的先驱，开优美文学的先河，在梵语文学史上留下了不朽的盛名。马鸣菩萨是中印度舍卫国娑枳多城人，出身婆罗门家族，博学又善辩。曾与印度长老胁尊者对论，深受折服，于是皈投尊者座下，为其弟子。出家后的马鸣菩萨，深研佛法，博通三藏，到处弘法化众，极受国王器重。此外，他也感化了月氏国王迦腻色迦王，使他带领臣民皈依向佛。鸠摩罗什为十六国后秦时期（东晋后期）的著名译经大师，他翻译的不少佛学经典至今仍受广泛推崇。

本案讲述的是西汉时期的一位王子，不远千里前往竺叉尸罗国向名医瞿沙求治眼科疾病的故事。西汉时期刘邦共封刘姓 11 人为诸侯王。其中刘长为淮南王、刘建为燕王、刘如意为赵王、刘恢为梁王、刘友为淮阳王、刘恒为代王、刘濞为吴王等。根据史料记载，汉高祖昆弟子孙为王者凡 20 人。此外，异姓王有 7 人：楚王韩信、梁王彭越、淮南王英布、赵王张耳、燕王臧荼、长沙王吴芮、韩王韩信。在异姓王被消灭之后，同姓王还继续沿袭了 100 多年，最长的达 186 年。因此，本佛经医案中所说的汉地王子治眼疾之事，当为西汉时期的事，时间大约在公元前 200 年至公元前 160 年。

金针拨障术是佛医眼科的重要治疗方法，佛教经籍对之着墨颇多。但本案之"眼中生瞙"的治疗则另辟蹊径，采用以佛门信众充满虔诚和慈爱的泪水来清洗眼睛的方法，使汉地王子重见了光明。从本则医案可以看出，其病主要因旧业所致，只有在破障、消业之后，才能治愈。瞿沙不愧为一代名医，借众居士之法力，治愈了众多医家无从入手的疑难眼疾，使汉地王子重见了光明。本案虽然没有提到用药之事，但按照惯例，瞿沙在以听法集泪来清洗眼睛的同时，应当还配合运用了局部的药物治疗。

11. 良医治国王疾病案

原文：

复次，曾闻有一国王身遇疾患，国中诸医都不能治。时有良医从远处来，治王病差。王大欢喜作是思惟："我今得医力，事须厚报。"作是念已，微遣侍臣，多赍财物，诣于彼医所住之处，为造屋宅。养生之具、人民、田宅、象马牛羊、奴婢仆使，一切资产无不备具。所造既办，王便遣医使还其家。时彼远医见王目前初无所遣，空手还归，甚怀恨恨。既将至家，道逢牛羊象马都所不识，问是谁许？并皆称是彼医名，是彼医牛马。遂到家已，见其屋舍，壮丽严饰，床帐氍毹氀毲，金银器物，其妇璎珞种种衣服。时医见已，甚生惊愕，犹如天宫。问其妇言："如此盛事为何所得？"妇答夫言："汝何不知？由汝为彼国王治病差，故生报汝恩。"夫闻是已，深生欢喜，作是念言："王极有德，知恩报恩，过我本望。由我意短，初来之时，以无所得情用恨然。"以此为喻，义体今当说。医，喻诸善业；王无所与，喻未得现报，身无所得。如彼医者初不见物，谓无所得，心生恨恨。如彼今身修善见未得报，心生恨恨我无所得。既得至家者，犹如舍身向于后世。见牛羊象马群，如至中阴身见种种好相，方作是念："由我修善见是好报，必得生天。"既至天上，喻到家中见种种盛事，方于王所生敬重心，知是报恩者，檀越施主。得生天已，方知施戒受如此报，始知佛语诚实不虚，修少善业获无量报。即说偈言：

> "施未见报时，心意有疑悔。
>
> 以为徒疲劳，终竟无所得。
>
> 既得生中阴，始见善相貌。
>
> 如医到家已，方生大欢喜。"

（选自《大庄严论经》第十五卷，马鸣菩萨造，后秦三藏鸠摩罗什译，标题为笔者所加）

释要：

良医治愈国王之疾病的医案在佛教经籍中共有 16 则，内容也颇为相近，或为一案见之于不同的文献，或为不同医家治疗同类疾病之记录。故事的梗概大略为：某名医治愈国王的疾病，国王悄悄派人到该名医的家乡为其添置家业、田舍、仆人、牛羊等，该名医回到家之时，惊愕不已，此前心中的微怨一扫而空。

佛陀时代的印度次大陆，城邦林立，国家众多。百里之内，数国并立。因此，为国王治病，是当时的名医经常会遇到的医事活动。对于久为疾病所困的国王来说，重新获得健康比什么都重要。因此，国王愿意给医家以巨额的回报。对于国王来说，这是"生报汝恩"；对于医家来说，这是"修少善业获无量报"。这一医案说明了修善、行善、善业、善报的种种道理。

12. 比丘病危顿悟案

原文：

昔有比丘，聪明智慧。时病危顿，弟子问曰："成应真未？"答曰："未得。不还未也！"问曰："和上道高名远，何以不至乎？"和上告曰："已得频来，二果未通。"问之："已得频来，碍何等事不至真人？"答曰："欲睹弥勒佛，时三会二百八十亿人得真人时，及诸菩萨不可限载。弥勒如来巨身至尊长百六十丈，其土人民皆桃华色，人民皆寿八万四千岁，土地平正，衣食自然，阎浮土地广长各三十万里。意欲见此，不取真人。弥勒佛时二尊弟子，一曰杂施，二曰数数。复欲见之，知何如我。"弟子复问："从何闻此？"和上答曰："从佛经闻。"弟子白曰："生死勤苦，弥勒设有异法当往待之乎？"答曰："无异。""六度、四等、四恩、四谛，宁有异乎？"答曰："不也。设使一等，彼此无异，何为复待？今受佛恩，反归弥勒，亦可取度不须待彼。"和上言："止，卿且出去，吾当思惟。"弟子适出，未到户外，已成真人。弟子还曰："何乎？"师曰："已成真人。"弟子礼曰："咄叱之顷，已成果证。"

（选自《杂譬喻经》，后汉月支沙门支娄迦谶译，标题为笔者所加）

释要：

能否修成正果，往往就在一念之间。某高僧虽然"聪明智慧"，但一直苦于"二果未通"，不能成就无上之菩提。但在患病"危顿"之际，弟子一问，反而把他内心的真如本性给激发了出来。正所谓"咄叱之顷，已成果证"。因此，禅宗的修持理念和证悟法门，早在佛陀时代就有，并非是人为臆造的产物。从古到今，有关因病痛而开悟、因苦难而开悟、因棒喝而开悟、因修行而开悟等的记载十分常见。由于重病缠身、看破尘俗而感悟到人生的无常，便可在刹那间豁然开朗，身心进入一个崭新的境界。也许把一切烦恼、忧愁和痛苦都彻底放下了，许多不治之症也就将随之烟消云散了。想开了、看破了，也就了无牵挂了。学习这种顿悟的法门，就要把逆境当作顺境、把痛苦当作历练，在困惑中感悟，在迷茫中得到启迪，在苦难中奋发崛起。

13. 国王割肉愈疾案

原文：

昔有一病人，众医不能治差，径来投国王。王名萨和檀。以身归大王，慈愿治我病。王即付诸师，敕令为治病。诸医启王："此药不可得。"王问诸师曰："其药名何等？""世无五毒人，其肉中作汤，服此便得差。""何等为五毒？""一者无贪淫心；二者无嗔恚心；三者无愚痴心；四者无妒嫉心；五者无克虐心。若有此人者，其病便愈。"王告诸师曰："此人来归我，唯我无此毒。"即割身上肉与之，令合汤。病者服愈，便发摩诃衍。

（选自《杂譬喻经》，后汉月支沙门支娄迦谶译，标题为笔者所加）

释要：

人们对"五毒"有许多不同的解释，如五毒可指蝎子、蛇、壁虎、蜈蚣、蟾蜍5种毒物；可指骗、赌、帮、烟、娼5种社会丑陋现象；可指怒、恨、怨、恼、烦5种能使人生病的恶劣情绪等。就佛教而言，五毒可指贪、嗔、痴、爱、恶5种情绪；可指贪、嗔、痴、慢、疑"五毒心"。本案中的"五毒"与后者比较接近。佛教认为，由于五毒的存在，修行人的本心本觉受到遮蔽，人的真如本性就不容易被发现，也就达不到明心见性的目的了。因此，要达到五毒俱无的境界并非易事，只有具足慈悲喜舍、大智大慧，可以为了弘法将自己的生死置之度外的人，才能是一个没有五毒的人。在现实生活中，虽然像萨和檀国王、唐僧这样"五毒俱无"的人少之又少，但人世间却不能没有大德和大爱，不能没为了人类的幸福而甘舍自身的伟大情怀。

14. 医治国王疾病案

原文：

昔有一大国王，身得重病，十二年不差，一切大医无能治者。时边方小国，统属大王。有一医师，善能治病。王即召来，令治己病。未久之间，即蒙除降。王便念欲报此师恩，屡遣使者宣令彼国："此师治王病差，应有大功，宜应赏赐。象马车乘、牛羊田宅、青衣直人、严饰之具，皆给与之。"彼小国王奉宣上命，为设舍宅高堂重阁，给其师妇衣裳、饮食、珠环、严具，及象马牛羊一切备足。师在王边无有语者。师便思惟："我治王病大有功夫，未知王当报我与不？"复经数日，王转平复。其师请辞，欲还本国。王便听之，给一羸马，乘具亦弊。师大叹恨："我治王病大有功夫，而王不识恩分，不相料理，令我空去。"循道愁叹，以为永恨。适至本国，见有群象，问象子曰："此谁家象。"象子答曰："此是某甲师象。"复问象子曰："某甲师何从得此象？"象子答曰："某甲师治大王病差，功报所得也。"小复前行，见有群马，问马子曰："此谁家马？"马子答曰："某甲师马。"小复前行，见有群牛羊，问群牛羊子曰："此谁家牛羊？"羊子答曰："某甲师牛羊。"小复前行，见其本舍高堂重阁，殊异本宅，问门人曰："此是谁舍？"门人答曰："此是某甲师舍。"便入其阁内。见其妇形色丰悦，身服宝衣，怪而问曰："此谁夫人？"直人答言："此是某甲师夫人。"从见象马及入舍内，皆知是治王病功报所得，便自追恨，本治王病功夫少也。喻福德也，福德留难如王病也。医师，喻修福人也。治王病者，喻如行人能修福事也。王病差者，如福德已成也。王宣令赏赐象马室宅者，言福积于此报成于彼也。夫望速者，常患应迟也。如人少信有时作福，便望朝夕报也。老病死至，便谓自然无善报也。得天中阴善应具至，如彼医师见象马也。乘此中阴既到天宫，受彼生阴，目见天堂种种严饰，乃知追恨往昔不多作也。如彼医师既见赏赐，恨其治病功夫少也。

（选自《杂譬喻经》，比丘道略集，标题为笔者所加）

释要：

　　本案与第 11 条医案比较相似，讲的都是名医治愈国王长年迁延不愈的痼疾而获得巨大回报的故事。这些富有哲理的真实医案，既是佛与菩萨教化众生的真实写照，也是佛与菩萨医治众生身心疾病的医案。因果报应有现世报、隔世报和永世报，因此所谓的"佛教只是修来世"的说法是完全错误的。这些活生生的事例说明，现世报是非常常见的。那么，为什么有的人好心得不到好报，甚至许多忠义之士含冤莫辩？为什么有的人做恶没有得到惩罚？为什么有些十恶不赦之徒却能侥幸逃脱？为什么虽天网恢恢却没有达到疏而不漏的效果呢？这就涉及业力问题了。种下的善因、恶因而结出的善果、恶果，可根据每一个人的业力不同，而出现现世报、隔世报和永世报的现象。这种现象可以说是很正常的。如佛经记载的佛或菩萨所发的业病中，就有不少是由远久无限世的宿缘所致。就像是种花一样，有的花种了 1 年就芬芳满园、争奇斗艳了，而苏铁要到了十年以上才能开花。又譬如，天体之运行，以太阳系行星自转为例，它们各循其道、各有其数。水星 58.6462 天（58 天 15.5088 小时）、金星 243.0185 天（逆向旋转）、地球 0.997268 天（23.9344 小时）、火星 1.025957 天（24.622962 小时）、木星 0.413538021 天（9 小时 55 分 29.685 秒）、土星 0.4440092592 天（10 小时 39 分 22.40000 秒）、天王星 0.718333333 天（17 小时 14 分 24.00000 秒，逆向旋转）、海王星 0.67125000 天（16 小时 6 分 36 秒）自转 1 周。这就是规律，也是佛教中所说的定数。正因为各个天体的规律或定数不同，宇宙世界才会丰富多彩。人类社会也是如此。正因为每个人的业力不同、定数不同，人世间才会有诉说不尽的喜怒哀乐和历史传奇。因此，业因之果报，是任何人都逃脱不了的规律或定数。不是不报，时候未到也。

15. 无病当知足案

原文：

无病第一利，知足第一富。

知亲第一友，泥洹第一乐。

无病第一利者。世多有人宿少疹患，皆由前世报应之果。昔有二商客，冒涉危崄，他国治生，未经几日，积财无数。一人缘至，卒遇重患，所有财货，疗患亦尽，穷困顿笃，不蒙瘳除。一人无病，不费财货，虽获大利，犹怀怨诉："我今所得，盖不足言。"安隐归家，无所损失。昼夜怨诉："不获财利。"亲族劝谏，语商人曰："卿今无病，安隐至家。何为嘷叫，言不获利？有身全命，宝中之上。"是故说曰："无病第一利也。"

知足第一富者。如佛律藏所说，世有二人，难可厌足。云何为二？一得财而费耗，二者得财而深藏。若使阎浮地内，天降七宝满此世界，与此二人者，犹不知足。未断欲之人，贪着财货，得而复求，不知厌足。唯有履道之人，明知非常解释，非真不顾其珍，解知幻化，不得久停。犹若琢石见火电之过历目，如斯之变迁转不住。是故说曰："知足第一富也。"

知亲第一友者。人共知亲，以款到为本，先信后义，乃可同处。犹昔有一人，情爱至深，但与朋友从事，不与兄弟言谈。官遣禁防来召此人，其人醉酒杀官来使，寻走奔向归趣朋友，以己情实具向彼说："我今危厄，投足无地。唯见容受，得免其困。"朋友闻之皆共愕然："咄卿大事，难可藏匿。直可时还，勿复停此。设事显露，罪我不少。卿有兄弟，宗族昌炽，何为向我，叛于骨肉？"其人闻之寻还归家，投归兄弟。五体归命，以实自陈所作愆咎。宗族闻之，皆共慰劳："勿为惧怖，当设权计使免此难。"五亲云集，严驾行调，各各进路，适他国界，更立屋宅共相敬待，倍胜本国。财宝日炽，仆从无数。是故说曰："知亲第一友也。"

泥洹第一乐者。泥洹之中，终无患苦。尘劳众结，永无复有，休息灭尽。是故说曰："泥洹第一乐。"

（选自《出曜经》第二十三卷，姚秦凉州沙门竺佛念译，标题为笔者所加）

释要：

这是一则治未病的医案。"治未病"代表着人类新健康观的主流意识和方向，是医学的最高境界。治未病学主张，防未显之征，消未起之症，医未病之证，治未成之病，截未传之患。未病主要指从人体开始有了病理信息，直到形成"已病"及疾病传变之前的各种状态。未病5种状态是指：健康未病态、潜病未病态、前病未病态、传变未病态、康复未病态。未病学的内容包括未病先防，有病早治，既病防乱、防变，养生防衰，健康保健及优生优育。本案通过生动的事例，来论证"无病第一利"的道理。诚如佛经故事所说，虽有财富无数，但当卒得重病之后，不仅耗费了所有的财物，而且还穷困潦倒，贫病交加。因此，"无病第一利，知足第一富。知亲第一友，泥洹第一乐"。"无病"指的是没有业病。"无病第一利"即健康是最大的回报。"知足"指的是不刻意追求虚幻的东西，认为一切都如过眼云烟。"知足第一富"即知足是最大的财富。"知亲"指珍惜亲情。"知亲第一友"指只有自己的至亲才是最好的朋友。"泥洹"即涅槃，涅槃指的是超越生死、超越时空的生命彼岸。"泥洹第一乐"即只有到达没有烦恼、没有轮回的智慧彼岸才是最大的快乐。

16. 仁良虫治众病案

原文：

密迹金刚力士曰："如是寂意。其天下阎浮利诸有病者，皆往取是仁良虫肉。悉服食之，疗体之病，靡不得瘳。于时，其虫愍慈众生，其身如故，亦不增减。各各截取，复生如故。其身完具，亦不缺漏。郡国、县邑、州城、大邦诸有苦患，敢来食此仁良虫肉，皆得安隐。七日之中，使天下人无复疾病众患之难。唯去身病，未消心疾、淫、怒、痴、疹。时天下人，男女大小，皆得安隐，无复身患。各心念言：'今我等身以何方便报答仁良所育慈养。乃能被荷，众病得愈。身得安隐，永无众患。'诸病愈者普共集会，诣具留国到仁良虫所，皆共叉手，为仁良虫说此偈言：

'仁为是救护，仁身良医药。

咸令我除患，以何报仁养。'"

（选自《大宝积经》第八卷，西晋三藏竺法护奉诏译，标题为笔者所加）

释要：

仁良虫是实药，也是虚药。说其"实"是因为佛经中对此虫有着非常具体的描述，其俨然就是一种有血有肉的生物；说其"虚"是因为普世之间根本捕捉不到"仁良虫"的生物机体。究竟是菩萨说错了，还是我们理解错了？笔者认为，菩萨说的没有错，而是我们的理解出了偏差。因为"仁良虫"是一种心虫，谁能理解和领悟它的真谛，谁就能够看到它的存在，也就能够得其一截而治愈各种各样的疾病。所以说"仁良虫"可被截取万段而复原如故，可永绝疾患之苦。所谓"仁良虫"，其实就是"仁身"和"良医"的共同体，"仁"是慈悲喜舍的大爱，"良"是至精至诚的大医；"仁"能救赎百身，"良"能医治百病。因此，"仁良虫"是一种精神圣药，能够让人百病不生、颐养天年。什么是养生？常服"仁良虫"就是最好的养生方法。

17. 治众生三种热病案

原文：

"复次舍利子，菩萨摩诃萨精勤无倦，修习毗利耶波罗蜜多时，于诸众生起病者想。何以故？一切众生常是病者，恒为三种热恼所烧恼故。舍利子，何等名为三种热恼？所谓贪欲热恼、嗔恚热恼、愚痴热恼。菩萨摩诃萨作如是念：'我等今者应以如是无上正法阿竭陀膏药，涂傅如是热恼众生。何以故？由是无上正法清凉微妙膏药用涂傅故，一切众生贪、嗔、痴等诸热恼病，皆悉除灭。'舍利子，诸菩萨摩诃萨以是正法良药涂傅众生，令三毒灭故，是菩萨摩诃萨无倦正勤，修行毗利耶波罗蜜多。应如是学。

…………

"复次舍利子，汝应解了如是法门。所谓一切众生贪、嗔、痴病，非余医药而能差愈。唯有如来无上医王法身菩萨，以大愿力而得除灭。舍利子，于汝意云何？众生界多、地等界多？"

舍利子白佛言："世尊，如我解佛所说妙义，众生界多，非大地界，亦非水界、火界、风界所能比类。"

佛言："如是如是。如汝所说，众生界多，非大地界。乃至众生界多，非彼风界。舍利子，我今更说如是之相。舍利子，有诸众生身形微细，难可睹见，非佛法外诸神仙眼之所能及，亦非声闻独觉天眼境界，唯是如来清净天眼所能照了。舍利子，如来以净天眼，明见如车轮量，所有微细含识众生，其数无量，多于三千大千世界，于人天趣诸受生者。舍利子，如是无量无边诸有情界，乃至三千大千世界一切有情，若卵生、若胎生、若湿生、若化生，若有色、若无色，若有想、若无想，若非有想、非无想，若可见、若不可见，如是乃至所有假名建立诸有情界。设使于一刹那，或一罗婆，或一牟呼多顷，非前非后，皆得人身。彼诸人等并成良医，寿命一劫明练方术，通闲医道为大医师。善疗众病，皆如今者时缚迦医王。舍利子，彼诸医王同共集议，作如是言：'有一众生怀贪、嗔、痴热恼之病，我为医王勤加功用，当为除灭。'如是舍利子，设使彼等一一诸医，皆持清凉妙药，其量高广，如苏迷卢山王，并又勤加功用，将欲灭一众生贪、嗔、痴恼。又彼诸医于是清凉药分山王，摩以为末，尽其劫寿涂一众生。一切医王尽其功术，并悉疲倦，乃至药分山王用末涂尽，皆亦不能灭一众生贪、嗔、痴等诸恼热病。复次舍利子，诸佛如来出兴于世，见诸众生具烦恼病，如来但说一不净观无上正法阿竭陀膏药，用以涂傅，无量众生贪欲热恼无不除灭。如是涂傅无量百众生、无量千众生、无量百千众生，无量拘胝众生、无量百拘胝、无量千拘胝、无量百千拘胝众生，无量拘胝那庚多众生、无量百拘胝那庚多、无量千拘胝那庚多、无量百千拘胝那庚多众生，如是无量姜羯罗众生、无量频跋罗众生，乃至无量不可说不可说众生，以闻一不净观故，贪欲热恼同时静息。舍利子，如来但说一慈悲观无上正法清凉妙药，用以涂傅，无量众生嗔恚热恼皆得除灭。乃至不可说不可说众生，嗔恚除灭亦复如是。舍利子，如来但说一因缘观无上正法清凉妙药，用以涂傅，无量众生愚痴热恼，皆得止息。乃至不可说不可说众生，愚痴止息亦复如是。又舍利子，证得法身菩萨摩诃萨，亦以大愿自严持身，为法良药，善能息灭无量众生三毒热恼，乃至息灭不可说不可说无量众生贪、嗔、痴等诸恼热病。"

（选自《大宝积经》第四十八卷，大唐三藏法师玄奘奉诏译，标题为笔者所加）

释要：

本案记述了贪欲、嗔恚、愚痴三种热病的成因及灭除的方法。佛经指出：三千大千世界中的一切生物，无论是卵生、胎生、湿生，还是化生，都有贪、嗔、痴的烦恼。然而这三种烦恼，并非名医所能医治，也非名药所能除愈。贪欲热恼、嗔恚热恼和愚痴热恼，是人世间一切众生的常见病和多发病，唯有佛法才能够彻底根治它。经中所提到的"无上正法阿竭陀膏药""无上正法清凉微妙膏药""无上正法清凉妙药"其实都是同一种药，即法药。此药无色无味、无影无形，只有精勤不倦、潜心修行，才能感悟到这种神奇药物的存在。所谓"法药"，就是以佛法为药。针对不同的疾病，佛法能够随时化为各种各样的药物，以解除众生的一切疾苦。但是，要让法药发挥出神奇的功效，必须具备两个重要条件：一是要有佛与菩萨的教化或四众得道弟子的指引，二是自身要有佛缘和善根。经中所说的"膏药""妙药"，其实就是指法药的用法而言的，"膏药"指由表及里、沁人心脾之清凉法药，"妙药"指由内及外、遍布全身的神奇心药。因此，经中所说的"膏药""妙药"并非世俗意义上的实体药物，而是一种基于信仰而存在的感觉和体验。

18. 愿力持身而为良药案

原文：

"复次舍利子，如我先说，证得成就法身菩萨摩诃萨，愿力持身而为良药，用灭无量不可说众生烦恼热病。如是等相吾今更说，汝当谛听。舍利子，我念往昔过无数劫，有佛兴世，名曰然灯如来、应、正等觉、明行圆满、善逝、世间解、无上丈夫、调御士、天人师、佛、薄伽梵。舍利子，尔时然灯如来、应、正等觉，为我授记，作如是言：'汝摩纳婆，于当来世，过阿僧企耶劫，当得作佛，号释迦牟尼如来、应、正等觉，乃至佛、薄伽梵。'舍利子，彼然灯佛授我记已，尔时便证法身成就。佛灭度后，我为帝释，名微妙眼，于三十三天，得大自在，具大神通，有大威德，宗族炽盛。舍利子，是时赡部洲中，有八万四千大城，有无量千村邑聚落市肆居止，复有无量百千拘胝那庾多一切众生，住如是处，人物繁拥，极为兴盛。舍利子，当于尔时，有大疫病，中劫出现。多有众生遭遇重病，身体溃烂、痈肿痤疖、疥癣恶疮、风热痰癊，互相违返。以要言之，一切病苦无不毕集。于时复有无量百千诸医药师，为欲救疗如是病苦，勤加功用，极致疲倦，而众生病无有愈者。舍利子，彼诸无量病苦众生，不遇良医，为病所弊，无有救护，无有归趣，皆共呼嗟，失声号哭，涕泣横流，作如是言：'我今受此无量重病，何处当有天、龙、药叉、健达缚及诸罗刹、人非人等，以大慈悲而能见为除我病者？若有能除我病苦者，我当不吝一切财宝，厚报其恩，随其教诲。'舍利子，我于尔时，以净天眼超过于人，见诸众生种种疫病逼恼其身，烦冤缠绕无有救济。又以天耳清净过人，彻听众生号诉之声，极为悲怨，酸楚难闻。舍利子，我于彼时见闻是已，于是众生深起大悲，即作是念：'一何苦哉！如是无量无边众生，遭是重病，无舍无宅，无救无护，无归依趣，无能疗者。我今决定为诸众生，为舍为宅，为救为护，为归依处，为医疗者，必令病恼普皆平复。'舍利子，我于尔时便隐帝释高广之形，于赡部洲俱卢大城不远，受化生大众生身，名曰苏摩。既受生已，住虚空中，以伽他颂遍告赡部洲内所有众生。说其颂曰：

'俱卢大城为不远，有大身者名苏摩。

若有众生啖其肉，一切病恼皆除愈。

彼无嗔恚诸忿害，为作良药生赡部。

汝当欣踊勿惊疑，随意割肉除众恼。'

"舍利子，尔时赡部洲内所有诸城，八万四千村落市肆，又无量千一切含识为病恼者，闻是声已，一时皆往俱卢大城苏摩菩萨大身之所，竞以利刀或割或截彼之身肉。舍利子，苏摩菩萨行精进行，当被割时，于其身内，出大音声，说伽他曰：

'若此能实证菩提，智藏当成无尽者。

随我所发谛诚言，亦愿身肉常无尽。'

"舍利子，尔时赡部洲内一切众生为病逼故，段段割截菩萨之身，或担持去，或就食者。虽被加害，以愿力故，随割随生无有缺减。舍利子，是诸众生啖食苏摩菩萨肉已，一切病患悉皆除灭。病既除差，复令众生心得安乐，形无变易。是诸众生身心安乐，辗转声告遍赡部洲。来食肉已，病皆除愈，无有变易，身心安乐。舍利子，尔时一切赡部洲中人民之类，若男若女、童男童女，食菩萨肉病除愈者于是菩萨深怀恩慧，竞自思惟：'是苏摩者极有重恩，除我病苦，施我安乐，令无变易。我当云何施设供养，酬斯厚泽。'作是念已，咸共集会，诣俱卢大城苏摩菩萨大身之所。既到彼已，皆共围绕，感戴其恩，不能自胜，说伽他曰：

'仁为舍宅为救护，仁为良医妙药者。

唯愿哀怜垂教敕，我等如何修供养。'"

（选自《大宝积经》第四十八卷，大唐三藏法师玄奘奉诏译，标题为笔者所加）

释要：

愿力是最好的灵丹妙药。对于佛与菩萨而言，具有多大的宏愿和胸怀，就拥有多大的法力和世界。愿力不是空头支票，感天动地的愿力会超越时空成为千古的传奇，虚情假意的愿力将陷入因果轮回成为三界的笑柄。燃烧自己照亮别人、割舍己肉救济众生的宏愿，足以让山河改色、天地动容；而那些想方设法陷害忠良、挖空心思贪图私利之徒，也将令鬼神厌恶、畜牲唾弃。药师佛的"十二大愿"，愿愿都情系天下苍生的福祉；地藏菩萨的一句"地狱未空，誓不成佛"，让六道中的一切生灵为之顶礼膜拜。以药师佛为师，可以拥有普救众生的伟大情怀；以地藏王为师，可以拥有明辨是非的高尚情操。本案记载"赡部洲"大疫流行之时，众生罹患重病，身体溃烂、痈肿痤疖、疥癣恶疮、风热痰癃，互相违返，苏摩菩萨（佛陀化身之一）以自己的血肉为药，解除了八万四千村落民众的一切疾患。佛陀与菩萨之所以伟大，不仅是因为他们愿力宏大、操行崇高，更重要的是，他们早已将甘舍自身普救天下众生的愿力化作了自觉的行动。

19. 聚药为形除病案

原文:

"复次舍利子,如时缚迦大医王者,聚集众药,和为形相,变成女像,妍质华美,净色悦人。由是医王善能作故,妙善成就,善加严饰。舍利子,是药女像,虽无思虑,又无分别,而能示现往来住止,若坐若卧。诸有豪贵大王、王子、大臣、长者及诸小王有病恼者,至时缚迦大医王所。尔时医王观其所治,即以药女赐为仇匹。彼诸人等既蒙所惠,便执药女暂身交触,一切患苦自然消除,无病安乐,无有变异。舍利子,此时缚迦大医之王疗治世间诸病妙智,余有世医无与等者,如是。舍利子,法身所显菩萨摩诃萨,亦复如是,乃至一切众生,若男若女、童男童女,有贪、恚、痴热恼病者,至菩萨所,暂触其身,一切病苦皆得消灭,又觉其身离诸热恼。何以故?由诸菩萨摩诃萨本发大愿善清净故。"

(选自《大宝积经》第四十八卷,大唐三藏法师玄奘奉诏译,标题为笔者所加)

释要:

这是一则非常有趣的医案,可用以说明肉身与法身的关系。缚迦是佛陀时代的名医,有"大医王"之美誉。本案记载,缚迦用独特的方法来治疗众生的一切疾苦,效果十分显著。其做法是:用各种药物制作出一尊美女,并使之具有一定的"灵气",凡遇患病者,即执药女与其接触,可达到"一切患苦自然消除"的目的。聚药为美女之形真的能够治疗多种疾病吗?笔者说:能!因为这是一种将植物之药和心法之药融为一体的治疗方法,既有名医所选用的名方名药,也有佛法所倾注的宏大愿力。

20. 药声正法灭疾案

原文：

"复次舍利子，如大雪山中，有大药王，名为毗伽摩。若闻其声，一切世间猛烈毒热，皆悉消灭。若药所住百踰缮那，其威盛，故令诸恶毒皆无势力。若以药王涂大螺鼓，若击若吹，其声所及，诸有众生或饮毒药，或被毒螫、毒涂、毒刺，众毒恼者，但闻如是螺鼓之声暂至于耳，一切诸毒皆得除灭。舍利子，如是毗伽摩大妙药王，一切世医皆不能识，唯除时缚迦大医王者，方知色性如是。舍利子，无倦精进菩萨摩诃萨亦复如是。行毗利耶波罗蜜多故，积集如是无上正法阿竭陀膏药，不与声闻独觉法共，唯除如来无上正法大医之王能灭众生诸有病者，以无上正法阿竭陀膏药用涂大法之螺，涂已吹之，声告三千大千世界。其中所有一切众生，乃至不可说不可说等，闻是声已，贪、嗔、痴等诸重大患，悉得寂灭无有遗余。"

（选自《大宝积经》第四十八卷，大唐三藏法师玄奘奉诏译，标题为笔者所加）

释要：

这是一则非常有特色的医案。本案用将治疗各种疾病的药物涂在大鼓和大海螺制成的号角上，然后让药物的信息随着击鼓和吹号的声波传递到遥远的地方的方法来治疗毒物外伤和烦恼疾病，具有十分显著的效果。乍一听来，似乎有点荒诞，但实际上包含了许多科学的道理。首先，本案涉及音乐治病。雄浑而洪亮的佛乐，随着鼓声和号角声传到了四面八方，传到了每个人的心坎里，这种音乐对许多疾病确实能够达到特殊的治疗效果。本案涉及信息治病。药物的信息，随着音乐的频率，随着高僧吹奏出来的乐章，能够引起患者的共鸣，引起共振效应。其次，本案涉及心法治病。根据经文可知"毗伽摩"是生活在大雪山中的大医王。案中所说"众毒恼者"，指的就是贪、嗔、痴三毒，或可分解为中医的喜、怒、忧、思、悲、恐、惊七情。正如案中所云"闻是声已，贪、嗔、痴等诸重大患，悉得寂灭无有遗余"。

"无上正法阿竭陀膏药"是什么药？"阿竭陀"，又作"阿伽陀""阿揭陀"，意译为无价、无病、普去。阿竭陀药亦可称为不死药。据《慧苑音义》卷上所载，服此药者，身中诸病普皆除去，故称普去。又服此药后，更无有病，故亦称无病。慧琳《一切经音义》卷二十五亦云："阿竭陀药，阿云普，竭陀云去，言服此药，普去众疾。又，阿言者无，竭陀云价，谓此药功高，价直无量。"关于此药之制法，《陀罗尼集经》卷八云："取啰娑善那、人苋菜根，各取二两，粳米泔汁及蜜共和为丸讫，诵前心咒二十一遍，分为小丸，大如梧子，如法服之，其病即差。此名阿伽陀药。"但慧琳《一切经音义》只释其一，未释其二。因为"阿竭陀药"除了是一种实体的药物之外，还是一种法药，即治病之佛法。《摩诃止观》曰："阿伽陀药，功兼诸药。"其方名已讲得非常明确了，这是一种"无上正法"的"阿竭陀膏药"。为什么叫"膏药"？因为这种药必须用"心"来熬制。

21. 佛治哀悔疾患案

原文：

　　尔时摩迦陀主阿阇世王害父王已，深生悔恨，身生恶疮。既遇世尊，月爱光触，身疮渐愈。来诣佛所，求哀忏悔。世尊大悲，即以甘露微妙法药洗荡身疮。极重罪灭，即还本宫，都不觉知如来涅槃。于涅槃夜，梦见月落、日从地出、星宿云雨缤纷而陨，复有烟气从地而出，见七彗星现于天上。复梦天上有大火聚，遍空炽然，一时堕地。梦已寻觉，心大惊战，即召诸臣，具陈斯梦："此何祥耶？"臣答王言："是佛涅槃，不祥之相。佛灭度后，三界众生、六道有识，烦恼横起，故现大火从天落地。佛入灭度，月爱慈光、慧云普润悉皆灭没，即云月落。星落地者，佛涅槃后，八万律仪、一切戒法，众生违反，不依佛教，乃行邪法，堕于地狱。日出地者，佛涅槃后，三涂恶道，苦聚日光，出现世间。故感斯梦。"

　　王闻是语，将诸臣从夜半即来至拘尸城，见诸无数四兵之众，防卫拘尸无量重数。复见城门有咒术师，防止外难。王见是已，即问咒师："佛涅槃耶？"咒师答言："佛涅槃来已经四七，当今大众将分舍利。"王言："佛入涅槃，我都不知。我于夜梦见不祥事，以问诸臣，方知如来入大涅槃。我欲入城礼拜如来金刚舍利，汝为通路。"咒师闻已，即听前入。

　　王至城内四衢道中，见师子座舍利金坛，复睹大众悲哀供养。王与徒众一时礼拜，悲泣流泪，右绕七匝，哀惨供养。尔时王就大众请求如来一分舍利，还国供养。大众答言："何晚至耶？佛已先说分布方法，舍利皆已各有所请。无有仁分，仁可还宫。"阿阇世王不果所请，愁忧不乐，即礼舍利，惆怅而还。

　　（选自《大般涅槃经后分》下卷，大唐南海波凌国沙门若那跋陀罗译，标题为笔者所加）

释要：

这是佛陀治疗业病的典型案例，也是佛陀一生中诊治的最后一个病人。医案中讲述了下面这样一个故事。在佛陀时代，摩迦陀国有一个国王名叫阿阇世，他害死了父王，夺取了王位。事后，他"深生悔恨"，并"身生恶疮"。为此，他向佛陀求助，祈望佛陀能够消除他身心的痛苦。佛陀以"甘露微妙法药"为他荡洗身上的疮毒，替他消除压在心头的"罪恶"。阿阇世的病治好了，佛陀这时也涅槃了。得知佛陀涅槃的消息后，阿阇世万分惆怅，并立誓尊崇佛法。

从这一案例可以看出，佛陀之所以伟大，是因为他能够普度一切众生，包括犯了弑父重罪之人，并让他们幡然醒悟、弃恶从善。佛陀之所以伟大，是因为他发明了治疗众生一切身心疾病的法药。法者，佛法也，智慧也，心灵也。诸若诵经、佛咒、法术等都可以被划归于法药的范畴。佛陀就是通过心灵的沟通、佛法的传播和智慧的加持等方法治疗各种身心疾病的。佛陀之所以伟大，是因为他将个人的生死置之度外，用自己的生命、自己的智慧、自己的法力来拯救大千世界的芸芸众生，哪怕是即将涅槃了还不忘济世救人。

22. 观星宿知疾患案

原文:

一、柳宿

"柳宿八日用事，一切恶业皆悉能作。于世间中如阎罗王，其日病者，不可疗治。其日生者，性多嗔怒，无有慈悲，多造愆过，人所憎嫉，能破善法，常好猎射。壁宿、牛宿，此二宿日入胎者，吉；轸宿、昴宿入胎者，凶。觜宿、虚宿、亢宿、张宿，此四宿日不宜作事，多有耗散。箕宿、娄宿、房宿等日，宜作众事，得好成就。心宿之日、七星宿日、胃宿之日，远行安隐。翼宿、斗宿、女宿等日，宜修读学技艺成就。角宿、斗宿、危宿、尾宿、毕宿，此五宿日，宜结知识。氐宿、参宿、井宿、室宿，此四日，亦复宜结诸善知识。"

"七星九日用事，于诸众生温和柔软。其日病者，以胡麻油和粳米饭祭其先人，八日除愈。其日生者，聪明福德，常为善事。然彼人性微好妄言，若护其身，宜慎妄语，其人作事利。心宿、日奎宿、氐宿，此三宿日受胎者，贫乏少财物。参宿、危宿、毕宿等日受胎者，凶，常作恶事。角宿、女宿，此二宿日受胎亦贫，好为恶事。翼、胃、斗宿，此三宿日而受胎者，作事自在，得他人物。娄宿、张宿、箕宿等日欲作事者，多饶障碍。轸宿、牛宿、昴宿、氐宿，此四宿日行来安隐，作事和合。虚宿、觜宿，此二宿日为其障碍。"

"张宿十日用事，作柔软事安隐世间。其日病者，以频婆果生苏祭神，七日得差。其日生者，性乐芳香，衣裳璎珞，贪于欲事，而复嗜酒。若在众中，须自慎傲。娄宿、井宿，此二宿日受胎最恶。虚、亢、觜宿，是三宿日受胎亦恶，不宜作事。昴、轸、牛宿，此三宿日亦多障碍。张宿之日，乃得自在。"

二、 房宿

"房宿白月一日用事，能于世间作速疾事。其日病者，作青豆饭以用祭神，十日除愈。其日生者，有堕崖岸、刀兵之厄。于此二事，须自护身。宜于治生贩卖之业。软弱儒雅，乐法信福。其人入胎，宜井宿日。张宿、斗宿、胃宿等日，欲作诸事，无有善恶。轸、毕、女宿，此三宿日作事者，凶。心宿、柳宿、奎宿，此三宿日作事者，吉。室宿、房宿、鬼宿、壁宿，此四日作事，安隐而得自在。箕宿、娄宿，此二日远行，安隐得知识力。虚宿、昴宿、张宿、翼宿，作事有利，得其星力。箕宿、觜宿、角宿、虚宿、亢宿、参宿，此六宿日要结亲友、大小知识，娶妇，皆吉。"

"心宿二日用事，好作恶事。其日得病，以粳米饭并大麦饭、黄石蜜等祭帝释天，经十三日然后除愈。其日生者，性多嗔恚，无有慈心。纵持戒者，亦复破戒。若见于他行净行法，宜于此处须自慎傲，生产之所，亦须护身。此心宿日入胎者，吉。角、虚、觜宿，此三宿日入胎，不吉。昴、牛、翼宿，此三宿日宜作诸事。壁宿之日，若作事者，多有障碍。七星、箕、娄，此三宿日乃得自在，多有利益。尾宿、柳宿、奎宿、危宿、轸宿、毕宿，此六星宿得他人力。胃、张、斗宿，此三宿日宜远行来，道路安隐。室宿、亢宿、危宿、井宿、氐宿、参宿，此六宿日宜结亲友及以娶妇。"

三、 虚宿

"虚宿八日用事，其日得病，一年乃愈。应以绿豆、乌豆、小豆、江豆作四种臛，香华祭神。其日生者，性多嗔贪，贫无衣食，于色欲间，亦复乏少，依约亲属，常多怖畏。若角宿日受胎者，吉。张宿、胃宿、箕宿之日受胎者，恶，多有障碍。房宿、柳宿、奎宿等日入胎者，平，无有善恶。氐宿、井宿、室宿等日受胎，亦恶，离散不合。亢、危、参宿，此三宿日作事，利益得有和合。觜宿之日，欲作事者，一切得作。鬼宿、尾宿、壁宿，此三日宜以远行，道路安隐。娄宿、七星、心宿等日，若为事者，得善知识及于良伴。翼宿、箕宿、昴宿等日，亦宜要结诸亲友等。毕宿、牛宿，此二宿日亦复宜于结大善友。"

四、 娄宿

"娄宿十三日用事，其日得病，麦粥祭神二十五日，然后除愈。其日生者，为性躁疾，常护众生，不害物命，若至关津，须自防慎。当作医师，善解方药，能疗众病，亦复善能歌舞之事。心宿之日，有入胎者，无有障碍。角宿、觜宿、女宿、虚宿、井宿、亢宿、危宿，此七宿日若作事者，平无善恶。此星宿日，唯莫卖买，不宜行来及以剃头，亦不得至相斗处所。昴宿、斗宿、张宿，此三宿日宜报怨仇，斗诤得胜；宜作轻利，软事得成。七星宿日作事，牢固亦有利益。张宿、箕宿、胃宿，此三宿日欲远行安隐。壁、轸、毕宿，此三宿日作事，利益亦宜密语。参宿、虚宿、亢宿之日，宜作恶事。鬼宿、尾宿、室宿等日，宜可要结诸小知识。柳宿、房宿、壁宿等日，宜可要结诸大知识，为得众人爱护于己，宜造床舆及买牛马。"

（选自《大方等大集经》第四十二卷，隋天竺三藏那连提耶舍译，标题为笔者所加）

释要：

笔者最初在佛教经典中看到二十八宿时，很自然地联想到了中华文化中的二十八宿，当时并未曾留意它们之间的联系和差异。后来，通过对比分析，觉得两者不仅名称基本相似，而且内容也非常之接近，确实有着异曲同工之妙。我国古代天文学家把天空中可见的星分成二十八群，即二十八宿。其分法为将沿黄道或天球赤道（地球赤道延伸到天上）分布的一圈星宿按东西南北分为四组，每组各七宿。东方青龙七宿是角、亢、氐、房、心、尾、箕；北方玄武七宿是斗、牛、女、虚、危、室、壁；西方白虎七宿是奎、娄、胃、昴、毕、觜、参；南方朱雀七宿是井、鬼、柳、星、张、翼、轸。佛教经典亦有二十七宿的划分方法。它是将黄道分成二十七等份，称为"纳沙特拉"，意为月站。当时以昴宿（即"剃刀"，中国称为昴宿）为第一宿。这个体系一直沿用到近代。印度二十七宿的划分方法亦是将黄道等分为二十七份，但各宿的起点并不正好是较亮的星，于是他们就选择该宿范围内最高的一颗星作为联络星，每个宿都以联络星星名命名。印度也有二十八宿的划分方法，即在人马座和天鹰座间增加一宿，名为"阿皮季德"，梵文意为麦粒（中国称为牛宿）。佛经中表述的传统宇宙观念，与中国古代的盖天说较为接近。后来，汉唐之间的译经大师们逐渐将中国古代星宿名称与佛教文献中的星宿名称进行对应翻译，故在后世的佛典中已很难区分出它们之间的细微差别了。

佛医认为，星宿与人类健康的关系十分密切。应用星宿运行的原理来治疗疾病，是佛医学的一大特色。本文即选柳、房、虚、娄四宿来分析之。关于星宿与疾病诊疗关系的论述，其实更像是医话，但由于经中有用药、宜忌、时间等元素，故姑且将之放在医案中论述。本案涉及了遗传学、优生学、象数学、命理学、心理学等多学科的内容，对星宿与性格、星宿与气质、星宿与职业、星宿与疾病等做了论述和诠释。同时，其对受胎、入胎等优生优育内容也进行了阐析。

关于星宿与疾病的治疗，佛经提到的用于治疗疾病的药物和食品有胡麻油、粳米饭、频婆果、生苏、青豆饭、大麦饭、黄石蜜、绿豆、乌豆、小豆、江豆、麦粥、香华（花）等。在服用这些药物或食品之前，必须根据时辰的不同和疾病的差异，分别先用之祭祀先人、神灵和帝释天等。佛经还对星宿对人性格的影响做了分析。如氐宿、参宿、井宿、室宿之日出生的人，生性温和柔软；角宿、觜宿、女宿、虚宿、亢宿、危宿等日出生的人，不宜做买卖等。佛经还特别提及，最适宜娄宿日生者的职业是医师。经曰娄宿日生者"为性躁疾。常护众生，不害物命。若至关津，须自防慎。当作医师，善解方药，能疗众病"。

23. 光明眼药方应用案

原文：

莲华子、莲华、莲华鬘、莲华丝、龙脑香、牛黄、龙华（如师子口音）莲华、郁金香、莲华乳，以上药等分细捣作末，取赤牛乳，取日好时和作丸，梧桐子，以阴干之。即洗浴清净，着新净衣。取药至道场中，以佛顶咒咒之一千八遍。咒已，即取好时好日研药，取牛乳汁和研药。

（选自《大佛顶广聚陀罗尼经》第二卷，失译者，标题为笔者所加）

释要：

这是一则验案，也是一个治疗眼科疾病的秘方。本方取莲子、莲花、莲蓬、莲须、龙脑香、牛黄、龙华莲花、郁金香、藕粉9味药物等量研为细末，用红牛之乳调为细丸，状如梧桐子大小，并选好上等日子，取牛奶调稀，点入眼中。其可用于治疗视力减退、眼睛疼痛、视物昏花，以及多种疾病所导致的眼睛红、肿、痛、痒。在佛教文化中，凡用药治病，必先沐浴、更衣、念咒、作法，然后再施医给药，这样往往可以起到事半功倍的效果。《佛顶咒》文字不长，字字沁人肺腑肝脾，对眼科疾病的治疗颇为有效。在佛医治病过程中，有单纯用药者，也有单纯用咒者，也有药咒并用、双管齐下者。一般来说，业病多用咒，体病多用药，心身疾病兼而有之者则两法同时施用。至于用何咒、咒多少遍，用何药、怎样调用，一定要谨遵佛典之记载，这样才能将药效发挥到极致，以实现临床诊疗效果的最大化。

24. 延年方药应用案

原文:

牛乳、牛苏、天门冬,取前药相和为丸,每日服三丸。至七日以来,如常寿命复加百年。若服一周年,如前七日,寿命服加千倍,身力如大龙王,少年如十岁小儿,头有螺髻发绀青色,其身柔软如兜罗绵,永一切众病听明智惠犹如大海。又法:以苏饮下前药,七日令得大聪明。一日诵得千,所诵之者更不忘失。

（选自《大佛顶广聚陀罗尼经》第二卷,失译者,标题为笔者所加）

释要:

有关延年益寿之方法,虽儒、释、道皆有之,然佛家之法有时很难为世人所理解和接受。为什么呢?因为佛家之养生并非专指人类而言,而是纵跨三界,论及六道,其中很多内容远远超越了人们思维所能接受的范围,故教内人士往往对之不够重视,教外人士常常视之为荒诞。就本文而言,前面的以牛乳、牛苏、天门冬相和为丸之法,很容易被理解;后面的加寿百岁、千岁及身力如龙王之说,则常被误读曲解。笔者认为,无论是百年还是千年,都包含了涅槃之后的时间尺度,指从人的出生到入地狱之前的时空距离,而非指老而不死、寿命无疆。如用牛乳、牛苏、天门冬组成之方提升智慧,除了服用前三药所炼之丸外,还须以苏饮为引、诵经千遍。该方组成合理,简而不略,契合实际,是佛门之中的重要养生方剂。

25. 净眼药方应用案

原文:

尔时世尊, 赞叹眼药力故, 即说偈言:

"一切成就法最胜, 所作无疑定成就。

一切众罪皆消灭, 一切所行皆最胜。

天龙诸鬼及人间, 所说如上胜功德。

皆由咒力及眼药, 威德显现无过上。"

苏味罗、安舍那、海水沫、雄黄、两种黄、姜、牛黄、青莲华、郁金花、苣蕂子、石蜜, 右上件药等分细筛为末, 细罗罗之, 和石蜜为散。于赤铜器中盛, 咒师着新净衣, 即将此至佛前, 诵咒满八千遍, 即得成就。

欲使此药之时, 先须佛前诵咒一百遍, 点此药眼中, 即便隐形众中, 最胜即得十二千。咒师随后三肘由旬内诸物事等, 天龙、药叉、干阔婆、罗刹等不动脚足, 并皆路现而见明了。一切诸神宫, 并诸伏藏山河、诸城郭围林变化事等, 由如掌中观庵魔摩勒果, 于夜分中所见诸物, 逾于昼日, 见过去、未来、现在诸事, 犹如掌中视琉璃宝, 一切咒王及海中诸宝悉得见, 游行入海, 如己舍宅, 从海出已, 种种七宝楼阁入诸山窟黑暗之处, 如日光明皆能得见。点眼药已, 更无暗处。若常着此药, 即成净眼。

(选自《大佛顶广聚陀罗尼经》第二卷, 失译者, 标题为笔者所加)

释要:

治疗眼科疾病是佛医重要特色, 在佛教经籍中有大量关于眼科的文献史料。中医眼科的发展, 直接或间接受到了佛医的熏陶和影响, 从某种意义上讲, 早期的中医眼科基本上引入和借鉴了佛教眼科的理论和方法。本案的净眼药方, 由苏味罗、安舍那、海水沫、雄黄、两种黄、姜、牛黄、青莲华、郁金花、苣蕂子、石蜜 11 味药组成, 可用于治疗多种疾病引起的眼睛红、肿、热、痛及视力减退、视物昏花等症状。净眼,指清净的法眼。在佛教中，有佛眼、法眼、天眼、慧眼和肉眼五眼之说，其中法眼仅次于佛眼。根据佛典的记载，此眼能见一切法之实相，故能分明观达缘生等差别法。菩萨为度众生，以清净法眼遍观诸法，能知能行，得证是道；又知一切众生之各个方便门，故能令众生修行证道。因此，通过用药、诵咒、施法，不仅能够治愈各种眼病，而且能够清楚地见到一切法妙有的道理。本案中所说的"若常着此药，即成净眼"，并不是说任何人用了此药之后都能够达到法眼的境界（因为法眼是菩萨特有的法力），而是在强调光明来之不易。

26. 清净宝光明日藏王油应用案

原文：

郁金花（二两）、龙脑香花（二两）、煎香花（二两）、乌油摩花（五什退皮）、一切众花花（各少许）、沉香花（二两）、牛黄花（二两），右取水五升，取上诸药细切，煎令水欲尽，可得一升以来，即去滓令净。即下诸香药，龙脑香、牛黄、煎香、沉香、郁金香花等，然后煎令水尽，于铜器中盛之，置于塔中。

（选自《大佛顶广聚陀罗尼经》第二卷，失译者，标题为笔者所加）

释要：

这是一则可以醒脑、开目、辟秽、除烦的方剂，既可用于疾病的治疗，也用于公共场所辟邪。"清净宝光明日藏王油"为原方之名，本方名由"清净""宝光""明日""藏王油"四个词汇组成，前三词都是用来修饰"藏王油"的。"清净"，指清心净体；"宝光"，一指法宝的光芒，二指宝光天子（为观音菩萨之化身）；"明日"，指光明的太阳；"藏"，指"摄菩萨等一切所应知之法"；"王"，指王者。因此，本方名可解释为能够清心静体，好似法宝灵光、太阳光芒，能为菩萨摄一切法的王者之神油。本方的制作分为三个阶段：第一阶段为"浓缩汤药"，即将郁金花、龙脑香、煎香、乌油摩、一切众花、沉香、牛黄煎汤浓缩；第二阶段为"调入药粉"，即将龙脑香、牛黄、煎香、沉香、郁金香五药研成细粉，并调入已经浓缩的汤药之中，使之形成浓稠的油糊；第三阶段为"置于塔中"，即将调制好的药油以铜制的器皿容盛，并放置到塔内。当然，这个过程中还要有诵经、念咒等特殊的宗教仪式。

27. 自身解脱方应用案

原文：

咒师每日触五味物：一乳，二酪，三苏，四水尿，五牛粪汁。一日一回触并饮一掬，每日亦须服檀香汁。每日须前供养，取日藏膏油置于佛前，香花果子饮食灯油每日供养。诵咒满八千遍，至第三夜。须清净洗浴，着新净白衣，不得共余人语。即于塔前，诵咒八千遍，三日满竟咒数足。以其膏油和石蜜，次饮，即于佛前养之。

（选自《大佛顶广聚陀罗尼经》第二卷，失译者，标题为笔者所加）

释要：

这是一则可以解脱烦恼、解脱疾患、解脱痛苦的方剂。本方可帮助人们求得自身的解脱。与上下几则药方一样，本方为佛门密教的治病大法，因此诵咒是应用本方不可或缺的重要步骤。文中所说的咒师，指的是修炼密教法门到达一定境界的僧人。从密教来讲，能够成为一名合格的咒师并不是一件容易的事。要成为一名合格的咒师，首先必须熟记密教的经典和咒语；其次必须修行到一定的境界；最后必须全面了解持咒的方法及有关密教的仪轨和规则。本方取乳、酪、苏、水尿、牛粪汁五物，并配以檀香汁。在服用本方前要沐浴更衣，在3天内于佛塔前诵咒8000遍，并服以膏油和石蜜，这样方能有效。由此可看出，要配好、用好自身解脱方并不简单，还要有修为较高的密教法师参与才行。

28. 益智延年方应用案

原文：

取前日藏王膏油，以铜器盛之。蜜四分、苏八分、天木汁一分（梵云提嘀陀噜）、日藏膏油一分、牛乳十六分，右以上相和。煎药之时，一切妇人、孝子、小儿、六畜等不得见。咒师须庄严道场，建立坛场。极须如法种种供养，洗浴清净，着新净。余药：天门、舍陀布涩波、莲华及青莲华、波罗（二合）、奔挐利迦、干陀嘀斯、必利亦语、白檀、诃梨勒、毗脾梨勒、阿摩勒（二十一遍练之须上好者）、菖蒲、毕钵、胡椒、胡干姜、煎香、青木香，右以各等分，微火煎之，绞，勿令药着底。咒师手把苏摩那大支，咒打此药。……若和牛乳服之，即得大聪明，一切所闻更不废忘。

（选自《大佛顶广聚陀罗尼经》第二卷，失译者，标题为笔者所加）

释要：

增长智慧和延年益寿，是无数人苦苦追求的愿望与梦想。但对于怎样才能增智和延寿，可谓是众说纷纭、莫衷一是，儒、释、道各有各的理论和方法。就佛家而言，由于地域和宗派的不同，其增智和延寿的方法也迥然不同。本方属于密教的增智和延寿的方法，主要是祈望通过药物的调理，使人的智慧得到增长、生命得到延长。本方在第26案"清净宝光明日藏王油"的基础上，取蜜、苏、天木汁、日藏膏油、牛乳五者相互融合。在煎此药时，不能让妇女、戴孝的男子、小儿及各种家畜看见，且须有密教咒师在庄严的道场诵咒作法。以上程序完成之后，再取天门、舍陀布涩波、莲华及青莲华、波罗、奔挐利迦、干陀嘀斯、必利亦语、白檀、诃梨勒、毗脾梨勒、阿摩勒（上好者）、菖蒲、毕钵、胡椒、胡干姜、煎香、青木香十八味药物微火煎之，煎取之后，再由咒师按密教的规则进行处理。经过这一系列的加工、制作和施咒之后，本药即可服用了。服用的方法是：取本药适量，用牛奶调和后服用。据载，服用此药，可取得"即得大聪明，一切所闻更不废忘"的神奇效果。

29. 烧香方应用案

原文：

钵多罗香（霍香是）、薰陆香、栴坛香（白檀是）、咄□瑟迦香（苏合香是）、沉香（恶揭鲁）、窭具罗（安悉香是）、安膳香、萨若罗婆香（婆律膏是）、甲香、龙脑香、麝香、共矩么（郁金香是也），此十二味是一切香王。坛上用烧之，又着种种音乐供养（咒师便即作法）。

（选自《大佛顶广聚陀罗尼经》第五卷，失译）

释要：

这是一则可以辟邪、醒脑、清心、除烦的香方，为众香之王。本方由藿香、薰陆香、檀香、苏合香、沉香、安息香、安膳香、萨若罗婆香、甲香、龙脑香、麝香、郁金香十二味香药组成，可于有重大法事时烧燃于佛坛之上，亦可用于养生、除恶和辟秽。此外，使用时根据具体的需要，请咒师作法，效果更佳。

30. 金刚心中心速摄光聚香王方应用案

原文：

沉香、煎香、檀香、安悉香、甲香、萨必栗迦（波西苜蓿香是）、萨者罗婆（娑罗树汁）、咤斯香（甘松香是）、香附子、青木香、毕里瞌具那罗陀（波西获根是）、千尸罗（□细辛白色是，而香气亦名药根香）、郁金香、石蜜、好蜜、苏，以上等分细筛，以苏和，为丸，丸如梧子。

（选自《大佛顶广聚陀罗尼经》第五卷，失译）

释要：

这是一则可以使人聚精会神的香方。聚精，指精力集中；会神，指神光内敛。本方为丸剂，由沉香、煎香、檀香、安悉香、甲香、波西苜蓿香、萨者罗婆、甘松香、香附子、青木香、波西获根、细辛、郁金香、石蜜、好蜜和苏十六味药组成。制作方法为：将以上药物等份研为细末，以蜜和为药丸，以直径约 2 厘米大小为宜。

31. 观音治盲案

原文：

若有人等患眼精坏者，若有清盲暗者，若白晕赤膜无光明者，取诃梨勒果、庵摩勒果、鞞醯勒果，三各一颗，捣破油，下筛当研。时唯须净护，莫令新产妇人及狗见，口中念佛，以白蜜若人乳汁和封眼中者。其人乳汁，要须男孩子母乳汁。若女儿乳汁者，成其药和竟者，还须千眼像前，咒一千八遍。着眼中，满七日。在深室内，慎风、房室、五辛、诸不净物，即得精还，明净光盛。

（选自《千手千眼观世音菩萨治病合药经》，西天竺国三藏伽梵达摩奉诏译，标题为笔者所加）

释要：

这是一则治疗"清盲"的医案。在佛医眼科中，"清盲"指视物模糊、视物昏暗或黯然无光；导致"清盲"的原因有青光眼、白内障、息肉等病，以及外伤、风热、寒凝、血瘀等。本案取诃梨勒果、庵摩勒果、鞞醯勒果三种药物，研为极细的粉末，且在制作过程不能让狗和产后未满月的产妇看见。在治疗时，须用白蜜和人乳（须男婴的母乳）调匀药粉后涂封患眼，以 7 日为 1 个疗程。在治疗期间，必须慎风寒、忌房事、禁五辛、远离浊秽之物，只有这样才能达到最好的治疗效果。

32. 观音疗恶痉案

原文：

若有人等患恶痉入心，闷绝欲死者，取桃胶一丸，大小亦如桃实大，以清水一升和煎。取半升，咒七遍，顿服尽即差。其药莫令妇人煮，须净护造也。夫诸药造，不须人无验。

（选自《千手千眼观世音菩萨治病合药经》，西天竺国三藏伽梵达摩奉诏译，标题为笔者所加）

释要：

这是一则治疗恶痉的医案。"痉"，指的是一种以脊背强直为表现的病证。《博雅》曰："痉，恶也。"《集韵》曰："一曰风病。"《正字通》认为"痉证有五"。《难经》指出"督脉为病，脊强而厥"。《伤寒杂病论》认为痉者有五，如刚痉、柔痉等，并指出："病身热足寒，颈项强急，恶寒，时头热面赤，目脉赤，独头面摇，卒口噤，背反张者，痉病也。"其意为：表现为身上发热，足部发凉，颈项强急，畏寒，有时头部烘热，面部及眼睛发红，头部动摇不停，突然出现牙关咬紧不开、背部强直、角弓反张的，为痉病。根据"闷绝欲死"之症和桃胶的功效推定，本案之病当为外感风邪，内伤气滞，复受惊吓所致，故取桃胶配合咒法以治之。

本案之方为单方，仅桃胶一味。桃胶是南方常见的中药材，是蔷薇科植物桃或山桃等树的树皮中分泌出来的树脂，每年夏季采集，经水浸、洗去杂质、晒干而成。桃胶，味甘、苦，平，无毒，入大肠、膀胱经。关于桃胶，《名医别录》载："主保中不饥，忍风寒。"《唐本草》云："主下石淋，破血，中恶痉忤。"《本草纲目》也指出，桃胶可以"和血益气，治下痢，止痛"。可见桃胶的功效主要是调和气血。现代医学研究还发现，桃胶有美容养颜之功效。治疗中，对桃胶的使用有两大要求：一是要用咒语配合治疗，二是不要由妇人煎煮。

33. 观音治偏风案

原文：

若有人等患一边偏风，耳鼻不通、手脚不便者，取胡麻油内木香煎，咒三七遍，摩拭身上，永得除差。又取纯牛酥，咒三七遍，摩身上，差好。

（选自《千手千眼观世音菩萨治病合药经》，西天竺国三藏伽梵达摩奉诏译，标题为笔者所加）

释要：

这是一则治疗中风的医案。患者单侧肢体活动不便，并伴有患侧听力下降、呼吸不畅等症，此乃外风所致，故施以外治之法。本案用胡麻油和木香煎汤摩拭患体，又以牛酥摩体，收到良好的效果。此案还指出，在用药之前必须念咒21遍，只有这样才能达到药至病除的效果，才能将疗效发挥到极致。

34. 观音治难产案

原文:

若有妇人患产难者，取胡麻油，咒三七遍，摩产妇脐中及玉门中。若令口吞，易生。若有女人怀妊死腹中者，取阿婆末唎草一大两，以水二升和煮，绞去滓，取一升汁，咒三七遍，服即出，一无苦痛。若不出胎衣者，亦服此药，即出差。(阿婆末唎草，牛膝草是也。)

(选自《千手千眼观世音菩萨治病合药经》，西天竺国三藏伽梵达摩奉诏译，标题为笔者所加)

释要:

这是一则治疗难产的医案。本案指出，对于难产的患者，可同时用外摩和内服两种方法来治疗。在外摩擦洗方面，取胡麻油施咒21遍，然后用之摩擦肚脐和阴蒂。此药亦可用于内服。在内服药的使用方面，如果遇到死胎，用牛膝草煮汤，在施咒21遍之后服用，可收到非常满意的治疗效果。胡麻油，味甘，性平，无毒，有润燥通便、养血祛风的功效。《本草纲目》云，胡麻油具有润燥、解毒、止痛、消肿之功。牛膝，性平，味苦，归肝、肾经，具有补肝肾、强筋骨、逐瘀通经、引血下行之功效，主要用于腰膝酸痛、筋骨无力、肝阳眩晕、经闭腹痛、恶露不尽、胎衣不下、跌打伤痛、关节不利，以及热淋、血淋等证。因此，以外摩胡麻油、内服牛膝草来治疗难产、死胎可以收到神奇的效果。

35. 观音治心痛案

原文：

若有人等卒患心痛不可忍者，为道尸疰。取杜噜香如乳头成者一丸，咒三七遍，口中嚼咽，不限多小，令变吐，即差。慎五辛、酒肉油物、诸不净物及房内。（杜噜香者，薰陆香是也。）

（选自《千手千眼观世音菩萨治病合药经》，西天竺国三藏伽梵达摩奉诏译，标题为笔者所加）

释要：

这是一则治疗心痛的医案。导致心痛的原因有很多，如有气滞、血瘀、火盛、痰阻等。但本案之心痛乃由尸疰所致。尸疰，即尸注，病名，见《诸病源候论·尸注候》，亦见《太平圣惠方》卷五十六，为九注之一，主要表现为"寒热淋沥，沉沉默默……腹痛胀满，喘息不得气息，上冲心胸，傍攻两胁……或挛引腰脊，或举身沉重，精神杂错，恒觉昏谬。每节气改变，辄致大恶，积月累年，渐就顿滞，以至于死。死后复易旁人，乃至灭门。以其尸病注易旁人，故名尸注"。本案所用之方为单方，取薰陆香一味成丸，如乳头大小，施咒 21 遍，然后含入口中。薰陆香，又名乳香，性温，味辛、苦，入心、肝、脾经，具有活血止痛、消肿生肌之功效，用于治疗气血凝滞型心腹疼痛、痈疮肿毒、跌打损伤、痛经、产后瘀血刺痛等证。同时，其还能祛除尸疰恶气之毒。《名医别录》云："治风水毒肿，去恶气。治风瘾疹痒毒。"《本草纲目》亦谓："消痈疽诸毒，托里护心，活血定痛，伸筋，治妇人难产、折伤。"

36. 观音治大烧疮案

原文：

若有人等被大烧疮者，取热瞿摩夷，咒二七遍，涂疮上，即差。（瞿摩夷者，乌牛屎是也。）

（选自《千手千眼观世音菩萨治病合药经》，西天竺国三藏伽梵达摩奉诏译，标题为笔者所加）

释要：

这是一则治疗烧伤的医案。案中指出，被大火烧伤或开水烫伤之后，所留下的疮口经久未愈，且诸药均难以奏效者，可使用瞿摩夷。瞿摩夷是黑牛的粪便。其用法是将瞿摩夷加温炒热之后，覆盖在疮口之上，并施咒 14 遍，这样即可达到一般药物难以达到的效果。牛粪具有清热解毒之功效。牛食百草，牛粪中有许多没有消化的植物纤维，这些植物纤维经过了牛肠胃的混合腐熟之后，若运用妥当，有时确有神奇之疗效。

37. 观音治蛔痛案

原文：

若有人等患蛔虫咬心痛者，取骨噜末遮半升，咒三七遍，服，即差。若重者一升，虫即如缬索出来，差。（骨噜末遮者，白马屎也。）

（选自《千手千眼观世音菩萨治病合药经》，西天竺国三藏伽梵达摩奉诏译，标题为笔者所加）

释要：

这是一则治疗蛔虫心痛的医案。什么是蛔虫心痛？一般来说，蛔虫心痛相当于西医学的胆道蛔虫病。因为胆道蛔虫病常表现为心口部位"钻顶样"剧痛，故有"蛔虫心痛"之说。案中指出，如果有人患蛔虫心痛，服用骨噜末遮半升或 1 升，施咒 21 遍，即可将蛔虫驱除排出。骨噜末遮即白马的粪便。该验方的配制和用法是：将白马的粪便用白布包裹，然后放在水中煮沸片刻，滤渣后凉服。白马为食百草之动物，且颇有灵性，马粪既是植物纤维经过马的肠胃混合腐熟之后的排泄物，也是一种十分有效的驱虫排毒药物，若使用得当，确有神奇之疗效。

38. 观音治丁案

原文：

若有人等患下疮者，取菱𦰏叶捣绞取汁，咒三七遍，夜卧着眼中，即差。若须用白牡马失汁，咒三七遍，如上，差。（骨鲁怛伕者，新驴粪是也。）

（选自《千手千眼观世音菩萨治病合药经》，西天竺国三藏伽梵达摩奉诏译，标题为笔者所加）

释要：

本则医案，让人非常难以理解。为什么下疮要用滴眼来治疗？白牡马失汁和骨鲁怛伕该怎么用？能治什么病？笔者在《千手千眼观世音菩萨广大圆满无碍大悲心陀罗尼经》（唐西天竺沙门伽梵达摩译）中找到了答案。该经载："若患丁疮者，取凌锁叶捣取汁，咒三七遍，沥着疮上，即拔根出，立差。若患蝇螫眼中，骨鲁怛伕（新驴屎也）滤取汁，咒三七遍，夜卧着眼中，即差。"原来，这是两则医案，前案为以菱𦰏叶、白色雄马粪便来治疗疔疮之医案；后案为以骨鲁怛伕（新驴屎）治毒蝇螫眼之医案。本文中的"下"，当为"丁"；"丁"通"疔"，指疔疮肿毒。其治的是什么部位的疔疮？当是眼角、眼睑部位的疔疮。

本案的主药菱𦰏叶与凌锁叶实为一物，即水菱叶。菱，性平，味甘，具有清暑解热、益气健胃、止消渴、解酒毒、利尿通乳、抗癌等功效。菱、菱壳、菱柄、菱叶等皆可入药。菱草茎，可用于治疗小儿头部疮毒；鲜菱柄，捣烂敷，并时时擦涂，可使皮肤性疣赘脱落；老菱壳，烧灰存性敷，可治黄水疮、痔疮。但体虚内寒者不宜生食菱。从上述功用不难看出，用菱叶捣汁来治疗疔毒是有科学依据的。当然，作为佛药来使用时，还须施咒21遍。经中的白牡马失汁，即白雄马矢，因为"失"乃"矢"之误，而"矢"与"屎"通。其用法同水菱叶用法，即煮沸滤汁滴眼（可治眼部周围的疔毒）。至于用新驴粪来治疗蝇毒入眼，乃另一案，其用法亦即将新驴粪煮沸、滤汁、冷却之后，滴眼。

39. 观音治腹痛案

原文：

若有人等患腹中病痛者，取井花水和印成盐二颗，咒三七遍，服半升即差。

（选自《千手千眼观世音菩萨治病合药经》，西天竺国三藏伽梵达摩奉诏译，标题为笔者所加）

释要：

本案为治疗腹痛之医案。方中的井花水指清晨初汲的井水；印成盐指通过多道工序制作而成的乳白色精盐颗粒。两者均为大寒之品，可用于治疗热邪炽盛、痰热内蕴所致的各种病证。本案的腹中病痛，为热毒之邪侵扰脾胃所致的疾病，故用井花水和印成盐治之，同时施咒 21 遍，药量以半升为宜。

北魏·贾思勰《齐民要术》中有一段关于印成盐制作方法的记载："造花盐、印盐法：五、六月中旱时，取水二斗，以盐一斗投水中，令消尽，又以盐投之。水咸极，则盐不复消融。易器淘治沙汰之。澄去垢土，泻清汁于净器中。盐滓甚白，不废常用。又一石还得八斗汁，亦无多损。好日无风尘时，日中曝令成盐，浮即接取，便是花盐，厚薄光泽似钟乳；久不接取，即成印盐，大如豆，正四方，千百相似。成印辄沉，漉取之。花、印二盐，白如珂雪，其味又美。"

40. 观音治诸肿案

原文：

若有人等卒得诸肿瘊者，取芜菁叶捣和清酒，咒三七遍，搨肿上即差。

（选自《千手千眼观世音菩萨治病合药经》，西天竺国三藏伽梵达摩奉诏译，标题为笔者所加）

释要：

本案为治疗各种海鲜过敏导致的红肿的医案。肿瘊，指因食用海鲜或水产之品过敏，而出现的皮肤红肿热痛等症状。芜菁叶，性平，味苦、辛、甘，归心、肺、脾、胃经，具有消食下气、解毒消肿之功效，主治心腹冷痛、疔疮痈肿等症。《备急千金要方》曰："主消风热毒肿。"《本草备要》亦谓："捣敷阴囊肿大如斗，末服，解酒毒。和芸薹根捣汁、鸡子清调涂诸热毒。"清酒，指的是一种清亮透明、芳香宜人的白酒，内含多种氨基酸、维生素，而且酒精含量并不高，很适合普通人饮用。日本人生吃海鲜之时，大都配以清酒同饮，这样既有气氛，又能够减少海鲜过敏的可能性。其实，吃海鲜、饮清酒在日本只有不到1000年的历史，与2500多年前的佛陀时代相比，晚了1500多年。"取芜菁叶捣和清酒，咒三七遍"，并将药摊敷在肿痛的部位，很快就能收到良好的效果。

41. 观音治恶肿入腹案

原文：

若有人等恶肿入腹欲死者，取瞿摩夷烧和酒，咒三七遍，涂肿上。又口令服，即差。

（选自《千手千眼观世音菩萨治病合药经》，西天竺国三藏伽梵达摩奉诏译，标题为笔者所加）

释要：

本案为治疗恶肿入腹的医案。何谓恶肿入腹？笔者认为，恶肿入腹当为腹股沟淋巴结肿大。腿脚部位外伤炎症，可导致腹股沟淋巴结越肿越大，不仅行走不便，而且兼有发热、剧痛等症。对于这种"恶肿入腹"，治当消肿止痛，以瞿摩夷烧和酒涂之。上已述及，瞿摩夷为牛之粪便，其主要功用为清热、消肿、止痛。本案先把瞿摩夷烧干存性或炒热微焦，再用酒调和之，并咒21遍，然后将之敷在肿痛的位置。此外，此药还可配以口服，疗效甚佳。

42. 观音治鼻衄案

原文：

若有人等患鼻大衄下欲死者，取生蓬莱和水煮取汁，不限大小，咒三七遍，令吞，即留生。

（选自《千手千眼观世音菩萨治病合药经》，西天竺国三藏伽梵达摩奉诏译，标题为笔者所加）

释要：

本案为治疗鼻大衄（鼻腔大出血）的医案。案中所言的"患鼻大衄下欲死者"说明病人鼻腔大出血的病情十分凶险。怎样治疗呢？用蓬莱葛合水煮汤，并在施咒21遍之后，迅速服下，即可转危为安。生蓬莱，性温，味苦，具有祛风活血之功效，主治创伤出血、关节炎和风湿痹痛等病证。本案之病证属于虚寒鼻衄，由脾气虚不能统血、心气虚不能摄血，血脉不固，血液离经妄行所致。因此，生蓬莱对此具有较好的疗效，能够给病人带来生机。

43. 观音治血痢案

原文：

若有人等亦血痢血者，取桃脂大如鸡子，咒三七遍，令吞，即差。

（选自《千手千眼观世音菩萨治病合药经》，西天竺国三藏伽梵达摩奉诏译，标题为笔者所加）

释要：

本案为治疗血痢的医案。案中所言的"血痢血"，指血痢出血不止，拉鲜红色的黏液血便。桃脂，又名桃胶，是蔷薇科植物桃或山桃等树皮中分泌出来的树脂，每年夏季采集，经水浸、洗去杂质、晒干而成。桃胶质地绵软，呈半透明状，营养十分丰富。桃胶，性平，味甘、苦，无毒，入大肠、膀胱经，可治疗石淋、血淋、痢疾等，是治疗血痢的名药，生吃，效果更佳。现代医学研究还发现，桃胶还有美容养颜之功效。本案取桃胶如鸡蛋大小，在施咒 21 遍之后直接吞服，很快就将血痢治愈。

44. 观音止咳案

原文：

若有人等患嗐咳者，取桃子人一升，热火和饴糖，咒一百八遍，顿令服尽，乃至须造三四剂，病即愈。

（选自《千手千眼观世音菩萨治病合药经》，西天竺国三藏伽梵达摩奉诏译，标题为笔者所加）

释要：

本案为治疗咳嗽的医案。案中所言的"嗐咳"，指咳如禽鸟急促呼鸣之声。《诗经·郑风·风雨》曰："鸡鸣嗐嗐。"《诗经·邶风·北风》云："北风其嗐，雨雪其霏。"前者指禽鸟鸣声，后者指风雨疾速的样子，两者合而论之，当释"嗐"为如禽鸟急促的鸣叫声。桃子人，指桃仁。本案将1升桃仁经热锅炒过或热火烧烤之后，迅速淬入饴糖水之中，并施咒108遍，然后让病人全部服下，连续服用3~4剂，将"嗐咳"治愈。

45. 观音治肛门痒案

原文：

若有人患大便孔痒名，取草缠罗果，热细末和糖，咒一百八遍，涂孔日三，即差。（草缠罗果者，菟丝子是也。）

（选自《千手千眼观世音菩萨治病合药经》，西天竺国三藏伽梵达摩奉诏译，标题为笔者所加）

释要：

本案为治疗蛲虫病所致肛门瘙痒的医案。导致肛门瘙痒的原因有很多，如肛裂、肛瘘、痔、肛乳头炎、直肠脱垂、肛门湿疹、神经性皮炎、癣、各种疣、化脓性汗腺炎、寄生虫病等都可以导致肛门奇痒难忍。但为什么说本案是蛲虫所致者呢？笔者是根据案中用药的特点来推测的。在民间，常于夜间将香甜之物覆于肛门之口，以引诱蛲虫钻出肛门而弃之。因为蛲虫的排卵方式比较特殊，雌虫喜欢在夜间爬到肛门外，在肛门周围的皮肤上产卵。雌虫在肛门周围产卵时会引起肛门皮肤及会阴部奇痒，患者用手搔抓后，虫卵附着在手上，如果不洗手就吃东西，虫卵即可被吞入肚子里，使人重新感染，如此连续不断地循环，即可使人患蛲虫病。如果将蛲虫及其虫卵引到菟丝糖饼之中，断其母而弃其子，就会达到治愈的目的。菟丝子，性平，味甘，能引诱蛲虫外出。糖香甜，为蛲虫所喜。因此，用菟丝子末与糖调和，施咒108遍，然后于夜间涂之于肛门外，连续敷用3天，疗效十分显著。

46. 观音治便秘案

原文：

若有人患大便不通，取葵子二升，以水四升煮取一升汁，咒三七遍，数服即下。

（选自《千手千眼观世音菩萨治病合药经》，西天竺国三藏伽梵达摩奉诏译，标题为笔者所加）

释要：

本案为治疗便秘的医案。本案用2升葵花子和4升水煎煮，浓缩成1升的汁液，然后施咒21遍，让病人连服数剂之后，便秘即痊愈。葵花子，性温，味甘，富含不饱和脂肪酸、蛋白质及维生素E，具有驱寒、润燥、通便、活血、降压、止晕等功能，对防治动脉粥样硬化、高血压、高血脂、便秘、糖尿病、神经衰弱、抑郁症、头晕等有显著的效果。正因为葵花子具有润燥通便之功，本案用大剂量的葵花子煎汤浓缩，并让病人连续服用数日，疗效必然非常好。

47. 观音治小便不通案

原文：

　　若有人患小便不通者，取瞿摩犊夷绞取汁，咒三七遍，令服，即愈。(瞿摩犊夷者，犊牛子之失是也。)

　　(选自《千手千眼观世音菩萨治病合药经》，西天竺国三藏伽梵达摩奉诏译，标题为笔者所加)

释要：

　　本案为治疗小便不通的医案。用小公牛的粪便绞汁来治疗小便不通，今虽没有看到相关的研究结论，但作为古代的一则偏方，它还是值得我们重视的。牛食百草，牛犊吃的更是纤细的嫩草，这些草本植物经牛胃腐熟排泄之后，是否有临床疗效，有待我们进一步研究。但根据其他佛经的记载，车前草常被用来治疗小便不通。因此，若牛犊吃了车前草、金钱草、海金沙等利尿通淋的草药，取其粪汁来治疗小便不通也是可以解释得通的。

48. 观音治小便频数案

原文：

　　若有人等小便数忽起者，若去斗许者，取栝楼根一两，以清水三升煮，绞取半汁，咒三七遍，若一百八遍，顿服，即差。

　　（选自《千手千眼观世音菩萨治病合药经》，西天竺国三藏伽梵达摩奉诏译，标题为笔者所加）

释要：

　　本案为治疗小便频数的医案。本案以栝楼根（即中药天花粉）来治疗小便频数之症，十分契合医理。天花粉，性寒，味甘、苦，归肺、胃经，具有清热生津、消肿排脓之功效，可用于治疗热病津伤、肺热咳嗽、热毒疮痈诸证，特别是对消渴证（糖尿病）有较好的疗效。本案的"小便数忽起者，若去斗许者"（指小便次数多、量多），可推定为糖尿病所致，故以天花粉加清水煎汁治之，功效必然十分显著。

49. 观音治孕妇病案

原文：

若有妇人妊身卒得病，煮取小豆五升、豉三升，以清水一斗，煮取三升汁，咒一百八遍，分为二服，即差病。产生安乐。

（选自《千手千眼观世音菩萨治病合药经》，西天竺国三藏伽梵达摩奉诏译，标题为笔者所加）

释要：

本则为治疗妊娠病的医案。根据本方的组方特点推测，该案之病为产前抑郁症，主要表现为郁闷不乐、烦躁不安、忧闷欲哭。因此，宜用清热除烦、疏肝解郁之法治之。方中的小豆、豉当分别为赤小豆和淡豆豉。赤小豆，性平，味甘、酸，归心、小肠经，具有清热降火、燥湿健脾、解毒排脓、利水退肿等功效，可用于治疗妊娠期水肿、郁闷和关节烦疼。淡豆豉，性平，味苦、辛，归肺、胃经，具有解肌发表、宣郁除烦之功效，既能疏散表邪、发汗解郁，又能宣发郁热、除烦定志，可用于治疗邪热内郁、胸中气滞所致的胸中烦满、心中懊侬、虚烦不得眠等症。因此，以赤小豆和淡豆豉来治疗妊娠期抑郁症具有确实的效果。但要达到满意的效果，必须严格遵守用药剂量和方法，用赤小豆5升、淡豆豉3升、清水1斗，合煮之后取3升汁，施咒108遍，分2次服用。

50. 观音治倒产案

原文：

若有妇人患倒子产，难生欲死者，取蓬莱一升，以水三升煮取一升汁，咒三七遍，令服，即生，无病。

（选自《千手千眼观世音菩萨治病合药经》，西天竺国三藏伽梵达摩奉诏译，标题为笔者所加）

释要：

本则为治疗倒产的医案。蓬莱，性温，味苦，具有祛风活血之功效，主治创伤出血、关节炎和风湿痹痛等病证。妇人倒生难产，既须活血助产，又须止血保生，蓬莱具有活血止血之功效，药证相符，可令母子平安。本案有两条原则必须把握好：一是手法助生不能偏废；二是药物的剂量必须严格掌控，"蓬莱一升，以水三升煮，取一升汁"的原则不能变，施咒 21 遍也必须坚持。

51. 观音治小儿头疮案

原文：

若有小儿头生诸疮者，取瞿摩摩角鰓，烧末和猪睹，咒三七遍，涂疮上，即差。
（半角，中子。）

（选自《千手千眼观世音菩萨治病合药经》，西天竺国三藏伽梵达摩奉诏译，标题
为笔者所加）

释要：

本则为治疗小儿头疮的医案。"瞿摩摩角鰓"即牛角鰓，亦即牛角的内层骨质；
"猪睹"即猪脂。本案将带内层骨质的牛角煅烧存性，然后用猪油调成糊状涂于患处，
治疗小儿头疮。"半角"指用半只牛角；"中子"指适用于小儿。因为牛角鰓和猪脂均
为动物类药，若非情急，佛家一般不予使用，考虑到小儿身体稚嫩，疾病发展迅速，
故不得已而用此药。牛角鰓甘寒，对诸热疮疗效颇佳；猪脂甘平，能促进疮口修复。

52. 观音治婴儿舌肿案

原文：

若有小儿患舌肿不能哺乳者，取东方乘汁，咒一百八遍，涂舌，立愈。

（选自《千手千眼观世音菩萨治病合药经》，西天竺国三藏伽梵达摩奉诏译，标题为笔者所加）

释要：

本则为治疗小儿舌肿的医案。"东方乘"是什么药？各种文献均未见记载。笔者认为，"东方乘"即蒲公英。首先，蒲公英生长区域十分广泛，到处均可见到；其次，蒲公英具有清热解毒、消肿止痛的功效，对小儿舌肿之症具有较好的疗效。因此，本案以蒲公英药汁涂舌，同时施咒108遍，治疗舌肿效果十分显著。

53. 观音治小儿口疮案

原文：

若有小儿口中生疮不能食者，取黄连根，细捣筛下，以和男子母乳汁，咒三七遍，涂口疮上，即差。

（选自《千手千眼观世音菩萨治病合药经》，西天竺国三藏伽梵达摩奉诏译，标题为笔者所加）

释要：

本则为治疗小儿口疮的医案。如果小儿口中生疮，无法进食，可用黄连根研成细粉，以男孩的母乳调和成糊状，涂于口疮之上，如此则能使口疮很快痊愈。当然，施咒21遍亦是必不可少的程序。黄连根，即中药黄连，性寒，味苦，归心、肝、胃、大肠经，具有清热燥湿、泻火解毒之功效，可治疗湿热痞满、呕吐泻痢、高热神昏、心烦不寐、血热吐衄、目赤吞酸、黄疸、牙痛、消渴、痈肿疔疮等。此外，其外用可治湿疹、湿疮、口疮、耳目肿痛等。本案选用黄连，正好药证相符，故疗效十分显著。

54. 除差热病案

原文：

真言白线索，患疟者佩则得除差。若一切人民臂上、腕上、顶上、腰上，令所佩人病者得差，怖者得安。加持牛酥或乌麻油与患热病者，空腹服之，即令除差。若他咒诅厌蛊者，真言宾铁刀，附体肢分，以刀隐撩。又溲面捏彼人形，一真言，刀一截，一百八段，至于七日，每日如是。则便除愈。

［选自《佛说不空胃索陀罗尼仪轨经》（一名《不空胃索教法密言》）卷上，师子国三藏阿目佉奉诏译，标题为笔者所加］

释要：

本则为以密宗真言配合药物治病的医案。这是由三则案例组成的复合医案，前面部分为佩真言白线治疟的医案，后面部分为解除蛊咒致病的方法。笔者拟重点论述中间部分，亦即以牛酥、乌麻油治疗热病之医案。牛酥即牛奶，乌麻油即黑芝麻油。牛奶，性平，味甘，入肺、胃、脾经，具有滋润肺胃、补气养血、润肠通便等功效，主治肺胃阴虚所致的口干咽燥、烦渴多饮等，气血不足所致的神疲乏力、头晕心悸等，脾胃虚弱所致的胃脘隐痛、喜温喜按等，肠燥阴亏所致的大便干燥、秘结难出等。黑芝麻油，性平，味咸，入肝、肾经，具有补肝肾、益精血、润肠燥之功效，主治肝肾精血不足所致的头晕眼花、须发早白，血虚津亏所致的肠燥便秘。空腹服用牛奶及少量的黑芝麻油，对于阴虚、气虚和血虚发热，确实能达到辅助治疗的效果。同时，诵真言、佩白线亦为治疗热病必不可少的环节。

"真言"，即真实而无虚假之语言。其于密教，相当于三密中之语密，故谓"真言秘密"。其或又指佛、菩萨、诸天等的本誓之德；或指含有深奥教法之秘密语句，而为凡夫二乘所不能知者。我国及日本对真言均不作翻译，而直接运用其原语之音译并认为念唱或书写、作观其文字，即可得与真言相应之功德，故真言不仅可致即身成佛而开悟，而且能满足世俗之愿望。

真言（曼荼罗）一词本系表思惟之工具，亦即文字、语言之意，现特指对神、鬼等所发誓言等神圣语句。唱诵曼荼罗之风，在古印度十分盛行。但在曼荼罗文学中，曼荼罗被解释为思惟解放之意，亦即自生死之束缚中，解放人类之思惟之意。

55. 真言红盐汤应用案

原文：

若患腹痛，真言红盐汤，与令饮服，则便除愈。

[选自《佛说不空胃索陀罗尼仪轨经》（一名《不空胃索教法密言》）卷上，师子国三藏阿目佉奉诏译，标题为笔者所加]

释要：

本则为以密宗真言配合红盐汤治腹痛的医案。"真言"，如上所述，为沟通神灵的真言密语。常诵神圣的语句，不仅可以治病救人、利济众生，而且还能够借此转迷开悟、即身成佛。案中的"红盐"，指的是产于青藏高原，特别是喜马拉雅山地区的藏红盐。在藏语中，红盐有"发着紫色光芒的吉祥之石"的美称。其为高海拔地区深埋藏的天然结晶盐，是蕴藏了 3.8 亿多年的美丽盐化石。它深藏在青藏高原喜马拉雅山脉海拔 5000 多米的高峰的地下 100 多米处。其为紫红色晶状体，味辛、咸，有高原温泉特有的气味，含有普通盐所没有的十分丰富的矿物质。据检测，红盐含有多种矿物质（如氯化钠、硫酸钙、硫酸镁、硫酸钠）和钙、镁、钾、钠、锰、氯、锌等。红盐不仅可以食用，还可以药用。在中国西藏，以及斯里兰卡、印度，红盐很早以前就被民间当作治疗肠胃疾病的"神药"。因此，以真言红盐汤治疗腹痛确实有神奇的效果。此外，由于含有硫黄等物质，其作为洗浴剂的效果也非常好。

56. 真言黄土泥应用案

原文：

若一切毒虫螫者，真言黄土泥，数涂毒处。或数加持牛乳，空腹饮服；或加持煮豆汁，温蘸虫所毒处，便得除愈。

[（选自《佛说不空羂索陀罗尼仪轨经》（一名《不空羂索教法密言》）卷上，师子国三藏阿目佉奉诏译，标题为笔者所加]

释要：

本则为密宗真言配合黄土、豆汁治疗毒虫螫伤的医案。"真言"，如上文所述，为沟通神灵的真言密语。若被毒虫螫伤，即可诵读真言，并用黄土调成稀泥外敷患处（须勤加更换），同时空腹服牛奶，或用热豆汁反复擦涂患处。笔者年少时，曾在山野为毒蜂、蜈蚣、毒蜘蛛所螫，后立刻用小便调黄泥涂患处，效果甚佳。可见，佛经所言并非虚诳。黄土，性平，味甘，无毒，归肺、脾、胃三经，具有和中解毒、消肿疗疮之功效，可用于治疗痢疾、中暑、腹泻、痈疽、疔疮以及毒虫螫伤诸证。豆汁是以绿豆为原料，待淀粉滤出制作粉条等食品后，将剩余残渣进行发酵产生的，具有养胃、解毒、清火的功效。因此，黄土、豆汁外用以解毒虫螫伤，确实可收到神奇的功效。

57. 治眼疼案

原文：

　　若患眼疼，真言白线索用系耳珰。又真言竹沥、甘草、白檀香水，每日晨朝、午时、暮间洗眼。或真言波罗奢水，日日洗之，即得除差。

　　[选自《佛说不空胃索陀罗尼仪轨经》（一名《不空胃索教法密言》）卷上，师子国三藏阿目佉奉诏译，标题为笔者所加]

释要：

　　本则为以密宗真言配合药物洗眼治疗眼疼的医案。"真言"，如上所述，为沟通神灵的真言密语。根据经中记载，如若患眼疼，首先，诵读真言；其次，用白线系在耳珰（指耳坠等耳垂饰物）上；最后，用竹沥、甘草、白檀香三者煎取药液，于每天的早、中、晚时清洗眼睛，或者用鸡冠花煎汤洗眼（波罗奢即鸡冠花）。通过上述方法治疗，可收到良好的效果。在上述药中，竹沥，性大寒，味甘、苦，具有清热化痰、镇惊利窍之功效；甘草，性平，味甘，具有补脾益气、清热解毒、祛痰止咳、缓急止痛、调和诸药之功效；白檀香，性温，味辛，具有理气调中、散寒止痛之功效；鸡冠花，性凉，味甘，具有凉血、止血之功效，其种子还有消炎、收敛、明目、降压、强壮等作用。

58. 治耳鸣热风案

原文：

若患耳鸣热风，真言生乌、麻油或醍醐，数滴耳中，不久除差。

[选自《佛说不空胃索陀罗尼仪轨经》（一名《不空胃索教法密言》）卷上，师子国三藏阿目佉奉诏译，标题为笔者所加]

释要：

本则为以密宗真言配合药物治疗耳鸣热风的医案。"真言"，如上所述，为沟通神灵的真言密语。根据经中记载，用生乌汤、麻油或醍醐滴入耳中，能治耳鸣热风。何谓耳鸣热风？耳鸣有寒热虚实之分，本案之耳鸣为实证、热证，故在耳鸣之时似有热风煽动。方中之生乌，即生川乌，性热，味辛、苦，有大毒，归心、肝、肾、脾经，具有祛风除湿、温经止痛之功，可用于治疗风寒湿痹、关节疼痛、心腹冷痛、寒疝作痛等。此外，川乌外用具有麻醉止痛的功效。麻油，性凉，味甘，入大肠经，具有润燥通便、解毒、生肌之功效，可治肠燥便秘、蛔虫、食积腹痛、疮肿、溃疡、疥癣、皮肤皲裂等。麻油滴耳，可治虫入耳道不出。醍醐，性凉，味甘，入肺经，具有滋阴清热、益肺止血、止渴润燥之功效，主治虚劳、烦热、惊悸、肺痿、咳血、消渴、便秘、风痹、皮肤瘙痒等。用此三药交替滴耳，既能止痛，又可清热，还能祛风，故对耳鸣热风有较好的疗效。

59. 治诸破疮案

原文：

若为毒药、刀杖破疮、咽喉肿、病疗、病恶疮，真言毕拨末、牛乳、石蜜，而令服、涂，即得除愈。

[选自《佛说不空罥索陀罗尼仪轨经》（一名《不空罥索教法密言》）卷上，师子国三藏阿目佉奉诏译，标题为笔者所加]

释要：

本则为以密宗真言配合药物治疗诸破疮的医案。"真言"，如上所述，为沟通神灵的真言密语。根据经中记载，同时服用和涂用由毕拨末、牛乳、石蜜组成的方药，能治药物中毒、刀杖破疮、咽喉肿、疗毒、恶疮等。毕拨，即荜茇，性热，味辛，归脾、胃、大肠经，具有温中散寒、行气止痛之功，可用于治疗胃寒腹痛、腹泻、呕吐、头疼、龋齿痛、鼻渊、心绞痛等证。牛乳，性平，味甘，入肺、胃、脾经，具有滋润肺胃、补气养血、润肠通便等功效。石蜜，性平，味甘，入脾、肺经，有润肺生津、和中益胃、舒缓肝气、止咳、滋阴、调味、解盐卤毒等功效。三者合用于一方，既可清热止痛，又能消肿托肌，内外合用，疗效更为确切。

60. 治妇人乳坚肿案

原文：

若妇人乳坚肿者，咒泥七遍涂之，即差。咒绖七遍，系着臂上，他合毒药与已，不能为害。一切见不打，若他被毒，亦能去。此多罗咒，一切众生皆恭敬之。于净室中安置观世音像，悬以华鬘幡盖，烧沉水香，一日一夜行道，诵咒七千遍，勿令心乱。若欲灭罪，于像前胡跪静念，以香华供养，诵咒千遍，灭万劫生死重罪。诵咒，咒一切病人，即差。

[选自《观自在菩萨随心咒经》（亦名《多唎心经》），大唐总持寺沙门释智通奉制译，标题为笔者所加]

释要：

本则为治疗妇人乳房坚肿的医案。由于该病由业因所致，故以诵经、施咒、外物疗法三者合而治之。绖，绥带；沉水香，即沉香。本案提出以诵经礼佛为本，以施咒治疗为重，以外物疗法为辅。诵经礼佛：在净室中，悬挂华幡，洗洒沉香水，跪向观音像静念。咒法：诵施多罗咒 7000 遍。外物疗法：一为将咒后的湿泥敷于坚肿处，二为将咒后的绥带系于手臂之上。因为该病是"万劫生死重罪"，所以治疗以消业为主，在香花供养观音的同时，诵咒以 1000 遍为一个单元，周而复始，不得间断，需诵到7000 遍，期间要心定神凝，不得有所散乱。有人要问：怎么知道自己诵了多少遍？很简单，燃香之前在香体上划上 10 条等分的记号，先看燃 1/10 能诵多少遍，这样就可以非常容易地计算出诵读的遍次了。有人又要问：中间去洗手或点燃第二根香、第三根香……前面的数量能够累积吗？笔者认为完全可以。只要你认为自己的心愿未了，持咒的时间没到，哪怕是 3 天、5 天也都完全可以计算在内。消业的过程非常烦琐，只有持之以恒才能有效果。

61. 观音治头痛案

原文：

若头痛者，即香汤洗头洗手，咒手二十一遍，捻其痛处，即止。

（选自《观自在菩萨怛嚩多唎随心陀罗尼经》，唐大总持寺沙门智通译，标题为笔者所加）

释要：

本则为治疗头痛的医案。本案仅论及用香汤洗头、洗手治疗头痛，但对治疗的是哪类头痛、用的是何种香汤，并未论及。笔者认为，本案的头痛当为外感风寒、气机郁阻所致，故用香汤洗头、泡手以治之。那么，香汤究竟由哪些药物组成呢？笔者认为，当有白芷、木香、川芎、藁本、檀香等香药，因为这些药物既能疏风散寒，又能行气止痛，对外感之头痛具有较好的疗效。同时，经中还提出，要咒手21遍，并按摩疼痛部位，这些措施和方法对提高临床诊疗效果也颇有益处。

62. 观音洗眼方应用案

原文：

患眼痛，取沉水香水洗眼，即差。又咒三七遍，或熏陆香、青木香，或甘草等物，皆煮为汤，洗眼，咒二十一遍，悉得除差。

（选自《观自在菩萨怛嚩多唎随心陀罗尼经》，唐大总持寺沙门智通译，标题为笔者所加）

释要：

本则为治疗眼痛的医案。眼科是佛医的重要特色，佛医眼科对中医眼科的发展产生了重大的影响。案中提出用沉香水及熏陆香、青木香，或甘草等煮汤洗眼，治疗眼痛的方法。笔者认为，本案的眼痛乃外感风邪、气滞血瘀所致，故用沉香以行气止痛、熏陆香以活血化瘀、青木香以理气止痛。经中还提出"或甘草等物"，这在其他医案中并不常见，由此可知本案的用药有较大的选择空间，医生、患者可根据实际情况灵活选择。

63. 观音疗痔案

原文：

若人患痔，病连年月不差者，可取一钱胡粉、三钱水银、干枣七颗去核，三物捣碎作丸，以一片薄绵裹之，内下部。不经三日五度，即差。多作药者，皆等分作之，咒三七遍，内之，即差。

（选自《观自在菩萨怛嚩多唎随心陀罗尼经》，唐大总持寺沙门智通译，标题为笔者所加）

释要：

本则为治疗痔疮的医案。痔疮是一种古老的疾病，古代痔疮发病率更高。在上古时期，社会生产力比较低下，人们的饮食也比较粗放，这就直接影响到了身体的消化、吸收和排泄，这也是古代痔疮发病率居高不下的重要原因。当前，人们大谈特谈养生，但大都只讲"进"不讲"出"，大都在意吃什么或不吃什么，却很少有人注意到直肠、肛门卫生对保健的重要性，这样的养生必将大打折扣，很难达到预期的效果。对于痔疮切不可等闲视之。本案患者的痔疮连年不愈，用胡粉3克、水银9克、大枣肉7颗捣烂作丸（量多者，按此比例配制），用薄棉裹住，然后塞入肛门之内，三五天就痊愈了。有人要问：这三五天内能否大便？笔者认为完全可以！只要在大便之后，将肛门洗净，然后依前法再纳入1丸即可。

64. 观音疗瘕下案

原文：

人患瘕下不可，咒赤石脂末饮和为丸，曝令干，以饮吞之，咒三七遍，日二服，服则四十九禁，如药法病者，冷多加干姜，亦好，各用二分。

（选自《观自在菩萨怛嚩多唎随心陀罗尼经》，唐大总持寺沙门智通译，标题为笔者所加）

释要：

本则为治疗瘕下的医案。瘕下表现为下利清谷，甚至赤白痢下，为痢疾中之寒痢。方中赤石脂，性温，味甘、涩，入脾、胃、大肠经，具有涩肠、止血、收湿、生肌之功效，对久泻、久痢、便血、脱肛、遗精、崩漏、带下、溃疡不敛等有较好的疗效。干姜，性热，味辛，入脾、胃、肺经，具有温中逐寒、回阳通脉之功效，对心腹冷痛、吐泻、肢冷脉微、内寒喘咳、风寒湿痹、阳虚吐衄等有较好的疗效。在治疗寒痢时，若寒邪凝滞过重，仅用赤石脂则会感到药力过于单薄。此时及时加用干姜，可以使其疗效得到最好的发挥。经中指出，赤石脂丸日服 2 粒，最多不宜超过 20 天。加用干姜之时，亦要把握好分量。

65. 观音治冷病案

原文：

若患冷病、身肿、体癖、风冷等病，取菖蒲以白蜜和之，佛前烧香咒一千遍，空腹服之，即差。能令人聪明。一部位大七八寸来，诸法并是。大慈悲观世音菩萨白佛言："世尊，此多利心咒，功德威德，势不可思议。安乐世间，多所饶益。若四部受持之者，一切爱敬，得生净土，不离菩萨。昼夜诵持，我常覆护。伏愿世尊垂哀听许，我以怜愍一切众生。"即说随心造水天像法，以白檀木刻作其像，身高五寸，似天女形；面有三眼，头着天冠；身着天衣，璎珞庄严；以两手捧如意宝珠，身高二寸半。亦得造此像已，安木函内，锦囊盛系于左臂，诸愿随心坛摄一切坛。

（选自《观自在菩萨怛嚩多唎随心陀罗尼经》，唐大总持寺沙门智通译，标题为笔者所加）

释要：

本则为治疗冷病、身肿、体癖、风冷等的医案。当患者得了冷病、身肿、体癖、风冷等病之时，当如何应对呢？经中指出：当用菖蒲白蜜丸治之，同时施以密教之法调摄之。本案之病证表现为肢体冰冷、身体浮肿、痞块疼痛、畏风体寒，是典型的阳气虚衰、寒湿内壅所致之病证。癖，病名，又称癖气，指痞块生于两胁，时痛时止之病证，多由饮食不节、寒痰凝聚、气血瘀阻所致。石菖蒲，性温，味辛，具有开窍、豁痰、理气、活血、散风、去湿之功效。白蜜，性平，味甘，具有补中、润燥、止痛、解毒之功效。两者合而为丸，既能补中益气，又能祛风散寒，对阳气不足、寒湿积聚之病证有良好的治疗效果。同时，在服药期间还应施咒、礼佛、诵经，并随身供奉以白檀木刻的小佛像，将心境统摄到佛法上来。只有这样，才能根治各种疾病、开启无上智慧，使自己的身心进入到更高的境界。

66. 文殊治耳病案

原文：

若患耳病，用象粪内所生菌子，及吉没迦树叶，用慢火烧。烧已去皮，令温和，更入盐末，都共合和一处，加持七遍，以药点耳，刹那中即差。

（选自《大方广菩萨藏文殊师利根本仪轨经》第八卷，西天译经三藏朝散大夫试鸿胪少卿明教大师臣天息灾奉诏译，标题为笔者所加）

释要：

本则为治疗耳病的医案。根据所用之药物推测，这里的耳病当指外耳道红肿疼痛。将象粪菇（大象粪便中所生的菌子）、吉没迦树叶烘干研成细粉，用精盐和水调稀之后滴入耳中，很快就能令耳病痊愈。象粪菇与吉没迦树叶具有清热解毒、散热消肿之功效，精盐亦为消毒之良药，三者合用，对耳病具有良好的治疗效果。当然，加持施咒也是不可或缺的程序。

67. 文殊治难产案

原文：

又女人难产，用阿湿嚩嚩驮药根，以黄牛酥煎已，复用黄牛乳同磨，加持二十五遍，女人月水后三日吃。不得邪染，夫自亦然。若行邪染，其药无力。若所生子于母腹内，或一年、二年、三年、五年，或多年不生，或被他人禁咒不生，或药法制伏不生，或自有病不生，或所患病进退不恒令不产生，如是种种障碍生产不得，以加持力皆得产生，俱获安乐。若是冤家作法，障碍难生，用陈酥孔雀尾加持二十七遍，合和同研。细研已，丸如诃子大，复用白乳、糖酥加持二遍，然后同吃。服食七日，而得平善。若患头疼，用乌翅加持七遍，以翅拂患人头，速得安乐。若男女孩子所患诸病，用阿嚩谟根、你梨迦根，使乳汁同磨，加持八百遍，然后服食，即得安乐。

（选自《大方广菩萨藏文殊师利根本仪轨经》第八卷，西天译经三藏朝散大夫试鸿胪少卿明教大师臣天息灾奉诏译，标题为笔者所加）

释要：

本案为治疗妇人难产之医案。用阿湿嚩嚩驮药根加入黄牛酥共同煎煮，然后再将药液与黄牛乳混合调匀服用，即可预防难产的发生。如果胎儿在腹中预期未出生者，可同时服用陈酥孔雀尾、白乳和糖酥。如果出现产前头疼，可用加持之后的乌翅沾药液拂患者头部。如果发现新生儿患病，可用阿嚩谟根和你梨迦根两药与乳汁同磨，令患儿平安。本案的表述分为三部分：第一部分论述怀孕之后防治难产办法，重在保胎，促进胎儿的生长发育；第二部分论述因到了预产期还未生产而采取的措施，重在催产，使胎儿能够顺产出生；第三部分为婴儿出生之后所患诸病的治疗，重在防止新生儿各种并发症的发生。

68. 除疟病案

原文：

若欲为人除疟病及作拥护者，用灰及白芥子水和，诵心明一遍加持，烧安悉香熏已，戴于身上，疟病即差，及得拥护。

（选自《佛说最上秘密那拏天经》卷上，西天译经三藏朝奉大夫试光禄卿明教大师臣法贤奉诏译，标题为笔者所加）

释要：

本案为治疗疟疾之医案。要清除疟疾、不让疟疾再发作，内服草木灰调白芥子汤，外烧安息香，并诵心明咒加持即可。草木灰，性温，味辛，具有强筋骨、利关节、止血、辟秽之功效；白芥子，性温，味辛，入肺、胃经，具有利气豁痰、温中散寒、通络止痛之功效。疟疾发作，寒多热少者，可以此方治之。安息香，性温，味辛、苦，入心、肝、脾经，具有开窍醒神、豁痰辟秽、行气活血、理气止痛之功效，常佩之可预防疟疾的发生。

69. 止恐怖案

原文：

若欲止一切怖者，当用白线烧安悉香熏，诵心明加持一遍，戴于颈上，诸怖即除。

（选自《佛说最上秘密那拏天经》卷上，西天译经三藏朝奉大夫试光禄卿明教大师臣法贤奉诏译，标题为笔者所加）

释要：

本案为治疗惊恐病之医案。觉惊恐不安、夜间如有鬼神相缠者，当以药熏、诵咒、佩戴饰物之法治之。首先，用白线环绕在安息香上，然后点燃安息香以熏住所；其次，诵心明咒；最后，将加持过的饰物戴于颈上。如能依法所行，诸怖自当解除。

70. 除诸病案

原文:

若欲除诸病者,当用安悉香,诵心明加持一遍,焚烧熏病者身,诸病即除。

(选自《佛说最上秘密那拏天经》卷上,西天译经三藏朝奉大夫试光禄卿明教大师臣法贤奉诏译,标题为笔者所加)

释要:

本案为治疗诸病之医案。何谓诸病?这里的诸病当指心神疾病。为什么这么说呢?首先,安息香主要用于醒脑和辟秽,重在调节生活环境和心理环境;其次,心明咒常用于解除心理的疾病;最后,香熏病者身之法,主要用于扶正和驱邪。

71. 消除自病他病案

原文:

若复有人自病他病若欲治者,净治房舍,香泥涂地,悬缯幡盖,安置高座,施设佛像;其人香汤浴身,烧沉水、熏陆等香;种种素食,持以献佛,随力取办。病人在于像前,称病人名而咒之,即得除愈。一切鬼神魍魉着人,以此咒咒香水浴身,即自消除。

若复有人身生团风、白癣及以癞病,取菖蒲根捣以为末一升,以白蜜和之,在于像前咒之一千八遍,晨朝未食,日取方寸匕服之,即得除愈。及余一切宿癖,亦得除愈。

(选自《虚空藏菩萨问七佛陀罗尼咒经》,失译人名,今附梁录,标题为笔者所加)

释要:

本案为治疗自病他病之医案。何谓自病他病? 自病他病即由自及他或由他及自之病,亦即生理或心理上相互传染的疾病。生理上的传染,指流行性传染病的传染;心理上的传染,指恐惧、喜乐等具有心理感染力特征的情志传染。根据经中记载,如若患了传染病,首先必须清理屋舍,以香泥涂地;然后高悬佛像,礼佛施咒;紧接着用香汤浴身,燃沉香、熏陆香等;同时,要清淡饮食,保持心情舒畅。如果患了团风、白癣及癞病,还应以菖蒲根粉和白蜜调之,于清晨空腹服用,以除皮肤所患之痼疾。

72. 风疾食疗案

原文：

佛在毗舍离，尔时世尊患风，阿难自煮药粥上佛。佛问阿难："谁煮此药？"答言："是我所煮。"佛告阿难："我先听诸比丘共食宿，住处作食，自作食，自持从人受，汝等今犹用此法耶？"答言："犹用。"佛言："汝等所作非法。我先饥馑时听，今云何犹用此法？从今犯者，突吉罗。"佛在舍卫城问阿难："我先听诸比丘如木想取木果，就池水受池果，无净人净果先除核食，汝等今犹用此法不？"答言："犹用。"佛言："汝等所作非法。我先饥馑时听，今云何犹用此法？从今犯者，突吉罗。"

[选自《五分律》（弥沙塞）第二十二卷，宋罽宾三藏佛陀什共竺道生等译，标题为笔者所加]

释要：

这是一则有关佛陀患风疾的医案。佛陀患了风疾，阿难自煮药粥以供奉之。阿难由于采用旧习，受到了佛陀的批评。本文中提到的旧习有：①将有病没病的比丘混合食宿；②带着饥饿听讲经说法；③水果未加清洗而食之。佛陀认为，佛门所立之规矩要与时俱进，不要被过去不规范的方法所约束。本案的风疾，当指初感风寒。对于这种感冒初期的不适之症，当乘热食用药粥以治之。

73. 比丘疾病用药案

原文：

　　佛住舍卫城祇洹精舍，广说如上。世尊以五事利益故，五日一历诸比丘房。见难陀、优波难陀住处，满瓶酥油、蜜、石蜜，流出根药、茎药、叶药、花药、果药。佛知而故问："诸比丘，此谁住处？有此满瓶酥油、蜜等，处处溢流如是。"诸比丘答言："世尊，此是难陀、优波难陀住处。"尔时世尊言："待来当问。"

　　复次，佛住毗舍离大林重阁精舍，广说如上。世尊时到着衣持钵，共众多比丘，入毗舍离大城。见优波难陀持满钵蜜出城，见已，知而故问："此钵中何等？"答言："世尊，是蜜。"复问："欲作何等？"答言："难陀病须。"佛言："太多。"答言："竟日须服。"佛言："云何畜药竟日服耶？从今日不得畜药竟日服。"

　　复次，佛住迦维罗卫尼拘律树释氏精舍。世尊以五事利益故，五日一行诸比丘房。何等五？一者我声闻弟子不着有为事不？二者不着世俗戏论不？三者不着睡眠妨行道不？四者为看病比丘不？五者为年少比丘新出家，见如来威仪，起欢喜心。是为五事。如来五日观历诸房，见一病比丘颜色痿黄羸瘦，佛知而故问："比丘汝调和不？"答言："世尊，我病苦不调和。"佛言："比丘，汝不能索随病食及随病药治耶！"答言："世尊，制戒畜药，时服不得久停，是故我苦。"佛告诸比丘："从今日，听病比丘停药一日。"尔时佛问难陀："汝舍卫时多畜酥油、蜜、石蜜耶？"答言："实尔，世尊。"佛言："汝云何多欲无厌种种呵责已，自今已后不听多畜。"

　　复次，佛住波罗奈仙人鹿野苑，广说如上。时有六十病比丘，有一医师出家为道，疗治诸病比丘。是医比丘来问讯世尊，头面礼足，却住一面。佛知而故问："医师比丘，诸病比丘调和不？"答言："世尊，诸病比丘安隐，但我疲苦。"佛言："何故疲苦？"答言："世尊，波罗奈城去此半由旬，为求所须，日日往返，以是疲苦。又世尊，听病比丘停药一日，病疾已过。"佛问医师比丘："欲使畜药几日得安隐耶？"答言："世尊，药势相接七日可知。"佛言："从今日，听先一日，更与六日七日畜。"

佛告诸比丘："依止波罗奈住者尽集。以十利故，为诸比丘制戒，乃至已闻者当重闻。若病比丘所应服药，酥油、蜜、石蜜、生酥、脂。如是，病比丘听畜七日服。若过七日残不舍而服者，尼萨耆波夜提。"比丘者，如上说。病应服药者，酥油、蜜、石蜜、生酥、脂，如上盗戒中说。病者，有四百四病。风病有百一，火病有百一，水病有百一，杂病有百一。若风病者，当用油、脂治；热病者，当用酥治；水病者，当用蜜治；杂病者，当尽用上三种药治。

（选自《摩诃僧祇律》第十卷，东晋天竺三藏佛陀跋陀罗共法显译，标题为笔者所加）

释要：

这是一则有关佛药应用的医案。在本案的第一部分中，医者为优波难陀，患者为难陀（即阿难），监察者为佛陀。佛陀住舍卫城祇洹精舍之时，每5天巡查一次众比丘的住所。有一次，佛陀看到阿难、优波难陀两人的房间里有满瓶的酥油、蜜、石蜜，有许多根药、茎药、叶药、花药和果药，佛陀批评他们私下占用过多的药物资源，以致有的患病比丘缺医少药。同时，经中还记载了一位僧医主管60位生病比丘的事例。酥油、蜜、石蜜、生酥、脂，既是佛药中的五大主药，也是当时重要的养生保健食品。佛经认为，世上有404种疾病，其中风病、火病、水病、杂病各有101种。患风病者，宜以酥油、脂为主药治之；患热病者，宜以生酥为主药治之；患水病者，宜以蜜、石蜜为主药治之；患杂病者，宜以酥油、蜜、石蜜、生酥、脂合而治之。

74. 调和比丘疾病案

原文：

"汝无如是诸病：癣疥、黄烂、癞病、痈、痤、痔病、不禁、黄病、疟病、咳嗽、消尽、癫狂、热病、风肿、水肿、腹肿，如是种种，更有余病着身不？"答言："无。"羯磨师应作是说："大德僧听，某甲从某甲受具足，某甲已空静处教问讫，某甲已从僧中乞受具足，父母已听，已求和上，三衣钵具，是男子年满二十，自说清净无遮法。若僧时到，僧今与某甲受具足，和上某甲如是白，白三羯磨，乃至僧忍默然故，是事如是持。"

佛住舍卫城，广说如上。尔时有无岁比丘，着好新净染衣，往世尊所礼拜问讯。是比丘后于余时，着垢腻破衣，往世尊所礼拜问讯。佛知而故问："比丘，汝先着好新净染衣来到我所，今所著衣何故破坏乃尔？"白言："此故是先衣，但岁久破坏。"佛言："汝不能补治耶？"白佛言："能治，但无物可补。"佛言："汝不能巷中拾故弊衣净浣染补耶？"白言："世尊，粪扫衣不净，我甚恶之，不能受持。"佛语比丘："止！止！莫作是语。粪扫衣少事易得，应净无诸过，随顺沙门法服，依是出家。"尔时世尊往众多比丘所，敷尼师坛坐，为诸比丘具说上事。佛告诸比丘："如来应供正遍知欲饶益故，于声闻众中正说制初依。若堪忍直信善男子，与受具足。不堪忍者，不应与受。"

佛住迦维罗卫尼拘律树释氏精舍，如来应供正遍知五事利益故，五日一行诸比丘房。何等五？我声闻弟子中不好有为事不？不乐说无益语不？不乐着睡眠不？为看病比丘故？为信心善男子，见如来威仪庠序，发欢喜心故。以是五事。行诸比丘房，见一比丘病瘦黄羸瘦。佛知而故问："比丘汝气力调和不？"白佛言："世尊，我患饥气力不足。"佛语比丘："汝不能乞食耶？"白言："世尊，是拘萨罗国，但乞人残食，不乞非残。是残食不净，我不能啖，是故羸瘦。"佛语比丘："止！止！莫作是语。乞残食少事易得，应净无诸过，依是出家。"尔时世尊往众多比丘所，敷尼师坛坐，为诸比丘具说上事。佛告诸比丘："从今日如来应供正遍知欲饶益故，于声闻众中正说制第二依。若堪忍直信善男子，与受具足。不堪忍者，不应与受。"

佛住舍卫城，广说如上。如来应供正遍知五日一行诸比丘房，见一比丘坐树下，作是语："沙门出家修梵行在树下苦，昼则风吹日炙，夜则蚊虻所螫，我不堪。"佛语比丘："止！止！莫作是语。树下坐少事易得，应净无诸过，随顺沙门法，依是出家。"尔时世尊往众多比丘所，敷尼师坛坐，为诸比丘具说上事。佛告诸比丘："从今日如来应供正遍知欲饶益故，于声闻众中正说制第三依。若堪忍直心善男子，与受具足。不堪忍者，不应与受。"

佛住迦维罗卫尼拘律树释氏精舍，如来应供正遍知五日一行诸比丘房，见一病比丘羸瘦痿黄。佛知而故问："比丘气力调和不？"答言："世尊，我病苦气力不和。"佛问比丘："汝不能服随病药、随病食耶？"白言："世尊，我无药直，复无施者，是故病苦。"佛问比丘："汝不能服陈弃药耶？"白言："世尊，是陈弃药不净，我不能服。"佛语比丘："止！止！莫作是语。陈弃药少事易得，应净无诸过。随顺沙门法，依是出家。"尔时世尊往众多比丘所，敷尼师坛坐，为诸比丘具说上事。佛告诸比丘："从今日如来应供正遍知欲饶益故，于声闻众中正说制第四依。若堪忍直心善男子，与受具足。不堪忍者，不应与受。"

（选自《摩诃僧祇律》第二十三卷，东晋天竺三藏佛陀跋陀罗共法显译，标题为笔者所加）

释要：

这是一则佛调治众比丘疾病的医案。佛说，修行佛法，可以免受癣疥、黄烂、癞病、痈、痤、痔病、不禁、黄病、疟病、咳嗽、消尽、癫狂、热病、风肿、水肿、腹肿等疾病的侵扰和折磨。但修习佛法须立下宏愿，需要忍受各种痛苦的折磨。佛陀通过拣破烂之衣以补旧衣、乞百家之饭以养气力、能在菩提树下忍受风吹日晒及虫螫、没钱的时候能拣用陈弃之药而服之四则事例告诉诸弟子，如果不能忍受这种痛苦的考验，就不能"受具足"，也就不能成为真正的佛门弟子。这就是佛陀"于声闻众中正说制"的四种"依"。"依"为依止、依凭之意。"依"有能依、所依之别，二者相互对立。依赖、依凭者，称为能依；被依赖、依凭者，称为所依。这里的"依"当为所依，即佛法的力量让人能在痛苦和困惑中看到光明的前景。

75. 耆婆身世与行医案

原文:

尔时世尊在王舍城。时毗舍离有淫女,字庵婆罗婆利,形貌端正,有欲共宿者,与五十两金,昼亦与五十两金。时毗舍离,以此淫女故,四方人集于毗舍离。时国法以为观望极好。时王舍城诸大臣闻毗舍离有淫女,字庵婆罗婆利,形貌端正,有欲共夜宿者,与五十两金,昼亦尔。时毗舍离,以淫女故,四方人集于毗舍离,观望极好。时大臣往瓶沙王所,白言:"大王当知,毗舍离国有淫女,字庵婆罗婆利,形貌端正,有欲共宿者与五十两金,昼亦如是。以淫女故,四方人集于毗舍离,观望极好。"王敕诸臣:"汝等何不于此安淫女?"时王舍城有童女,字婆罗跋提,端正无比,胜于庵婆罗婆利。时大臣即安置此淫女,若有欲共宿者与百两金,昼亦如是。时王舍城,以淫女故,四方人集于王舍城,观望极好。时瓶沙王子,字无畏,与此淫女共宿,遂便有娠。时淫女敕守门人言:"若有求见我者,当语言我病。"后日月满,生一男儿,颜貌端正。时淫女即以白衣裹儿,敕婢持弃着巷中。婢即受敕,抱儿弃之。时王子无畏,清旦乘车往欲见王,遣人除屏道路。时王子遥见道中有白物,即住车问傍人言:"此白物是何等?"答言:"此是小儿。"问言:"死?活?"答言:"故活。"王子敕人抱取。时王子无畏无儿,即抱还舍,与乳母养之。以活故,即为作字,名耆婆童子。王子所取,故名童子。后渐长大,王子甚爱之。

尔时王子唤耆婆童子来语言:"汝欲久在王家,无有才技,不得空食王禄,汝可学技术。"答言:"当学。"耆婆自念:"我今当学何术,现世得大财富而少事?"作是念已,"我今宁可学医方,可现世大得财富而少事。"念言:"谁当教我学医道?"时彼闻得叉尸罗国有医,姓阿提梨,字宾迦罗,极善医道。"彼能教我。"尔时耆婆童子,即往彼国,诣宾迦罗所,白言:"我欲从师受学医道,当教我。"彼答言:"可尔。"时耆婆童子从学医术,经七年已,自念言:"我今习学医术,何当有已?"即往师所,白言:"我今习学医术,何当有已?"时师即与一笼器及掘草之具,"汝可于得叉尸罗国面一由旬，求觅诸草，有非是药者持来。"时耆婆童子即如师教，于得叉尸罗国面一由旬，求觅非是药者。周竟不得非是药者，所见草木一切物，善能分别，知所用处无非药者。彼即空还，往师所，白如是言："师今当知，我于得叉尸罗国，求非药草，面一由旬，周竟不见非药者。所见草木，尽能分别所入用处。"师答耆婆言："汝今可去，医道以成。我于阎浮提中最为第一。我若死后，次复有汝。"时耆婆自念："我今先当治谁？此国既小，又在边方，我今宁可还本国始开医道。"于是，即还归婆伽陀城。

婆伽陀城中有大长者，其妇十二年中常患头痛，众医治之，而不能差。耆婆闻之，即往其家，语守门人言："白汝长者，有医在门外。"时守门人即入白："门外有医。"长者妇问言："医形貌何似？"答言："是年少。"彼自念言："老宿诸医治之不差，况复年少。"即敕守门人语言："我今不须医。"守门人即出语言："我已为汝白长者，长者妇言：'今不须医。'"耆婆复言："汝可白汝长者妇，但听我治，若差者，随意与我物。"时守门人复为白之："医作如是言：'但听我治，若差，随意与我物。'"长者妇闻之，自念言："若如是，无所损。"敕守门人："唤入。"时耆婆入，诣长者妇所，问言："何所患苦？"答言："患如是如是。"复问："病从何起？"答言："从如是如是起。"复问："病来久近？"答言："病来尔许时。"彼问已，语言："我治汝病。"彼即取好药以酥煎之，灌长者妇鼻，病者口中酥唾俱出。时病人即器承之，酥便收取，唾别弃之。时耆婆童子见已，心怀愁恼："如是少酥不净，犹尚悭惜，况能报我？"病者见已，问耆婆言："汝愁恼耶？"答言："实尔。"问言："何故愁恼？"答言："我自念言：'此少酥不净，犹尚悭惜，况能报我？'以是故愁耳！"长者妇答言："为家不易，弃之何益？可用然灯，是故收取。汝但治病，何忧如是。"彼即治之，后病得差。时长者妇与四十万两金并奴婢车马。时耆婆得此物已，还王舍城，诣无畏王子门。语守门人言："汝往白王言：'耆婆在外。'"守门人即入白王，王敕守门人："唤入。"耆婆入已，前头面礼足，在一面住，以前因缘，具白无畏王子言："以今所得物，尽用上王。"王子言："且止，不须，便为供养已，汝自用之。"此时耆婆童子最初治病。

（选自《四分律》第三十九卷，姚秦罽宾三藏佛陀耶舍共竺佛念等译，标题为笔者所加）

释要：

本案记述了耆婆的身世及首次行医过程。耆婆是佛陀时代的第一名医，犹如我国春秋时代之扁鹊。耆婆为艺妓与王子的私生子（即名妓庵婆罗婆利与瓶沙王之子无畏所生），自幼聪明异于常人，被送往叉尸罗国跟随名医宾迦罗学习医术，入门之后技艺超常精进。有一次，师傅嘱其采集一些不是药物的野草回来，结果耆婆空手而归，因为他"竟不见非药者"，"所见草木，尽能分别所入用处"。由此可见，耆婆对药用植物研究之深。7 年之后，耆婆认为自己学业已成，便回到了自己的出生地——婆伽陀城。耆婆首次治疗的病人为婆伽陀城大长者之妇，长者妇患头痛 12 年，诸医皆不能愈。耆婆采用药物酥煎灌鼻法，很快就治愈了长者妇的头痛病。从病人的病情和医者的治法可以看出，该妇人的头痛乃由慢性鼻窦炎所致，故灌鼻清洗最容易奏效。在本案中，"何所患苦""病从何起""病来久近"是耆婆问诊的内容，这三问后来成为佛医问诊的重要内容。最后一句的"此时"当为"此是"。在佛陀时代，医生的社会地位非常高，延请名医须付不菲的费用。因此，虽然案中的患者将冲洗鼻腔的酥油留下来点灯，但其给医生的高额诊金一分也没有少。像"与四十万两金并奴婢车马"这样丰厚的回报，是一般平民想都不敢去想的。本案如此表述的目的重在衬托耆婆的高超医术。

76. 耆婆医治便血案

原文：

尔时瓶沙王患大便道中血出，诸侍女见皆共笑言："王今所患，如我女人。"时王瓶沙闻已惭愧，即唤无畏王子言："我今有如是病，汝可为我觅医？"即答王言："有耆婆童子，善于医道，能治王病。"王言："唤来。"无畏王子唤耆婆来，问言："汝能治王病不？"答言："能治。""若能，汝可往治之。"时耆婆童子往瓶沙王所，前礼王足，却住一面，问王言："何所患苦？"王答言："病如是如是。"复问："病从何起？"王答言："从如是如是起。"复问："患来久近？"王言："患来尔许时。"如此问已，答言："能治。"时即取铁槽盛满暖水，语瓶沙王言："入此水中。"王即入水。语王坐水中，王即坐。语王卧水中，王即卧。时耆婆以水洒王而咒之，王即睡。疾疾却水，即取利刀破王所苦处，净洗疮已，持好药涂。药涂竟，病除疮愈。其处毛生，与无疮处不别。即复还满槽水，以水洒王而咒之，王即觉。王言："可治我病？"答言："我已治竟。"王言："善治不？"答言："善治。"王即以手扪摸看，亦不知疮处。王即问言："汝云何治病，乃使无有疮处？"耆婆报言："我治病宁可令有疮处耶？"时王即集诸侍女作如是言："耆婆医大利益我，有念我者当大与财宝。"时诸侍女即取种种璎珞、臂脚钏及覆形密宝、形外宝钱及金银、摩尼、真珠、毗琉璃、贝玉、颇梨，积为大聚。时王唤耆婆来语言："汝治我病差，以此物报恩。"耆婆言："大王且止，便为供养已。我为无畏王子，故治王病。"王言："汝不得治余人病，唯治我病，佛及比丘僧、宫内人。"此是耆婆童子第二治病也。

（选自《四分律》第四十卷，姚秦罽宾三藏佛陀耶舍共竺佛念等译，标题为笔者所加）

释要：

本案是耆婆的第二个医案，也是耆婆成为御前第一名医之始。该案讲述的是耆婆治愈瓶沙王痔疮出血的故事。瓶沙王是无畏王子的父亲，耆婆的爷爷。当时瓶沙王患痔疮出血，宫女们笑他来了月事，这使瓶沙王深感惭愧，于是他决意将此病治好。在无畏王子的推荐下，耆婆被延请入宫为瓶沙王治病。首先，耆婆用"何所患苦""病从何起""病来久近"三段式问诊，全面了解国王的病情；其次，耆婆采用全身麻醉，在用温开水将患处泡洗之后，割破患处，清洗疮口，涂上药物。这样很快就治好了瓶沙王的痔疮出血。案中所描述的神奇功效是将治病过程浓缩在一个时间点上的结果，其目的还是重点突出耆婆的神奇医术。趁此机会，耆婆谢绝了瓶沙王的丰厚回报，并亮明了自己的身份。因此，瓶沙王将耆婆聘为御医，让其专门负责治疗国王、佛陀、僧人、宫人的疾病。

77. 耆婆行颅脑手术案

原文：

尔时王舍城有长者，常患头痛，无有医能治者。时有一医语长者言："却后七年当死。"或有言六年，或言五年，乃至一年当死者。或有医言："七月后当死。"或言六月，乃至一月当死，或有言过七日后当死者。时长者自往耆婆童子所，语言："为我治病，当雇汝百千两金。"答言："不能。"复重语言："与汝二百、三百、四百、千两金。"答言："不能。"复言："当为汝作奴，家业一切亦皆属汝。"耆婆言："我不以财宝少故不能治汝。以王瓶沙先敕我言：'汝唯治我病，佛及比丘僧、宫中人，不得治余人。'是故不能。汝今可往白王。"时彼长者，即往白王言："我今有病，愿王听耆婆治我病。"时王即唤耆婆，语言："王舍城中有长者病，汝能治不？"答言："能治。""汝若能者，可往治。"尔时耆婆，即往长者家，语言："何所患苦？"答言："所患如是如是。"复问言："从何而起？"答言："从如是如是起。"问言："得来久近？"答言："病来尔许时。"问已，语言："我能治汝。"尔时耆婆即与咸食令渴，饮酒令醉，系其身在床，集其亲里，取利刀破头开顶骨示其亲里："虫满头中，此是病也。"耆婆语诸人言："如先医言'七年后当死'，彼作是意。七年已后，脑尽当死。彼医如是，为不善见。或言六、五、四、三、二年，一年当死者，彼作是意，脑尽当死。彼亦不善见。或言七月乃至一月当死者，彼亦不善见。有言七日当死者，彼作是意，言脑尽当死。彼为善见。若今不治，过七日脑尽当死。"时耆婆净除头中病已，以酥蜜置满头中已，还合髑髅缝之，以好药涂。即时病除肉满，还复毛生，与无疮处不异。耆婆语言："汝忆先要不？"答言："忆。我先有此要，当为汝作奴，家业一切悉当属汝。"耆婆言："且止！长者，便为供养已，还用初语。"时彼长者即与四十万两金，耆婆以一百千两上王，百千两与父，二百千两自入。此是耆婆第三治病。

（选自《四分律》第四十卷，姚秦罽宾三藏佛陀耶舍共竺佛念等译，标题为笔者所加）

释要：

　　这是耆婆的第三个医案。本案讲述了耆婆治疗王舍城一长者头痛病的故事。王舍城有一位长者常患头痛，而且越来越严重，该长者请了当时许多名医来诊治，结论都是一样：此病无药可救。至于死亡之日的推测，有 7 天、1 个月、6 个月、7 个月、1 年、5 年、6 年、7 年不等。该长者想用巨资，甚至全部的家产来延请耆婆为其医治，哪怕是终身为奴也在所不惜。耆婆告诉他，自己是御医，需得到国王的同意才能为他诊治疾病。该长者随即拜见国王，经国王的指派，耆婆前往长者家为其诊疗。首先，耆婆用"何所患苦""病从何起""病来久近"三段式问诊，全面了解患者的病情；其次，耆婆采用药酒做全身麻醉，并行开颅之术，将颅脑中的虫子清除干净，然后缝合颅骨，涂抹药膏。这样患者很快就恢复了健康。耆婆指出，此病十分凶险，7 天至 7 年之内随时都有可能死亡，前面那些名医所言都是对的。该长者以 40 万两黄金相谢，耆婆当即拿出 10 万两给自己的爷爷（国王）、10 万两给自己的父亲（无畏王子），留下20 万两自用。

78. 耆婆行腹腔手术案

原文：

尔时拘睒弥国有长者子，轮上嬉戏，肠结腹内，食饮不消，亦不得出，彼国无能治者。彼闻摩竭国有大医善能治病，即遣使白王："拘睒弥长者子病，耆婆能治，愿王遣来。"时瓶沙王唤耆婆，问言："拘睒弥长者子病，汝能治不？"答言："能。""若能者，汝可往治之。"时耆婆童子乘车诣拘睒弥。耆婆始至，长者子已死，伎乐送出。耆婆闻声，即问言："此是何等伎乐鼓声？"傍人答言："是汝所为来。长者子已死，是彼伎乐音声。"耆婆童子，善能分别一切音声，即言："语使回还，此非死人。"语已，即便回还。时耆婆童子即下车，取利刀破腹披肠结处，示其父母诸亲，语言："此是轮上嬉戏使肠结，如是食饮不消，非是死也。"即为解肠，还复本处，缝皮肉合，以好药涂之。疮即愈，毛还生，与无疮处不异。时长者子即报耆婆四十万两金，妇亦与四十万两金，长者父母亦尔，各与四十万两金。是耆婆童子第四治病。

（选自《四分律》第四十卷，姚秦罽宾三藏佛陀耶舍共竺佛念等译，标题为笔者所加）

释要：

这是耆婆的第四个医案。拘睒弥国中一位长者之子，因嬉戏而肠子扭结，以致饮食难进、大便不出，当地名医束手无策。为此，拘睒弥国派使者到摩竭国向瓶沙王延请耆婆。为了慎重起见，瓶沙王问耆婆说："你有把握吗？"耆婆回答："没问题！"当耆婆到达拘睒弥国时，得知长者之子已死，并正在送殡的途中。耆婆的听觉非常敏锐，此时他听到了棺椁内尚有活人的气息。因此，他大声地说："告诉他们，将人抬回去，他没有死！"回返患者家后，耆婆即为患者施行手术治疗，剖开患者的腹部，找到了扭结的肠子位置，并对患者的父母说："这是在轮子上玩游戏致肠子扭结，而造成的饮食不能消化，并非是真正的死亡。"耆婆当即解开患处，使肠子恢复原状，并缝合肌肉皮肤，以上好的药膏涂在切口的表面。没过多久，患者痊愈了，而且切口的瘢痕也不太明显。为了报答耆婆的再生之恩，患者（长者子）送给了耆婆40万两黄金，患者的妻子也送给他40万两黄金，患者的父母也各自送给他40万两黄金。

79. 耆婆治国王头痛案

原文:

尔时尉禅国王波罗殊提十二年中常患头痛,无有医能治者。彼闻瓶沙王有好医,善能治病,即遣使白王:"我今有病,耆婆能治,愿遣来为我治之。"时王即唤耆婆,问言:"汝能治波罗殊提病不?"答言:"能。""汝可往治之。"王语言:"彼王从蝎中来,汝好自护,莫自断命。"答言:"尔。"时耆婆童子往尉禅国,至波罗殊提所,礼足已,在一面住,即问王言:"何所患苦?"答言:"如是如是病。"问言:"病从何起?"答言:"从如是如是起。"问言:"病来久近?"答言:"病来尔许时。"次第问已,语言:"我能治。"王言:"若以酥若杂酥为药,我不能服。若与我杂酥药,我当杀汝。"是病余药不治,唯酥则除。耆婆童子即设方便语王言:"我等医法治病,朝晡晨夜,随意出入。"王语耆婆:"听随意出入。"复白王言:"若须贵药,当得急乘骑,愿王听给疾者。"是时,王即给日行五十由旬驼。即与王咸食令食,于屏处煎酥为药,作水色水味已,持与王母,语言:"王若眠觉,渴须水时,可持此与饮之。"持水与王母已,即乘五十由旬驼而去。时王眠觉,渴须水,母即持此水药与之。药欲消时,觉有酥气。王言:"耆婆与我酥饮,是我怨家,何能治我!急往觅来。"即往耆婆住处,觅之不得。问守门人言:"耆婆所在?"答言:"乘五十由旬驼而去。"王益怖惧:"以酥饮我,是我怨家,何能治我!"时王有一健步,名曰乌,日行六十由旬,即唤来。王语言:"汝能追耆婆童子不?"答言:"能。""汝可往唤来。"王言:"彼耆婆大知技术,莫食其食,或与汝非药。"答言:"尔!受王教。"耆婆童子去至中道,不复畏惧,便住作食。时健步乌得及耆婆,语耆婆言:"王波罗殊提唤汝。"即言:"当去。"耆婆与乌食,不肯食。时耆婆自食一阿摩勒果,留半;饮一器水,复留半。爪下安非药,沉着水果中,语乌言:"我已食半果、饮半水,余有半果半水,汝可食之。"乌即念言:"彼自食半果、饮半水,留半与我,此中必当无有非药。"即食半果、饮半水已,便患噎不复能去。复取药着乌前,语言:"汝某时某时服此药,当差。"耆婆童子即便乘行五十由旬驼复前去。后王与乌所患俱差。波罗殊提王遣使唤耆婆，语言：“汝已治我病差，可来。汝在彼国所得多少，我当加倍与汝。”耆婆言：“且止！王便为供养已，我为瓶沙王故，治王病。”时波罗殊提送一贵价衣，价直半国，语耆婆言：“汝不肯来，今与汝此衣以用相报。”此是耆婆第五治病。

（选自《四分律》第四十卷，姚秦罽宾三藏佛陀耶舍共竺佛念等译，标题为笔者所加）

释要：

这是耆婆的第五个医案。本案讲述了一个让人为耆婆高度担心的故事。尉禅国王波罗殊提患头痛十二年，延请诸多名医都没被治好，后闻摩竭国有名医，当即派遣使者向瓶沙王求助，要求耆婆出诊。瓶沙王问耆婆：“波罗殊提国王的病你能治好吗？”耆婆回答说：“能！”瓶沙王告诉耆婆：“你可前往为他诊治。但该国王心狠手辣，你要保护好自己，千万不要断送性命。”耆婆回答说“知道了！”到了尉禅国，耆婆用“何所患苦”“病从何起”“病来久近”三段式问诊，全面了解了波罗殊提的病情。耆婆对波罗殊提说：“你的病我能治好。”波罗殊提告诉耆婆：“任何酥类做的药，我都不能服用，如果我发现间杂有酥药的话，我必将杀了你！”但是，这种病其他药物都没有效果，只有酥药能够彻底根除。怎么办呢？耆婆想到了一种既能治好国王的病，又能够保全自己的方法。耆婆告诉国王：“因治病的需要，无论早晚，任何时候，我都必须能够自由出入王城。”国王说：“允许你随意进出。”耆婆说：“如果需要贵重珍稀的药物，还得有快速的坐骑，恳请国王给我提供速度最快的坐骑。”当即，国王就调选了一匹日行 50 由旬（各书对由旬的长短说法不一，一般来说，1 由旬相当于 15 千米，50 由旬就是 750 千米）的骆驼给耆婆使用。此时，耆婆也制订了治疗国王疾病的计划。第一步，耆婆让国王食用大量偏咸的菜肴，让他晚饭后觉得越来越口渴；第二步，耆婆在隐蔽处煎酥为药，并将药液反复澄清，让人看不出其中有酥；第三步，将该药交给国王的母亲，并告诉她在国王睡醒之后，感到口渴，需要喝水时，将此药液给国王饮用；第四步，骑上日行千里的骆驼往故乡的方向逃。国王睡醒之后果然口渴，拿着母亲给他的药液就喝了下去。喝完之后，他感觉一股酥气冒了上来，于是说：“耆婆给我喝带酥的饮料，就是我的仇人。他怎么会治疗我的病呢！赶快把他给我找来！”当国王得知耆婆乘日行千里的骆驼跑了之后，更加担心惧怕，认为他既然敢拿酥饮给自己喝，就是自己的冤家对头，肯定不会给自己治病的！因此，国王急忙将自己日行 60 由旬的坐骑——名叫"乌"的大鸟唤来，让它把耆婆给追回来！国王告诉千里乌："耆婆技术高明，你千万不要吃他给你的任何东西！"千里乌回答说："好，遵命！"当千里乌追上耆婆的时候，要求耆婆跟它一起回去见国王。耆婆见千里乌不肯吃他给的任何东西，于是将一只阿摩勒果吃了一半、水囊中的水也饮了一半，然后把剩下的果子和水给千里乌，千里乌见此就不再怀疑，将剩下的水果吃了、水喝了，结果被耆婆藏在指甲下置于水果中的迷药给麻倒了。耆婆留下解药给千里乌，然后骑上千里驼回到了自己的国家。后来，国王的病痊愈了，千里乌服了解药之后也安然无恙。对此，波罗殊提王派使者对耆婆表示感谢，并希望耆婆能够长期负责他的医疗保健，待遇可以在瓶沙王给耆婆的待遇的基础上加倍。耆婆对来使说："我是因为瓶沙王，才给你们大王治病的。"波罗殊提王见耆婆不肯前来，就送上一件价值可买下半个国家的衣服给耆婆，以谢其治愈痼病之恩。

80. 佛与耆婆医缘案

原文：

尔时世尊患水，语阿难言："我患水，欲得除去。"时阿难闻世尊言，往王舍城，至耆婆所，语言："如来患水，欲得除之。"尔时耆婆与阿难俱往佛所，头面礼足，却住一面，白佛言："如来患水耶?"佛言："如是耆婆！我欲除之。"白佛言："欲须几下?"答言："须三十下。"时耆婆与阿难俱往王舍城，取三把优钵花，还诣其家。取一把花，以药熏之，并复咒说："如来嗅此可得十下。"复取第二把花，以药熏之，并复咒说："嗅之复可得十下。"复取第三把花，以药熏之，并复咒说："嗅之可得九下。"复饮一掌暖水，足得一下。风即随顺。以三把花，置阿难手中。时阿难持华出王舍城，诣世尊所，持一把花，授与世尊。如来嗅之，可得十下。复授第二把，更得十下。第三把，复得九下。尔时耆婆，忘语阿难与佛暖水。尔时世尊，知耆婆心所念，即唤阿难取暖水来。尔时阿难闻世尊教，即取暖水与佛，佛即饮一掌暖水，患即消除，风亦随顺。

（选自《四分律》第四十卷，姚秦罽宾三藏佛陀耶舍共竺佛念等译，标题为笔者所加）

释要：

本案讲述的是耆婆给佛陀治病的故事。佛陀患了水证，阿难延请耆婆为他诊治。这里的"水"，指的是因水土不服而出现的水肿，主要表现为两足肿胀。对于佛陀所患之疾，耆婆非常自信，认为完全可以治愈。其实，佛陀十分熟悉自己的病情，只是由于配药烦琐，故也乐意请名医为自己诊治。耆婆分析了佛陀的病情之后，认为当用嗅闻之法来治疗。首先，耆婆采集了3把优钵花；然后他将3把优钵花依次用药液熏蒸，并将经过药熏的优钵花让佛陀嗅闻，第一把和第二把分别闻10次，第三把闻9次。他让佛陀在嗅闻优钵花29次后，再喝一掌心的温开水。通过上述的诊治，佛陀所患的水证很快就好了。佛陀患病，周边各国的国王分别代表全体国民前来慰问，如瓶沙王、忧填王、波罗殊提王、梵施王、波斯匿王等。各路天神、远方弟子等也纷纷前来探望，如末利夫人、利师达多富罗那、四大天王、忉利诸天、兜率天子、化乐天、他化自在天、梵天、摩醯首罗天子、舍利弗、摩诃波阇波提比丘尼、阿难宾坻、毗舍佉母等。这时，有一人怀着邪念前往探望，此人就是提婆达多。提婆达多为斛饭王之子，阿难的兄弟，也是佛陀的弟子之一。此人由于心术不正、功利心过重，想取代释尊未果，转而破坏僧团之间的关系，最终成了反面典型。佛陀对他一直采取宽容的态度。提婆达多为了得到八方僧俗的重视，威迫耆婆给他服用佛陀所服的药物。耆婆告诉他："佛陀所服之药名为那罗延，除了成就佛与菩萨的圣人之外，一般的人是不能服用的。"提婆达多威胁道："如果不给，我就杀了你！"不出耆婆所料，提婆达多服了此药之后，"即得重病，身心俱苦"。没有一个人去看他，最后佛陀把他的病给治好了，并向众人说明了自己与提婆达多往世之因缘。此案更加奠定了耆婆的佛门医王地位。

81. 佛治比丘秋月得病案

原文：

尔时世尊在舍卫国。时诸比丘秋月得病，颜色憔悴、形体枯燥癣白。时世尊在静室作如是念："诸比丘秋月得病，颜色憔悴、形体癣白枯燥。我今当听诸比丘食何等味？当食常药，不令粗现。"即念言："有五种药，是世常用者：酥、油、蜜、生酥、石蜜。我今宁可令诸比丘食之。当食常药，不令粗现，如饭糗法。"作是念已，晡时从静处起，以此事集比丘僧，以向者在静处所思念事具告诸比丘："自今已去，听诸比丘有病因缘，听服五种药：酥、油、生酥、蜜、石蜜。"

诸病比丘，得种种肥美食，至中不能食，况复五种药至中能食？尔时药虽多，病人不能及时服，诸比丘患遂增形体枯燥、颜色憔悴。尔时世尊，知而故问阿难："诸比丘何故形体颜色如是？"时阿难具以上因缘白世尊。佛言："自今已去，若比丘有病因缘，若时、若非时，听服五种药。"

时诸病比丘得肥美食，不能食，尽与看病人。看病人受请，不食即弃之，诸乌鸟诤食大唤呼。佛知而故问阿难："乌鸟何故尔？"阿难具以因缘事白佛。佛言："听看病比丘，若受请、若不受请，得食病人残食，无犯。"

尔时舍利弗患风，医教服五种脂：黑脂、鱼脂、驴脂、猪脂、失守摩罗脂。白佛。佛言："听服。"时受、时漉、时煮，如油法服；非时受、非时漉，非时煮，不应服，若服，如法治。"

（选自《四分律》第四十二卷，姚秦罽宾三藏佛陀耶舍共竺佛念等译，标题为笔者所加）

释要：

这是佛陀治疗众比丘虚劳疾病的医案。佛陀在舍卫国时，发现许多僧侣在秋天患了虚劳，症见颜面憔悴、形体枯燥、四肢癣白。究其原因，乃食物粗放、食品单调，故理当以酥、油、蜜、生酥、石蜜五药治之。但是，一段时间之后，形体枯燥、颜色憔悴的病人还在不断增多。再究其原因，乃"过午不食"的戒律约束所致。佛陀对此非常生气，并就此责问阿难。佛陀指出，只要治病需要，可以在任何时间服用五药，不能以"过午不食"的戒律为理由，糟蹋美食，养肥乌鸦，让病僧饿着肚子。后来，舍利弗患了风疾，需要食用罴脂、鱼脂、驴脂、猪脂、失守摩罗脂五脂时，佛陀说："允许服用。"由此可见，佛陀非常亲民，思想也十分开明。他能够设身处地地为诸比丘考虑，而且能够对不合时宜的戒律及时地进行更改。

82. 比丘患风用药案

原文：

尔时比丘患风须药，医教渍麦汁。佛言："听服。"须油渍麦汁，须颇尼渍麦汁。佛言："听服。若时药和时药、非时药和时药、七日药和时药、尽形寿药和时药，应受作时药。非时药和非时药、七日药和非时药、尽形寿药和非时药，应受作非时药。七日药和七日药、尽形寿药和七日药，应受作七日药。尽形寿药和尽形寿药，应受作尽形寿药。"

（选自《四分律》第四十二卷，姚秦罽宾三藏佛陀耶舍共竺佛念等译，标题为笔者所加）

释要：

这是佛陀治疗比丘患风的医案。当时有比丘患了风疾，医生指出，要用反复浸渍麦汁来治疗。佛陀说："可以。"医生又说，要用含油脂的麦汁来治疗。佛陀亦说："可以。"案中讲到了四药，即时药、非时药、七日药、尽寿药，现分而述之。时药，指五嚼食（指根、茎、花、叶、果）、五啖食（指饭、麦、豆、肉、饼）、时食（指蔓菁根、葱根、藕根、萝卜根、治毒草根）、时浆（指一切之果汁、粉汁、乳、酪、浆）等，日日为新，由早上至日中皆可食用。非时药，又作更药，指诸果汁、米汁之杂浆等，乃对病而设，所有的时间皆可服用。七日药，为疗病所用之酥油、生酥、蜜、石蜜等，限患病后七日内服用。尽寿药，指根、茎、花、果等及 5 种盐类，一生之中皆可服食。

83. 佛言消疮断毒案

原文：

尔时比丘患疮，须唾涂以铫底熨。比丘白佛。佛言："听用。"时有比丘患疤，医教用人脂。佛言："听用。"时有比丘患吐，须细软发。佛言："听烧巳末之，水和漉受饮之。"

时有比丘，自往冢间，取人发、人脂持去。时诸居士，见皆憎恶污贱。诸比丘白佛。佛言："听静无人时取。"

尔时有比丘患身热，医教用栴檀。为差病故，比丘白佛。佛言："听用。"若沉水，若栴檀、毕陵祇伽罗、瓬婆罗。佛言："听用，涂身。"

时诸比丘患蛇入屋，未离欲比丘恐怖。佛言："听惊。若以筒盛，若以绳系，弃之。"而彼不解绳便置地，蛇遂死。佛言："不应不解，应解。"

时诸比丘患鼠入屋，未离欲比丘皆惊畏。佛言："应惊令出。若作鼠槛盛出，弃之。"竟不出，置槛内，即死。佛言："应出之，不应不出。"

尔时诸比丘患蝎、蜈蚣、蚰蜒入屋，未离欲比丘惊畏。佛言："若以弊物，若泥团，若扫帚盛裹，弃之。"而不解放，便死。佛言："不应不解放，应解放。"

尔时佛在王舍城，诸比丘破浴室薪，空木中蛇出螫比丘杀。时世尊慈念，告诸比丘："彼比丘不生慈心于彼八龙王蛇。以是故，为蛇所杀。何等八？毗楼勒叉龙王、次名伽宁、次名瞿昙冥、次名施婆弥多罗、次名多奢伊罗婆尼、次名伽毗罗湿波罗、次名提头赖吒龙王。比丘若慈心于彼八龙王蛇者，不为螫杀。若此比丘慈心于一切众生者，亦不为彼蛇所螫杀。"佛听作自护慈念咒："毗楼勒叉慈、伽宁慈、瞿昙冥慈、施婆弥多罗慈、多奢伊罗婆尼慈、伽毗罗湿波罗慈、提头赖吒慈，慈念诸龙王、干阗婆、罗刹婆，今我作慈心，除灭诸毒恶，从是得平复，断毒、灭毒、除毒，南无婆伽婆。"佛言："听刀破出血，以药涂之，亦听畜铍刀。"

尔时有比丘病毒，医教服腐烂药。若是已腐烂药堕地者，应以器盛水和之漉受然后服。若未堕地者，以器承之水和漉服之，不须受。尔时病毒比丘，医教服田中泥。佛言："听以器盛水和之漉然后受饮。"

尔时世尊在王舍城，时耆婆童子刀治比丘大小便处、两腋下病。时世尊慈念告诸比丘："此耆婆童子，刀治比丘大小便处及两腋下病，不应以刀治。何以故？刀利破肉深入故。自今已去，听以筋若毛绳急结之，若爪取使断皮，然后着药。"佛言："听作灰药，手持不坚牢。"佛言："听作盛灰药器。时器若易破，听角作。"

尔时世尊患风，医教和三种药。唤阿难取三种和药来。时阿难受佛教，自煮三种和药已，授与佛。

（选自《四分律》第四十二卷，姚秦罽宾三藏佛陀耶舍共竺佛念等译，标题为笔者所加）

释要：

本案反映了佛陀对消疮灭毒、诊疗用药的观点和看法。治疮，用小锅底涂抹唾液来烫熨疮口；治疱，用人的油脂；治吐，用人的头发灰；治热，服用檀香，涂用沉香，或者用栴檀、毕陵祇伽罗、瓮婆罗组成的复方。对于这些方法，佛陀都允许使用。在本案中，佛陀特别强调，对于蛇、老鼠、蝎、蜈蚣、蚰蜒入屋，将它们赶走或丢弃即可，不要去伤害它们的性命。对于被毒物所螫的僧人，既可以毒攻毒，涂抹有毒的药物来治疗；也可以先用刀切放毒血，再涂抹药物来治疗；还可以用田中泥来治疗。对于耆婆的手术疗法，佛陀告诫说：肛门、尿道和腋窝部的手术要特别慎重。对于佛陀自己所患之风疾，医生建议用三种药物混合治疗，佛陀也持这种观点，并交与阿难办理。严格来讲，本案不是一则医案，而是一组医案，其中有佛陀对于医生处方用药的点评和建议。

84. 浴除冷风热疾案

原文：

尔时春残一月半、夏初一月，是二月半大热时，诸比丘不得浴故，身体垢痒、烦闷吐逆。是事白佛："愿世尊，如是大热时，听诸比丘洗浴。"佛言："听浴。从今是戒应如是说：若比丘减半月浴，波逸提，除因缘。因缘者，春残一月半、夏初一月，是二月半名大热时，是中犯者。若比丘未至大热时浴，波逸提。若大热时浴，不犯。"

佛在王舍城，尔时诸比丘病，以酥油涂身，不得浴故，患痒、烦闷吐逆。诸比丘白佛："愿听病因缘故浴。"佛言："从今日听病因缘故浴，益利病人，如食无异。从今是戒应如是说：若比丘减半月浴，波逸提，除因缘。因缘者，春残一月半、夏初一月，是二月半大热时，除病时。病者，若冷发、风发、热发，若洗浴得差，是名病，是中犯者。若比丘无病，减半月浴，波逸提。若病，不犯。"

佛在王舍城，尔时诸比丘中前着衣持钵入城乞食，时恶风起，吹衣离体，尘土坌身。不得浴，故烦闷吐逆。是事白佛："愿世尊，听风因缘故浴。"佛言："从今听风因缘故浴。从今是戒应如是说：若比丘减半月浴，除因缘，波逸提。因缘者，春残一月半、夏初一月，是二月半大热时，除病时、风时，是中犯者。若无风因缘浴，波逸提。若有风因缘浴，不犯。"

（选自《十诵律》第十六卷，后秦北印度三藏弗若多罗译，标题为笔者所加）

释要：

本案记载了佛陀对沐浴却疾的看法和见解。春夏之际，天气大热，诸僧人由于无法沐浴，以致"身体垢痒、烦闷吐逆"。当时僧伽的制度，对沐浴有一定的限制和要求，如一月一浴不能改为半月一浴、七天一浴不能改为三天一浴，否则就是犯戒，就有堕入地狱之虞。波逸提，译为"堕"，即"堕入地狱"之意。佛陀指出，必须严格遵守戒律，但也须根据实际情况灵活掌握。如若天气大热无比，适时沐浴不算犯戒；

如若僧人犯病，为了治病而沐浴也不算犯戒。因此，对于特定的季节、特定的疾病、特定的环境，要区别处理，如果确实是患了冷病、热病、风病，确实有皮肤瘙痒、烦闷欲吐等表现，确实周身汗臭，那就必须及时通过沐浴来治疗。

85. 佛治痈疮案

原文：

佛在维耶离国。土地咸湿，诸比丘病痈疮。有一比丘疮中脓血流出，污安陀卫如水渍。佛遥见，知而故问是比丘："汝何以脓血污安陀卫？"比丘答言："大德，我患痈疮，脓血流出污安陀卫。"佛以是事集比丘僧，种种因缘赞戒、赞持戒。赞戒、赞持戒已，语诸比丘："从今听畜覆疮衣着，乃至疮差后十日。若过是畜，波逸提。"诸比丘知佛听畜覆疮衣，便广长大作。是中有比丘，少欲知足行头陀，闻是事心不喜，种种因缘呵责："云何名比丘，知佛听畜覆疮衣，便广长大作？"种种因缘呵已，向佛广说。佛以是事集比丘僧，知而故问诸比丘："汝实作是事不？"答言："实作，世尊。"佛以种种因缘呵责："云何名比丘，知我听畜覆疮衣，便广长大作？"种种因缘呵已，语诸比丘："以十利故与诸比丘结戒。从今是戒，应如是说：若比丘欲作覆疮衣，当应量作。量者，长佛四搩手、广二搩手。过是作者，波逸提。"波逸提者，煮烧覆障，若不悔过，能障碍道，是中犯者。若比丘过量长作覆疮衣，波逸提。若过量广作，波逸提。若过量广长作，波逸提。若比丘过量广长作覆疮衣，是衣应截断。入僧中作是言："我过量广长作覆疮衣，得波逸提罪。今发露悔过，不覆藏。"僧应问："汝截断未？"若言已截，僧应问："汝见罪不？"若言见罪，僧应语："汝如法悔过，后莫复作。"若言未截者，僧应约敕令截。若不约敕，僧得突吉罗。若僧约敕不受，是比丘得突吉罗罪。（八十八事）

（选自《十诵律》第十八卷，后秦北印度三藏弗若多罗译，标题为笔者所加）

释要：

本案是佛陀对于僧人痈疮的看法和见解。佛陀在巡游到维耶离国时，看到这里土地咸湿，许多僧人患了痈疮。一位僧人的疮口中流出了脓血，把内衣（"安陀卫"，指粗布内衣）都给弄脏了，佛陀在远处看得一清二楚。这时，佛陀明知故问这位僧人：

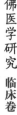

"你的脓血是怎样弄脏内衣的?"僧人回答:"我患了痈疮,脓血流出把内衣弄脏了。"对此,佛陀把所有的僧人集中起来,讲述了罹患本病的因缘,赞扬他们遵守佛门的戒律。同时,佛陀也告诉他们,遵守僧伽着装要求是必要的,但对于罹患痈疮的病人,允许穿宽敞透气的覆疮衣着,以便于疮口尽快愈合,但必须在疮口愈合10天后换回正装,否则就是自堕地狱。对于覆疮衣着,应本着节俭的原则,不宜耗费太多的布料,过宽过大者都必须改过来。从本案可以看出,有些环境因素所致之疾病,可以通过生活起居进行调理。

86. 比丘患病不治案

原文：

佛在舍卫国瞻卜园。有一长者子出家长病，是时宗亲遣使呼之："大德，来此间治病。"病人即往。是人多诸亲族，亲族各请言："我今日，我明日，我后日。"诸人为病比丘故，大与财物。是病不可治，遂至命终。是病比丘名波罗陀。有一沙弥，于是中间受具足戒。是众中有六群比丘。六群比丘言："新受戒比丘，不应与大比丘分，应与沙弥分。"师言："何以故？"答言："受戒羯磨不满故。"师不知云何，以是事白佛。佛言："应问在羯磨中比丘，是羯磨满不满？"即问诸比丘。诸比丘言："我虽在羯磨中，不忆不知。"以是事白佛。佛言："从今诸比丘听羯磨时，当一心听，莫余觉，莫余思惟，当专心，当勤，当敬重，当思惟，心心等同忆念。应如是听羯磨。作羯磨者，应分别言：是第一羯磨、第二羯磨、第三羯磨。若不分别说，得突吉罗罪。"

（选自《十诵律》第二十一卷，后秦北印度三藏弗若多罗译，标题为笔者所加）

释要：

本案通过比丘患病不治的事例，讲述了人生的无常与佛法的精深。佛陀来了，大家都希望自己的亲人能够得到拯救、得到庇护。但是，天道有常，任何人都有死亡的一天，佛陀也不会逆天道而行。因此，一切众生都要正确对待生死，让死者得到应有的临终关怀，让生者的智慧得到增长。案中所说的"羯磨"，可通译为作持、办事。举凡授戒、说戒、忏悔，乃至各种僧团公共事条的处理所应遵行的一定程序，统称为"羯磨"。羯磨师，为主持讲经说法、操持法事的人。佛陀告诉人们：在参加讲经说法的庄严活动中，听讲者必须做到专心、敬重，做到心心相通、心心相应；演讲者要做到层次分明，对不同的受众要区别对待，要引导不同的人到不同的境界。突吉罗罪，戒律中某一类犯戒行为的总称。在所有犯戒种类中，突吉罗罪属于罪行最轻的一类。

凡是犯了二不定、百众学、七灭诤三类戒条中的某一条，即犯了突吉罗罪。戒律中的"百众学法"以能整饰威仪为理想。如果犯了这类戒条，即犯了突吉罗罪。如僧人衣冠不整、露齿戏笑、跳渡沟渠等，皆犯此戒。

87. 佛治比丘目痛案

原文：

佛在舍卫国。是时长老毕陵伽婆蹉目痛，药师语言："以罗散禅涂眼。"答言："佛未听我等以罗散禅涂眼。"诸比丘以是事白佛。佛言："听以罗散禅涂眼。"是长老以罗散禅盛着钵中半钵、键镃、小键镃，络囊悬象牙杙上。取药时，流污壁及卧具，房舍中臭秽。佛言："应用函盛，虽盛不覆。"土尘堕中，用时增益眼痛。佛言："应作盖盖。"直动脱。佛言："子口合作。"是时诸比丘，用鸟翮、鸡翮、孔雀尾着眼药，眼痛更增。佛言："用匕。"长老优波离问佛："应用何等物作匕？"佛言："若铁、若铜、若贝、若象牙、若角、若木、若瓦。"

（选自《十诵律》第二十六卷，后秦北印度三藏弗若多罗译，标题为笔者所加）

释要：

这讲述的是佛陀治疗目痛的病例。佛陀在舍卫国时，长老毕陵伽婆蹉眼睛痛，药师告诉他说："用罗散禅涂眼。"毕陵伽婆蹉回答说："佛陀未必允许我们用罗散禅涂眼。"有人将此事告诉了佛陀。佛陀说："可以用罗散禅涂眼。"对于毕陵伽婆蹉所表现出来的陋习，佛陀指出：要用大碗来盛药，以免外溢；应给药碗加盖，以免土尘堕入药中，给眼睛增加伤痛。对于涂用眼药的工具，针对鸟翮、鸡翮、孔雀尾涂抹容易伤眼的状况，佛陀提出可以用匕作为上药工具。用什么来制作匕呢？佛陀说："可用铁、铜、贝、象牙、角、木、瓦。"匕是什么样的呢？该具上细下粗、上圆下扁，开口圆润。当然，对于皮肤疾病的外用药物，以鸟翮、鸡翮、孔雀尾着药还是非常可取的。

88. 佛治比丘病疥案

原文：

佛在毗耶离国住。是地咸湿，诸比丘病疥，脓血流，污安陀会如水渍。佛知故问，问诸比丘："何以污安陀会如水渍？"诸比丘言："世尊，我曹病疥，脓血流出污安陀会。"佛言："从今日听诸病疥比丘用苦药涂。"长老优波离问佛："何等苦药？"佛言："拘赖阇树、拘波罗树、拘真利他树、师罗树、波伽罗树、波尼无祇伦陀树。"诸比丘不晓捣磨。佛言："听石磨。"石磨药堕地。佛言："听石臼杵捣。"诸比丘手坏。佛言："听作木杵。"作木杵不晓作，捉处手上下脱。佛言："中央令细。"所捣药粗。佛言："应筵令细。以油涂疮，以药坌上。"

（选自《十诵律》第二十六卷，后秦北印度三藏弗若多罗译，标题为笔者所加）

释要：

这讲述的是佛陀治疗疥疮的医案。佛陀在毗耶离国巡住时，看到这里土地咸湿，许多僧人患了疥癣病，脓血直流，玷污了内衣。"安陀会"即内衣，又作中宿衣、中衣、作务衣、五条衣，为做日常劳务时或就寝时穿着的衣服，按规定由五块布缝成，掩盖腰部以下。佛陀故问诸位僧人："你们的内衣，为什么会脏得像在污水里浸泡过一样呢？"众僧回答说："我们得了疥癣病，流出的脓血把内衣给弄脏了。"佛陀告诉大家："从今天起，允许各位患疥癣病的僧人涂用苦药。"长老优波离问佛陀："什么是苦药？"佛陀说："拘赖阇树、拘波罗树、拘真利他树、师罗树、波伽罗树、波尼无祇伦陀树都是苦药。"众僧不知怎么加工。佛陀说："用石磨磨树叶。"但如此磨出的药会掉到地上。佛陀又说："用石臼捣烂树叶。"众僧的手都受伤了。佛陀又交代说："用木杵来捣。"对于木杵的制作，佛陀说："可做成两头大中间细的。"因为捣出来的药末较粗，佛陀又提出过筛后使用。如此这般，真是交代得太仔细了。

89. 佛陀论午后不食案

原文:

佛在舍卫国。长老疑离越见作石蜜，若面、若细糠、若焦土、若臭煤合煎。见已，语诸比丘："诸长老，是石蜜，若面、若细糠、若焦土、若臭煤合煎，不应过中啖。"诸比丘以是事白佛。佛以是因缘集僧。集僧已，佛知故问，问疑离越："汝实见作石蜜，若面、若细糠、若焦土、若臭煤合煎，语诸比丘不应过中啖不？"答曰："实尔，世尊。"佛种种因缘，赞戒、赞持戒。赞戒、赞持戒已，语诸比丘："从今听作石蜜，若面、若细糠、若焦土、若臭煤合煎，若中前应啖，过中不得啖。"

（选自《十诵律》第二十六卷，后秦北印度三藏弗若多罗译，标题为笔者所加）

释要:

本则为讨论"过午不食"的医案。佛陀在舍卫国巡游时，看到了加工制作石蜜，以及将其与面粉、细糠、焦土、臭煤一起煎煮的过程。在上述食物中，对于将石蜜与面粉、细糠合煎，我们很好理解；但对于将石蜜与焦土、臭煤合煎，我们非常难以理解。或许我们会说："这能吃吗？"其实，这里的"焦土"指的是植物淀粉，"臭煤"指的是烟熏食物（如菇类、笋类等）。疑离越对各位僧人说："石蜜与面粉、细糠、焦土、臭煤一起合煮，过了中午不许食用。"有人将这话告诉了佛陀，佛陀经过调研与核实之后，完全赞同疑离越大长老的观点。在全体僧众的集会上，佛陀在广布佛法的同时，对他们坚守戒律表示了肯定，并对所有的僧众说："从现在起，允许用石蜜与面粉、细糠、焦土、臭煤一起合煮，如果中午前应该食用而没有食用者，过午就不得食用，大家要严守此戒。"对于病人，佛陀是宽容的；对于极端的环境，佛陀也是宽容的；但在正常的状况下，佛陀又是有原则的。

90. 佛治风冷病案

原文：

佛在舍卫国。时长老舍利弗病风冷，药师言："应服苏提罗浆。"舍利弗言："佛未听我服苏提罗浆。"诸比丘以是事白佛。佛言："从今听服苏提罗浆。"长老优波离问佛："用何等物作苏提罗浆?"佛言："以大麦去粗皮，不破少煮，着一器中汤浸令酢。昼受昼服，夜受夜服，不应过时分服。"

（选自《十诵律》第二十六卷，后秦北印度三藏弗若多罗译，标题为笔者所加）

释要：

这讲述的是治疗舍利弗风冷病的医案。佛陀在舍卫国巡游时，大长老舍利弗患了风冷病。医生说："应该服用苏提罗浆。"舍利弗告诉医生："佛陀不允许我服苏提罗浆。"有人将此事告诉佛陀。佛陀说："从今天开始允许服用苏提罗浆。"长老优波离问佛陀："用哪些东西来制作苏提罗浆呢?"佛陀说："将大麦去粗皮，不使破碎，加热稍煮一会儿之后，放在容器中浸泡，待发酵后即可使用。白天制好，白天食用；晚上制好，晚上食用。不能过时分开服用。"舍利弗是佛陀的十大弟子之一，号称"智慧第一"；优波离也是佛陀的十大弟子之一，号称"持律第一"。从优波离为舍利弗问药可以看出，佛陀具有大智慧和高超的医术。

91. 佛治热血病案

原文：

佛故在舍卫国。时长老舍利弗热血病，药师言："应服首卢浆。"舍利弗言："佛未听我服首卢浆。"诸比丘以是事白佛。佛言："听服首卢浆。"长老优波离问佛："何等物作首卢浆？"佛言："若蘖、若磨、若捣合油，等分以水和之，令酢。时应服，非时不应服。"

（选自《十诵律》第二十六卷，后秦北印度三藏弗若多罗译，标题为笔者所加）

释要：

这讲述的是治疗舍利弗热血病的医案。佛陀在舍卫国巡游时，大长老舍利弗患了热血病。医生说："应该服用首卢浆。"舍利弗告诉医生："佛陀不允许我服首卢浆。"有人将此事告诉佛陀。佛陀说："允许服用首卢浆。"长老优波离问佛陀："该用哪些东西来制作首卢浆呢？"佛陀说："取等量的酒曲、磨、捣合油，加水搅拌调合，让其在常温下发酵。制作好之后，在合适的时机服用，在不合适的时机就不服用。"案中的"热血病"，当为发热出血之证。案中的"磨"为灵芝，"捣合油"为奶酪。案中的"时"与"非时"，当指疾病发作之时与不发作之时。

92. 耆婆治痈案

原文：

佛在王舍城。有比丘病痈，往语耆婆："治我此病。"耆婆答言："腽令熟。"比丘言："佛未听腽熟。"诸比丘是事白佛。佛言："听腽令熟。"耆婆又言："应破。"答言："佛未听破痈。"是事白佛。佛言："听破。"耆婆又言："应捺去脓。"比丘言："佛未听捺。"是事白佛。佛言："听捺。"耆婆又言："应着食脓物。"比丘言："佛未听着。"是事白佛。佛言："听着种种治脓药。"

（选自《十诵律》第四十卷，后秦北印度三藏弗若多罗译，标题为笔者所加）

释要：

这讲述的是耆婆治痈的医案。佛陀在舍卫国巡游时，有位僧人因患痈肿，前往耆婆医所求治。他对耆婆说："帮我治疗这病吧！"耆婆查看了痈肿之后说："等着熟透。"（腽，原指用油脂浸泡皮革，本文的意思为闷着、沤透。）有人将这事告诉了佛陀。佛陀说"允许等到熟透。"等到熟透时（由红肿变成脓肿），耆婆又说："必须挑破。"僧人回答："佛陀不允许将痈肿挑破。"有人又将这事告诉了佛陀。佛陀说："允许挑破。"耆婆又说："应该挤去脓血。"僧人回答："佛陀不让挤去脓血。"有人又将这事告诉了佛陀。佛陀说："允许挤去脓血。"耆婆又说："应该用药物拔出脓物。"僧人回答："佛不允许这么做。"有人又将这事告诉了佛陀。佛陀说："允许覆用各种拔出脓液的药物。"佛陀确实是非常开明的，这让耆婆对于每个病都能够放心、大胆地去处理。

93. 身患风疾用药案

原文：

缘在室罗伐城。有一苾刍，身患风疾，往医人处，问曰："贤首，我患风疾，为我处方。"时彼医人白言："圣者，宜可服有情脂，病当除差。"苾刍报曰："贤首，我今岂合食此脂耶？"医人报曰："唯有斯药，余不能差。"时诸苾刍以此因缘，具白世尊。佛言："苾刍有病，若医人说唯此是药，余不能差者，应当服脂。"时诸苾刍不知服何等脂，还问医人。医人报曰："汝师既是一切智人，可往咨问，自当知之。"

时诸苾刍即往问佛。佛言："有五种脂：一者鱼脂，二者江豚脂，三者鲛鱼脂，四者熊脂，五者猪脂。此等五脂，非时煮，非时滤，非时受，非时守持，不应服。时煮，非时滤，非时受，非时守持，不应服。时煮，时滤，非时受，非时守持，不应服。时煮，时滤，时受，非时守持，不应服。时煮，时滤，时受，时守持，应服。如服油法，七日服，过七日不应服。"彼病苾刍因此服脂，病遂除愈。愈已残药，遂便总弃。时有苾刍，复患风病，诣医人处，问曰："贤首，我患风疾，为我处方。"医人报曰："宜服脂药。已有苾刍，服脂得差，汝应就觅。"而彼苾刍即往至前服药苾刍所，问言："具寿，汝先服脂，风得除差。医人教我，亦服此脂。汝有残脂，见惠于我。"苾刍曰："我所残脂，并已弃却。"告曰："汝今不善，非所应为。"时诸苾刍即以此缘，具白世尊。佛告诸苾刍："服残脂药，不应总弃，要须收举。我今当说收举法式：若苾刍所用残脂，若余苾刍来从求索者，应即相与。若无人求者，当送病坊，病坊好为藏贮。若有须者，于彼处取，守持而服。不依教者，得越法罪。"

（选自《根本说一切有部毗奈耶药事》第一卷，大唐三藏义净奉制译，标题为笔者所加）

释要：

本则为治疗风疾之医案。这是佛陀巡游到室罗伐城时之事。有一位僧人，身患风疾，前往医生处所求医，他对医生说："贤德的高人，我患了风疾，帮我开一张处方吧。"医生回答说："圣德的和尚，可以服用动物的脂肪，疾病一定可以治愈。"僧人说："贤德的高人，我现在怎么能够服用这类脂肪呢?"医生说："其他药物都不能治好这种病，唯有此药可以。"这时，有人将此事告诉了佛陀。佛说："僧人有病，如果医生认为除了脂药之外，其他药物皆不能治，那就可以服用脂药。"当时，僧人不知道要服用哪种脂药，又跑去问医生。医生告诉他们："你的师傅是具有无上智慧的人，前往询问，自然就会知道了。"僧人就此前往，询问佛陀。佛说："有五种脂：一为鱼脂，二为江豚脂，三为鲛鱼脂，四为熊脂，五为猪脂。"佛陀告诉他们，这五种脂的使用是有严格要求的，他们必须一一遵守，且他们只能服用 7 天，超过 7 天就不应继续服用了。该僧人服用了脂药之后，很快就彻底恢复健康了。因此，他就将剩下的脂药全部都丢弃了。后来，又有僧人患了风疾，前往医生处所求医。他对医生说："贤德的高人，我患了风疾，帮我开一张处方吧。"医生回应说："应该服用脂药。已经有僧人用脂药治愈了，你应该前去向他寻要。"该僧人当即前往服药僧人的住所，问他说："法寿具足的兄弟，你先前服了脂药，使风疾得以治愈。现在，医生让我也服此类脂药。你若有剩下的脂药，恳请惠赐与我。"该僧人说："我所剩下的脂药，都已经被全部丢弃了。"对方告诉他："你这样的行为不好，你真不应该这么做。"这时，有人将此事告诉了佛陀。佛陀对众僧说："喝剩的脂药，不该全部丢弃，而要适当地收集起来。我今天就告诉你们收集的方法。倘若僧人有用剩的残脂，遇到其他僧人前来求助时，应该立即赠与他。如果没人求用，应当送到病坊，由病坊做好藏贮工作。今后再有需要的人，就可以到这里求取，拿到之后即可服用。不听我教导的人，就犯了不遵佛法的大罪。"在本案中，有病人——"苾刍"，有病情——"风疾"，有医生——"医人"，有药物——"五脂"，有医院——"病坊"。因此，本案值得我们进一步研究和考证。

94. 身患疮疥用药案

原文：

时有苾刍身患疮疥，诣医人处。问曰："贤首，我患疮疥，为我处方。"医人报曰："圣者，宜服涩药，当得病差。"苾刍答曰："贤首，我可是耽欲人耶。"医人报曰："此涩药能治疥疮，余药不差。"苾刍问曰："当服何等涩药？"医人答曰："圣者，汝师是一切智者，具知此事。"诸苾刍等往白世尊。佛言："有五种涩药：一者庵没罗，二者纴婆，三者瞻部，四者夜合，五者俱奢摩。苾刍应知，此等诸药，或皮或叶，并应捣碎，水煮涂身。"涂已，体更生疮。佛告苾刍："应作散药。"苾刍湿捣，为作一团，不为碎末。佛言："不应湿捣，应曝使干。"诸苾刍于盛日中晒药，遂令无力。佛言："不应于烈日中曝药。"苾刍阴干，药便衣生。佛言："可于微日中曝。"诸苾刍等，涩药涂身即便沐浴，其药堕落，不得药力。佛言："待干手摩其药入皮肤，然后沐浴。已更涂，涂已更浴，疮病得差。"彼病苾刍疮既差已，所有残药遂便弃掷。有余苾刍，复患疮疥，往医人处，告曰："贤首，我患如是疾苦，为我处方。"医还令涂涩药，并更报言："某病苾刍先亦患疥，令涂斯药，可应就觅。"苾刍即往问言："具寿，汝先用涩药，我为医人遣用涩药，汝若有残药，见惠于我。"报言："所有残药，我已弃掷。"苾刍报曰："不应如此弃不收举。"时彼苾刍以缘白佛。佛言："用涩药者，应知行法，所用残药，不应弃掷。若有余病苾刍求者，应与。若无求者，可送病坊，依法贮库，病者应给。不依行者得越法罪。"

（选自《根本说一切有部毗奈耶药事》第一卷，大唐三藏义净奉制译，标题为笔者所加）

释要：

本则为治疗疥疮的医案。在佛陀时代，一位僧人患了疥疮，前往医生处所诊治。他对医生说："贤德的高人，我患了疥疮，帮我开一张处方吧。"医生回答说："圣德的

中国佛医学研究 临床卷

614

和尚，若服用收涩的药物，疾病一定可以痊愈。"僧人说："贤德的高人，我岂能成为嗜欲的人呢？"医生告诉他："只有这种涩药能治疥疮，其他药都不能治愈此病。"僧人问道："应该服用怎样的涩药？"医生回答说："圣德的和尚，你的师傅是具有无上智慧的人，肯定知道这件事。"于是，众僧前去告诉了佛陀。佛说："有五种涩药：一是庵没罗，二是纴婆，三是赡部，四是夜合，五是俱奢摩。出家人必须知道这些药物，取其树皮和叶子，一并捣烂，然后水煮以涂身。"涂过之后，身体上的疥疮长得更多。佛陀告诉众僧："应该加工成散药使用。"僧人为了方便，采用了湿捣法，做成一团，没有研成细末。佛陀说："不应湿捣，应该晒干。"于是，众僧在烈日下晒药，以致药效大为下降。佛陀说："不应该在烈日下曝晒药物。"于是众僧就采用阴干的办法，结果药物发霉了，不宜再使用了。佛陀说："可以在阳光不太强烈的情况下晒药。"药末加工好之后，众僧马上以该涩药涂身，随后即沐浴，以致药粉脱落，药效没有得到发挥。佛陀说："等到干燥之后，用手将药粉在皮肤上反复摩擦，使药物沁入皮肤，然后再去沐浴。沐浴完了再涂，涂完了再去洗浴，疥疮就能够得到治愈。"该患病僧人痊愈了之后，将所剩的药物，全部都扔了。后来，有其他僧人患了疮疥，前往医生处所求医，对医生说："贤德的高人，我患了疥疮，帮我开一张处方吧。"医生叫他涂用涩药，并告诉他："某僧人先前也曾患了疥疮，我让他涂用此药，你可以去向他寻要。"该僧人即刻前往询问："法寿具足的兄弟，你先前服了涩药，疥疮得以痊愈。现在，医生让我也服涩药。你若有剩药，恳请惠赐与我。"先前患病的僧人说："我所剩下的涩药，都已经全部被扔了。"后患病的僧人告诉他："你真不应该这样将药物丢弃不留。"这时，有人将此事告诉了佛陀。佛陀对众僧说："用涩药的人，应当知道规矩。所用的剩药，不应该扔弃。遇到其他僧人前来求助时，应该将药赠与他。如果没人求用，应当送到病坊，按规定入库保存。碰到病人，即可供给使用。不听我教导的人，就犯了不遵佛法的大罪。"佛陀如此耐心细致地教诲、指导和开示，像教幼儿园孩子一样地点化，这对一般的人来说确实难以做到。

95. 眼科疾患用药案

缘在室罗伐城。时有苾刍患眼，遂往医人处，问曰："贤首，我今患眼，为我处方。"医人报曰："圣者，宜用安膳那药，即应得差。"苾刍报曰："我岂是爱欲之人。"医人报曰："圣者，此是好治眼药，除此，余药不能疗也。"以此因缘，时诸苾刍往白世尊。佛言："若医人言此是治眼药，余不能疗者，应当用安膳那。"然彼苾刍不知用何安膳那，便问医人。医人报曰："圣者，汝师具一切智，应往问之。"以斯缘故，时诸苾刍往白世尊。佛言："有五种安膳那：一者花安膳那，二者汁安膳那，三者棑安膳那，四者丸安膳那，五者骚毗罗石安膳那。此之五种，咸能疗眼。是故苾刍若患眼者，应用安膳那，方得除差。"病既差已，所有残安膳那遂便弃却。又有苾刍，亦复患眼，同前问医。医令还用安膳那药："某甲苾刍，已曾患眼，先教用安膳那药，可应诣彼求觅。"此病苾刍，依言往问："具寿，我今患眼，有残安膳那不？"然此苾刍即觅残药不得，报言："具寿，我之残药，今觅不得。"以此因缘，往白世尊。佛言："苾刍，若有残安膳那，不应辄弃而不收举。其安膳那行法，我今为说安置法式。其安膳那，应置牢固处。花安膳那，置于铜器中；汁药，安小合内；棑药，置在竹筒里。后一一安置袋中，或以物裹，或于墙壁钉橛系之。持安膳那苾刍应依法式。不依行者，得越法罪。"

（选自《根本说一切有部毗奈耶药事》第一卷，大唐三藏义净奉制译，标题为笔者所加）

释要：

本则为治疗眼科疾病的医案。在佛陀时代，一位僧人患了眼疾，前往医生处所诊治。他对医生说："贤德的高人，我患了眼病，帮我开一张处方吧。"医生回答说："圣德的和尚，如果服用安膳那药，疾病一定可以治愈。"僧人说："我岂能成为嗜欲的人呢?"医生告诉他:"圣德的和尚,这是治疗眼病的好药,除了这种药之外,其他的药物都不能治愈眼病。"有人将此事告诉了佛陀。佛陀说:"如果医生认定这种治眼的药物,其他的药物都不能治的话,那就应当用安膳那药。"但是,这位僧人不知道用哪种安膳那药,就去询问医生。医生告诉他:"圣德的和尚,你的师傅是具有无上智慧的人,你应该前去问他。"在这种情况下,该僧人就去向佛陀请教。佛说:"有五种安膳那药:一为花安膳那,二为汁安膳那,三为粖安膳那,四为丸安膳那,五为骚毗罗石安膳那。这五种药物,都能治疗眼病。因此,大凡僧人患了眼病,用安膳那药治疗,方能够彻底痊愈。"病愈之后,该僧人将所有剩下的安膳那药全部扔掉了。后来,又有僧人患了眼疾,依前法就医。医生还是让他服用安膳那药,并告诉他:"某僧人先前也患了眼疾,我曾让他服用安膳那药,你可去向他寻要。"该僧人即刻前往询问:"法寿具足的兄弟,我今患了眼病,你还有没有剩下的安膳那药?"由于先患病的僧人寻觅剩药未果,只好回报后患病僧人说:"法寿具足的兄弟,你所要的剩药,现在找不到了。"这时,有人将此事告诉了佛陀。佛陀说:"各位僧众,如果有剩下的安膳那药,不该将其丢弃不留。根据安膳那药的特点,我现在讲一讲处置的方法。凡安膳那药,应放在牢固致密的容器里。花安膳那药,要放在铜器里;汁安膳那药,要放在小盒里;粖安膳那药,要放在竹筒里。处理完之后,再一一放在布袋中,或者再包裹起来,或者挂在墙壁的钉橛之上。凡手中有安膳那药的僧人,应该根据以上的要求处理。不依照执行者,是犯了不遵佛法的大罪。"

96. 疗治风瘨案

原文：

　　时有具寿西羯多苾刍遂患风瘨，随处游行。乃至婆罗门居士见已，自相问言："是谁家儿子？"有人先识，告众人曰："是某居士儿。"众人言曰："由是孤独，令于沙门释子教中出家。若不出家，亲戚必当为疗风疾。"以此因缘，时诸苾刍往白世尊。佛言："诸苾刍当为西羯多苾刍问彼医人，为疗风疾。"时诸苾刍往医人处，问曰："贤首，有一苾刍，患如是病，可为处方。"医人曰："宜服生肉，必当得差。"苾刍报曰："贤首，彼苾刍可是食肉人耶？"医人曰："圣者，此是治风病药。除此药已，余不能疗。"时诸苾刍以缘白佛。佛言："若医人说此为药，余不能疗，应与生肉。"时诸苾刍便与生肉。彼人眼见，而不肯食。佛言："应以物掩眼，然后与食。"时彼苾刍缘与，即除掩物，然病苾刍见手有血，遂便欧逆。佛言："不应即除系物。待彼食讫，净洗手已，别置香美饮食，方可除其掩系，而告之曰：'汝应食此美食，病可得差。'"差已，每忆斯药。时诸苾刍以缘白佛。佛言："若病差已，如常顺行，违者得越法罪。"

　　（选自《根本说一切有部毗奈耶药事》第一卷，大唐三藏义净奉制译，标题为笔者所加）

释要：

　　本则为治疗风瘨的医案。在佛陀时代，一位名叫西羯多的僧人患了风瘨之疾，到处游走。婆罗门居士看到他，自言自语地说："这是谁家的儿子？"有人以前认识他，告知众人："这是某居士的儿子。"对于这种风瘨的病人，各位僧人前往医生的处所，为其求医问药。他们对医生说："贤德的高人，有一位僧人患了风瘨病，请帮忙开一张处方吧。"医生说："必须服用生肉，才能治愈此病。"众僧惊讶地说："贤德的高人，该僧人是该吃肉的人吗？"医生明确地说："大德，这是治风病的药。除了此药之外，其他药物都不能奏效。"这时，众僧将此事告诉了佛陀。佛陀说："如果医生说必须以此为药，其他药物都不能奏效的话，那么可以给他生肉。"随后，众僧即给患病的僧人食用生肉。该僧人见了生肉之后，怎么也不肯食用。佛陀说："应该以物遮掩，然后再给他吃。"其他僧人照办了。但患病僧人在遮掩物撤去时，看到手中有血，立即呕吐，把胃里的东西都吐了出来。佛陀说："不要立即撤去遮掩物。等到给他吃完，再把他的双手清洗干净，另外再准备香美可口的食物之后再撤去遮掩物，并告诉他说：'你要吃这里的美食，所患的疾病才能痊愈。'"病好之后，僧人经常想起此药。众僧将此事告诉了佛陀。佛陀说："如果病都好了，还用药如常，那就是犯戒，是越法之大罪。"

97. 风病服药案

原文：

缘在室罗筏城。具寿舍利子身婴风病。具寿大目揵连见其有疾，作如是念："我曾频与舍利子看病，不问医人，今应宜问。"即往医处，问言："贤首，具寿舍利子患如是如是病，可为处方。"医人报曰："圣者，看其患状，宜服盐醋，当得除差。"既求得醋，更欲求盐，具寿毕邻陀婆蹉报曰："我先有盐，贮之角内，尽寿守持，若世尊许服，我当相与。"时具寿舍利子闻此语已，报大目连曰："我意有疑，尽形寿药若和时药，非时不应服。"时大目连以缘白佛。佛言："目连，若更药、七日药、尽寿药与时药相和，应作时服，非时不服。若七日、尽寿与更药相和，应齐更分服，过此更分不应服。若尽寿药与七日药相和，应七日服，过七日不应服。若尽寿与尽寿药相和，应尽寿服。若不依者，得越法罪。"

（选自《根本说一切有部毗奈耶药事》第一卷，大唐三藏义净奉制译，标题为笔者所加）

释要：

本则为治疗风病的医案。在佛陀时代，舍利弗有一次患了风病，大目揵连看到他生病时想："我曾反复给舍利子看病，没有去问医生，现在是该问的时候了。"因此，他即刻前往医生的处所，对医生说："贤德的高人，舍利弗长老得了病，请帮忙开一张处方吧。"医生对他说："圣德的和尚，看他的症状，宜服盐、醋，很快就可以痊愈。"大目揵连既求得了醋，又设法求盐。这时，高僧毕邻陀婆蹉告知："我以前有盐，贮藏在一个角落里，并按照尽寿形药的要求存放。如果佛陀准许，我定当相送。"舍利弗听了这话之后，就对大目揵连说："我心里有疑惑，尽形寿药如果和时药一并使用，不是规定的时间就不该服用。"大目揵连将此事告知了佛陀。佛说："目连，若更药、七日药、尽寿药与时药合并使用，必须按规定的时间服用，不是规定的时间不能服。若七日、尽寿药与更药合并使用，应该按更点服用，过了更点就不该服。如尽寿药与七日药合并使用，应七日内服，过了七日就不应该服。若尽寿药与尽寿药合并使用，应按尽寿药的规则来服。若不遵照执行，就是犯戒，就是越法的大罪。"这次，佛陀没有对舍利弗法外开恩，而是要求其按规则行事。原因有二，一是舍利弗的风病并不严重，无需特殊关照；二是为了维护佛法的尊严。"过午不食"，必须严格遵守。前已述及，时药、更药、七日药、尽寿药是佛陀时代的药物分类。时药，指饭、饼、蔬菜、水果、鱼肉等，日日为新，由旦至日中皆可食。更药，指诸果汁、米汁之杂浆等，乃对病而设，于时外服。七日药，为疗病所用之酥油、生酥、蜜、石蜜等，限患病后七日内服。尽寿药，指根、茎、花、果等及五种盐类，于一生中皆可服食。舍利弗与大目犍连都为佛陀的十大弟子，舍利弗号称"智慧第一"，大目犍连号称"神通第一"。

98. 涩药止风病案

原文：

尔时世尊在荻苗国，人间游行。至一村间，有旧住处，先不结界，于中止宿。尔时世尊，以此因缘，风病发动。时具寿阿难陀作如是念："我常供养世尊，未曾问于医人。今患风疾，往问医人。"至已，问曰："贤首，世尊今患风疾，为我处方。"医人报曰："圣者，宜用酥煎三种涩药，服即除愈。"时具寿阿难陀和合煎已，将往世尊。世尊知而故问阿难陀："此是何物？"阿难陀答曰："我作是念：'此常供养世尊，不问医人。今我宜应往问医人。'问已，医人报曰：'宜用酥煎三种涩药，当得除差。'故我和合，以奉世尊。"佛言："阿难陀，何处煮？"答曰："界内。"佛言："是谁煮？"阿难陀曰："是我自煮。"佛言："阿难陀，若界内煮，界内贮宿，此不应服。若界内煮，界外宿，不应服。若界外煮，界内宿，不应服。若界外煮，界外宿，不应服。"佛言："阿难陀，苾刍自捉药一切物，及自煮，并不应服。若苾刍自捉药一切物，及自煮，并不应服。若界外求寂，俗人煮者，苾刍应服。"

（选自《根本说一切有部毗奈耶药事》第二卷，大唐三藏义净奉制译，标题为笔者所加）

释要：

本则为以涩药治疗风疾的医案。佛陀在荻苗国巡游时，常到民间查访。有一次，佛陀巡游到一处偏远的村落时，不慎患了风疾。当时，阿难产生了这样的念想："我日常照顾佛陀，没有去找医生询问过。现在佛陀患了风疾，我应当前去问医生。"到了医生的处所，阿难说："贤德的高人，佛陀如今患了风疾，请帮我给他开张处方吧！"医生回答说："圣贤的高僧，应该用酥药与三种涩药合煎，服后即可痊愈。"随后，阿难陀将药合煎好后，就前往佛陀的住所。佛陀明知而故问阿难："这是什么东西？"阿难回答说："我产生了这样的念想：'我日常照顾佛陀，没有去找医生询问过。今天，我正好去找医生询问一下。'问完后，医人告诉我：'用酥药与三种涩药合煎，疾病很快就会痊愈。'因此，我将药合煎好了之后，奉献给您。"佛陀问："阿难，你在何处煎煮药物？"阿难回答道："在住所的界内。"佛陀问："是谁煮的？"阿难回答说："是我亲自煮的。"佛陀告诉他："阿难，由于界内是存贮区和宿舍区，如果是在界内煮，这药就不该服。如果在界内煮，界外住宿，也不该服。若在界外煮，界内宿，也不应服。若在界外煮，界外宿，也不应服。"佛陀最后说："阿难，僧人自己采集的各种药物，及自煮的药，都不应服。若在界外安静之处，俗人所煮的药物，僧人应当服用。"

99. 果药除渴疾案

原文：

　　缘在室罗伐城。时有苾刍身婴患苦，到医人所，报言："我有如是病苦，幸为处方。"医人报曰："宜可服酥，令身润腻。我当施与泻利之药。"彼便服酥，复患于渴。医来问曰："圣者好不？"答言："贤首，我更患渴。"医曰："持余甘子。"苾刍手把。医见问曰："渴得除未？"答言："未除。"医曰："圣者，岂可不持余甘子耶。"答曰："现在手中。"报言："可着口中。"即便置口。他日医复来问："渴得可未？"答曰："今犹未可。"医曰："岂不口中持余甘子？"答："已在口中。""应可嚼之。"报曰："世尊不许。"医曰："世尊大悲，必应垂许。"苾刍白佛。佛言："应嚼。"嚼已外弃，不敢咽下，渴犹不除。医曰："何不咽汁？"报言："非时食者，世尊不许。"以缘白佛。佛言："我今听许，有五种果，若病无病、时与非时，食之无犯。"如佛所言，有五种果，若病无病、时与非时，食无犯者。苾刍不知云何为五？佛言："所谓余甘子（梵云"庵摩洛迦"，此云"余甘子"。广州大有，与上庵没罗全别，为声相滥，人皆惑之，故为注。出是掌中观者）、诃梨勒、毗醯勒、毕钵梨、胡椒，此之五药，有病无病、时与非时，随意皆食，勿致疑惑。"

　　（选自《根本说一切有部毗奈耶杂事》第一卷，三藏法师义净奉制译，标题为笔者所加）

释要：

　　本则为以余甘子治愈口渴病的医案。这是佛陀在室罗伐城巡游时发生的事。当时，有一位出家人罹患疾苦，到医生处所求医，对医生说："我有这样的痛苦，请您为我开方诊治。"医人告诉他："应该服用酥药，令皮肤湿润光滑。我将使用泻利之药。"患僧随后即服用酥药，但又患口渴证。医生过些时日前来相问："圣贤，您好些了吗？"回答说："贤德的高人，我又患了口渴证。"医生说："请拿余甘子。"僧人以手把之。医生又来问："口渴证消除了吗?"他回答说："没有消除。"医生说："圣贤，怎么没有拿余甘子呢?"他回答说："正在手中。"医生说："应该放入口中。"患僧随后即将余甘子置口中。过些天，医生又过来询问："口渴好了吗?"患僧回答说："现在还没有。"医生说："难道你没将余甘子放在口中吗?"患僧回答说："已经放在口中了。"医生说："本应该细嚼。"患僧说："佛陀不允许。"医生说："佛陀大慈大悲，肯定会答应的。"患僧将此事告知佛陀。佛陀说："应该细细嚼之。"病人嚼后吐弃，不敢咽下，口渴证还是没有消除。医生说："何不将药汁咽下?"患僧回答说："不是进食的时间，佛陀不会同意的。"有人将此事告知了佛陀。佛说："我现在准许有五种果，不管有病没病，进食时间和非进食时间，吃了都不会犯戒。"佛陀这么说了，但患僧却不知道是哪五种。佛陀说："余甘子、诃梨勒、毗醯勒、毕钵梨、胡椒五种药物，无论有病无病、是时非时，任何时候都可食用，不要有什么顾虑。"

100. 药浴灌鼻疗病案

原文：

药汤应洗浴，灌鼻开铜盏。

乘舆老病听，须知便利事。

缘在室罗伐城。有一苾刍，身遭疾苦，诣医人处，告言："贤首，我身有病，幸为处方。"答言："圣者，作药汤洗，方可平复。"答曰："佛未听许。"医言："圣者，世尊大悲，此必听许。"时诸苾刍以缘白佛。佛言："医人若遣作汤洗者，随意应作。"佛既听许用药汤洗。诸苾刍不知何药为汤，还白医言："佛已许我作药汤浴，不知当用何药。"医曰："圣者，我亦不知何药。然曾读《轮王方》中见此汤名，仁等大师是一切智问，当为说。"时诸苾刍以缘白佛。佛言："但是治风，根、茎、花、果及皮木等，共煮为汤，洗身除疾。"诸苾刍以汤洗时，皮肤无色。佛言："以膏油摩。"彼便多涂，腻污衣服。佛言："以澡豆揩之。"复无颜色。佛言："洗将了时，于其汤内置一两渧油，令身润泽。"

又具寿毕邻陀婆瑳有病，乃至苾刍问言："何苦?"答言："我患鼻中洟出。"医问："比服何药?"答曰："曾为灌鼻。""大德，今何不灌?"答曰："佛未听许。"时诸苾刍以缘白佛。佛言："若有病者，我今听以酥油灌鼻。"苾刍直尔倾置鼻中，腻污身体。佛言："不应如是。"苾刍复用叶盛而灌，事犹未好。佛言："不应用叶。"又于小布中灌，有过同前。佛言："不应以小布灌。可用铜、铁及锡作灌鼻筒。"苾刍便为一嘴。佛言："应作两嘴。"彼作尖利及以粗恶。佛言："勿令尖利粗恶。"苾刍不净洗手灌鼻。佛言："应净洗手，受取药已，方灌鼻中。"

（选自《根本说一切有部毗奈耶杂事》第十卷，三藏法师义净奉制译，标题为笔者所加）

释要：

这是以药浴和灌鼻的方法来治疗疾病的医案。事件发生在佛陀巡游室罗伐城之时。那时候，有一位出家人罹患疾苦，到医生处所求医，对医生说："我有痛苦，有幸请您为我开方诊治。"医人回答说："圣贤，用药汤来清洗，才可以使身体平复如初。"患者回答说："佛陀恐怕不会同意。"医生说："圣贤，佛陀大慈大悲，肯定会同意的。"当时，众僧将此事告知了佛陀。佛陀说："医生如果开了清洗的药汤，可随时根据需要应用。"佛虽然允许使用药汤清洗，但众僧都不知道用什么药来煎汤，于是回去找医生说："佛陀已准许我使用药汤浴，但我不知当用什么药。"医生说："圣贤，我也不知道用什么药。但我曾在《轮王方》中见到此汤名，你们的师傅有大智慧和大学问，应该会告诉你们的。"众僧将此事告知了佛陀。佛陀说："这是治疗风疾，以根、茎、花、果及皮木等，共煮为汤，可洗身除疾。"众僧以药汤清洗时，皮肤没有颜色。佛陀说："用膏油摩擦。"患僧因涂多了，弄脏了衣服。佛陀说："以澡豆擦之，就不会再染色了。"佛陀说："在快要结束时，在药汤内放一两滴油，可以使身体恢复润泽。"此外，高僧毕邻陀婆瑳有病，众僧人问他说："有什么痛苦？"他回答说："我得了鼻中流涕的疾病。"医生问："以前服了哪些药？"他回答说："曾经使用灌鼻法。"医生又问："大德，今日为何不灌？"回答曰："佛陀未必准许。"众僧将此事告知了佛陀。佛陀说："如果有病的话，我现在允许用苏油灌鼻。"患僧听完之后，马上将苏油倒入鼻中，结果把全身都给弄脏了。佛陀说："不能这样！"患僧又用树叶盛药来灌鼻，还是没有弄好。佛陀说："不该用树叶。"患僧又于小布条来灌鼻，过失与之前一样。佛陀说："不该用小布条灌。但可以用铜、铁及锡作灌鼻的工具。"患僧于是做一个嘴的灌鼻工具。佛陀说："应该做两个嘴的。"但他要么做得太尖、要么做得太粗。佛陀说："不要做得太尖或太粗。"患僧没有洗手，用不干净的手灌鼻。佛陀说："应该把手洗干净，拿到药之后，再准备灌鼻。"

101. 疗治痔病案

原文：

　　于此城中，时有苾刍身患痔病。其头下出，便以爪甲截去，极受苦痛，逼切身心，不能堪忍。便生是念："我遭此苦，极为难忍。世尊大慈，宁不哀愍？"尔时世尊，由大悲力之所引故，至苾刍所，问言："苾刍，汝何所苦？"时病苾刍即便合掌，瞻仰世尊，忧情内感，流泪哽噎，具以病苦而白世尊。佛告苾刍："岂我先时不遮汝等患痔病者，不应截去！"白言："世尊。佛已不许。""若尔，何故汝今作如是事！"白言："世尊，为苦所逼。"佛言："为苦逼故？汝无有犯？今告汝等：虽患苦逼，不以爪甲等而截其痔。然治痔病有其二种，或时以药，或复禁咒。若有苾刍虽遭苦痛，其痔不应自截，亦不使他截。如违教者，得越法罪。"

　　尔时世尊告诸苾刍曰："此痔病经，我于余处已曾宣说，今为汝等更复说之。若诵持者，必得除差。若有诵者，乃至尽形终无痔病共相逼恼，亦得宿命智，能忆过去世时七生之事。"即说咒曰："怛侄他，阿鲁泥（去），末鲁泥鼻泥，俱丽婆鞞世沙婆鞞，三婆鞞，莎诃。"

　　"汝等苾刍若诵咒时，复作是说。于此北方有大雪山王，中有大树，名薜地多。树有三花：一名相续，二名柔软，三名干枯。如彼枯花至干燥时，即便堕落。我之痔病，或是风痔、热痔、癃痔、血痔、粪痔及余诸痔，亦皆堕落干燥，勿复血出脓流致生苦痛，即令干燥莎诃。"又复咒曰："怛侄他，苦谜，苦末泥（去），莎诃。"时诸苾刍闻佛说已，欢喜奉行。

　　（选自《根本说一切有部尼陀那》第二卷，三藏法师义净奉制译，标题为笔者所加）

释要：

　　这是一则治疗痔疮的医案。有一僧人，身患痔病。由于痔核突出到肛门之外，他就用指甲将这段截去，结果痛苦异常。于是，他就产生了这样的念想："我遭受这样的痛苦，非常难以忍受。佛陀大慈大悲，难道就不会怜悯我吗?"这时佛陀由于大慈大悲的力量的牵引，到该僧人的住所慰问道："和尚，你是哪里痛苦?"该僧人当即合掌行大礼叩拜，仰望着佛陀，在忧伤的情感中，因激动而哽咽着。他将痛苦的实情一五一十地告诉了佛陀。佛陀对该僧人说："难道我以前没有说过吗? 你们虽然患了痔疮，但不应该将它截断。"僧人回答说："佛陀，我错了!""既然佛法不允许，你干嘛还要做像今天这样的傻事!"僧人回答说："佛陀，这是被痛苦所逼啊!"佛陀说："为痛苦所逼吗? 你没有犯戒吗? 我现在告诉你们：虽然被痛苦所逼，但也不能用指甲等将外脱的痔疮截断。治疗痔疮有两种方法，或者用药治疗，或者再加上禁咒疗法。如果是出家人，虽然遭受痛苦，但不能自己截断外脱的痔疮，也不能让他人帮忙截断。违者，就犯了越法之大罪!"

102. 除却重病所逼案

原文：

　　缘处同前。时有苾刍身婴重病，为苦所逼，便往医处报言："贤首，以所宜药为我处方。"彼医答言："以水和麨非时可食。"答言："贤首，世尊已制。不许我等非时啖食。"医人答曰："圣者，大师慈悲，必缘此事开诸病人。"以缘白佛。佛言："有无齿牛食啖糠麦，后时便出其粒仍全，用此为麨，非时应服。"时病苾刍虽服不差。医人问曰："圣者，先时所苦得瘳损不？"答曰："贤首，今犹未除。"医人曰："岂非圣者未服水麨，令病不差？"苾刍答曰："我已服竟。"医曰："当如何服？"时病苾刍具以事告。医言："圣者，此非是药，应用生麦麨。"以缘白佛。佛言："多将水搅，以物滤之，然后应服。"病犹不差。复以此事告彼医人。医人答言："勿滤而服。"以缘白佛。佛言："医人处方，令服麨饮。若稠若团，随意应服。"

　　（选自《根本说一切有部尼陀那》第三卷，大唐三藏法师义净奉制译，标题为笔者所加）

释要：

　　疾病治疗与康复有一个过程。不差、未除，指的是一诊、二诊的结果，说明佛陀在随着疾病的变化调整用药，而不能说佛陀治病没有效果，甚至怀疑佛陀的诊疗技术不高。从此医案可以看出，佛陀对患者的尊重，对职业医生的尊重，对不同疾病、不同阶段用药的独特见解。虽然这则医案的主医不是佛陀，但佛陀确实是其中的灵魂人物，起到了最后裁定的作用。有一位出家人，身患重病，为痛苦所折磨，就前往医生的处所求医，并对医生说："贤德的高人，用合适的药物为我开一张处方吧。"该医回答说："当在非进食的时间（多指午后或晚上，因为佛教有'过午不食'的戒律）食用水和麨（指饭团或面糊）来治疗。"患者说："贤德的高人，佛陀已有规定，不允许我们在非进食的时段食用。"医生说："圣贤，佛陀大慈大悲，肯定会为此网开一面的。"病人将此事告知了佛陀。佛说："没有牙齿的牛吃了米糠和麦子，拉出来之后其颗粒完整，如果将之作为麨，非进食的时段也可服用。"病人服用之后没有痊愈。医生问道："圣贤，以前的痛苦好了没有？"病人回答说："贤德的高人，今还未完全消除。"医生说："是不是你没有服用水麨，以致疾病未能康复？"该出家人回答："我已经服完了。"医生说："怎么服的？"该病人就前后缘由告知了医生。医生对他说："圣贤，这不是药，应该用生麦做的麨。"病人又把这情况告知了佛陀。佛说："多用水搅拌，再用工具进行过滤，然后再服用。"病人如法服用后，疾病还是没有痊愈。病人又把此事告诉了医生。医生说："剩下的就直接食用，不要再过滤了。"病人又把此事告诉了佛陀。佛说："医生开的处方，让服麨饮。无论是稠状的还是团状的，都可根据病情随意服用。"最后，疾病终于痊愈了。

103. 身婴重病用药案

原文：

时有苾刍，身婴重病。往医人处问言："贤首，以所宜药为我处方。"彼医答言："以大肉团非时煮饮。"答曰："贤首，世尊已制。"医人答曰："圣者，大师慈悲，必缘此事开诸病者。"苾刍以缘白佛。佛言："有兽名豺，腹中肠直，啖肉便出，体犹未变，应取彼肉煮而饮服。"虽服不差。医人问曰："圣者，所苦得除损不？"答曰："未损。"医曰："岂可！圣者未服肉汁，令斯疾病而无损耶。"苾刍具答其事。医言："圣者，此是故物，不堪为药，应取新肉煮而饮汁。"白佛。佛言："先以物滤，然后饮之。"病犹不差。彼以此事告彼医人。医人答言："勿滤而服。"以缘白佛。佛言："医人处方，随意应服。若干若湿，令有气味，皆应服食，勿生疑虑。"佛告诸苾刍："凡所有事，我于病人非时开者，于病差后咸不应作。若有作者，得越法罪。"

（选自《根本说一切有部尼陀那》第三卷，大唐三藏法师义净奉制译，标题为笔者所加）

释要：

本则是治疗重病的医案。什么重病？当为身体羸弱的虚证。当时，有位出家人身患重病，前往医生的处所求医，并对医生说："贤德的高人，用合适的药物为我开一张处方吧！"该医告诉他："用大肉团煮汤，在非进食的时段饮用。"病僧说："贤德的高人，佛陀已有严格的规定。"医生告诉他说："圣贤，佛陀大慈大悲，肯定会因此对病人网开一面的。"该僧人将此事告知佛陀。佛言说："有一种野兽名叫豺，肠子又短又直，将吃下的肉拉出之后，肉的形态还没有改变，应该取用这种肉煮汤服用。"病僧服了之后，并没有好。医生问道："圣贤，以前的痛苦好了没有？"病僧回答说："贤德的高人，病还未完全消除。"医生说："怎么会呢？你没有服用肉汤，以致疾病没有根除吧。"该出家人回答："我已经服完了。"医生说："怎么服的？"该病僧就将前后缘由告知了医生。医生对他说："圣贤，这是以前存留下来的肉，不能做为药，应该用鲜肉煮汤而饮。"病僧把这事告知了佛陀。佛说："先用工具过滤，然后再饮。"病僧如法服用后，疾病还是没有痊愈。病僧又把此事告诉了医生。医生说："直接服用，不要再过滤了。"病僧又把此事告诉了佛陀。佛说："医生开的处方，可根据病情随意服用。无论是干是湿，只要有气味，都应该服用，不要产生疑虑。"最后，佛陀告诉众僧："大凡这些案例，我是为病人非正常时间用药开启了方便之门，但病愈之后就不能再用了。如果有人再用的话，那就是犯戒的大罪。"虽然佛陀允许在治疗疾病时在万不得已的情况下食用新肉，但众生切不可为此续开杀戒。

104. 滥用泻药致死案

原文：

    时有长者，身婴重病，往医人处，问言："贤首，以所宜药为我处方。"医人答言："先食腻物，令其动病，然后应可服于泻药。"长者闻已，遂服酥油。时有苾刍，是彼长者常所供养，来过其舍，慰问病人："气力安不？"答言："圣者，我仍带病。医人处方：先服酥油，后服泻药。"时彼苾刍报长者曰："我善医方，尔有药直拟酬医者宜将与我，我有泻药可持与汝。"长者闻已，答言："甚善！"苾刍持药，与彼令服。是时，长者药利过度，令一使人疾往医所，问言："贤首，我之家主药利不停。"彼医问言："何人授药？"使者报曰："有一苾刍。"医人闻已，情生嗔恚："汝应往彼，问是何药！"及其覆往苾刍处问，时彼长者便已命终。时诸苾刍以缘白佛。佛言："汝诸苾刍，不应卖药。若苾刍善医方者，起慈愍心，应病与药。然诸苾刍，不应与他泻药，舍之而去，应自观察，勿令过度。设有他行，嘱人看守，然后应去，仍报彼言：'利若过度，应以某药为解。'若有苾刍，受他价直然后与药，及以受雇为客作者，得恶作罪。"

    （选自《根本说一切有部尼陀那》第四卷，大唐三藏法师义净奉制译，标题为笔者所加）

释要：

    本则为滥用泻药致死的医案。当时，有一位长者身患重病，前往医生的处所求医，并对医生说："贤德的高人，用合适的药物为我开一张处方吧！"医生告诉他："先食用油腻之物，将疾病引动，然后再服泻药治疗。"该长者听了之后，就服用了酥油。当时有一位该长者长年供养的出家人来到长者的住所，慰问长者说："体力恢复了吗？"长者回答说："圣贤，我还带着病。医生的处方要求先服酥油，后服泻药。"这时，该出家人对长老说："我擅长医方，你将准备给医生的药费诊金都给我，我可以把泻药给你。"长者听了之后，回答说："很好！"于是该出家人给了药，让他服了下去。服后，该长者由于药物泻利过度，赶快派一个人前往医生的处所求助，对医生说："贤德的高人，我家主人服药之后泻利不停。"该医问道："哪个人给的药？"使者回报说："一个出家人。"医生听完之后，非常气愤地说："你应该赶快去他的住处，问他用了什么药！"等到使者去僧人的住处询问时，长者已经去世了。众僧将此事前因后果告知了佛陀。佛说："你们出家之人，不应该去卖药。如果出家人中有善于医方者，起了怜悯之心，应该根据病情施医给药。但是，出家之人不应该给他泻药，并扔下病人而去，应该亲自仔细观察，别让他服药过度。如果有其他事情要做，也要嘱托他人看守，然后再去做，且要告诉他如果泻下过度，应该用什么药物来解。如果有出家人，接受他人的钱财然后给药，以及被视为上宾接受招待的，这就犯了作恶的罪。"

105. 药物灌肠治疗案

原文：

小盏及衣角，皮叶等有过。

除其铁一种，余物任情为。

佛在室罗伐城。时有苾刍，身婴重病，为苦所逼，便往医处，报言："贤首，以所宜药为我处方。"医人答曰："有下灌药，宜可用之，病速瘳愈。"告言："贤首，世尊未许。"答曰："仁之大师，慈悲为本，必缘此事开许无疑。"时诸苾刍以缘白佛。佛言："医人处方用下灌药，当随意作。"彼以小盏而为下灌，便弃其药。佛言："不应以盏而为下灌。"彼以衣角，药如前弃。佛言："不应衣角。"又以皮灌，复还弃药。佛言："不应用皮。"彼将叶裹。佛言："不应，宜可作筒。"彼将铁作热而且鞭。佛言："除铁一种，琉璃、铜等，咸随意作。"

（选自《根本说一切有部目得迦》第七卷，大唐三藏法师义净奉制译，标题为笔者所加）

释要：

佛陀在室罗伐城时，有位出家人身患重病，非常痛苦，于是前往医生的处所求医，并对医生说："贤德的高人，用合适的药物为我开一张处方吧。"医生告诉他："下灌药的药物，比较适合使用，疾病也会好得很快。"病人回答说："贤德的高人，佛陀没有准许。"医生说："你们的师傅以慈悲为本，肯定支持这件事，准许是无疑的。"众僧将此事告知了佛陀。佛说："医人在处方中用下灌药，应当随意使用。"病人用小盏作为下灌的工具灌完后，便舍弃药物不用。佛说："不应该用盏作为下灌的器具。"其用衣角灌药，灌完后又将药像前面一样给丢弃了。佛言："不用衣角。"病人又用皮具灌，灌完又把药物给扔了。佛陀说："不应该用皮具。"患者又用树叶裹。佛陀说："不对，应该用筒状的器物。"病人又用将铁加热制成的硬管。佛陀说："除了铁器之外，琉璃、铜等都可随意用来制作灌药用的筒。"

106. 用药服粥愈疾案

原文：

甘蔗酪肉麻，药有四种别。

大麻蔓菁粥，根等粥应喰。

尔时具寿邬波离白世尊言："其七日药，亦得用为尽寿药不？"佛言："得。即如甘蔗，体是时药，汁为更药，糖为七日，灰得尽形。邬波离，酪是时摄，浆是更收，酥为七日，烧酪成灰便为尽寿。邬波离，肉是时药，脂成七日，烧肉成灰便为尽寿，随事应服。"时有苾刍，身婴病苦，往医人处，问言："贤首，我今带病，愿为处方。"医人答曰："圣者，应食大麻粥。"苾刍告曰："世尊未许，我云何食？"医答同前。以缘白佛。佛言："医人处方，听食麻粥。或是蔓菁根、茎、花、叶及其子实，并除风疾，咸应作粥而啖食之。"

（选自《根本说一切有部目得迦》第七卷，大唐三藏法师义净奉制译，标题为笔者所加）

释要：

本则为用药粥治疗风疾的医案。当时，名字叫邬波离的一位出家人对佛陀说："七日药，也能当作尽寿药来用吗？"对此，佛陀以蔗、奶、肉三者为例进行了说明。佛陀说，一根甘蔗，整体是时药，绞取的汁就为更药，制成的糖为七日药，烧成的灰就成了尽形药。一杯牛奶，制成的奶酪是调摄的时药，制成的浆液是收敛的更药，炸成的酥是七日药，奶酪烧成的灰便为尽寿药。一块肉，整体是时药，熬出的脂是七日药，烧肉而成的成灰是尽寿药。因此，要根据需要来调整服药的形式和方法。当时有位出家人，身患病苦，前往医生的住所求治，对医生说："贤德的高人，我现在身患疾病，请您给我开一张处方吧。"医生回答说："尊贵的大德，应该食用胡麻粥。"出家人告知说："佛陀未准许，我该吃什么呢？"医生的回答还是和前面一样。出家人就将此事告知了佛陀。佛说："医生开的处方，允许喝胡麻粥。蔓菁子的根、茎、花、叶及其子实，都能够除却风疾，故也可用其来做粥吃。"前已述及，时药、更药、七日药、尽寿药是佛陀时代的药物分类。文中的"大麻"，并非指现在的大麻，而是指胡麻。胡麻是当时十分平常的一种食物，唐诗中就有"不吃胡麻饭，杯中自得仙。隔篱招好客，扫室置芳筵"（姚合《过张云峰院宿》），《聊斋志异》《红楼梦》也曾写到胡麻饭。蔓菁子，性微寒，味辛、苦，归膀胱、肝、胃经，具有疏散风热、清利头目之功效，可用于治疗风热感冒所致的头痛、齿龈肿痛、目赤多泪、目暗不明、头晕目眩等症。

107. 酥油合药治病案

原文：

医教应服酥，油及余残触。

并开服药合，除十为净厨。

缘处同前。有一苾刍，身婴重病，问彼医人。医人报曰："应可服酥，病当除差。"以缘白佛。佛言："医人处方，随意应服。"时病苾刍于其夜分将欲食酥，无人为授。佛言："应自取服。若酥难得，应可服油。"油更难得，遂便废阙。时余苾刍有残触酥油，彼作是言："我有酥油，然是残触。佛若开者，汝当取服。"以缘白佛。佛言："病者贫无，设是残触，服之无犯。"具寿邬波离白佛言："如世尊说。汝诸苾刍，应持服药合者，其事如何？"佛言："除四宝已，余皆得畜。"

（选自《根本说一切有部目得迦》第七卷，大唐三藏法师义净奉制译，标题为笔者所加）

释要：

本则为用酥油治病的医案。佛在室罗伐城巡游时，有一位出家人身患重病，向医生求医问药。医生告诉他："必须服用酥药，疾病才能清除。"出家人将此事告知了佛陀。佛说："医生所开的处方，可以根据病情的需要随意服用。"病僧半夜想食用酥药，但没有人拿给他。佛陀说："应当自取服用。如果酥药一时难以得到，可以服用酥油。"可是酥油更为难得，于是病僧就放弃了。其他僧人手中正好有残余的酥油，他就对病僧说："我有酥油，但为之前剩下的。佛陀如果允许，你可以拿去服用。"病僧将此事告知了佛陀。佛说："病者贫困，假如是之前剩余的酥油，服用不会犯戒。"僧人邬波离对佛陀说："如您所说。如果出家人都想保存药物备用，这事该怎么办？"佛言："除了四宝之外，其他都可以收藏"。也就是说，除了金、银、琉璃、玛瑙这"四宝"之外，诸如木器、竹器等都是允许收藏的，各种食物当然也不例外。